Boris Revout

Geheimnisse der Apotheke

BoD

Boris Revout

Geheimnisse der Apotheke

BoD

Auf dem Umschlag das Gemälde von Natalie Revout

Bibliografische Information der Deutschen Nationalbibliothek
Die Deutsche Nationalbibliothek verzeichnet diese Publikation in der
Deutschen Nationalbibliografie; detaillierte bibliografische Daten
sind im Internet über http://dnb.d-nb.de abrufbar.

ISBN 978-3-743-17784-0

BoD   2017-12-01
Herstellung und Verlag
BoD - Books on Demand, Norderstedt

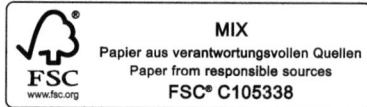

Inhaltsverzeichnis

Mythologie der Apotheke	7
Heiliger Krieg gegen Dämonen	15
Mit den alten Arzneien richtig umgehen	17
Die suchterzeugenden Drogen	21
Weitere Entwicklung der Pharmazie	29
Eine Arznei ist immer mit dem Risiko verbunden	31
Das Placebo	32
Pharmakologische Ansichten Paracelsus	37
Erfahrung und Arzneimittelkunde	42
Chemische Wurzeln der Pharmazie	44
Verordnungen der Arzneieinnahme	53
Die heiligen Zahlen	56
Arznei wirkt auf Organismus, Organismus wirkt auf Arznei	58
Wo man die Heilpflanzen sucht	59
Durchbrüche vormoderner Pharmazie	65
Im Marsch gesetzte Pharmaindustrie	70
Umhüllung von Arzneimitteln	71
Wie man richtig die Arzneien aufbewahren sollte	74
Philosophie der Apotheke	75
Körperbestandteile, deren Krankheiten und Arzneien	86
Zentralnervensystem	86
Hirnschaden	90
Das vegetative Nervensystem	107
Wie Bakterien mit den Antibiotika umgehen	135
Wie man seine Abwehrkräfte verbessern kann	137
Hormone	143
Das Blut	155
Das Lymphsystem	165
Die Milz	168
Das Knochenmark	170
Enzyme	175
Der Magen	179
Der Dünndarm	184
Der Dickdarm	186
Ernährung und Verdauung	190
Wie sich die Kleinsten in unser Leben einmischen	196
Viren	216
Wie man mit dem Bauch denken kann	229

Der Mund
Das Gebiss
Die Speiseröhre
Pharmakologie des Essens und Nichtessens
Die Leber
Die Niere
Die Lunge
Das Herz und der Blutkreislauf
Die Muskulatur
Die Haut
Das Haar
Das Auge
Das Ohr
Die Nase
Der Kehlkopf
Die Wirbelsäule und Knochen
Die Gelenke
Das Immunsystem
Das Fasten
Apotheke der Nebenwirkungen
Pharmazeutische Bedeutung der Lebensmittel
Kehrseite der Münze
Arzneimittel und Alkohol
Geheimnisse der Homöopathie
Das Doping
Epilog

Mythologie der Apotheke

Seit jeher verbarg die menschliche Gesundheit etwas besonders Geheimnisvolles in sich, was man anders als Gottesgnade oder -strafe nicht erklären könnte. Natürlich war die Kenntnis darüber von Anfang an den Gottesdienern hingegeben worden. Diese Schamanen und Priester besaßen die Kunst des Umgangs mit den Göttern, die ihnen auch die Wahrheit über das Wohlbefinden jedes Sterblichen mitzuteilen fähig waren. Aus diesem Grund war auch die älteste Form der Medizin ihre magische Abart. In allen alten Hochkulturen des Orients gab es sogar Zeiten, in denen die Magie das ganze Leben beherrschte. So schilderte der römische Gelehrte Cajus Plinius Sec. (auch Plinius der Ältere genannt) seine magischen Denkweisen in seinem Werk „Historia Naturalis". Seine zentrale Auffassung bestand darin, dass menschliche Gesundheit ständig von übernatürlichen Wesen und Kräften beeinflusst worden war. Diese bösen Geister und Dämonen übten ihr Unwesen durch Zauberei und Magie, was üblicherweise zu schweren Krankheiten führen sollte. Um der schweren Herrschaft von außerirdischen Kräften entgegenzuwirken, brauchte man etwas mehr als die einfachen natürlichen Heilmethoden. Das darauf entwickelte System fasste zahlreiche Zaubersprüche, Beschwörungen, Weihegaben und Sühneriten sowie Gebetsübungen um. Nur damit könnte ein Sterblicher diese gefährlichen Drohungen der übernatürlichen Wesen aufhalten und abwehren. In Wirklichkeit wurden aber alle solchen Praktiken von echten Heilhandlungen begleitet werden, die vor allem mit der Zufuhr von Arzneien verbunden waren. Der Sinn, den man der heilenden Wirkung der Arznei zuschrieb, wechselte sich aber stark. Manchmal passierte es deswegen, weil die Arznei selbst zu einem Zaubertrank mit magischer Kraft umgestaltet worden war. Neben gut bekannten Pflanzen mit „göttlichen" Eigenschaften sollten auch bestimmte Metalle ungewöhnliche heilenden Fähigkeiten erweisen. Wenn es traditionell verständlich war, schien eine Verehrung den organischen Ausscheidungen gegenüber ziemlich seltsam. Allerdings war ein gut angeordnetes System, wo jedem Kot und Harn von Menschen und Tieren das Kurieren gewisser Erkrankungen zugeschrieben worden war, hochgeschätzt. Das Vorkommen der Krankheit wurde nach dieser Ansicht von außen an den Menschen hineindringen und den Organismus mit gefährlichen fremden Substanzen verunreinigt. Die richtige

Behandlung besteht darin, die krankmachenden Dinge mit allen möglichen Mittel zu entfernen und beseitigen. Zu diesem Zweck suchte man beharrlich nach bestimmten Heilmittel, die vermeintlich das Böse aus jeder Wunde zu entfernen verhalf. Der Mechanismus solchen Genesungseffekts war egal. Es konnte Abführpulver aus Pflanzenwurzeln sein oder ein Saphirstein, der mit seiner göttlichen Anziehungskraft das Gift aus dem Leib vertreiben konnte. Der leidende Patient glaubte aufrichtig an die große Macht aller gegebenen Mittel und ihre antidämonischen Kräfte und wenn der Arzt sich gleichzeitig zu heiligen zählte (wie z.B. die Heilige Hildegard von Bingen), war das Kurieren ursprünglich gewährleistet worden. Eine umfangreiche Palette der Arzneien schloss damals ziemlich ungewöhnliche Mitteln wie Wolfszähne, Maulwurfskrallen, Krebsaugen oder getrocknete Schwalben. Um die Wirkung dieser „heiligen Medikamenten" zu verstärken, sollte man zusätzlich an einer Menge Vorschriften festhalten. Magische „Heilkunst" erfand immer neue Prinzipien, die eine besondere Wirkung, etwa durch Unterschiedlichkeit oder Abneigung erweisen sollten, die man wahrscheinlich nur bei einer himmlischen Vorsehung erfahren konnte. Die mittelalterliche Lehre der Magie behauptete, dass Herr Gott mehrere irdischen Wesen umsichtig mit dem Ziel schöpfte, Menschen auf ihr äußeres Aussehen hinzuweisen. So bedeutete die Form einer Pflanze, die einem menschlichen Organ ähnelte, dass dieses Gewächs gerade für die ärztliche Behandlung des Organs geeignet sein sollte. Solche ziemlich umstrittene Methode der Suche nach neuen Heilmitteln bekam in einem Zeitabschnitt eine allgemeine Anerkennung, denn sie entsprach vollständig den religiösen Überzeugungen der Mehrheit der Bevölkerung. Dieser Denkweise entspricht auch die Einstellung der edlen Gegenstände und Gesinnung. Edle Sachen sollten „unbedingt" auch gegen böse Geister der Krankheit effizient wirken. Man verehrte seit Jahrtausenden edle Metalle, vor allem Gold, und glaubte, dass es mehrere Krankheitserreger mit seinem Zauber zu beseitigen vermochte. Ähnlicher Weise dachten die Ärzte, die ihren Patienten heilende Amulette aus Edelsteinen zu tragen empfahlen. Die antike Humoralpathologie ging davon aus, dass alle Krankheiten auf die fehlerhafte Zusammensetzung des Blutes und anderer Körpersäfte zurückzuführen seien. Griechische und römische Gelehrte waren dabei der Auffassung, dass die Krankheit ein ausschließlich körperlicher Vorgang war. Keine Ausnahme sollten auch die

Geisteskrankheiten erweisen. Besessenheit, Melancholie oder Zwerchfellnervenentzündung galten als Folgeerscheinungen abnormer körperlichen Veränderungen. Besondere Aufmerksamkeit wurde zum Zustand des Bluts, Schleims, Harns, Schweißes oder der Galle angezogen, die man wie Kennzeichen der Gesundheit und Krankheit aufnehmen sollte. Schon in der Lehre Empedokles (5 Jh. v. Chr.) wurde ein vier Elementes System vorgeschlagen worden, das vier Elemente (Feuer, Wasser, Luft, Erde) umfasste. Es gab auch ein anderes System, das auch vier Elemente beinhaltete: Wärme, Kälte, Feuchte und Trockenheit. Die Entwicklung einer Krankheit sah man dabei wie eine gefährliche Unausgewogenheit dieser Elemente wegen einer schwachen Mischung der genannten Körpersäfte. In einer Zeitspanne zwischen 3. und 1. Jh. v. Chr. vertraute man nicht besonders wissenschaftlichen Hypothesen und Theorien. Viel einfacher wäre es, auf eigene praktische Ergebnisse zu verlassen. Nur die von Zeno gegründete um 300 v. Chr. Philosophieschule Stoa konnte stolz auf ihre theoretischen Studien sein. Medizinhistoriker zählen Galen zu größten Fachmediziner der Antik, der in zweiter Hälfte des 2. Jh. mit seiner Lehre ein gut errichtetes Gebäude der zeitgenössischen Medizin schaffte, die bis ins 18. Jh. über professionelle Ärzte weltweit herrschte. In Fortsetzung der Humoralpathologie hielte Galen die vier „echten" Elementqualitäten: warm, kalt, feucht, trocken für die bedeutendsten Urkräfte. Die nächsten vier Dinge worden den ersten zugeordnet worden, indem das Feuer heiß und trocken war, die Erde – kalt und trocken, die Luft – warm und feucht und das Wasser – kalt und feucht. Das Verhalten dieser vier Qualitäten wurde auch für die Mischung der Qualitäten in den Säften und in den Körperteilen angemessen. Auf diesen Grund sollten sie auch in den Arzneien wirksam bleiben. Man erkannte die vier Qualitäten durch seine Sinne. Wenn irgendwelches Heilmittel Wärme enthält, ähnelt es einigermaßen das Feuer, unterscheidet sich allerdings davon quantitativ. In den Arzneimischungen sind sie grundsätzlich verdeckt, kombiniert und nur potenziell enthalten. Das Gleiche gilt auch für die Krankheiten, die gewöhnlich aus dem Übermaß an Wärme, Kälte, Feuchte und Trockenheit in den Geweben entstehen. Insgesamt sind neun fehlerhaften Zusammensetzungen der Körpersäfte im Sinne der Kombinationen von warm und feucht, kalt und feucht, warm und trocken, kalt und trocken usw. vorstellbar. Galen maß eine große Bedeutung seiner Lehre der Säfte nicht zufällig bei. Denn auch sie beruhte sich auf einem Übermaß des einen oder anderen Saftes (Schleim, Blut, gelbe und schwarze Galle) und einer daraus entstandenen Störung der Ausgewogenheit der Qualitäten. Jede von diesen Änderungen konnte zur Pulsabwandlung führen, was für Galen ein Kennzeichen der anbrechenden Erkrankung sein sollte. In diesem Falle könnten alle Organe inklusiv Herz, Gehirn, Leber, Lunge ihre gesunde Qualität allmählich verlieren. Galen konnte auch bei mehreren Krankheiten auch anatomische Abweichungen von Normen des Baus, der Größe und Lage der Organe sowie deren Änderungen infolge der Verletzung oder Zerstörung eines Organs nicht ausschließen. Er nutzte folgerichtig diese drei theoretischen Bestandteile für seine praktische Behandlung mit der Absicht, ein gutes Verhältnis von warm und kalt, feucht und trocken in allen Teilen des Organismus zu erhalten. Sie sorgten dafür, Fehlschläge zu verhüten und bei schon vorhandenen Störungen des Mischverhältnisses der genannten vier Qualitäten eine vorige ausgeglichene Mischung wiederherzustellen. Er verbreitete erheblich die frühere Palette der Arzneien, die er gewöhnlich in großen Mengen und komplizierten Mischungen verschrieb. Typischerweise bekamen auch diese merkwürdigen Formen der Rezeptschreibung mit deren Kombinationskunst in folgenden Jahrhunderten eine vollkommene und allgemeine Anerkennung bei Ärzten. Darüber hinaus rief diese Besonderheit Galenischer Methode eine Neigung hervor, immer mehr Behandlungsvarianten und Medikamente auszuprobieren. Auf diesen Grund wurde es später zur Normalität geworden, in Rezepten bis zu 20 einzelnen Bestandteilen einzuschreiben. Wenn moderne Ärzte und Medizinstudenten die Möglichkeit haben, solche Rezepte durchzulesen, setzen sie sich in Erstaunen. Denn neben der Vielfalt der Mittel mit unterschiedlicher Wirkung schließen sie mehrere Substanzen aus der sogenannten Dreckapotheke ein, die reich mit menschlichen und tierischen Kot und Harn vertreten war. Es wächst bei diesen zeitgenössischen Fachmedizinern der innere Widerstand auf, irgendwelche aus den umstrittenen Erwägungen vorkommene Arzneien anzuwenden. Gleichzeitig sollten auch moderne Mediziner bestätigen, dass der Hauptgedanke Galens in Bezug auf Wirkungen der Medikamente und ihren Mischungen standhaft bleibt. Obwohl es ziemlich vage aussah, irgendwas Konkretes über das Übermaß an Wärme, Kälte, Feuchtigkeit und Trockenheit zu urteilen, war es klargeworden, dass es in einem krankhaftveränderten Körperteil stattfand. Daraus ergab sich nach dem Prinzip des Gegenteils das Behandlungsmittel, das durch Kraft seiner Qualität die Verschiebung im Gleichgewicht der gesunden Kennzeichen wiederherstellte. Man erinnerte sich dabei ständig an die berühmte Hippokrates Formel: „Das Entgegengesetzte heilt das Entgegengesetzte". Man gab demnach bei Kälte erwärmende Mittel wie Pfeffer oder Senf, oder kühlte mit dem Mohn gegen die Wärme. Galen wusste aber, dass der Mohn nicht nur stark zu kühlen, sondern zugleich zu trocknen vermochte. Ähnlicher Weise gab es viele Arzneien, die ganz verschiedene Eigenschaften in unterschiedlich vertretenden Ausmaßen besaßen. Um diese Unterschiede einigermaßen zu berücksichtigen, schlug Galen vor, bestimmte Grade der Qualitäten anzuwenden. So sprach er von einem Medikament, dessen Wärme im 1, 2 oder 3. Grade waren. Mithilfe solches Systems der Abschätzung schaffte Galen die Möglichkeit, zwischen elementar wirkenden Arzneien, die nur eine Qualität erwiesen und solchen, die einen besonderen Gehalt an Wärme, Kälte, Trockenheit oder Feuchtigkeit hatten, zu unterscheiden. In seinem Vorrat der Heilmittel habe er auch kombiniert wirkende Arzneien mit gemischten Eigenschaften. So kannte man in beiden Gruppen solche Medikamente, die bestimmte Qualitäten in hohem oder in schwachem Grade enthielten. Das Werk des griechischen Gelehrten wurde vernehmlich von der arabischen Medizin übernommen. Avicenna, der die erste Hälfte des 2. Jh. n. Chr. praktizierte, schätzte hoch die Lehre von Qualitäten Galens. Körpersäfte besaßen bei ihm wie bei Galen eine untergeordnete Position. Auch der andere Araber, Abu Mansur, nutzte in seiner sachlichen Redeweise die galenische Terminologie, indem er der Berberin kalte und trockene Eigenschaften in der Mitte des 2. Grades zuschrieb, während dem Lavendel – heiße und trockene am Ende des 2. Grades, der Brenn-Nessel – heiße am Anfang des 3. Grades und trockene in der Mitte des 1. Grades und dem Mohn – kalte und trockene am Ende des 3. Grades aufwies. Nach einigen Jahrhunderten wurde galenische Lehre von seltenen Gelehrten kritisiert worden (unter anderen von Paracelsus), was aber keinen bemerkenswerten Einfluss auf die allgemeine Meinung der europäischen und orientalischen Mediziner haben sollte. Mehrere praktische Ärzte betätigten sich damit, eine feinere Präzisierung der Qualitäten und deren Graden zu erreichen. Gerade auf diesem Wege sahen sie den Fortschritt der neuen Medizin. Irgendwelche radikale Änderungen ihres Metiers waren noch nicht in Sicht. Für eine genaue Diagnose war eine notwendige Ausrüstung noch nicht erfunden. Deswegen nutzte man weiter wie in galenischen Zeiten den Spürsinn wie die sicherste Methode. Dabei war eine mehrjährige Erfahrung des Mediziners von großem Wert, weil ein alter Arzt viel mehr unsichtigen Merkmalen und Kleinigkeiten zu bemerken fähig war. Und für Jüngeren war es ein echtes Gelingen, eine Stelle bei dem Alten zu bekommen, um dessen Erfahrung zu übernehmen versuchen. Neben einer fast kultisch geleisteten Auswahl der wärmenden (wobei man immer öfter Lorbeer, Fenchel, Pfeffer, Petersilie, Rosmarin und Scilla nutzte) und kühlenden (wobei vornehmlich Rosenwasser und Nachtschatten zum Einsatz gebracht worden waren) Arzneien, empfahlen die Mediziner häufig abführende Mittel sowie Aderlass. Im Grunde genommen waren diese zwei Letzten schon Hippokrates gut bekannt und sollte nach seiner Auffassung den Säfte Strom des erkrankten Organs von ihm abzusondern und die Krankheitsursache von dort nach außen abzuleiten. Als eine effiziente Reinigungsmaßnahme des kranken Organismus sollten auch Brech- und Niesmittel verordnet werden, die nicht nur bei leiblichen Schwächen, sondern auch bei mehreren psychischen Erkrankungen empfohlen worden war. Aus heutiger Sicht scheinen diese Reinigungsmethoden eher brutal, besonders, wenn als die wichtigsten und unersetzlichen Komponenten des Verfahrens Quecksilberverbindungen zum Einsatz gebracht werden sollten. So sah eine typische Behandlung der Syphilis etwas folgendermaßen aus. Man schloss den Kranken für die Zeit bis zu 30 Tagen in eine heiße Backstube ein und schmierte ihn täglich am ganzen Körper von Kopf bis zu den Füßen mit einer Quecksilbersalbe ein. Eine enorme Erhitzung sorgte dafür, dass der Kranke badete sich buchstäblich in eigenem Schweiß. Der Betroffene sollte dabei mit ungeheuren Qualen rechnen, wo die Flauheit, Zahnschmerz (der totale Zahnausfall begleitete) und entzündete Gaumen, Schlund und Zunge nicht die schlimmsten waren. Speichelstrom aus dem Mund stank so abscheulich, dass die Türschwelle zur Backstube kaum jemand zu übertreten wagte. Allerdings könnten die absolut unerträglichen Leiden keine endgültige Genesung gewährleisten. Nur ein Prozent von Kranken konnte durch diese grausame Maßnahme wieder gesund sein, bei übrigen kam die heimtückische Erkrankung wieder zurück. Eine besondere Eigenheit der Medizin dieser „dunklen" Zeitspanne bestand darin, dass man keine Angst vor den extrem giftigen

Substanzen haben konnte. Der Arzt war in seiner Art fast ein Geistlicher, dem alle unweigerlich glaubten, als ob er allein den Weg zum Heilung wusste. Andererseits verfügte die damalige Medizin tatsächlich nicht über die Mehrheit der schweren Krankheiten, was die ärztliche Verantwortung stark herabsetzen sollte.
Man muss aber auch damit rechnen, dass die Humoralpathologie, die die Hauptrolle den Körpersäften zuschrieb, ihre führende Position nicht reibungslos erwarb. Eigentlich stammte diese Säfte Lehre von großen griechischen Arzt und Denker Hippokrates ab, dessen Werk sich aus seinen eigenen Ideen und Erfahrungen seiner Schuler und Nachfolger zusammensetzte. Diese gemeinsamen Texte bekamen den Namen des Corpus Hippocraticum. Sie waren auf dem ionischen Dialekt geschrieben und entsprachen dem allgemeinen Bestreben einer Medizin, die sich auf der vernunftgemäßen Naturbeobachtung basierte. Ihre Leser waren teils Ärzte, teils medizinische Laien. Manche Schriften haben aufklärungs- und polemischen Charakter, andere gaben in knapper, listenartiger Form Therapieanweisungen, einige enthalten Aufzeichnungen von Krankengeschichten, wieder andere sollten dem Arzt beim Erstellen von Prognosen helfen. Es war bemerkenswert, dass viele der Schriften die Entstehung von Krankheiten aus dem Ungleichgewicht von Körpersäften (Blut, Schleim, gelbe und schwarze Galle, zum Teil auch Wasser) erklärten. Die Therapie nahm der Arzt durch Verordnung von Lebensumstellung, Diät, Bewegungstherapie, Arzneimitteln und Anwendung operativer Eingriffe vor. Auf der hippokratischen Säfte Lehre waren standhaft zahllose Behandlungsmaßnahmen begründet, insbesondere die bis in die frühe Neuzeit übliche Anwendung von mehreren Arten Aderlässen, Schröpfköpfen und Abführmitteln. Eine gesundheitsbringende Diätbehandlung war für Hippokrates selbst sowie für seine Schüler besonders wichtig. Als gute Medikamente dienten ihnen weiße Rüben, Gerste, Nieswurz, Wolfsmilch, Mohnsamen, Meerzwiebeln, Sellerie und andere in Griechenland heimische Gewächse und Pflanzenteile. Seit seiner Zeit nannte man die Drogenkunde die älteste aller Wissenschaften. Auch unsere zeitgenössischen Historiker teilen die Meinung, dass gerade aus dieser Lehre der Pflanzen die beschreibenden Naturwissenschaften, die Botanik und die Zoologie hervorgegangen hatten. Und diese Drogenkunde selbst wandelte sich allmählich in Pharmazie um. Nicht zuletzt war es ein Verdienst von besten Schüler Aristoteles, Theophrast, der Botanik mühsam im 4. Jh. v. Chr. als Wissenschaft

begründete. Von ihm stammte eine Äußerung, die später allgemein bekannt worden war: „Dass aber jedes Gewächs seinen eigenen Boden liebt und seine eigene Luftmischung, ist daraus klar, dass es Gewächse gibt, die an verschiedenen Orten entweder gar nicht fortkommen, oder, wenn sie gepflanzt werden, nicht weiter gedeihen, keine Früchte tragen und im Ganzen schlecht geraten. Alle aber werden schöner und stärker, wenn sie auf ihrem eigentümlichen Boden wachsen. Auch die wild wachsenden Pflanzen haben jede ihren angemessenen Standort, wie auch die zahmen."

Schon in 1. Jh. v. Chr. wurde in Rom eine großzügige ärztliche Schule der Methodiker etabliert, deren Begründer Asklepiades war. Seine große Nachfolger Thessalos von Tralleis und Soranus von Ephesos waren die ersten, die die atomistischen Vorstellungen in der Heilkunst zu nutzen versuchten. Nach ihrer Auffassung entstand die Krankheit durch die Störung der Atomen Bewegung in den Hohlgängen und Poren der Gewebe. Gerade diese Poren waren für den gesunden Stoffwechsel zuständig und die Aufgabe der Heilkunst bestand vor allem darin, den ursprünglichen Zustand der Poren wiederherzustellen. Diese Schule war so volkstümlich, dass sie sogar von römischen Kaisern verehrt worden war. Nach dieser Lehre sollte ein Arzneimittel zu einer Entspannung und Erweckung von Poren führen. Auf diesen Grund wurde es sinnvoll gewesen, krampflösende und erregungsfördernde Medikamente wie Gallapfel, Eicheln, Allaun oder Laxantien zu verschreiben. Zum Verdienst dieser Schule gehört auch die Entdeckung einer unspezifischen Reiztherapie, durch die die eigenen Abwehrkräfte des Organismus gesteigert werden sollten. Die wichtige Bedeutung dieser heilenden Methode wird auch heute aufrechterhalten. Denn die Verstärkung des Immunsystems gehört zu wichtigsten Prinzipien des Gesundheitswesens. Doch die Anhänger Galens kämpften gegen die Methodiker so erfolgreich, dass die Haupteinstellungen von Methodiker bis zu 17. Jh. niedergeschlagen worden waren. Böse Zungen sagten, dass Galen anscheinend Thessalos um dessen Berühmtheit beneidete. Eine Wiedergeburt erlebte die methodische Lehre gerade in 17. Jh. durch Prospero Alpinus. Zu den Nachteilen dieser Richtung gehörte aber eine Entgegenstellung der festen Geweben, wo vermeintlich die lebenswichtigen Vorgänge des Organismus stattfanden, und der Körpersäfte, die bei Methodiker eine wesentlich untergeordnete Rolle spielen sollten. Allerdings erweisen sowie feste als auch flüssige Teile des Körpers ein gesamtes System, das man nur einheitlich begreifen konnte. Diese natürliche Einstellung bekam nur im 18. Jh. eine allgemeine Anerkennung, vor allem dank den Auffassungen Friedrich Hoffmann, die auch seine Ansicht auf Krampf und Schlafheit der Gewebe und ihre Behandlung einschlossen. Er nutzte erfolgreich entweder beruhigende oder stärkende Mittel aus, um diese Krankheitsbilder zu verbessern. Für die Öffnung der verstopften Poren im Gehirn und Nerven wendete er gewöhnlich Lavendel, Majoran und Origanum. Gleichzeitig dämpfte er eine zu schnelle Bewegung der Nervenflüssigkeit durch Maiglöckchen, Primel, Lindenblüte, Moschus und Kampfer. Er nutzte auch die schweißtreibenden Mittel für die Milderung der Zähigkeit von Körpersäften und Förderung der Blutströme, z.b. mithilfe der Auszüge von Korallen oder mit dem Theriak, dem wichtigsten opiumhaltigen Allheilmittel des Mittelalters. Harntreibende Arzneien öffneten die Poren und Kanälchen der Nieren und Hoffmann wendete weit umfassend die Petersilie, Sellerie, den Wacholder, Spargel oder Anis. Außerdem versuchte Hoffmann ständig, die Ursachen der Leiden zu beseitigen.

Heiliger Krieg gegen Dämonen

Nach den verheerenden Zeiten der Hexenjagd, die schon Anfangs des 12 Jh. in Gang gesetzt worden war und über fünf Jahrhunderten dauerte, wurde nur in der Mitte des 17 Jh. eine Entscheidung getroffen, dass die feste Überzeugung, die besagte: „Zwischen Satan und den Hexen eine Verschwörung gäbe, um die christliche Welt zu stürzen", nicht in der Tat stattfand. Nach einer langen Überprüfung war sie als grundlos befunden. Menschheit bezahlte dafür einen teuren Preis, den man mit einer Million gefolterten und getöteten abschätzen sollte. Im Grunde genommen war es nicht besonders schwer, irgendwas Teuflisches den Hexen zuzuschreiben. Denn sie befassten sich immer geheimnisvoll mit Zauberei. Ihre Beschwörungssprüche könnten bestimmt einen Verdacht der dunklen Magie erregen, was sicher nur von Dämonen stammen konnte. Die nachfolgende „Logik" wurde schon gut begründet: sie sollten in deren höllischen Salben und Tinkturen „unbedingt" gekochten Gliedern von Kindern benutzen, besonders solcher, die noch nicht getauft worden waren. „Natürlich" machten diese Dämonen das Gleiche, indem sie die armen Kinder die Gnade der Taufe und der Erlösung zu berauben pflegten. Und wenn die

Rede nicht von Kindern, sondern von Tieren war, machte es gar keinen Unterschied, denn diese tierischen Wesen waren nur Behälter bösen Dämonen. Man konnte auch sorglos die „Zeugen" heraussuchen, die angeblich mit deren eigenen Augen gesehen haben, wie die betroffene Hexe nach ihrer Freveltat davon ausgeflogen war, mit dem Besen oder ohne, egal. Menschliches Auge gewöhnte sich seit Jahrtausenden gut, sich zu täuschen. Es sah nicht selten gerade das, was es sehen wollte. So beschrieb der große italienische Arzt und Wissenschaftler der 16 Jh. Della Porta einige Bestandteile der Hexensalben, die anscheinend Kinderfett, Aconitum, Belladonna, Fledermausblut und Ruß eingeschlossen hatte. Es gab auch eine Überzeugung, dass eine Aufeinanderfolge der Hinzufügung der Komponenten, ihre präzise Menge sowie Zaubersprüche sehr wichtige Rolle für die Wirksamkeit des „Teufelskrauts" spielen sollten. Die alten Alchemie Betreiber suchten aber nach natürlichen Ursachen der heimlichen Hexerei. Die Hexen selbst sollten bestimmt etwas Seltsames besitzen, indem sie von Natur trübsinnig oder traurig, nicht tief gläubig, kurz gesagt, alle Voraussetzungen besitzen, um sich mit den Dämonen in Kontakt zu bringen. Ihre schwermütige Veranlagung sollte vermeintlich alle dunklen Kräfte verursachen, die ihre Verfolgung und Verbrennung auf Scheiterhaufen rechtfertigen sollten. Nicht zufällig sollten sich die Hexen (üblicherweise schon nicht junge Frauen) an Betäubungsmittel wenden. Ein schlafhervorrufendes Mittel ließ ihnen nicht mehr bei Sinnen zu bleiben sowie gleichzeitig unruhig machte. Die unsichtbaren bösartigen Wesen, die diese armen Hexen unter deren Obhut nahmen, eröffneten ihnen sowohl die Geheimnisse der Hexerei als auch die Rätsel der heilenden Mischungen. Nach der Wirkung der gewissen teuflischen Salben bekam man gleichsam die Fähigkeit zu fliegen, die ihren dämonischen Ursprung bestätigen sollten. In der Tat waren diese Hexen eher die Opfer einer weit verbreiteten Kampagne der Hexenverfolgung, deren Durchführung von Anfang an einen verbrecherischen Sinn hatte. Alle Beschuldigungen der Inquisitoren sowie das Beweismaterial waren frei erfunden und von falschen Zeugen bestätigt worden. Man konnte daran zweifeln, ob bei den meisten Beschuldigten irgendwelche Salben oder Mischungen überhaupt vorhanden waren. Im Grunde genommen war diese Menschenjagd auf so weitem Ausmaß veranstaltet worden, dass es für die Ermittlungen in jedem Einzelfall keine Möglichkeit existierte.

Die gerichtlichen Urteile waren schon im Voraus vorbereitet worden und die armen Beschuldigten hatten keine Chance, sich zu retten. Die vorderste Front des Kampfes gegen die Feinde und Verderbers des Christentums wurde zweifellos gewonnen, obwohl es nicht wirklich bewiesen wurde, dass diese tödlichen Gegner überhaupt vorhanden waren. Sonst zeigten sich die Leistungsfähigkeit der Salben und vielen Mischungen, den man noch vor wenigen Jahren ein riesiges teuflisches Potential zugeschrieben habe, absolut enttäuschend, um über irgendwelche dämonische Beteiligung zu sprechen. Der große Sieg wandelte sich in eine Kleinigkeit um. Ein mächtiger Bösewicht konnte kaum über wenigen Giftpflanzen herrschen. Im Unterschied zur Wissenschaft, die immer bestimmte materiellen Wurzeln der Arzneiwirkung herauszufinden suchte, wollten die Geistlichen mit der heiligen Inquisition, darin gewisse teuflisch-höllischen Begleiterscheinungen durchsehen, die ihre kultischen Hypothesen angeblich bestätigen sollten. Eine religiös-dogmatische Weltanschauung versuchte kaum, eine abenteuerliche Reise in die Ungewissheit, die nichts Ermutigendes versprach, zu unterfangen. Es war ein Vorrecht weniger Ärzte und Naturkundler, die sich ständig nach der Wahrheitsjagd befanden. Ideologisch gesehen war die Lage des Klerus ständig vorteilhaft, denn er besaß eine ewige göttliche Lehre, die bereit war, alle möglichen Naturerscheinungen ursprünglich zu erläutern. Darüber hinaus sprach sie auf die Sprache der göttlichen Moral, was für die Wissenschaft unzugänglich war. Denn die Moral spielte keine entscheidende Rolle in der Natur. Das heißt, der Klerus konnte immer, die Gelehrten für ein unmoralisches Verhalten anklagen. Ein moderner Westlicher konnte vielleicht darüber triumphieren, dass der Fortschritt die religiöse Rückständigkeit endgültig besiegte. Allerdings war es wahrscheinlich ein Pyrrhussieg. Weil die größten Errungenschaften der Forschung manchmal den zerstörerischen Kräften den Weg ebneten, die die Menschheit zu vernichten drohten. Deswegen sollte man eine Schlussfolgerung herausziehen, dass die kirchliche Morallehre auch für moderne Wissenschaft von Bedeutung sein sollte. Sonst wagt der sogenannte Fortschritt, dass Leben auf unserem Planeten auszurotten.

Mit den alten Arzneien richtig umgehen

Die erste ausführliche Beschreibung der Heilpflanzen fand sich im Werk von Griechen Pedanios Dioskorides aus dem 1 Jh. n. Chr. namens „De materia medica". Dort sammelten sich die hunderte Erwähnungen über den Nachtschatten, die Judenkirsche, Alraune und das Bilsenkraut. Dioskorides begleitete als Militärarzt römische Truppen und suchte ständig nach neuen Heilpflanzen, die ihm bei seinem Dienst helfen könnten. Die Eroberung neuen Ländern erteilte ihm die Möglichkeit, eine Vielfalt unbekannten Pflanzen kennen zu lernen und eine persönliche Sammlung zusammenzusetzen. Fast anderthalb Tausend Jahre war sein Werk das einzelne Lehrbuch für die Ärzte und Quacksalber europaweit. Nur im Jahre 1623 veröffentlichte der Schweizer Caspar Bauhin das Buch „Pinax", das sich an mehrere Fundstücke Dioskorides erinnerte, einige zusätzlichen Pflanzen, z.B. Mirabilis und Paris eingeschlossen hatte. Später wurde es festgestellt, dass die Familie Solanaceae über 600 Arten und 43 Gattungen enthalten sollte, die sich weltweit zu verbreiten vermochte, meistens aber in Tropenländern. Alle Vertreter dieser Familie beinhalten einen Stoff mit starker narkotischer Wirkung. Weil diese Stoffe sich nicht proportional in unterschiedlichen Organen sammeln, könnten sie auch eine kleinere oder größere Vergiftung verursachen. Die Knollen vielen Pflanzen aus dieser Familie nutzte man seit alten Zeiten wie Nahrung für Menschen und Haustiere. Einige Arten, z.B. Mandragora, erwiesen eigenartige Eigenschaften, indem sie eine menschenähnliche Wurzel besetzen sowie die Blätter, die unmittelbar der Wurzel zu entspringen scheinen. Sie wurde seit undenklicher Zeit wie eine Zauberkraft verehrt, man schrieb ihr die Fähigkeit eines Aphrodisiakums zu. Solche Wunderpflanze sollte anscheinend mit großen magischen Kräften versehen sein oder sie versprach, das nahliegende Unglück abzuwenden. Die andere Abart Mandragora hieß Podophyllum (Fuß Blatt), sie zählte auch zu der Familie Sauerdorngewächsen. Es gab eine Menge von rätselhaften Beschwörungssprüchen und kultischen Ritualen, die die heilenden Kräfte dieses Gewächs entfesseln ließen. So versuchte man, unterschiedliche Erkrankungen des Magen-Darm-Traktes, Lungen und Nieren sowie mehrere Geschwüre auszukurieren. Darüber hinaus war sie erfolgreich wie ein Gegengift bei Schlangenbissen angewendet. Einige Ärzte nutzten sie auch gegen Frauenkrankheiten. Tollkirsche (auch Belladonna genannt) wurde schon bei uns bekannten Theophrast, dem besten Schüler Aristoteles, erwähnt. In seinen Grundlagen der Botanik beschrieb er ausführlich diese ausdauernde strauchartige Gift- und Heilpflanze, die schon im Altertum als „Schwarze Mandragora" bekannt war. Es gab auch ihre anderen Namen, z.b. „Atropa", nach der todbringenden Parze Atropos aus der griechischen Mythologie genannt. Schon in nicht großen Mengen konnte sie eine Betäubung und Geistesverwirrung auslösen, die üblicherweise mit der Vergiftung begleitet werden. Solch gefährliche Begleiterscheinung forderte von der Wissenschaft eine präzise Bestimmung der Normal- sowie Maximaldosis, die man bei der Behandlung anwenden dürfte. Ein weit verbreitetes Maß an dieser Pflanze auf Wiesen und Weiden konnte auch bedrohliche Lebensgefahr für die Zucht- und Milchtiere erweisen. Bei der Bestimmung der wirklich heilenden Dosis musste man ständig den Pupillendurchmesser sowie die Pulsfrequenz und Körpertemperatur analysieren. Bei Selbstversuchen sollte man sich ständig Rechenschaft über die Gedächtnis- und Konzentrationsschwäche und Halluzinationen ablegen. Noch in 16. und 17. Jh. wurden in der Pharmazie keine Arzneien aus der Tollkirsche zielgerichtet ins Innere hinein angewendet worden, obwohl sie oft als zusammengesetzten Salben zum Einsatz gebracht worden waren. Es bedeutet, dass die Kenntnis über ihre feinen Wirkungen war weit nicht ausreichend, um einen gewagten Entschluss zu fassen. Allerdings wurden einzelne außenordentliche Fälle bekannt, wenn die betroffenen Ärzte gezwungen worden, das Risiko auf sich zu übernehmen. Ein davon fand im Jahre 1694 bei einer Behandlung der Krebsgeschwülste statt. Dabei wurde aufgeklärt worden, dass der kräftigste Wirkstoff sich möglicherweise in der Wurzel befand. Nach mehr als hundert Jahren wurde diese Vermutung wissenschaftlich bestätigt. Bezeichnend war dabei, dass die allgemeine Aufmerksamkeit mehreren Drogen aus der Tollkirsche gegenüber sank allmählich seit der Mitte 19. Jh. Nur Atropin erweckte immer größeres Interesse seit diesem Zeitabschnitt. Gleichzeitig wurden häufiger die absichtlichen Selbstmordfälle, die durch erhöhte Dosen des Atropins begingen worden waren. Eine mangelnde Kenntnis der Botanik war auch nicht selten der Grund schweren Vergiftungen durch den Verzehr von Beeren Tollkirsche. Es wurden auch einige seltsame Fälle bekannt, die zu einer Massenvergiftung durch den Verzehr vom Honig. Eine chemische Analyse des verdächtigen Honigs ergab über 25% Tollkirschenanteile. Die Ursache des Unglücks bestand darin, dass es in unmittelbarer Nähe ein großes

Ackerfeld lag, das stark mit Tollkirschen bepflanzt worden war. Interessanterweise konzentrierte sich das Gift ausschließlich im Honig, so dass die Bienen selbst absolut nicht geschadet worden waren. Die Homöopathie nutzt erfolgreich die Tollkirsche seit langem für die Behandlung des weiten Spektrums von gefährlichen Erkrankungen, von Husten und Fieber, Blähungen und Magen-Darm-Schmerzen bis zu schauernden Onkologie, psychiatrische und Frauenkrankheiten.

Bilsenkraut zählt sich auch zu den ältesten Heilmitteln. Seine Samen wurden in einer erheblichen Menge bei den archäologischen Ausgrabungen der neolythischen Erdschichten in der Schweiz aufgedeckt worden. Die weiteren Aufgrabungen aus späteren Epochen ließen feststellen, dass schon die Urmenschen das Kraut wahrscheinlich als Arzneimittel nutzten. Vielleicht wussten auch die alten Römer seine heilenden Fähigkeiten, wenn sie ihre Krieger mit diesem Kraut zu kurieren pflegten. Die Überresteform des Krauts ließ aber vermuten, dass es als eine Salbe angewendet worden war. Der berühmte Papyrus Ebers aus dem alten Ägypten, der neben dem Papyrus Edwin Smith zu den ältesten noch erhaltenen Texten im Allgemeinen und mit medizinischen Texten im Besonderen zählte (1600 v. Chr.), erwähnte Bilsenkraut mehrfach als effizientes Heilmittel bei äußeren und inneren Erkrankungen. Schon damals wussten heimische Ärzte seine Wirkung als Schlafmittel. Eine sachliche Erforschung der Heilpflanzen in Illias und Odyssee zeigte, dass das Bilsenkraut wahrscheinlich Homer bekannt war. Leibärzte mehreren römischen Kaiser wendeten wohlwollend Ausgusse und Salben dieses Heilkrauts gegen viele Beschwerden ihrer erhabenen Patienten an. In Abwesenheit der speziellen Lehrbücher und notwendigen Erfahrung war ein ahnendes Erfassen gewöhnlich die einzelne Möglichkeit, ein geeignetes Mittel für die Rettung des allmächtigen Throninhabers herauszufinden. Mit einer wesentlichen Vergiftungskraft dieser Pflanze war diese hoch verantwortungsvolle Beschäftigung ständig mit einem großen Risiko verbunden. Eine betäubende Wirkung des Bilsenkrauts wurde auch bei alten Griechen und Römer bewusst. Ihre Gelehrten versuchten auch, diese nicht einfach erklärbare Wirkung vor allem auf Nutztieren zu beobachten. Darauf wurde ihnen verständlich geworden, dass die Tiere ähnlicher Weise wie Menschen auf solche Pflanzen reagieren sollten. Später nutzte man diese Besonderheit der Pflanze für die Jagd und Fischerei, was den Fang stark zu erleichtern versprach. Ein ziemlich eigenartiges Heilmittel bekam man aus dem gepressten Samen Öl des Bilsenkrauts. Nach der Mischung des Öls mit dem Wachs machte man daraus Kerzen. Dann richtete man den Rauch der Kerze auf eine schmerzende Stelle, z.b. auf einen Zahn, was den Schmerz bald stillen könnte. In mittelalterlichen medizinischen Vorschriften konnte man kaum eine Erkrankung finden, die mit bestimmten Bestandteilen des Bilsenkrauts nicht vollständig kuriert werden könnte. Sogar in erster Hälfte des vorigen Jahrhunderts war es ein bedeutendstes Heilmittel gegen vielen unterschiedlichen Spasmen, Schmerzen, Augenbeschwerden, Husten, Tuberkulose, Neuralgien, Rheuma, Gicht, Krebs, Magen-Darm-Leiden und mehreren anderen Krankheiten im Einsatz. Seine narkotische Wirkung schätzte man im Altertum nicht weniger als Opium oder Mandragora.

Salben waren keineswegs die Erfindung der „Hexen" des Mittelalters. Schon die ältesten Kulturvölker Europas und Asiens verwendeten Salben als Arzneiform für dermatologische Zwecke und in der Kosmetik. Beim Durchlesen der Salbenvorschriften des Mittelalters fällt vor allem die große Zahl der Salben Kompositionen auf. Wenn die Salben in Art und Konsistenz den heutigen auch nahe verwandt sind, so ist die Vielfalt der Salbengrundlagen doch ein Zeichen dafür, dass weniger nach guten Grundlagen gesucht wurde, sondern, dass man durch Herbeiziehen der ausgefallensten Fettgrundlagen selbst therapeutische Effekte hervorzurufen versuchte. Nach heutiger Definition sind Salben Gele von plastischer Verformbarkeit, die zur lokalen medikamentösen oder kosmetischen Anwendung auf der gesunden, verletzten oder kranke Haut oder Schleimhaut der Körperöffnungen bestimmt sind, das heißt streichfähige Zubereitungen zur Anwendung durch Auftragen oder Einreiben. Im Gegensatz zu Cremes (Salben besonders weicher Konsistenz, die größere Mengen Wasser enthalten) und Pasten (Salben, in denen pulverförmige Bestandteile meist in größerer Menge suspendiert sind) sind Salben im engeren Sinne Wasserfreie Zubereitungen.

Die suchterzeugenden Drogen

Der einfachen Völker, die unseren Planet vor tausenden Jahren behausten, sollen wir neben nützlich wichtigen Heilpflanzen auch eine Reihe Erregender- und Rauschpflanzen verdanken, unter anderen Tee, Kaffee, Kakao, Kolanuss, Mate. Sie alle wurden von

Menschen seit geraumer Zeit als Genussmittel gebraucht werden. Erstaunlicherweise stellten die primitiven Stämme heraus, dass gerade diese seltenen Gewächse zu einer Art Vergnügen zu bringen fähig werden. Es passierte unbefangen ohne pharmazeutisches Wissen und durchaus ohne irgendwelche Kenntnis der Zusammenhänge, dass Koffein und ähnliche Alkaloide beinhalteten. Wie konnte es in unterschiedlichen Regionen der Erde fast gleichzeitig stattfinden, wenn die Kommunikation noch nicht entdeckt worden war. Es gab aber auch solche Wunderpflanzen, die ein glückliches Gefühl mitbringen ließen, wenn man in einer glücklichen Euphorie und göttlicher Heiterkeit schwebte. Solche ungewöhnlichen Empfindungen waren so angenehm, dass die Eingeborenen bereit waren, diesen Zustand ewig zu genießen. Es war ein ersehnter Ausweg aus dem grausamen Alltag, wo der Mensch ständig von den Klima- und Raubtiere Gefahren umringt worden war. Diese „heiligen" Substanzen ähnelten sich einigermaßen an Götter, die aus der reellen Welt entgehen ließen, um sich in den Raum der Einbildung zu versetzten. Außerdem schenkten diese pflanzlichen Erzeugungen neue Kräfte und Euphorie, um eine neue Arbeit anzufangen. Eigentlich erweist sich heutige Drogensucht wie eine weitere Entwicklung dieser ursprünglichen Leidenschaft. Historisch gesehen waren die riesigen tropischen und subtropischen Regionen an diese drogenerzeugenden Pflanzen besonders reich. Wenn die Gesamtzahl der rauschgifthaltigen Gewächse rund gerechnet 60 zählt, fallen 90% auf Mittelamerika zusammen. Der Grund dafür war wahrscheinlich die meist günstigen Klima- und Bodenbedingungen. Diese Begleiterscheinungen sorgten dafür, dass die hiesige Bevölkerung eine lange Tradition der Anwendung dieser rauscherregenden Stoffe haben sollten. Darüber hinaus wurden sie über alle anderen Arzneimitteln verehrt worden. Früher dienten sie effizient auch gegen mehrere andere Beschwerden, weil sie eine beruhigende und schmerzstillende Wirkung haben konnten. Und der Schmerz war immer ein auffallendes Kennzeichen der Krankheit. Deswegen galt eine Erkrankung ohne Schmerz als völlig kurierte. Es war kein Zufall, dass die Naturvölker diese euphoriebringenden Pflanzen zum Mittelpunkt ihres Glaubens an Götter machten. So war eine Opferung dieser Pflanzen das teuerste Geschenk den Göttern, die zweifellos ein Glück mitbringen sollte. Zahlreiche indianischen Stammen lebten und leben noch im magischen Denken. In diesem Sinne treffen sie manchmal sogar die westlichen Dichter und

Erfinder über, die ihre „ewigen" Werke ausschließlich in einem Begeisterungszustande schöpfen. Auch für diese westlichen Talente bleibt der Gebrauch rauscherregenden Substanzen (einschließlich Alkohol) höher als durchschnittlich bei der Bevölkerung. Wie konnte es zustande kommen, dass Menschen aus unterschiedlichen Kultur- und Ausbildungskreisen sich absolut wesensgleich den Drogen gegenüber verhalten? Und wie scharf sind die Grenzen zwischen der Welt des Magischen und der Welt der wissenschaftlichen Rationalität gezogen? Die Geschichte der Coca und Kokain, Mohn und Opium, Peyote und Meskulin erstrecken sich tief in die menschliche Vergangenheit. Sie wurden eng mit den rituellen und kulturellen Traditionen der alten Völker verbunden worden. Gleichzeitig spielte sie eine wesentliche Rolle als heilende Mittel bei diesen alten Völkern. Medizinisch gesehen wurde auch die Geschichte der Chemie und Pharmakologie durch die Isolierung, Analyse und nachfolgende organische Synthese dieser Substanzen geprägt. So wurde die erste Entdeckung eines Wirkungsprinzips durch die Isolation des Morphins sowie die Entdeckung eines Anästhetikums (Kokain) oder den Beginn der Erforschung der Modellpsychose (Meskalin aus dem Peyote-Kaktus) geprägt. Alle frühe Forschung der drei Pflanzen begann in Deutschland, wo auch die ersten Isolierungen der Hauptbestandteile gemacht worden waren. Das erste synthetische Rauschgift war vom schweizerischen Chemiker Albert Hofmann 1938 hergestellt worden. Sein Ziel damals war die Entwicklung eines anregenden Medikaments fürs Kreislaufsystem. Sein Forschungsobjekt war zuerst das Mutterkorn, ein Pilzparasit auf dem Getreide, der zu Vergiftungen bei Verbraucher führen konnte. Im Rahmen dieser Untersuchung gelang es ihm, eine chemische Verbindung zu bekommen, die später unter der Abkürzung LSD weltberühmt wurde. Hofmann probierte die Substanz auf sich selbst und stellte eine starke halluzinogene Wirkung heraus. Nach dem Zweiten Weltkrieg beherrschte LSD neben Heroin und Haschisch die weltweite Drogenszene. Auf amerikanischen Kontinent spielte Coca lange Zeit die ähnliche Rolle. Die alten Indianer aus den heutigen Bolivien verehrten Coca wie eine heilige Pflanze, die anscheinend das Geschenk der Mama Coca, der Mutter Coca gewesen war. Sie nannten sie der Strauch der Erde mit den Blättern des Himmels. Mit einer einheimischen Poesie krönten sie die Königin Coca mit den aufstrebenden Blättern. Ihre Vorfahren hatten nur den Pflanzen den Titel „heilige" zugeschrieben, die menschliche Psyche zu ändern fähig waren. Nach ihrer Auffassung sollten sie das Heilige oder Göttliche im menschlichen Bewusstsein enthüllen, wenn man sie einnimmt. Im Grunde genommen wirken alle psychisch aktiven chemischen Substanzen unterschiedlich, indem sie in allen verschiedenen Bereichen des Nervensystems üblicherweise andere Reaktionen auslösen. Für die alten Indianer war dieser Aspekt kaum wichtig, weil sie genau hoch alle solchen Substanzen zu verehren pflegten, sei sie Coca, Mohn, Zauberpilze, Alkohol oder Tabak. Viel wichtiger für diesen Eingeborenen war, dass alle solchen Pflanzen in traditioneller Kultur, vor allem Mythen und Legenden ihren Ursprung haben sollten. Die heiligen Pflanzen, die von Schamanen gepriesen und verbreitet worden waren, worden immer bestimmten Gottheiten zugeordnet oder geweiht. So war der Coca Strauch der Liebesgöttin (Mama Coca). Die Geistlichen versahen sie mit den besonders wertvollen Adjektiven wie wunderschöne, verführerische oder wohltätige und nicht nur Liebes-, sondern auch Erdgöttin, Mutter Erde und jene Göttin konnte nicht immer schöpferisch, aber auch zerstörerisch werden. Bei den archäologischen Aufgrabungen wurden nicht selten die Überreste der Coca Pflanzen gefunden, die älteste von ihnen zählte zu Zeit 1900 v. Chr. und befand sich in einem Ort nördlich von Lima in Peru. Eine nachfolgende Analyse bestätigte, dass der Fund zu Blätter Coca in Priem gehörte. Andere Funde aus den späteren Zeiten zeugten davon, dass die Cola Pflanze wahrscheinlich aus der menschlich gepflegten Zucht stammten, die unter einer künstlichen Bewässerung gemacht worden war: denn Strauche waren größer und mit viel höherem Inhalt der Alkaloide gefüllt. Bemerkenswert blieb die Aktivität dieser chemischen Substanzen während so ungeheuer langer Zeit unversehrt. Einheimischen Legenden zufolge nutzten die Vorfahren heutigen indianischen Einwohner seit mehreren Jahrtausenden Coca Blätter gegen unzählige Menge von Beschwerden, was die Lebenserwartung der Bevölkerung auf ziemlich hohem Niveau erhalten ließe. Unter anderen Entdeckungen, die spanischen Konquistadoren nach Columbus Seefahrt nach Europa mitbrachte, waren auch die Coca Pflanzen, die sich gut in bestimmten südlichen Regionen des amerikanischen Kontinents neuen Klima- und Bodenverhältnissen anzupassen vermochten. Es waren aber nur einzelne Versuche, die kaum für große Plantagen führen könnten. Heute haben Forscher gute technischen Möglichkeiten, Coca in einem ausreichenden

Ausmaß zu kultivieren. Ein internationales Abkommen auf Verzicht der Verbreitung Drogen Produktion und Verkauf lässt aber dieser Forschungsrichtung nicht stattfinden. Kulturelle Tradition der Indianer zählt den Coca Strauch zu größten Entheogenen (das heißt Stoffen, die imstande sind, eine göttliche Begeisterung zu erregen) der Welt. Sie nennen ihn „einfach" „Geist-Pflanze" oder sogar „Pflanzenlehrer", der dem Menschen eine Chance gibt, das tiefste Wesen des Universums zu begreifen. Mit ihm wurden zahlreiche Mythen verbunden. Einer davon erzählt die Entstehungsgeschichte der Tukano. Das in 24 Stämme gegliederte Indianervolk der Tukano lebt im Nordwesten Amazonen von Feldbau, Jagd und Fischerei. Seine gesamte Zahl ist nicht mehr als 10 000 Einwohner. Diesem Mythus zufolge stammen die ersten Vorfahren des Volkes von einer Anakonda Schlange, indem die Verwandlung im Himmel von „jenseits der Milchstraße" stattfand. Der Fluss der Sterne wurde im Strom der Wasser gespiegelt. Im Folgenden wurde der erste Schamane geboren, dem Götter die Heilpflanzen beschert haben, unter anderen auch den Coca Strauch, der für den Geistlichen die Quelle der Weisheit werden sollte. Andere Legende berichtete, dass Menschen einst Coca entdeckten, als sie ihre eigenartige Auswirkung auf die weidenden Lamas beobachteten. Bei Inka Volk wurde es für die Bevölkerung verboten, Coca zu nutzen, weil sie ausschließlich für die königlichen Personen prädestiniert worden war. Allmählich änderte sich ihre Rolle wie das Gewächs der Auserwählten, indem sie immer mehr zu einem kultischen Gegenstand der Bevölkerung worden war. Sie war schon in mehreren Ritualen angewendet und als Opfergabe den Göttern sehr populär geworden. Ihre ermunternden Kräfte wurden häufig sogar für die benötigte intensive Arbeitsbeschleunigung benutzt worden. Schamanen allein behandelten damit unterschiedliche Erkrankungen. Man kaute ihre Blätter bei feierlichen Ereignissen, um die allgemeine Stimmung zu verbessern. Nach einer gewissen Aufbereitung wandelten sich diese Blätter in eine köstliche und gefahrlose Nahrung um. Eine deutliche Erhöhung des Nährwertes wurde bei einigen indianischen Stammen durch die Vermischung mit dem Maniokmehl erreicht. Beachtenswert war der deutsche Chemiker Albert Niemann der erste, der Coca Blätter analysierte und schon im Jahre 1860 die Hauptsubstanz daraus absonderte. Er hatte sie Cocain genannt, unter denen sie weltberühmt worden war. Im 20. Jh. ersannen ihm Konsumenten die Decknamen „Koks" oder „weißer

Schnee", die sie mit Vergnügen geschnupft oder gelöst getrunken hatten. Jahrzehnte danach wurde Cocain auch als Anästhetikum in medizinischer Praxis allgemein benutzt worden. Allerdings war Coca weit nicht das einzelne Rauschgift, das man in Südamerika zum Einsatz brachte. Ganz im Gegenteil gab es eine Reihe solcher „Wundergewächse", die von alters her in hohem Ansehen standen. So genossen die Bewohner der Anden- und Amazonasgebieten im nordwestlichen Südamerika gewisse Lianen, aus denen sie rauscherregende Getränke zubereiteten. Diese Schlingpflanzen bekamen von ihnen den Namen Caapi. Ein Vergleich mit anderen bekannten Pflanzen dieses Typs zeugte davon, dass diese Art die bizarrste narkotische Wirkung von allen amerikanischen Gewächsen hatte. Man empfindet beim Gebrauch eine Mattigkeit mit einem nach innen gerichteten Denken sowie farbige Gesichtshalluzinationen, wenn alles in einem bläulichen Lichtschein dargestellt wird, der manchmal in rote flammende Erscheinungen übergeht und bei hoher Dosierung zu erschreckenden und beklemmten Visionen führt. Ähnliche (aber schwächere) Wirkung hatte auch ein Stoff aus der Rinde eines Baumes der Gattung Virola im Quellgebiet des Orinoco. Das blutrote Harz der Rinde erzeugte einen Rauschzustand, der durch farbige Gewichtswahrnehmungen und Sinnestäuschungen gekennzeichnet wurde, dem ein unruhiger Schlaf folgte. Solche Zustände konnten unter Umständen mit dem Tode enden.

Im Unterschied zu amerikanischen Indianer bevorzugten Chinesen lange Zeit das Opium, das in dieses große Land aus Arabien, Persien und Indien geliefert worden war. Es war damals ein nationales Rauschgift. Dieser Umstand war aber ziemlich seltsam, denn sowie Haschisch als auch Opium konnten in großer Menge in China kultiviert werden. Nicht weniger absonderlich schien die Tatsache, dass im Orient Haschisch vorwiegend populär war, obwohl die Opiumquelle, der Schlafmohn, seit tausende Jahren dort gut gediehe. Das Gleiche galt auch für die Nomaden Nordafrikas, die die Steppenraute hoch wie ein Heilmittel schätzten, keine Ahnung aber über deren rauscherregenden Eigenschaften hatten. Deswegen war bei ihnen traditionell Haschisch im Gebrauch. Seit 60-er Jahren des 20. Jh. steigt gradlinig die Zahl von Rauschgiftkonsumenten an und der Anteil der Todesfälle infolge Drogenabhängigkeit wächst entsprechend dieser Zahl.

Der ständige Gebrauch des Haschisch war ursprünglich in der islamischen Welt weit verbreitet. Auf arabischer Sprache bedeutete das Wort ein besonderes Kraut, das eine seelische Verwandlung verursachen konnte. Es kam aus Indien vor, was von seiner Erwähnung in Schriftsammlung Ayur Veda, die vermutlich in Persien entstand und in Sanskrit abgefasst wurde, bestätigt worden war. Dort wurde dem Hanf eine starke Wirkung zugewiesen worden. Auf jeden Fall wusste schon Herodot im 5. Jh. v. Chr., dass die Skythen, ein persisches Reitervolk, Hanfkörner nahmen und auf die glühenden Steine fallen ließen. Sie atmeten die entstehenden Dämpfte ein und heulten vor Freude über den Dampf. Das Gleiche fand man auch bei Pomponius Mela aus dem 1. Jh. n. Chr. in dessen Chorographia und zwar, dass die Skythen Hanfkörner verbrannten und nach dem Einatmen des Rauches in eine fröhliche Trunkenheit verfielen. Im Laufe des langen Mittelalters breitete sich das Haschischrauchen und -essen in der orientalischen Welt immer weiter aus. Gleichzeitig verordneten arabische Ärzte das Haschisch gegen Durchfall, Hämorrhoiden und Tripper. Als Rauschmittel wurde er seit 16. Jh. in Indien, Ägypten und Italien verwendet. Zu gleicher Zeit gelangte das Haschisch durch die Spanier nach Amerika, wo er massenhaft angebaut worden war.

Das Opium gelang in die chinesische Medizin schon im 1. Jh. n. Chr., das zuerst gegen Dysenterie angewendet worden war. Das Rauchen von Opium war in China aber viel später verbreitet worden, vor allem durch die Verordnung des letzten Kaisers der Ming-Dynastie Hwai Tschun, der das Tabakrauchen im 17. Jh. verbot und einen Ersatz zugunsten Opiumpfeife leistete. Von dieser Zeit an ging diese Genussform von China über Persien und Indien in den Orient, was ihren Siegeszug erweisen sollte. Im 18. Jh. versuchte der Kaiser Yung Ching ein Verbot gegen den Opiumverkauf und -rauchen herauszugeben, was aber keine Wirkung auf die Bevölkerung haben sollte. Es dauerte über hundert Jahren und brachte schließlich die Opiumkriege hervor. Nur mithilfe britischer Kolonialkräfte wurde einen Vertrag abgeschlossen, in dem der Opiumhandel in China legalisiert worden war. Erst 1906 entschloss sich China offiziell, den Mohnanbau aufzuhören. Zurzeit waren schon über 20 Millionen Chinesen süchtig. Obwohl mit einem weiteren Übereinkommen mit den Großbritannien der englische Import des Opiums eingestellt wurde, setzte sich illegale Produktion und Handel noch viele Jahre fort. Eine medizinische Anwendung Opiums fand im westlichen Europa jahrhundertelang eine erhebliche Verwendung, vor allem als Schmerzmittel. Die berühmten Dichter und Denker (wie Plinius und

Vergil) priesen das Opium hoch nicht nur als schmerzstillenden Stoff, sondern als „eine echte Gotteshand" oder als „geheiligten Lebensanker". Ärzte verschrieben abgesondertes aus dem Opium Morphin wie einem wertvollen Medikament bei mehreren Beschwerden. Dieses Ansehen der allheilenden Arznei blieb beim Morphin bis zur Mitte des 19. Jh. ungeschwächt erhalten, wenn eine seinen unerwünschten Nebenwirkungen, neben anderen Sucht, Abhängigkeit und Persönlichkeitsstörungen aufgedeckt worden waren. Schon nach wenigen Injektionen entstand eine deutliche Angewöhnung, die der Betroffene kaum allein entgehen konnte. Das Problem löste bei der Forschung eine dringende Notwendigkeit aus, neue schmerzlindernde Medikamente herauszufinden, die solche gefährlichen und heimtückischen Nebenwirkungen nicht haben konnten. Es war der Gegenstand der langen Bemühungen vielen Chemiker in dieser Richtung. Bemerkenswert war bei diesen Studien ein zudringlicher Gedanke, dass die Ausgangssubstanz dabei das Morphin selbst sein sollte. So experimentierten Gelehrten mit diesem „verführerischen" Molekül, indem sie es mit verschiedenen chemischen Gruppen zu versehen suchten. Einmal waren sie tatsächlich findig geworden, im Sinne, dass ihnen eine neue Weltberühmtheit zu schaffen gelang. So stellte es sich heraus, dass bei der Reaktion vom Morphin mit der Essigsäure ein Erzeugnis entstand, das noch viel stärker gegen Schmerz wirken sollte. Auf diesen Grund bewahrten die alten Apothekenkataloge den Namen dieser Arznei „Heroin" auf. Es wurde beim Heroin über 40 nützlichen Wirkungen (unter anderen gegen Hochblutdruck, Herzen- und Lungenleiden) gefunden, die das neue Mittel heilen konnte. Sein Hauptnachteil bestand darin, dass es eine noch vielfach kräftigere Angewöhnung und Abhängigkeit als Morphin auslösen sollte. Noch heute verdienen illegale Kartelle Milliarden Dollar vom Verkauf des Heroins, dessen Verbreitung in allen Industrieländern verboten ist. Zu einem natürlichen Derivat Morphins gehört Kodein, das auch eine bedeutende Anwendung als Schmerz- und hustenstillendes Mittel bekommen hatte. Im Unterschied zum Morphin besaß Kodein aber viel kleineres Sucht- und Abhängigkeitspotenzial. Trotzdem ist seine Anwendung streng rezeptpflichtig und der Freihandel ist strikt verboten. Jeder Konsument muss eindeutig verstehen, dass all Rauschgiftdrogen die Gesundheit stark gefährden sollen. Deswegen drohen bei einem Missbrauch nicht nur die Sucht- oder Angewöhnungsgefahr, sondern auch große körperlichen und seelischen Schaden. Seit Jahrtausenden bekannten bei Indianer und anderen Naturvölker Pflanzen, die in großen Mengen Rauschgift beinhalteten und deswegen für die Prophezeiungen benutzt worden waren, sorgten gewöhnlich für die phantastischen Halluzinationen, Bewusstseinsstörungen, Gedankenflucht, Euphorie, Ekstasen und ähnliche Gehirnfunktionsdefekte. Das heißt, schon einmalige Einnahme kann (besonders bei dazu neigenden sowie abgeschwächten Personen) zu irreversiblen organischen Änderungen des Nervensystems und mehreren Organen und Geweben führen. Die Wichtigkeit der Untersuchung dieser zerstörerischen Verfahren wurde in den 70-er Jahren des vorigen Jahrhunderts nachgewiesen. Zuerst wurde durch Goldstein die Existenz von gewissen Opiatrezeptoren im Gehirn bestimmt worden. Danach waren auch körpereigene Opiate aufgedeckt, die nicht nur schmerzstillend, sondern auch stimmungsverbessert wirken sollten. Diese Substanzen, die später den Namen Endorphine bekommen haben, zeigten ihre hohe Aktivität aber in solchen kleinen Mengen, die von jeder Sucht und Anhängigkeit verschonen lassen. Einer der bekannten Vertreter dieser Klasse chemischer Substanzen ist das β-Endorphin, ein körpereigenes Neuropeptid, das in Neuronen sowohl des Zentral- (ZNS), als auch Vegetativnervensystems (VNS) gefunden worden war. Es erfüllt im menschlichen Organismus die Funktion des Wettkämpfers von Opiaten, also des Morphins, Heroins u.a. für die Rezeptorstellen. Es war erstmal 1973 im Hypophysen Extrakt des Kamels entdeckt. Zahlreiche unabhängige Tierversuche sowie klinische Studien ließen eine Schlussfolgerung ziehen, dass es akute und chronische Schmerzen lindern kann. Eigentlich wird die Absonderung dieses Hormons durch den Stress und Schmerz angeregt. Man nennt Endorphine auch Glückhormone, denn sie regen neben schmerzstillende Wirkung das angenehme Verhalten (auch das Sexuelle) an, erhöhen die Körpertemperatur, das Hungergefühl und verstärken das Abwehrsystem. In manchen Fällen empfindet sich man sogar euphorisch. Es gibt bestimmte Methode der Heilkunst (etwa Massage, Akupunktur oder Meditation), die die Ausschüttung der Endorphine stark beeinflussen können.

Weitere Entwicklung der Pharmazie

Außer diesen wichtigen Verfahren der organischen Synthese, der natürlichen und künstlichen Opiaten, chemisch Neuropeptide genannt, wurde Anfang des 20. Jh. die Erforschung von anderen Arten der körpereigenen Stoffe unternommen worden, die zu Entdeckung des Stresshormons Adrenalins geführt hatten. Es war physiologisch im Nebennieren Mark gebildet und ins Blut ausgeschüttet worden. Eine Isolierung der Substanz und die Erforschung deren Eigenschaften, ließ schließlich feststellen, dass das Adrenalin gleichzeitig für die Erhöhung der Herzfrequenz, des Blutdruckes sowie für die Erweiterung der Bronchiolen (feineren Verzweigungen der Bronchen) sorgte. Es förderte auch den Fettabbau und Entstehung einer Menge Energie durch diesen Abbau und Biosynthese von Glucose. Es regulierte die körperliche Durchblutung und die Funktionen des Magen-Darm-Traktes. Auch im Zentralnervensystem spielte es eine große Rolle, indem es die Nervensignalübertragung anregte. Adrenalin-Rezeptoren haben dabei eine große Bedeutung. Nach der Synthese Adrenalins durch deutschen Chemiker Friedrich Stolz und Erforschung seiner biochemischen Reaktionen wurde es als Medikament gegen Herz-Kreislauf-Stillstand, anaphylaktischen Schock (erworbene Allergie) und andere schweren Zustände angewendet. Außerdem bekamen Ärzte nach der Synthese reiner Wirkstoffe erstmal die Möglichkeit, mit präzisen Arzneien anstatt unterschiedliche Mischungen zu arbeiten. Diese Errungenschaft gab allen Patienten der Welt eine Chance, individuell bestimmte Dosen vom Heilmittel zu kriegen, in Tabletten- oder Pillenform, die eine dauernde Aufbewahrung ohne Qualitätsänderung gewährleisten sollten. Schon in der Mitte des 19. Jh. wurde die Methode der Injektionsspritze erfunden, was den schnellsten Weg der Arznei zum kranken Organ öffnete, die darauf Millionen Leben retten ließe. Darüber hinaus ermöglichten diese hervorragenden Fortschritte, alle neuen Arzneien auf Tiermodellen zu überprüfen bevor sie Menschen zu verschreiben. Man konnte dieses Ereignis wie die Gründung neuen Forschungsgebiets der experimentellen Pharmakologie vorstellen, ohne die das ganze moderne Pharmawesen unerreichbar sein sollte. Im 20. Jh. entdeckten Forscher eine Vielfalt von solchen Wirksubstanzen, die in extrem kleinen Dosen einen großen heilenden Effekt zu bekommen förderten. Es wurde auch gezeigt, dass mehrere natürlichen Stoffe, die seit geraumer Zeit für die tödlichen Gifte gehalten worden waren, zeigten in extrem geringen Mengen erstaunlich heilende Wirkung gegen schwere Erkrankungen. Noch häufiger dienten sie selbst überhaupt nicht wie Drogen, sondern sie reizten solche körpereigenen Moleküle an, die für die Abwehrkräfte des Organismus zu sorgen vermochten. Das größte Kunststück der gesamten gegenwärtigen Medizin besteht darin, in einem riesigen Massengeschäft, das heutiges Gesundheitswesen erweist, eine individuelle Therapie für jeden Patienten herauszufinden. Denn die schädlichen Nebenwirkungen, die bei allen guten Arzneimitteln vorhanden sind, verursachen nicht selten größere Probleme für den Kranken als die Krankheit selbst. Seltsamerweise gelten noch jetzt die prophetischen Worten Hippokrates, die vor über 2400 Jahren geäußert worden waren, dass der Arzt den Patienten und nicht die Krankheit auskurieren sollte. Stattdessen beschäftigen sich häufig mehrere seine Nachfolger eher mit den Daten, die im Computer gespeichert worden waren und sehen hinter diesen Zahlen und Analysenergebnissen einen gewissen abstrakten Menschen. Dieses Modellwesen braucht sicher nicht das, was ein lebendiger Mensch mit seinen Namen, Alter und Eigenschaften braucht. Als ein Beispiel dieser Schlussfolgerung kann man den Fall eines alten Patienten nennen, der ein starkes Medikament bekam, das für seine toxischen Nebenwirkungen bekannt war, in sehr geringen Dosen bekam. Im Allgemeinen entsprach alles der Standartbehandlung, allerdings ging es bei diesem Individuum schief, weil sein Organismus sogar diese geringen Dosen nicht rechtzeitig auszuscheiden fähig war. Deswegen häuften sich diese kleinen Mengen allmählich an, um später eine erhebliche giftige Wirkung zu zeigen. Nur durch eine leistungsfähige Dialysemethode konnte sich der alte Mann schließlich retten.

Eine Arznei ist immer mit dem Risiko verbunden

Was in der Pharmakologie Forschung unvermeidlich passieren sollte, betraf das Risiko, das wie einem verhängnisvollen Damoklesschwert die Erfinder verfolgen sollte. Fast jede neue Synthese oder Isolierung einer Substanz, die eine Revolution in dem Pharmawesen zu vollziehen versprach, verbarg irgendwelche unter der Wasseroberfläche befindliche Steine, die die Entdeckungsfreude stark zu verderben drohte. Es sah so aus, als ob die mächtigen Kräfte der Natur sich dafür an den Herausforderer rächen wollten. Die Betroffenen waren bereit, sogar das griechische Wort „Pharmakon", das gleichermaßen Heil- und Giftstoffe enthielte, buchstäblich zu verstehen. In diesem Sinne war eine gramvolle Geschichte des Thalidomids besonders aufschlussreich. Ende der 1950er/Anfang der

1960er-Jahre verkündeten Pharmachemiker diese Substanz wie einem Allheilmittel gegen Schlaflosigkeit und Unruhe. Ärzte verordneten das „Wunder" unverzüglich wahllos bei allen Fällen. Schwangere Frauen waren keine Ausnahme. Es dauerte bis aus mehreren Orten der Erde dringende Botschaften gesendet wurden, dass Hunderte Kinder mit Missbildungen zur Welt kamen. In wenigen Stunden verwandelte sich das Wunder in einen globalen Skandal. Der Arzneistoff, der unter den Markennamen Contergan und Softenon millionenfach verkauft wurde, war eine strukturelle Abwandlung der Barbiturate, deren Vertreter Veronal und Luminal für einen langen Schlaf der westlichen Bewohner seit Mitte des 20. Jh. sorgten. Man schrieb auch dem Contergan einen vielseitigen Ruf zu. So sollte es auch das Wachstum der bösartigen Tumoren hemmen, Entzündungen heilen oder die Blutgefäße, die für die Nahrung der Tumoren verantwortlich waren, aushungern lassen. Die letzte Richtung entwickelte sich weiter und zeigte schon ihre Effizienz gegen schwere Lepraformen sowie für die Behandlung des multiplen Myeloms. Gleichzeitig bleiben die Erfinder dieser Arznei für mehrere tausende Opfer – Contergan geschädigte Kinder – unverzeihlich. Die Fachleute behaupten, dass auch besonders harmlose Medikamenten unter bestimmten Umständen zu schmerzhaften und unangenehmen Veranlassungen führen können. Auf diesen Grund sollte Pharmaforschung auf eine wichtige Frage beantworten und zwar: unter welchen Bedingungen ein und derselbe Stoff heilend oder schädlich wirken kann, bzw. wie groß die Spanne zwischen der heilenden und toxischen Dosis sein sollte, damit keine unerwünschten Nebenwirkungen sich einstellen? Neben den Tierversuchen, die häufig nur eine weit entfernte Ähnlichkeit mit reellen menschlichen Organismen zeigen konnten, untersuchte man seit Mitte des 18. Jh. bei großen Studien die Wirkung der Impfung und anderen Methoden der Arzneieinnahme gleichzeitig an mehreren Menschen. Obwohl solche nützliche Maßnahme üblicherweise ausführlich vorbereitet worden war, sollten die Veranstalter sich Rechenschaft darüber ablegen, dass dort ausschließlich gesunde Personen teilnahmen, was keine zuverlässigen Kenntnisse für die kranken oder abgeschwächten Individuen erweisen konnten.

Das Placebo

Wissenschaftlich verlässlich begründete Studien wurden aber nur im 20. Jh. begonnen, die immer im Vergleich zu Scheinmitteln geprüft worden waren. Außerdem beobachteten einige Ärzte schon im 18 Jh. eine effiziente Wirkung der Ersatzmedizin, die den Patienten gegeben wurde, um ihnen zu gefallen und um sie zufrieden zu stellen. Man nannte diese Erscheinung „Placebo", was etwa „ich werde gefallen" bedeuten sollte. Eine persönliche Wahrnehmung der Arzneiwirkung sowie der Ergebnisse von Pharmatherapie hängt ziemlich stark von dem Einfluss von vielseitigen psychischen und sozialen Umständen ab, die sich auch in Placebo Erscheinungen widerspiegeln lassen. Eine tiefe Erforschung des Placebo-Phänomens lässt nicht nur die Rolle der mehreren psychologischen Bedingungen für die Heilwirkung der Arznei aufklären, sondern sie fördert das Verständnis menschlicher psychischen Funktionen. Der engere Sinn des Placebos wie einem Scheinarzneimittel, das keinen Arzneistoff enthält und somit auch keine durch einen solchen Stoff verursachte pharmakologische Wirkung haben konnte, spiegelt kaum ausreichend das Wesen der Erscheinung. Zu ihr sollten alle Änderungen hinzählen, die beim Patienten nach der Einnahme der Arznei und auch nach einer Einspritzung, einem Einsalben oder nach jeder Imitationsprozedur (Physiotherapie, Psychotherapie usw.) passieren, die zur Besserung seines Zustandes führen lassen. Placebo Anwendung wurde schon zu verpflichtenden Verfahren bei den Studien an neuen heilenden Substanzen geworden. Schon heute kann man behaupten, dass diese Methode in mehr als 60% allen Fällen erheblich helfen konnte. Bei mehreren Erkrankungen trafen Placebo Verfahren sogar gut etablierte Medikamente über, die jahrzehntelang für die Besten gehalten worden waren. Es ist nicht mehr eine Begleiterscheinung, wie es viele Ärzte noch vor zwanzig Jahren darzustellen versuchten. Sie teilten dabei eine Meinung, dass ihm nur wenige Personen anfällig sind, die sich beängstigend und beunruhigt befanden und leicht eingeflößt werden konnten. Später wurde es eindeutig nachgewiesen, dass das Placebo jedem Menschen eigentümlich sein sollte. Es kann seine Gültigkeit nur beim Schlaf oder unter einer Narkose verlieren. Fachleute sind heute einig geworden, dass das Placebo eine besonders komplizierte vererbliche psychobiologische Erscheinung ist, die in allen Situationen vorkommt, die mit dem Kurieren verbunden wird. Man nennt dabei eine Vielfalt der Kennzeichen, die eine therapeutische Prozedur oder ihre Imitation begleiten – pharmazeutische Formen und Methoden deren Einreichen, bestimmte vorgetäuschte chirurgischen Eingriffe, Akupunkteur usw. sowie eine gewisse Verhaltensweise des Arztes und Personals, Aufmerksamkeit, Mitgefühl und Unterstützung dem Patienten gegenüber u. a. Man beobachtete bemerkenswerte Änderungen beim Placebo auf neurologischem, zellulärem und biochemischem Niveau. So hinderte z.b. das Naloxon die Entwicklung eines schmerzstillenden Placebos. Das Naloxon ist ein Opioid-Gegenspieler, der üblicherweise bei Überdosierung von Morphium und anderen opiumähnlichen Substanzen zum Einsatz gekommen wird. In diesem Falle lagerte sich Naloxon an den Opioiden-Rezeptoren an. Physiologisch gesehen änderte sich der Zustand des Rezeptors dadurch, dass Naloxon sich fehlerhaft daran anlagerte, als ob dort tatsächlich Opioiden vorhanden waren. Dieses Beispiel zeigt zweifellos, dass bei der Placebo Anwendung reelle Änderungen im Organismus vonstattengehen. Mehrere solche Änderungen wurden schon mithilfe moderner Tomographie nachgewiesen worden. Diese wichtigen Untersuchungen zeugten davon, dass das Placebo imstande wird, unter bestimmten Umständen und als eine Reaktion auf den äußeren Einfluss, eigene Ressourcen und Kräfte zu mobilisieren, um die Krankheit zu bekämpfen. Diese unentbehrliche Bedeutung des Placebos in heutiger Pharmakologie und Medizin haben allerdings eine Kehrseite, die alle Fachleute und die Bevölkerung ständig berücksichtigen sollen. Sie wird mit einem Gegenspieler Placebos namens Nocebo verbunden. So wurde eine negative Reaktion auf eine Arznei oder ein Placebo genannt, die gerüchteweise eine beeinträchtigende Wirkung auf die ganze Gesundheit oder das Wohlbefinden haben könnte. Es könnten bei Patienten unter dem Einfluss Nocebos unangenehme Erlebnisse oder sogar gesundheits- und lebensbedrohliche Folgen entwickeln werden könnten. Ein aufschlussreiches Beispiel dafür zeigt die Situation, wenn bei den Männern, denen bekannt wurde, dass das Arzneimittel, das ihnen verordnet worden war, als eine Nebenwirkung sexuelle Störungen haben konnte, die Entwicklung einer Impotenz dreimal häufiger als bei denen, die davon nichts wussten, bekamen. Ein wesentlicher Nachteil Nocebos besteht darin, dass dessen klinische Versuche wegen einer sittlichen Besonderheit fast nie stattfinden. Auf diesen Grund wurde das Nocebo noch nicht ausführlich untersucht worden. Trotzdem wurde es vorwiegend indirekt herausgestellt, dass bei Menschen, die über ihre Gesundheit sowie über den Verlauf ihrer

Krankheit unangenehmen Äußerungen anhören sollten, steigt die Aufregung besonders erheblich an, was den Blutdruck, Schmerzempfindlichkeit und andere ungünstige Symptome erhöhen sollte. Ähnliche krankhaften Änderungen wurden auch bei Parkinson- und Alzheimerpatienten nachgewiesen worden. Das heißt, die Verhältnisse um Kranken spielen eine große Rolle sowohl für den Verlauf der Krankheit, als auch für ihr Kurieren. Es gibt noch eine schwierige Angelegenheit, die die Einmischung in die persönlichen psychologischen Sachen betrifft. Es handelt sich dabei um eine Mitteilung den Patienten dessen ungünstigen Diagnose. In der Psychologie war diese Frage schon längst diskutiert und keine eindeutige Antwort bekommen habe. Einige Sachkundigen sind der Auffassung, dass die Botschaft einer tödlichen Diagnose dem Kranken einen schauderhaften Schlag versetzen sollte. Darf das der Arzt machen, der den Eid des Hippokrates abgelegt habe?

Sowie Placebo als auch Nocebo stellen eine Einmischung ins Bewusstsein des Patienten vor, die ganz schwer vorhersagbaren Wirkungen haben können. Der kranke Organismus kann darauf sehr unterschiedlich reagieren. Eine unangenehme Nachricht kann für ihn kränkend oder tödlich werden. Ein günstiges Placebo kann dagegen erstaunlich heilend wirken. Placebo wird also ein Heilmittel, das dem Patienten sich behaglich fühlen lässt. Viel wichtiger dabei ist aber, dass solche Behaglichkeit gut für den Kranken ist. Eine allgemeine Begeisterung für diese einfache Methode sorgte später allerdings für die Angst, dass die Mediziner ein Mittel bekamen, anstatt Menschen mit richtigen Medikamenten zu behandeln, ihnen Placebo zu verschreiben bevorzugen. Realistisch gesehen existierte solche Gefahr nicht, denn gegen alle schweren Erkrankungen sollten nur gut erprobten Arzneimittel angewendet werden, die eine Zulassung des entsprechenden Bundesgesundheitsamtes bekommen sollte. Mit diesem Genehmigungsverfahren ist die Bewährung eines Arzneimittels noch nicht abgeschlossen. Denn die Hersteller sind weiter streng verpflichtet, in Anpassung an die fortschreitenden Erkenntnisse der Wissenschaften die weitere Überwachung und Registrierung aller Beobachtungen den staatlichen Stellen zu melden. Es betrifft vor allem solche über neu anerkannte Nebenwirkungen. Man sollte dabei alle Aspekte der Physiologie, Biochemie oder Bakteriologie in Betracht ziehen. Heutzutage kennt man viele molekularen und strukturellen Besonderheiten der Arzneistoffe, die für die bestimmten gefährlichen Nebenwirkungen (einschließlich Neubildungen) führen könnten. Alle solchen Begleiterscheinungen müssen die Entwickler der Medikamente im Voraus berücksichtigen und vermeiden. Andere Risikofaktoren sollen in Tierversuchen überprüfen werden. Man überprüft heute Arzneimittel in Blindversuchen, bei denen die Versuchspersonen im Ungewissen bleiben, wie lange die gesamte Behandlung dauern sollte, ob und wann sie zur erprobten Substanz oder zum Vergleichs- oder Leerpräparat den Zugang bekommen. Über alle diese Kenntnisse verfügt nur die Versuchsleitung. Solche einfachen Bedingungen lassen die beeinflussenden Wirkungen erheblich ausschließen. Wenn auch die Ärzte keine Information bekommen dürfen, welcher Versuchsperson welche Art der Arznei gegeben wird, nennt man solch Verfahren doppelten Blindversuch. Ähnlicher Weise wird Blindprinzip auch in Pharmaforschung ganz nützlich sein. In Produktion und Marketing verfolgt man aber gegensätzliche Ziele, indem man seinem Medikament einen ausschließlich wohltuenden Ruf zu verleihen versucht. Eine gute Werbung, die durch Medien zu jeder Person einen Weg finden konnte, verwandelt nicht selten eine Arznei in ein Gebrauchsgut, das bei vielen Menschen zu fehlerhafter Einnahme führen kann. Selbstverständlich geriet diese Situation in Elend Zustand, wenn die Werbung ein Behandlungsarzt macht (nicht selten mit dem Eigennutz). Ein vernünftiges Gesundheitswesen sollte mehrere ungünstigen Folgen der Arzneianwendung voraussehen und rechtzeitig beseitigen. Das heißt, man soll auch die Grundeinstellungen des Marketings und der Werbung in der Pharmakologie erheblich ändern, um falsche Ergebnisse zu vermeiden.

Mit dem Placebo ist ein Umstand eng verbunden, der vor kurzem aufgedeckt worden war. Die Rede dabei war vom ewigen Problem der Väter und Söhne oder von unserer Beziehung auf Kinder, die sich im Laufe des Lebens so erheblich verändern sollte, dass wir immer öfter in Kleinen etwas Vorbildliches für uns zu merken vermögen. Sie sind nicht nur viel gesünder als uns, sondern sie benehmen sich vernünftiger in mehreren schwierigen für sie Situationen. Woher stammt diese günstige Beschaffenheit, die uns gewöhnlich fehlt? Der deutsche Neurobiologe Gerald Hüther fand er heraus, dass das Rätsel dieser Erscheinung in Kinderspielen liegt. Denn nach seiner Auffassung sind diese Spiele auf keinen Fall ein nutzloser Zeitvertreib. Ganz im Gegenteil fördern sie enorm die intensive Entwicklung vielen Regionen der Großhirnrinde sowie anderen Bereichen des Gehirns, so dass dabei eine Vielfalt der neuen neuronalen Netze entsteht. Noch wichtiger ist, dass die Kinderspiele grundsätzlich ziellos sind. Unser eingebürgertes Vorurteil besagt, dass alles Ziellose schlimm ist. Tatsächlich ist es eine Verirrung, was die gesamte mehrjahrtausende Geschichte der Kunst beweisen sollte. Darüber hinaus kann man die Kunst wie eine Art der Spielerei vorstellen. Nicht zufällig wird das Wort im Schauspiel vorhanden, das kein gesunder Menschenverstand für etwas Nutzloses halten kann. Aber nicht nur die Kunst, auch die Forschung und alle anderen ziellosen schöpferischen Beschäftigungen lassen ihren Betreibern neben einem Lebenswerk auch lange und glückliche Zeit erfahren. Gehört wahrscheinlich dieser spielerische Lebensstil auch zu unserer künftigen Philosophie der Gesundheit und der Existenz. Für die Gesundheit ist der Einfluss solchen Lebensstils nicht weniger günstig wie das Placebo, denn ein begeisterter Verstand einer Person, die ihre Aufgabe uneigennützig zu erfüllen fähig ist, genießt vollständig alle Vorteile deren Lebensweise, vor allem im Sinne des Wohlbefindens. Mit anderen Worten bewährt die genannte Person bei sich ständig das Placebo.

Pharmakologische Ansichten Paracelsus

Für die alte Geschichte der Pharmazie ist eine gründliche Erforschung der Einstellungen Paracelsus besonders wichtig, denn er vereinte in seiner Lehre die herrschenden Überzeugungen der mittelalterlichen Arzneimittelkunde mit seinen eigenen sachlichen und philosophischen Kenntnissen und Erfahrungen. Nun können wir unbedingt verstehen, dass bei ihm sich die menschliche Gesundheit auf festen Prinzipien gegründet wurde, die eng mit „sieben inneren Hauptglieder" verbunden worden war. Er nannte sie „Cor (lateinisch für das Herz), Cerebrum (das Hirn), Hepar (die Leber), Splen (die Milz), Renes (die Niere), Fel (die Galle), Pulmo (die Lunge)", wobei das Herz, entsprechend dieser Reihenfolge, an erster Stelle behandelt werden sollte. Die ersten drei Organe aus dieser Reihe (das heißt das Herz, Gehirn und die Leber) bezeichnete er als „die edelsten Glieder". Seine Begründung bestätigte er durch die einsichtige Schlussfolgerung: „Denn wenn auch das Herz das Zentrum des ganzen Körpers und seine Wurzel darstellt, so führt doch auch die Zerstörung eines jeden anderen Hauptgliedes zum Tode." Er ergänzte die Behauptung mit dem Satz: „Das Hirn ist die Wurzel alles Ligamente, das Herz die Wurzel aller Glieder, die Leber die Wurzel des Blutes. Erhalte daher die Hauptglieder und du hast alles Geringere, das von ihnen ausgeht (abhängt), erhalten." Paracelsus unterschied zwei Begriffe der „Anatomei" (die im Grunde nicht vollkommen mit der heutigen Anatomie übereinstimmt) und zwar „localis" und „materialis". Wenn man heute die erste für etwas Archaisches annehmen könnte, wäre die zweite noch ziemlich aktuell, denn sie stellt eine auf die mittelalterliche Denkweise übertragene Form der Biochemie dar, oder genau gesagt Bio-Alchimie, die auf drei Begriffe von Sulphur (Schwefel), Salz und Mercurius (Quecksilber) gegründet worden war. Seine ziemlich eigenartige Systematik versuchte er in einem heftigen Kampf gegen die alten Anschauungen (Dioskurides, Galen, Avicenna) einsetzen. Er war dabei überzeugt, dass jede Materie aus diesen drei Ursubstanzen besteht. Solcher Glaube an drei göttlichen Dingen, die der biblischen Dreiheit ähnlich sein sollte, setzte die Hauptidee seiner Weltanschauung zusammen. Man sollte aber auf keinen Fall, diese drei als bestimmte chemische Stoffe, sondern eher in einem übertragenen Sinne verstehen. Paracelsus sah keinen prinzipiellen Unterschied zwischen lebenden Organismus und toter Materie: „Jetzt hast du den Menschen, dass sein Leib nichts ist als allein ein Sulphur, ein Mercurius, ein Sal. In denen dreien stehen seine Gesundheit, seine Krankheit und alles, was ihnen anliegt. Und wie die allein drei sind, also sind die drei Ursache aller Krankheiten und nicht vier Humores, Qualitates oder dergleichen…" Weiter erläutert Paracelsus die echte Bedeutung dieser drei Bestandteile der Natur: „Aus dem Sulphur wächst der Corpus, das ist, der ganz Leib ist ein Sulphur, und ist also ein subtiler Sulphur, das ihn das Feuer hinnimmt und er verzehrt wird ohne Sichtigkeit. Nun sind der Sulphur viel: das Blut ist ein anderer Sulphur, das Fleisch ein anderer, die Hauptglieder (und damit auch das Herz!) ein anderer Sulphur …und so fort, und aber es ist ein Sulphur volatile. Das Gebein, wie ihrer dann auch mancherlei sind, sind auch Sulphura, aber von Sulphure fixo: Und in der Zerlegung durch die Scientiam, so erfindet sich ein jetlicher Sulphur, wie der selbig ist. nun aber ist die Congelation des Corpus aus dem Salz; das ist, ohne das Salz wäre nichts Greifliches da. Denn aus dem Salz kommt dem Diamant sein Härti, dem Eisen sein Härti. Dem Blei sein Weichi, dem Alabaster sein Weichi und dergleichen. Alle Congelation, Coagulation kommt aus dem Salz. Darum so ist ein anders Sal in

Beinen, ein anders im Blut, ein anders im Fleisch, ein anders im Hirn und dergleichen. Denn so mancherei Sulphura, so mancherlei auch Salia… Das ähnliche gilt auch für die beiden anderen (Sal und Mercurius)". Die drei Bedingungen der Stabilität des menschlichen Organismus sind nach der Auffassung Paracelsus die folgende:
1. der Sulphur als formgebende, subtile Materie, die Materie schlechthin.
2. das Sal als ein diese Materie zusammenfügendes, verdichtendes und verhärtendes Element, das für die Konsistenz – ob weich oder hart – verantwortlich ist.
3. der Mercurius als flüssiger, lebenswichtiger Faktor, dessen Verständnis man vielleicht ausschließlich auf die Basis des alten Alchimistenspruches „Corpora non agunt, nisi fluida" stellen dürfte. Das Fehlen dieses Faktors, die „Ausdorrung" scheint auf jeden Fall die Lebensfunktion bis zum Stillstand herabzusetzen, was auch unserem heutigen Bild von dem Wassergehalt eines jedes Gewebes entspricht.
Aus seinem berühmten drei Elementen System baute Paracelsus vernünftigerweise eine Vielfalt auf, die alle Geweben und Organe einschließen könnte: „Vom Sulphur merken das, es sind viererlei Sulphura, es ist ein roter, das ist der, der ständig rot im Leib ist und der ist auch dreifach, das ist im Fleisch, im Blut, in Hauptgliedern, Herzen, Leber, Nieren, Milz … (es gibt dann noch einen gelben Sulphur (Fett, Knochenmark), einen weißen (Hirn) und einen grünen (Galle). Hernach folgt nun der Mercurius, der ist ein Teil schwer, als im Fleisch, ein Teil leicht, der in den Lungen, ein Teil mittelmäßig, als im Gebein usw.; dann sein ist das Gewicht. Nun mit dem Salz, ein Teil ist süß als im Fleisch, ein Teil gesalzen als im Blut, ein Teil bitter als in der Gallen, ein Teil sauer als in den Prößlen usw.; dann sein ist der Gustus. Also ist hier der Yliadus in drei Teil geteilt, in Colorem (Sulphur), Pondus (Mercurius) und Gustum (Sal)."
Ein wichtiger Anteil der Paracelsus Erörterungen wurden der Ernährungsphysiologie des Herzens gewidmet. Es sollte sicher bemerkt werden, dass Paracelsus selbst zuerst der Meinung war, dass das Herz überhaupt nicht ernähren sollte. Solche erhabene Vorstellung übers Herz, das anscheinend der Behälter der Seele sein sollte, muss ihm eine besondere Qualität zuteilen. Schon nach wenigen Jahren änderte Paracelsus seine Meinung: „Nun wissen hierin, alles das, so wir essen, nimmt seinen Ursprung vom Äußern; dann warum? Die Äußeren müssen den Inneren nähren. Zu gleicher

Weis wie die Lebern muss Führung haben, das nimmt sie aus der Lebern der Erden. Das Herz muss sein Aufenthalt (Ernährung) haben, das nimmt es aus dem Herzen des Erdens. Also speist die irdische Galle die leibliche Galle ...Dann Himmel und Erden ist ein Mensch..." Um diese komplizierten Einstellung verständlich zu machen, muss man sich mit der Makro-Mikrokosmos Lehre Paracelsus kennen lernen. Für ihn war Mensch ein Mikrokosmos, wenn die große Welt mit Himmel und Erde den Makrokosmos erweisen sollten. Nach dieser Darstellung schloss ein Mikrokosmos ein leibliches Firmament und eine leibliche Erde. Ähnlicher Weise konnte man Himmel und Erde wie einem großen makrokosmischen Mensch darstellen. In seinem Bild entsprach der Himmel mehr der geistig-seelischen Ebene des Menschen, während die Erde dessen stoffliche, körperliche Komponente mit all ihren Gliedern und Organen erweise. In solcher Art und Weise besteht das menschliche Wohlbefinden nach Paracelsus darin, dass jedes mikrokosmische Glied sich aus seiner makrokosmischen Entsprechung stärkt und ergänzt. „Dann zu gleicher Weise wie in einem Bissen Brot die ganze Anatomei des Menschen ist, also ist auch in dem selbigen alle Farben, wie die Teil (Glieder) inhalten. Und wie das Hirn oder Herz in dem Brot unsichtbar ist, also sind auch unsichtbar derselben (Glieder) Farben darin, und sind doch Gestalt und Farben darin... Die Nahrung dient also zur Erhaltung der „Form" bzw. „Gestalt und Farben" eines jeden Gliedes". Eine biologische Funktion des Organismus wird nun nach Paracelsus ziemlich klargeworden: er wandelt Nahrungsbisse in körpereigene Substanz, wobei alle drei Elementen die entscheidende Rolle spielen sollten. „Und auf das dritt ist uns zu verstehen, dass im Leib eine Austeilung in alle Glieder von allem dem ist, was von außen und innen kommt. Und in der Austeilung ist eine Mutation also, dass sich ein Teil kehrt in die Komplexion des Herzens, die anderen in die Natur des Hirns und also von andern zu verstehen ist. Was wir also verstanden: Der Körper zeugt in zwei Weg an sich, innen und außen. Innen ist alles das, was wir per os (durch den Mund) einnehmen. Das andere ist außen ...dass der Leib von den vier Elementen (Feuer, Wasser, Luft und Erde (Makrokosmos) an sich zeugt seine Notdurft durch ganze Haut."

Paracelsussches Arzneimittelsystem

Die ziemlich komplizierte Makro-Mikrokosmos Lehre verlangte unbedingt eine maßgebliche Abhängigkeit der Arzneimittel von allen Elementen und Prinzipien, die er für lebenswichtig angenommen hatte. Auf diesen Grund teilte er alle heilkräftige Stoffe und Essenzen nachfolgenden Gesichtspunkten:
1. nach den sieben Hauptgliedern
2. nach den vier Elementen
3. nach den „warm" und „kalt", welche zurzeit Paracelsus im Prinzip vier Kategorien erweisen sollten: warm, kalt, trocken und feucht.
Paracelsus selbst bevorzugte dagegen zwei Formen „calidae naturae" und „frigidae naturae" (also warme und kalte Natur). „Pflanzen, welche kalte Natur sind und (Im Übrigen, als Pflanzen) aus dem Element Erde kommen, passen nicht universell (in Bausch und Bogen) zu allen Krankheiten, welche warmer Natur sind, wie auch umgekehrt nicht warme (also Pflanzen warmer Natur) zu Krankheiten kalter Natur." So wendet sich Paracelsus hier gegen die allzu grob und schematisch durchgeführte Behandlung von Krankheiten durch gegenteilige bzw. entgegen gesetzten Mittel. „Aus diesen Krankheiten und Prinzipien lassen sich sieben Gattungen von Krankheiten sowie sieben Arten von Wärme wie auch von Kälte aufstellen, von welcher Art die sind, die – unter Auslassung der übrigen Hauptglieder – dem Herzen zugeordnet sind. Im Grunde werden die Pflanzen (als die Vertreter des Elementes Erde) in sieben Gruppen aufgeteilt zugleich mit den übrigen Elementen, und dieses geschieht gemäß dem Verhalten und der Natur des Gestirns, welches entsprechend diesen Elementen in sieben Prinzipien gebracht und ausgelegt wird. Weiterhin gilt, in derselben Weise, in der diese Elemente und Gestirn die siebengliedrige Aufteilung zulassen, lässt auch der Körper eine siebengliedrige Aufteilung zu, und die einzelnen Entsprechungen können aufeinander einwirken, wie das, was unter der Sonne ist, dem Herzen zugelegt wird ..." Bezüglich Arzneimittel des Herzens entwickelte Paracelsus zwei allgemeine Forderungen:
1. Die Beziehung der Herzmedikamente zum Herzen im Sinne der Makro-Mikrokosmos Lehre muss gewährleistet sein.
2. Nur solche Mittel können Herzmittel sein, welche man als Regenerativa, als Confortativa ansprechen kann. „Bei der nunmehr bekannten Transmutation, welche die sieben Entsprechungsgruppen, seien sie kalt oder warm aufzeigt, ist zu beobachten, dass alles, was „regeneriert" und das, was alt gemacht, zu hohem Alter verholfen

hat, das treibt aus und bringt die Sauberkeit und gibt das Unversehrte und Unzerbrochene in den Geweben zurück, wobei ich unter dieses „Species", das das Herz betrifft, mit eingeschlossen habe, dass sich dies aus der Kälte wie aus der Wärme der Elemente entwickeln kann."

Aufgrund seines vernünftigen Systems entwickelte Paracelsus eine extrem umfangreiche Arzneimittelsammlung, die neben schon genannten Elementen und Prinzipien auch mehrere ihre Verbindungen, wie etwa „was aus dem Wasser und warmer Natur ist", einschließen sollten. Inwiefern allerdings die einzelnen Stoffe aus der jeweiligen Elementen Vielfalt gerade für Herz, Hirn oder ein anderes Organ oder Glied geschaffen sind, lässt sich aus dem Gerüst, aus der Theorie der Makro-Mikrokosmos Lehre nur zum Teil ableiten. Was zu Hauptgedanken Paracelsus gehört, kann man folgendermaßen kapieren. Der Weltgeist als die lebendige Personifizierung des Makrokosmos hat im Aufbau des Heiligen Geistes gewisse Parallele zum lebendigen Geist des Menschen, des Mikrokosmos. Und wie der Heilige Geist die lebendige Kraft der einzelnen Glieder und in ihrer Gesamtheit die des Menschen verkörpert, so bedeutet der menschliche Geist die kosmische Kraft in alle Species der vier Elementen Sphären. Werden nun entsprechende Species als Medikamente verwandt, so reichert der Weltgeist dieser Species die entsprechenden krankhaften Glieder des Menschen mit seinem gesunden Wesen an, wodurch dann die Heilung zustande kommt. Im Großen und Ganzen sollten diese paracelsusschen Ideen der künftigen Prinzipien der Homöopathie wohl entsprechen, die durch eine starke Verdünnung des aus der Heilpflanze gewonnenen Extraktes seine geistige Potenz vielfach zu erhöhen vermöge. Es ist ein aufschlussreiches Beispiel dafür, dass der mittelalterliche Geist Paracelsus sich noch in moderner Welt sehr wirksam bleiben lässt.

Erfahrung und Arzneimittelkunde

Das Fachgebiet des Kurierens war von alters her mit den begeisterten Personen verbunden, die aufrichtig danach bestrebt worden, die Leiden der unglücklichen Kranken zu lindern. Vor hunderten Jahren war die Lehre der Heilkunde noch in Kinderschuhen gesteckt worden. Doch die aufmerksamen Ärzte vergeudeten ihre teurere Arbeitszeit nicht vergebens. Sie machten ihre Beste, um etwas Wichtiges über den Ursprung, Verlauf und die

Genesung der Krankheit zu erfahren. Sie gingen dabei von der Einstellung aus, dass für die Rettung menschlichen Lebens alle vorhandenen Methoden geeignet werden sollten. Unterschiedliche Abläufe gleichen Erkrankungen bei mehreren Patienten sorgten häufig dafür, dass ein praktischer Mediziner nach vielen Jahren über eine breite Palette der Heilmittel verfügte, die er erfolgreich anzuwenden oder zu kombinieren fähig war. Ein sachlicher Umgang mit den Kollegen aus anderen Krankenhäusern in Inn- und Ausland machte es möglich, die Erfahrung von Dutzenden bekannten Fachleuten zu vergleichen und bedeutende Schlussfolgerungen herauszuziehen. Eine eigentümliche Beschaffenheit menschlichen Organismen, die oft den aktuellen Ablauf der Krankheit erheblich beeinflussen können, macht klinische Medizin besonders praktisch abhängig. Das heißt, es wäre sinnvoll neben der etablierten Schulmedizin auch heute unterschiedliche Fälle aus der Krankenhauspraxis anzusammeln sowie zu systematisieren. Solche praktische Behandlung interessiert sich wenig für die präzisen Mechanismen der Arzneimittelwirkungen sowie für das Zustandekommen des heilenden Effektes. Viel mehr sorgt sie sich dafür, den Erfolg des angewendeten Heilmittels zu gewährleisten. Geschichtlich gesehen, sollte man den Ursprung der modernen Arzneimittelkunde in der Volkmedizin heraussuchen. Tausenden von Jahren, die die ältesten Völker der Welt sich mit unterschiedlichen Heilmethoden beschäftigt waren, zeigten eindeutig, dass schon im Altertum Menschen bestimmte Traditionen und kultische Verfahren anzuwenden versuchten, um ihre Stammgenossen von schweren Erkrankungen auszukurieren. Im Laufe der Zeit wurden dafür immer mehr natürliche Mittel benutzt worden, die ständig mit neuen (überwiegend pflanzlichen) Materialien versorgt worden waren. Solches geduldsame Stadium der Datenansammlung dauerte mehrere Jahrhunderte bis zu der Zeit, wenn eine reelle Möglichkeit entstand, die praktischen Ergebnisse mehreren unterschiedlichen Heilmitteln gegenüberzustellen. Seit dieser Zeit begann eine nächste wichtige Etappe der Medizinentwicklung – der Entstehung wissenschaftlich begründeten Einstellungen der Heil- und Arzneimittelkunde. Allein die Gelegenheit der Entwicklung der Medizin und Pharmazie als wissenschaftlichen Zweigen konnte nur aufgrund jahrtausenden Erfahrung der Volksmedizin stattfinden. Ein besonders bedeutendes Kennzeichen dieses völkischen Werks bestand darin, dass unsere fernen Vorfahren sich ursprünglich meistens mit sehr giftigen

Pflanzen beschäftigten, die ihre Stammgenossen wahrscheinlich zugrunde richten sollten. Das Verständnis, dass es dabei die Rede von einer außenordentlichen Wichtigkeit der Menge der Arznei war, sollte man zu größten Entdeckungen der Wissenschaft zählen. Gleichzeitig erfuhren diese Urmenschen mit ihrer Vernunft, dass sie die giftigen Pflanzen bei der Jagd und im Krieg ausnutzen könnten. Interessanterweise versucht auch die moderne Medizin, unter bestimmten Bedingungen extrem gefährliche für die Gesundheit Substanzen bei den lebensrettenden Aktionen anzuwenden. Die Denkbarkeit des Vergleichs mehreren Heilmitteln erweckte die Fähigkeit, gewisse wissenschaftliche Hypothesen und Theorien zu entwickeln, die die riesige Menge von völkischen Ergebnissen in eine bestimmte Ordnung bringen sollten. Vor allem war diese Schaffenskraft in Bezug auf Verletzungen und Vergiftungen besonders wichtig, weil diese Beschwerden die alte Menschheit gewaltig verfolgten. Der Gedanke, dass die Ursache des Unwohlfühlens etwas Fremdartiges im Leib sein sollte, brachte eine Stellungnahme hervor, diesen „Eindringling" mit allen Mittel heraus zu treiben. Praktisch bedeutete es, gut bekanntes abführendes sowie schweiß- und harntreibendes Mittel auszunutzen, um diesen (gewöhnlich unbekannten) Stoff zu entfernen. Irgendwelches Schmarotzen, das dafür verantwortlich sein sollte, war selbstverständlich ein gut geeignetes Modell aller Krankheiten, sei es Magen-Darm-, Lungen- oder Geistestrübungsbeschwerden. Im Grunde genommen war diese Denkweise auch standhaft, wenn man unter dem Schmarotzen alle Mikroorganismen einschließend Viren vermuten könnte. Alle diesen waren aber für die ersten Anhänger der Fremdkörpertheorie unbekannt. Nur nach der Entdeckung der Bakterien war es klargeworden, dass viele Krankheiten allein durch hygienische Maßnahmen vorzubeugen möglich wären. Von dieser Zeitwende an wurden folgerichtig antiseptische Mittel sowie unterschiedliche chemischen Substanzen entwickelt worden, die spezifisch gegen bestimmte erregeransteckender Krankheiten, die zuerst gegen Syphiliserreger und Schafkrankheit (Narkolepsie) eingesetzt worden war.

Chemische Wurzeln der Pharmazie

Wenn man langsam und aufmerksam alle modernen Zweige der Pharmakologie betrachtet, wird ihm klargeworden, dass die Vielfalt der bekannten Arzneien sich aus den chemischen Verbindungen zusammensetzt. Der Hauptunterschied besteht aber darin, dass die früheren pflanzlichen Heilmittel natürliche chemische Substanzen erwiesen, während viele unsere zeitgenössischen Medikamente überwiegend aus dem chemischen Labor kommen, wo sie nach den komplizierten Schemen der organischen Synthese hergestellt werden sollten. Diese bescheidene Einleitung macht es völlig verständlich, dass das hohe Niveau der Pharmakologie eine ausreichende Entwicklung der Chemie hinter sich haben sollte. In der Tat bestand die buntfarbige Umwelt der Urmenschen aus unzähligen chemischen Stoffen, die ihnen aber noch nicht bekannt waren. Die erste primitive Erforschung wurde mit den Eigenschaften dieser rätselhaften Materialien verbunden, die sicher voneinander durch Festigkeit, Farbe, Geruch, Geschmack oder Brennbarkeit unterschieden. Einige von dieser Beschaffenheit konnte man mit seinen fünf Sinnorganen aufnehmen. Die anderen verlangten zusätzlichen Versuche, um sich irgendwelche Vorstellung zu leisten. Doch die Wissbegierde schritte die Gefahr über. Man sagt, dass die Geburtsstätte der Chemie Ägypten war. Die antike Apotheke der Ägypter, die sehr ausgiebig war, erhielt auch Mineralstoffe, wie Antimonsulfid, Bleiglätte, Schwefel, Glaubersalz, Grünspan, Braunstein, Kupfervitriol und Natriumkarbonat. Diese ägyptische Pharmazie war auch bei den Griechen und Römern hochgeschätzt. Außerdem benutzte man schon im alten Ägypten das Feuer zum Ausziehen und Destillieren. Durch diese gescheiten Techniken wurde eine Menge von chemischen Substanzen gefunden worden, die später die Wege zu weltbekannten Herstellungsverfahren ebneten. Zu Ende des ersten Millenniums nach Christ waren in arabischer Welt schon mehrere Metalle bekannt und auch Allaun, Vitriol, Bleiglanz, Gips, Borax, Natron, Kalk, Potasche, Zinnober, Eisen- und Kupferoxyd, Schwefel, Essig, Glycerin und Salpeter. Diese Kenntnisse wurden bald in Europa übertragen worden, wo Alchimisten sich nach einem unerreichbaren Ziel strebten, die Umwandlung unedlen Metallen in Gold zu verwirklichen. Ihre geheimnisvolle Triade: Sulphur, Sal, Mercurius, die sie wie gewisse Urbestandteile verstanden, sollte den Aufbau nicht allein des menschlichen Körpers, sondern aller Materie erläutern. Denn sie sahen in Zusammensetzung und engen Verhältnisse dieser drei Elemente das Rätsel des Universums. Für die Uneingeweihten war natürlich absolut ungreifbar, wie der Alchimist unterschiedliche Stoffe absondern, reinigen und ihre

Eigenschaften untersuchen könnte, um danach durch seine heimliche Verfahren deren unsichtbare Kräfte freizusetzen. Der Gelehrte selbst erzählte dabei, dass er angeblich einen gewissen „Arkanum" (Wundermittel) bekommt, die Quintessenz aller Materie, ihr Wirkprinzip. So nannte Paracelsus diese Hauptsache Mercurius Vitae, für die er Antimontrichlorid auswählte. Die Kunst der Elementscheidung öffnete nach der Meinung Johan van Helmont den Zugang zu aller Verborgenheit der Natur. Sie ließ die Stoffe klarer durchschauen, trennen, reinigen und entgiften. Sie vermag auch die Arzneien besser und wirksamer zu fertigen, denn sie lieferte stärkere und effizientere Zubereitungen. Franciscus de le Boe, genannt Silvius, fand sinnvoll heraus, dass eine wesentliche Rolle für alle Lebensvorgänge und dauernhafte Erhaltung der Gesundheit die Wechselbeziehungen zwischen Salz, Alkalien und Säuren spielen sollte. Und die starke Abweichung von deren günstigen Wert sollte nach seiner Sicht zu mehreren Krankheiten führen. Das gesamte Geschehen im Organismus beruhte sich nach seiner Meinung auf dem Prozess der „fermentatio", der Zerlegung, Auflösung und Verwandlung der Stoffe. Er entdeckte die Änderung dieses Verhältnis bei bestimmten Erkrankungen, z.B. bei der Pest war es ein deutliches Übermaß von alkalischem Laugensalz, während bei Fieber, Epilepsie und Apoplexie die Säuren im Überfluss waren. So fand er eine gute Heilungsmethode darin, beim Mangel die fehlenden Stoffe aufzufüllen und beim Übermaß durch Ausleeren zu mäßigen oder durch geeignetes Gegenmittel zu korrigieren. Von heutiger Sicht waren einige Empfehlungen Silvius umstritten, wenn nicht sehr gefährlich, z.B. rohes Quecksilber oder Quecksilbersalze als speichelanreichende Mittel zu nutzen. In Übrigen waren alle von ihm verschriebenen Arzneien, z.B. Zinksulfat als Brechmittel oder Kaliumchlorid zusammen mit Ammoniumchlorid und Antimonoxid als Fiebermittel schon zum Einsatz gebracht worden. Gegen zu viel Säure empfahl er rote gewöhnlich Korallen sowie Antimonpräparate. Gleichzeitig beschränkte er seine Heilpraxis nicht auf die Neutralisierung mit anorganischen Substanzen. Er wendete ausreichend auch pflanzliche Materialien wie Aloe, Tamarinde, Rhabarber, Manna an, die ausschließlich zu Abführmittel gehörten. Thomas Willis, dessen Werk an Pharmakologie auch in 17. Jh. veröffentlicht war, betrachtete die Fermentierung auch als einem Hauptprozess aller stofflichen Verwandlungen im Organismus, in dem man die Ursache und Heilverfahren herausfinden könnte. Seine

Aufmerksamkeit wurde zu Brech- und Abführmitteln angezogen worden, indem er Antimontrioxid, das Vitriolis, eine Mischung aus Schwefelsäure und Schwefeldioxid, Ammoniumtrichlorid sowie Kalomel anordnete. Als harntreibendes Mittel bevorzugte er Salzsäure, Salpetersäure, Ammoniumchlorid Kaliumsulfat sowie das Kalkwasser. Er verschrieb eine Tinktur aus den bekannten Schwefeleisen, Schwefelblüte, Kalksalpeter und Ammoniumchlorid gegen mehreren Herzleiden. Diese Mittel wurden mit pflanzlichen Zubereitungen vermischt und zur Verbesserung der Fermentierung ausgewählt.

Ende des 18. Jh. wurde durch große Entdeckungen der Chemie gekennzeichnet worden. Dank der Arbeiten von Cavendish, der das Wasserstoff entdeckte und unabhängig von Daniel Rutherford die Anwesenheit des Stickstoffes in der Luft nachgewiesen hatte. Von Joseph Priestley und Antoine de Lavoisier, die die Darstellung und Wirkung des Sauerstoffs bestätigten, wurde eine neue Ära auch in der Pharmazie eröffnet. So ermöglichen diese großartigen Leistungen J. B. Th. Baumes eine Heilungsmethode zu entwickeln, bei der das Übermaß oder der Mangel von Sauerstoff, Wasserstoff, Stickstoff oder Phosphor entscheidend für die Beseitigung der schädlichen Krankheitsursachen sein sollten. Er fand es für notwendig, die Krankheit bei Mangel durch Verbesserung und bei Übermaß durch Drosselung der Sauerstoffzufuhr und Entstehung zu behandeln. Er war davon überzeugt, dass den Sauerstoffgehalt durch Metalloxide, Säuren oder Chinarinde erhöht werden könnte, und unbedingt durch tierische Nahrungsmittel – vermindert werden sollte. Erwärmend sollten Alkohol, Bewegung und Heizung wirken, abkühlend – pflanzliche Nahrungsmittel, dünne Kleidung und Kälte. Gegen Stickstoffmangel halfen tierische Kost und stickstoffreiche Pflanzen. Bei Phosphormangel sollte man Soda, Phosphate und phosphorsauer Kalk bekommen.

Dieses bedeutende Zeitalter der Pharmakologie und Medizin bezeichnete man als „romantische Medizin", weil es zum ersten Mal klargeworden war, dass alle Prozesse, die im menschlichen Körper vonstattengingen, sich den allgemeinen Gesetzten der Physik und Chemie untergeordnet sind. Das heißt, man konnte nur mithilfe chemischer und physikalischer Kenntnisse schwere Erkrankungen erfolgreich behandeln. Die Natur deckte die tiefen Geheimnisse der Krankheiten auf und rüstete die Fachmediziner mit den Mitteln aus, um kranken Menschen zu retten und deren Gesundheit viel länger in

Ordnung zu erhalten. Es sah tatsächlich so aus, als ob die endgültige Lösung aller medizinischen Probleme schon in der nahen Zukunft lag. Man brauchte dafür wahrscheinlich „nur" alle pflanzlichen Medikamente mit den anorganischen Substanzen richtig zu kombinieren, um alle Beschwerden zu besiegen. Diese Romantik war bestimmt sehr zuversichtlich, litt aber an Mangel der Kenntnisse. Sonst konnte man kapieren, dass die Mehrheit der verfeinerten Mechanismen, die auf der zellularen Ebene des Organismus jeden Augenblick passierten, dem Menschen noch lange nicht zugänglich sein sollte. Und gerade das vollkommene Verständnis dieser physiologischen Vorgänge, die tatsächlich in Körperzellen vonstattengingen, ausschlaggebend für die künftige Therapie werden könnte. Jede Romantik (und ihre medizinische Abart war sicher keine Ausnahme) unterscheidet sich dadurch, dass sie den Menschen in eine Euphorie versetzt, wo man alles durch rosarote Brille sieht. Allerdings steckte die Chemie im 18. Jh. noch in den Kinderschuhen. Und die Biochemie, die für die Arzneimittelkunde und Medizin viel wichtiger als allgemeine Chemie gewesen sein sollte, erreichte noch nicht sogar den Anfang ihrer Entwicklung. Ein anderes Kennzeichen der Romantik bestand darin, dass man ganz plötzlich ein erhebliches Vertrauen zum spekulativen Denken bekam, das bei ihm allmählich fast alle reellen wissenschaftlichen Fakten und Erfahrungen vertrieb. Auf diesen Grund verzichtete Mediziner auf „langweiligen Ergebnissen" und tauchte sich in den Ozean der Phantasie und des ahnenden Erfassens. Ein schlagender Vertreter dieser Richtung war Friedrich Wilhelm Schelling, der den Hauptgedanken Paracelsus zustimmte, dass Natur und Geist, Reales und Irreales in allen Sphären sowohl des Makrokosmos des Universums wie des kleinen Mikrokosmos Mensch völlig gleich sind. Schelling fügte einen großen Sinn der Gegensätzlichkeit aller Welt Erscheinungen hinzu, die er wie positive und negative, männliche und weibliche, Reizbarkeit und Empfindlichkeit verstand. Darüber hinaus habe Schelling auch seine Arzneimittellehre, die er für die Krone und Blüte aller Naturwissenschaften hielt, auf diesen Grundsätzen aufgebaut. Er maß die Wirkung der Medikamente in ihrer Reproduktionskraft sowie ihrer Reizbarkeit und Empfindlichkeit. So sollte die Effizienz der Heilmittel von der Polarität der in ihnen erhaltenen chemischen Elemente und gemäß der Wechselbeziehung, die sie in den Naturkörpern haben sollten. Sie konnten verstärkt oder geschwächt werden und manchmal führten sie sogar zur Verstärkung des Gegenpols. So war er der Meinung, dass der Sauerstoff und Kohlenstoff positiv wirkten, während die Stickstoff und Wasserstoff – negativ. Obwohl solche Theorie manchmal zu ganz richtigen Schlussfolgerungen führen ließ, war ihre Besonnenheit eher weit von der praktischen ärztlichen Behandlung entfernt. Denn die reellen Vorgänge im Organismus erwiesen ihre große Komplexität und Abhängigkeit von vielen noch unbekannten Faktoren, mit denen allerdings jeder praktische Arzt rechnen sollte. Und neben allen Schwierigkeiten der körperlichen Chemie existierte noch eine rätselhafte geistige Instanz, die man seit geraumer Zeit mit den Namen Spiritus, Archäus oder Lebenskraft nannte. Sie sollte lebende Zelle von toter Materie unterscheiden. Niemand wusste, was man damit anfangen sollte, doch ohne sie wäre alle Bemühungen von Ärzten und Apotheker für die Katz. Mittelalterliche Mediziner waren der Meinung, dass diese seelische Kraft imstande war, körperliche Wirkungen zu erzielen. Auf diesen Grund versuchten sie auch diesen Lebensgeist für die Behandlung von Krankheiten auszunutzen. Selbstverständlich konnte es nur durch eine magische Aufführung vonstattengehen. Man dachte dabei, dass die Arznei gerade auf diesen Lebensgeist einwirken konnte, der anscheinend seinerseits diese Wirkung wahrnahm und in das erkrankte Glied und Organ hineinwirkte. Es war sogar ein allgemein anerkanntes Gemisch von Arzneien, das Aloe, Myrrhe, Safran und Antimontrisulfid einschließen sollte. bei den Zauberkrankheiten, die vermeintlich ebenfalls die Folge einer Störung des Lebensgeistes waren, nutzte man auch die bekannten Pflanzen wie Brunnenkresse oder Flohknöterich aus. Die Auffassung, dass der Lebensgeist vor allem die chemischen Vorgänge im Körper im Gang setzte, bestätigte den Einsatz chemischen Arzneien wie Arsenik, Kupfervitriol, Schwefel und Salzen. Den Letzten schrieb man die heilende Fähigkeit zu, alles Krankhaftes und Schädliches aus dem Körper zu vertreiben. Merkwürdigerweise konnte auch dieses archaische Heilungskonzept zu guten Ergebnissen bringen. Die Ursache dafür war die Absicht, die eigenen Kräfte des Kranken zu unterstützen. Das heißt, die Körpernatur wusste selbst wohl, welche Reaktionen sie momentan unternehmen sollte. Und die Erscheinungen, die der Arzt wie Symptome beobachten könnte, etwa Erbrechen, Blutungen oder Durchfall, dienten ausschließlich der Reinigung des Leibes. Die üblicherweise angewendeten in solchen Fällen Opiate, die die Seele beruhigen und unterdrücken sollten, wurden nicht angeordnet worden. Kaum zu empfehlen war auch die Chinarinde, die zu einer starken Entspannung der Skelettmuskulatur führen sollte, also zu Schwächung der eigenen Kraft. Ganz im Gegenteil konnte der Arzt den Aderlass, das Abführ- oder harntreibendes Mittel zuschreiben, die nach seiner Ansicht die Abwehrkräfte des Organismus verstärken könnten. Als eine bluttreibende Medizin nutzte man Krebsaugen, Antimontinktur und Salpetergeist (Ethylnitrit). Später wurde der Begriff Lebenskraft aus dem Wortgebrauch entfernt worden, denn ihm wurden bestimmte rätsekhaften übernatürlichen Eigenschaften zugeschrieben. Deswegen war das Wort durch die Erregbarkeit ersetzt, was allerdings seinen Sinn kaum aufrechterhalten ließ. Die guten Heilmittel sollen stark das Leistungsvermögen des Organismus positiv beeinflussen. Die Erregbarkeit kann dabei steigern oder herabsetzen. Es gibt aber mehrere Arzneien, die stofflich wirken und ohne Erregung die Gewebe und Säfte des Leibes beeinflussen und ihre Beschaffenheit ändern. Zu dieser wichtigen Klasse gehören Entspannungsmittel, blutstillende Mittel und die benetzend wirkenden Präparate. Zu Vitalisten zählte sich auch Christoph Friedrich Hahnemann, der in einem Geschehen dynamischer Natur das entscheidende Prinzip des Lebendigen sah. Ein Beispiel solchen dynamischen Vorgangs war für ihn die Krankheit, bei der die Lebenskraft eine Veränderung unkörperlicher Art erfuhr. Einen Heilungsprozess verstand Hahnemann wie eine Anregung aller Abwehrkräfte des Körpers für den Kampf gegen die Erkrankung. Seine Hauptidee bezog sich auf die Anwendung der kleinen Dosen des Arzneimittels. Seine Denkweise schloss in der Tat den Einfluss der übernatürlichen Kräfte nicht aus. Sonst konnte er unbedingt nicht behaupten, dass bei einer fortschreitenden Verdünnung in zehner und hunderter Potenzen das Wesen der Arzneimittel (dessen materielle Spuren allmählich verschwunden worden waren) entstofflichte, so dass allein noch ihre Dynamik und (schnell vergängliche) Lebenskraft für die Wirkung übrigblieben. Solche materiewidrige Einstellung brachte eine völlig missverständliche Beziehung der Mehrheit der Naturwissenschaftler seiner Theorie gegenüber. Denn auch moderne Ärzte und Pharmakologen zeigten sich nicht bereit, eine wohlwollende Medizin wahrzunehmen, deren einzelne Moleküle in gegebenen Kügelchen oder Tröpfchen kaum vorhanden waren. Die ersten Gegner dieser Methode Hahnemanns standen damit im Widerstand, weil die Minimaldosen der Arzneien extrem schwer zu berechnen und noch schwerer genau zu verdünnen waren. Doch mit Müh und Not wuchs die Zahl seiner Anhänger, die auch zur Aufnahme seinen wichtigsten Arzneien gezwungen worden waren. In diesen Zeiten war die Apothekertätigkeit wirklich mit großer Anstrengung verbunden. Die Ausbildung war langwierig: vier Jahre bis zum Apothekenhelfer, sieben weitere Jahre bis zur Approbation als „Apotheker erster Klasse". Man konnte vom Gehalt der angestellten Apotheker eine Familie nicht ernähren. Der Arbeitstag dauerte nicht weniger als zwölf Stunden und sowohl der Meister selbst als auch seine Mitarbeiter fast pausenlos fleißig waren sollten. Sonst wäre es unmöglich, über 50 Rezepturen pro Tag in der hohen Qualität zu schaffen. Darüber hinaus war es überwiegend eine angespannte Handarbeit. Wozu sie diese verschwenderisch niedrigen Konzentrationen der Arzneien herstellen sollten, zog kaum ihre Aufmerksamkeit an. Und was dabei fast absolut unerklärbar schien, wirkten trotzdem diese stofffreien Präparate, indem mehrere Betroffene ihre sogar schweren Erkrankungen auszukurieren fähig waren. Da moderne Wissenschaft diese Genesung nicht auslegen könnte, sollte man sich dem alten Verdummungseifer ergeben und einfach daran glauben. Andererseits wäre es ein Anlass dafür, die poetisch-romantische Erläuterung Hahnemanns Theorie ein rein symbolisches Denkmal zu errichten. Auf jeden Fall besitzt Hahnemann Methode einen zweifellosen Vorteil, denn sie befreit die leidenden Kranken von zusätzlichen Qualen des Aderlasses, Erbrechens oder Abführens. Ungeachtet dessen, dass diese Lebenskraft ein ausschlaggebender Begriff Hahnemann Lehre war, sollte auch seine Zeitgenossen ihn nicht recht annehmen. Sie wollten bestimmt einen stofflichen Beweis dieser vergänglichen Substanz herausfinden. Dennoch besaß diese rätselhafte Kraft weiter irgendwelches Anziehungsvermögen, so dass sie sogar für die Entstehung einer Richtung namens Neovitalismus durch Hans Driesch sorgte. Driesch war der Auffassung, dass es tatsächlich bei allen Lebewesen ein kleiner Stoff gab, der den Organismus von leblosen Körpern und Maschinen unterscheiden sollte. Dieses Etwas sollte nach Driesch sein Ziel in sich selbst haben, und es bewirkte die Entwicklung und Vollendung des Organismus. Die Grundlage dieser Einstellung war die vollständige Unmöglichkeit, nicht nur komplizierte Strukturen, sondern auch Lebenserscheinungen der einzelnen Zelle durch chemische und physikalische Studien aufzuklären. Aus diesem Gesichtspunkt betrachtete Driesch das Leben wie eine Erscheinung seelischer Art. Naturwissenschaft des 20. Jh. verzichtete endgültig auf diese Vorstellung und bestätigte, dass es überhaupt keine besonderen vitalen Kräfte gibt, die irgendwelche Vorgänge im Organismus zu lenken oder zu steuern fähig sind. Dementsprechend verschwand der Begriff Lebenskraft auch aus der Arzneikunde. Stattdessen verstehen moderne Gelehrte alle Lebensvorgänge wie extrem komplizierte physikalische und biochemische Prozesse. Die einzelne lebendige Zelle schließt eine so riesige Vielfalt der Mikroereignisse ein, dass deren Verwirklichung im industriellen Maßstabe die Errichtung einer gigantischen Fabrik forderte. Allerdings besteht ein menschlicher Organismus aus Milliarden unterschiedlichen Zellen, die ständig miteinander in Verbindung stehen. Moderne Medizin berücksichtigt sowie eine enorme Komplexität des gesamten Organismus, als auch die Besonderheiten verschiedenen Geweben und Zellen. Außerdem produziert die Pharmaindustrie eine unzählige Menge extrem leistungsfähigen Medikamenten, die für die Auswahl der besten für konkretes Individuum sorgt. Jedoch gibt es bei jeder guten Arznei einige Kontraindikationen oder Nebenwirkungen, die der Arzt immer in Betracht ziehen sollte. Ständige großen Fortschritte in der Molekularbiologie spiegeln sich in der Pharmazie, die ihre Produkte schon auf zellulären und molekularen Ebene zu entwickeln versucht. Man muss dabei unterschiedliche mehr oder weniger komplizierte Probleme lösen, z.B. die Arznei mit den Bestandteilen ausstatten, die die Zellmembrane zu überwinden ermöglichen. Die Natur sorgte „absichtlich" dafür, dass die Zelle mit einer Membran umringt war, die keine Eindringlinge und Fremdstoffe hereinlassen sollte. Solcher gescheite Schutzmechanismus bewahrt zuverlässig das Zellleben von Vergiftungen und Infektionen. Ein Arzneimittel muss aber diese Membranschranke durchgehen, um seine Wirkung zu entfesseln. Das Problem ist besonders aktuell bei den Hirnzellen, deren Umhüllungen für viele anerkannte Arzneien unüberwindlich blieben. Es gelang nur mithilfe der organischen Synthese, das Problem zu lösen. Zuvor erkannte man aber durch spezielle Untersuchungen, dass einige chemischen Bruchteile (z.B. Phenyl- oder Phosphinreste) die Löslichkeit von chemischer Verbindung in Zellmembranen des Hirns stark vergrößern lassen. Es bedeutete, dass man in die Struktur des Arzneimoleküls solchen Bruchteil einfügen sollte. Was wörtlich aber ziemlich einfach klingt, war realistisch gesehen mit mehreren mühevollen Experimenten verbunden waren bis das Arzneierzeugnis erfolgreich gefertigt worden war. Die sichere Überwindung der Zellmembran ist aber nur die Hälfte der Sache. Denn die Arznei verwandelt sich im Zellinneres in einen Fremden, mit dem alle Verteidigungskräfte der Zelle zu kämpfen beginnen. Leider können diese nützlichen Abwehrstoffe den Freund vom Feind nicht unterscheiden. Das heißt, der Schöpfer des Medikaments soll im Voraus auch diese ungünstige Gelegenheit vorhersehen, um die Effizienz seiner Arznei zu erhöhen. Nach heutiger Sicht der Pharmachemie soll man das Arzneimittel wie ein Bestandteil des komplexen Systems des Organismus vorstellen, das nach seinen eigenen Gesetzten existiert. In diesem Sinne ähnelt sich die Arznei an einem ausländischen Botschafter, der einerseits alle bürgerlichen Pflichte des Gastgeberlandes erfüllen muss und andererseits eine entsprechende Hilfe diesem Land zu leisten vermögen. Diese bildhafte Analogie kann aber sich noch tiefer verbreiten. Denn ein echter Botschafter ist perfekt ausgebildet, um alle Feinheiten der Politik und des Menschenwesens zu verstehen und wohlwollend anzuwenden. Ein gut ausgebildeter Pharmachemiker erkennt immer neue Feinheiten der Biochemie und Physiologie, um seine Arzneien immer leistungsfähiger und heilsamer zu machen.

Verordnungen der Arzneieinnahme

Die Entwicklung der Arzneimittelkunde begann im Altertum und lief übereinstimmend mit der Entstehung der religiösen und kultischen Traditionen. Die herrschende über die Urmenschheit Angst vor den mächtigen Kräften, die anscheinend die Welt und die menschlichen Schicksale regierten, zwangen die Sterblichen, in jedem zufälligen Zusammentreffen der Umstände eine wahre Bestätigung der Befürchtung zu sehen. Die Unmöglichkeit, dem eigenen Schicksal einen Widerstand zu leisten, brachte die Gehorsamkeit hervor und die Bereitschaft, alle Befehle, die vermeintlich vom Himmel herabkamen, vollständig und ohne Zögerung zu erfüllen. Die Geistliche, die gleichzeitig für die physische und seelische Gesundheit des Stammes verantwortlich waren, gaben jedem Kranken eine Arznei, was ursprünglich ein Bestandteil der kultische Ritus war. So lehrten die heiligen Väter die Stammmitglieder, dass die Arzneieinnahme eine strikt bestimmtes Mittel der Genesung war, das genau unter gleichen Umständen verwirklicht werden sollte. Das ganze menschliche Leben ging unter den Sternbildern, die ihre himmlische Position ständig änderten, begleiteten aber die Stammmitglieder überall. Eine einfachste Schlussfolgerung, die man daraus ziehen konnte, betraf die Notwendigkeit, alle Ereignisse des Alltags mit diesen Sternbildern zu verbinden. Natürlich war auch die Einnahme der Arznei keine Ausnahme. In einer Abwesenheit der Sachkenntnisse sollten die Geistigen auf eigene Gefahr handeln. Vor allem sollten sie auswählen, wie oft man die Medizin täglich einnehmen musste. Diese Frage forderte keine lange Überlegung: jeder Tag besaß drei aktive Teile – Morgen, Mittag und Abend. Es bedeutete, dass die Zahl drei vom Himmel gegeben war und war heilig. So musste man die Arznei auch dreimal täglich einnehmen. Der Organismus selbst gehörte auch dem Himmel, wo die Götter hausten, und ihm war nicht gleichgültig, unter welchen Bedingungen das Heilmittel angewendet wird. Götter ordneten die Sterne nach ihrem heimlichen Plan, und Krankheiten kamen auch vom Himmel, vielleicht wie eine göttliche Bestraffung. Eine vernünftige Gedankenweise ließ diese Ereignisse zusammenknüpfen und vermuten, dass auch die Stellung der Gestirne zueinander etwas Gemeinsames mit der Erkrankung haben sollte. Demgemäß musste die Heilung sowieso dieser Stellung folgen. So werden allmählich diese himmlischen Kennzeichen zu wichtigen Faktoren der Arzneieinnahme geworden. Menschen beobachteten aufmerksam alle Erscheinungen der Natur und stellten im Laufe der Zeit heraus, dass mehrere von ihnen periodische Änderungen ertragen sollten. So passierte mit dem Gang des Mondes, mit den tagesperiodischen Bewegungen der Blätter und Blüten, mit den jahreszeitlichen Veränderungen des Verhaltens von Tieren und Pflanzen und mehreren anderen Naturerscheinungen. Es war nun nicht schwer, die heilende Wirkung der Medikamente den Himmelskörpern zuzuschreiben. So schien es ganz wahrhaftig, in wärmender Wirkung des Magenmittels einen Jupitereinfluss zu erkennen und in einer kühlenden Arznei – den der Venus. Der Mars begünstigte zweifellos harntreibende, brennende und hautrötende Heilmittel. Darin steckte sich den Hinweis auf die Zeit der Sammlung der Heilpflanze sowie auf die Suche nach neuen Medikamenten. Mittelalterliche Mediziner waren so von diesem Sterneneinfluss begeistert, dass die astrologische Medizin sich zu einer Wissenschaftsgattung etablierte. Der Versuch, etwas Übernatürliches in gewöhnlichen Erscheinungen herauszufinden, begleitete Wissenschaft im Laufe ihrer ganzen Geschichte, was nicht selten zu Entwicklung Pseudowissenschaften führte. So passierte auch mit der Astrologie, deren Einfluss auf Medizin schon im 17. Jh. geschwächt worden war, verlor aber bis heute bei bestimmten Bevölkerungskreisen nicht an Ansehen. Gleichzeitig wurde es dem Einfluss dem biologischen 24-Stunden Rhythmus auf menschliche (und tierische) Gesundheit eine große Zukunft zugesprochen. Diese bahnbrechenden Arbeiten wurden von Julien Virey am Anfang des 19. Jh. begonnen worden. Gerade ihm gelang es festzustellen, dass die schlaffördernde und narkotische Wirkung des Opiums nachts stärker als am Morgen war. Dann geriet diese Entdeckung fast für anderthalb Jahrhundert in Vergessenheit bis Aaron Lerner Ende 50er Jahren des 20. Jh. einen stofflichen Träger diese Periodizität herausgefunden habe. Lerner war ein Dermatologe, der die Substanz namens Melatonin entdeckte. Eigentlich suchte er nach einer Substanz, die den Farbstoff Melanin aufhellen konnte. Melanin ist für die dunkle Hautfarbe verantwortlich und entsteht infolge einer UV-Sonnenbestrahlung. Stattdessen habe er das Zirbeldrüsenhormon Melatonin gefunden. Die ausschlaggebende Besonderheit Melatonins bestand darin, dass es durch Licht gesteuert worden war. So unterlag seine Konzentration im Blut einem zirkadianen (24-Stunden) und jahreszeitlichen Rhythmus. In der Nacht steigt der Melatonin Spiegel bis 2-3 Uhr stetig an und fällt danach wieder ab. Unter dem Lichteinfluss wird die Produktion Melatonins stark gehemmt. Auf diesen Grund empfinden viele Menschen einen schlafenden Zustand im Winter, wenn es dunkel wird. Es wurde aber festgestellt, dass die Ausschüttung von Melatonin nicht nur einem Hell-Dunkel-Rhythmus unterliegt, sondern hängt auch vom Lebensalter ab. So gibt es bei den Neugeborenen nur in sehr kleinen Mengen. Schon mit drei Monaten beginnt die Epiphyse (Zirbeldrüse) mit einer geregelten Ausschüttung. Zur Pubertät erreicht nächtlicher Melatonin Spiegel die höchsten Werte. Mit der Geschlechtsreife fallen die nächtlichen Spitzenwerte mit zunehmendem Alter ständig ab. Alte Personen produzieren sehr kleinen Mengen an Melatonin. Durch dieses Verhältnis wurde eine wichtige Frage ausgelöst und zwar, ob die Vorgänge der Alterung die Produktion des Melatonins samt anderen Hormonen herabzusetzen zwingt. Oder ob die starke Verminderung der Hormonproduktion den Alterungsprozess begünstigt. Was aber das Melatonin selbst betraf, wurde für dieses Neurohormon unterschiedliche Wirkungen nachgewiesen. Neben dem oben genannten schlaffördernden wurde auch seinen beruhigenden und schmerzstillenden Effekt bekannt geworden. Außerdem regte es spezifisch das Immunsystem an, indem das Letzte intensiv gewissen Antikörper herzustellen beginnen. Die massenhaften Tierversuche zeigten überzeigend eine hoch effiziente Bekämpfung schweren Infektionserkrankungen durch Einnahme des Melatonins. Außerdem erwies sich dieses Hormon wie einem starken körpereigenen Antioxidans. Als ein Forschungsobjekt wurde dafür DNS, der Träger der biologischen Erbschaftsinformation ausgewählt, die gewöhnlich durch freie Radikale enorm geschädigt werden sollte. Antioxidantien machen aber freie Radikale unschädlich. Ein Vergleich des Melatonins mit den meist bekannten Antioxidantien wie Vitamin E, ß-Carotin und Glutathion zeigte, dass es bis zu 99% der DNS-Schäden zu verhindern fähig war, viel mehr als die anderen. Es war schon oben die Wichtigkeit der Überwindung der Zellmembranen für die Arzneimittel erwähnt. Dieses Melatonin ist ein musterhaftes Beispiel dafür. Es ist gleichzeitig wasser- und fettlöslich. Auf diesen Grund passiert es leicht Zellmembrane einschließlich denen der Blut-Hirn-Schranke und Plazenta. DNA behaust sich im Zellkern, wo sich auch das Melatonin zu konzentrieren bevorzugt. Damit sind aber seine Vorzüge weit nicht zu Ende. Es ist imstande, auch gegen die moderne Volkskrankheit Depression erfolgreich zu kämpfen. Es wirkt in der Tat wohlwollend auf den Gemütszustand, was mit der Entspannung, Gelassenheit und Ruhe verbunden werden sollte. Man erinnerte dabei an den großen Philosophen René Descartes, der in der Epiphyse den „Sitz der Seele" angenommen hatte. Man verbindet mit dem Melatonin auch die Hoffnungen, effizient die heimtückischen Alterungsprozesse zu verzögern. Im Grunde genommen sind alle genannten Heilwirkungen dieses Stoffes für die endliche Realisierung dieser Hoffnungen bedeutungsvoll. Denn ein ruhiges Befinden, ein dauerhafter Schlaf, ein sicherer Schutz vor Infektionen, sorgen gemeinsam für die allgemeine Gesundheit, was die Hauptvoraussetzung für ein langes und glückliches Leben sein sollte. Und die Untersuchung weiterer Eigenschaften dieser körpereigenen Arznei setzt sich fort, was uns zweifellos neue Entdeckungen zu bringen verspricht.

Die heiligen Zahlen

Der gesunde Verstand der alten Bewohner der Ägypten, des Griechenlands oder Roms erfand immer neue Bilder der Welt, wo die himmlischen Götter mit ihren heiligen Zahlen herrschen sollten. Diese magischen Zahlen bauten für sie einen unsichtbaren Schutzschild, der sie vor großen Weltkatastrophen retten sollte. Es gab bestimmt eine Menge von solchen Zahlen, die unmittelbar mit den Weltereignissen verbunden waren. Die Zahl drei wurde es schon erwähnt, die Morgen, Mittag und Abend unterscheiden sollte. Nicht weniger zauberhaft war die Zahl vier, die 4 körpereigen Säfte, 4 Elemente (Feuer, Erde, Luft und Wasser), 4 Himmelsrichtungen, 4 Jahreszeiten einschließen sollte. Schon die ägyptische Medizin schrieb dieser Zahl eine besondere Heilkraft zu. Wo die gewöhnlichen Vermögen zu schwach schienen, um die Krankheit zu kurieren, sollten die magischen Zahlen die Macht übernehmen und armen Menschen helfen. Unbedingt heilig war auch die Zahl vierzig, deren Deutung sich kaum zufällig entstehen könnte. Sonst würden die Plejaden, die sieben Sternen Sternbilder, nicht zweimal im Jahr für 40 Tagen verschwinden. Nicht weniger aufschlussreich ist die Zahl 40, die ein Stern in seiner Ekliptik für sein sichtbares Heraustreten aus dem Lichtkreis der Sonne braucht. Infolge dieser Himmelserscheinungen wurden auch bestimmte völkische Bräuche festgelegt worden. So dauert die Fastenzeit 40 Tage. Außerdem nimmt man 40 Tage für die Frist der Genesung der ansteckenden Krankheiten. Dafür worden auch das Wort Quarantäne (eine Isolierung auf 40 Tagen) ausgedacht. Ein hoch ansteckender Infekt wie Malaria oder Pest ließ den Betroffenen im Prinzip keine Chance, wieder gesund zu werden. Deswegen verzichtete man ursprünglich auf alle sinnvollen Maßnahmen und hoffte fest auf göttliche Vorsehung, die vollständig von heiligen Zahlen abhängig sein sollte. Und wenn eine grundlose Heilung tatsächlich stattfand, verstärkte sich der Glauben an eine wundervolle Genesung vielfach. Obwohl eine dreimalige Medizineinnahme täglich gar nicht von allen mittelalterlichen Ärzten verordnet worden war, schien diese Regel wie am besten begründete. Denn die Arznei war gleichmäßig im Laufe vom Tage verteilt worden, so dass ihre Konzentration im Organismus ständig hoch blieb. Diese einfache Überlegung klang überzeugend genug, um seit der Mitte des 19. Jh. in die bekanntesten Handbücher für die Arzneimittelsachkundigen die dreimalige Einnahme täglich zu befestigen. Diese Einstellung herrschte seitdem über einem Jahrhundert bis zu wichtiger Entwicklung zwei neuen

Pharmakologie Zweigen, Pharmadynamik und –kinetik. Die Erste sollte die Wirkung von Medikamenten im Organismus untersuchen oder, einfach gesagt, auf die Frage antworten: Was der Wirkstoff mit dem Organismus macht? Dagegen sollte die Pharmakinetik auf die Frage antworten: Was der Organismus mit dem Wirkstoff macht?

Arznei wirkt auf Organismus, Organismus wirkt auf Arznei

Die erste Frage ruft die nächste Frage hervor: Welche konkrete Organe, Strukturen oder biologische Funktionen werden von diesem Wirkstoff beeinflusst. Heute ist es schon gut bekannt, dass die meisten Wirkstoffe spezifisch wirken, was überwiegend von ihrer molekularen Struktur abhängt. Praktisch gesehen binden sich diese komplexen Substanzen an bestimmte biochemische und funktionelle Gruppen, die man Rezeptoren nennt. Es ist klar, dass es im Organismus mehrere ähnlichen Rezeptoren gibt, die für die Arzneimoleküle gleich attraktiv sein könnten. Es ist ein Grund für die Nebenwirkungen. Eine wichtige Aufgabe der Pharmadynamik ist die Bestimmung der Dosis-Wirkungs-Beziehung oder Suche nach den Antworten auf folgende Fragen: Welche Dosen sind wirkungslos? Ab welchen Dosen treten Effekte auf? Wie groß sind die Effekte in Bezug auf die Dosen? Welche Dosen sind giftig? Man weiß dabei, dass es keine geradlinige Abhängigkeit von Dosis und Wirkung gibt. Außerdem liegen therapeutische Dosen bei manchen Medikamenten nah zu toxischen Dosen, was eine sehr präzise Dosierung verlangt. Zu nächsten Aufgaben der Pharmadynamik zählen Studien, die präzis bestimmen sollen, wie die feine Zusammensetzung und Struktur der Arznei auf den Heilungsprozess wirken. Die Pharmakinetik untersucht die Aufnahme des Arzneistoffes, seine Verteilung im Körper, den biochemischen Um- und Abbau sowie die Ausscheidung. Nach der Darreichung der Arznei in Organismus soll der Wirkstoff zuerst freigesetzt werden. Wenn sie per oral eingenommen wurde, passiert sie Magen-Darm-Trakt nachdem sie in die Blutbahn aufgenommen wird. Mit dem Blutstrom soll die Medizin in verschiedenen Organen und Geweben verteilt werden. Dann nimmt sie an den Stoffwechsel teil. Schließlich sollen die Reste und Reaktionsprodukte durch Nieren, Gallenblase, Lungen oder Darm ausscheiden werden. Alle diese Stufen erweisen komplizierte physikalische, chemische und biochemische Vorgänge, die in Anwesenheit zahlreichen Enzymen,

Hormonen, Vitaminen und anderen Klassen biologisch aktiven Substanzen vonstattengehen. Eine genaue Wechselwirkung der Arznei mit allen diesen körpereigenen Bestandteilen ist extrem schwer nachzuspüren. Deswegen erforscht man diese Prozesse entweder im Reagenzglas oder in Tierversuchen.

Wo man die Heilpflanzen sucht

Der Hauptnachteil der mittelalterlichen Arzneikunde bestand darin, dass sie mit ihren erheblich übertriebenen Heilmethoden wie Aderlass, Brech- und Abführmittel, die häufig mit Überdosis von giftigen Substanzen sowie zu oft Anwendung durchgeführt worden waren, zum Einsatz kamen. Solche zweifelhafte Medizin konnte das Leben der Patienten stark gefährden. Kein Wunder, dass die Sterbensraten infolge fehlerhafter Therapie sehr hoch blieben. Da alle diese Verfahren zu Standartmethoden gehörten, trug der Arzt dafür keine Verantwortung. Eigentlich war der Besitz einer Arznei selbst eine Sache, die den Stolz erregen könnte. Mehrere Heilpflanzen waren vorerst das Vorrecht der Südländer. Manche von ihnen wachsten auf eng begrenzten Gebieten und kamen auf anderen Geographischen Standorten nicht vor. Es bedeutet aber nicht, dass alle Vertreter der gleichen Pflanzenfamilie den ähnlichen Inhalt an wertvollen Stoffen haben sollten. Die alten Vorfahren heutiger Pharmakologen verfügten auf keinen Fall über die komplizierten und präzisen Analysemethoden, die ein ausführliches Bild den qualitativen und quantitativen Bestandteilen der Pflanze verraten könnte. Deswegen könnten die Alten sich nur in Erstaunen setzen, warum zwei gleiche Pflanzen, die nebeneinander behausten, absolut unterschiedlich heilende Eigenschaften haben sollten. Verschiedene Klimabedingungen sorgten auch dafür, dass die Zahl der Arten an anderen Standorten Dutzend Mal unterschiedlich sein konnte. Das Gleiche gilt auch für die allgemein unvermeidliche Veränderlichkeit der Inhaltstoffe. Als eine ungünstige Folge bekommt ein Sachkundiger in einem gemischten Pflanzenextrakt eine unzureichende Menge an Wirkstoffen, die er für die Heilung der Krankheit braucht. In diesem Sinne ist es bemerkenswert, dass schon Hippokrates im 5. Jh. v. Chr. eine Erfahrung davon haben konnte. Auf diesen Grund nutzte er für seine Arzneizubereitungen nur Drogen von bestimmten Sammelorten. Dabei hielt er die Heilpflanzen aus den Bergen für wirksamer als aus den Tälern.

Medizinhistoriker fanden heraus, dass schon zurzeit Hippokrates gewisse Beauftragten gab, die Rhizotomen, also Wurzelschneider, hießen, die die Heilkräuter einsammelten. Professionell zählten sie sich zu besten Kenner der Standorte sowie der günstigen Erntezeiten. Schon damals war ein belebter Heilpflanzenhandel vorhanden, der mehrere Gebiete der Erde umfasste. Es wurden auch schriftliche Zeugnisse gefunden, die feststellen ließen, dass die Flotte der altägyptischen Königin Hatschepsut um 1500 v. Chr. ferne Reisen um Punt (den man auch Goldland oder Gottesland nannte) unternommen hatte, woraus sie nicht nur Aloe und Cassia (Sennesblätter) mitbrachte, sondern auf eine Sammlung von in Töpfen gepflanzten Gewächsen, einschließlich Weihrauch und Ebenholz. Sie galten sogar wie die ersten botanischen Sammelreisen der Geschichte. Selbst Hippokrates importierte Zimt, Pfeffer, Narde (Benediktenwurz) und Kardamon aus Indien. Er empfahl seinen Patienten auch andere Heilpflanzen, die nicht aus Griechenland, sondern aus griechischen Kolonien stammten. Die Namen dieser Arzneien verrieten ihr Herkunftsland: die Faba ägyptica (ägyptische Bohne) oder Alumen ägypticum. Als äthiopisch bezeichnete man Mohrenkümmling. Ein weiterer Teil der Heilgewächse zählte man zur indischen Ursprung, darunter den Sesam, die Kardamomen, die Narde und das Ginger Gras. Den Persern gehörten den Koriander, den Safran und das Galbanum, den eingetrockneten Milchsaft einiger Ferulaarten. Aus Arabien stammten die Myrrhe und der Asphalt. Außerdem bekamen auch gewisse Edelsteine und Metalle eine erbliche Beliebtheit. Deren Vorzüge wurden wahrscheinlich stark von der Seltenheit übertrieben worden, doch ein Glauben an die heilende Wirkung war schon im Altertum ein zuverlässiger Teil der Heilbehandlung. Deswegen zog man großem Aufwande für den Handel und Transport aus fernen Ländern nicht in Betracht. Ägypter waren sicher die besten Kenner der Steine, vielleicht noch mehr als Griechen und Römer. Sie erkannten von gewissen Seefahrern, dass es in die nördliche Ostsee einen erstaunlichen Bernstein gab, den man gegen mehrere Beschwerden nutzen konnte. Die alten Ärzte behaupteten, dass er tatsächlich gegen Gicht und Halsgeschwülste helfen sollte. Dieser Volksglaube gelingt bis unsere Zeit und sorgen für das rätselhafte Ansehen dieses Steines. Auch die mittelalterlichen Gelehrten zeigten eine große Aufmerksamkeit den Steinen gegenüber. So waren sie der Auffassung, dass mithilfe des Amethysts es möglich war, die Trunksucht vollständig zu besiegen.

Dem Topas schrieben sie eine besondere Kraft gegen den Aussatz sowie der Milzleiden. Den Saphir sollte man gegen Besessenheit anwenden. Im Unterschied zu Steinen, die man ins Innere hinein einnehmen konnte, waren die Metalle ausschließlich für äußere Verwendung verschrieben worden. So sollten Gold und Silber als einem Schutz vor Giften und anderen krankheiterregenden Substanzen dienen, weil sie anscheinend diese gefährlichen Stoffe aus dem Organismus auszuziehen vermochten.

Es wurden die Anweisungen des römischen Kaisers Marc Aurel erhalten, in denen er die Lieferung von Pfeffer, Zimt, Cassia, Narde, Gummi arabicum, Kardamomen, Opium und andere Arzneien aus den Indien und Arabien forderte. Sie alle sollten mit dem Durchgangsteuer belegt worden. Die mittelalterliche Heilkunde profitierte vor allem durch die Leistung von persischen und arabischen Gelehrten, unter denen die großen Rhazes und Avicenna hervorragten. So waren ihnen schon die heilenden Eigenschaften von Kaffee bekannt, die sie als ein effizientes Mittel gegen Herzleiden und Erkältung verwendeten. Sie beschrieben auch die Wirkung von Kampfer für die Herzbelebung. Sie prüften eine Anwendung der Kamala gegen Wurmen über. Sie verzichteten auf die qualvollen Abführ- und Brechmethoden der Griechen und nutzten statt deren Cassia, Aloe, Tamarinden und Rhabarber. Sie entwickelten eine wissenschaftliche Basis, um das einfachste Mittel gegen eine Krankheit herauszufinden. Dabei sollte die Kraft der Arznei deren der Krankheit entsprechen. Sie forderten von den Ärzten, dass den heilenden Effekt des Medikaments allgemein gezeigt werden konnte. Sie ebneten den Weg für die Tierversuche, die das Risiko des Heilmittels für Menschen stark mindern sollte. Avicenna selbst war bedeutender Forscher, der das Werk seiner ärztlichen Vorfahren aufmerksam studierte und kritisch überlegte. Von ihm stammt die Einstellung, dass das Medikament harmlos sein sollte, um nicht noch größere Schaden dem Kranken zu versetzen. Dafür untersuchte er fast 200 Präparaten, mehrere von denen später zu etablierten Arzneien für die weltweit verbreitete Pharmazie gewesen sei. Er sorgte auch dafür, dass die arabischen Namen der Heilpflanzen auch in Europa ganz gewöhnlich sein könnten. Mehrere Handschriften Avicennas wurden durch Constantinus Afrikanus auf Lateinisch übersetzt worden, um den Gelehrten aus dem Abendland zugänglich zu sein. Gleichzeitig ist es sicher bemerkenswert, dass die Grundlagen der Heilkunde von Hippokrates gelegen worden waren, der fast anderthalb Jahrtausende vor Avicenna lebte und dessen Hauptideen auch zu Zeiten Rhazes und Avicenna ihre große Bedeutung nicht verloren hatten. Es war zweifellos nicht zufällig, dass der berühmte Gelehrte und Übersetzer des 12. Jh. speziell vom Kaiser beauftragt war, um die Werke Hippokrates in die lateinische Sprache zu übersetzen.

Weltweite Reisen ließen den Forscher aus Europa immer neue Pflanzenarten kennenzulernen, die sie in ihrem Heimatland kaum zu sehen vermochten. So war es nach der Entdeckung Amerikas durch Christoph Columbus, wenn die Aufmerksamkeit der Forscher zu mehreren unbekannten Gewächsen angezogen worden war, die von hiesigen indianischen Stämmen schon längst wie effiziente Heilmittel gegen mehrere Erkrankungen genutzt worden waren. Das Gleiche passierte auch mit vielen Kräutern, die aus Indien stammten. Von einem besonderen Interesse fanden die Reisenden z.B. Rauwolfia serpentina, indische Schlangenwurzel, deren hunderte Arten in vielen Regionen Indiens sehr beliebt waren. Sie half unter anderen gegen Hochblutdruck, Gelenkentzündungen, Rheumatismus, Tuberkulose und innere Blutungen. Darüber hinaus verbesserte sie die Stimmung, was für viele Menschen sowie damals als auch heute von großer Bedeutung sein sollte. In Europa war sie erst von einem der Pioniere im Studium der orientalischen Pflanzen und ihrer Verwendung in der Heilkunde Christobal de Acosta beschrieben. Ähnlicherweise war bis zum 20. Jh. die Pflanze Ephedra sinica, Chinesisches Meertreubel, in Europa nicht bekannt worden, die in China seit 2760 v. Chr. (Zeit der Regierung des Kaisers Chen Nung) gut bekannt und für die medizinischen Zwecke genutzt worden war. Schon in alter China nutzte man das Heilmittel gegen Leber- und Milzleiden, Verschleimung, Gicht und Rheumatismus, Nieren- und Blasensteine. Neben einer effizienten Arznei gegen Schnupfen, Ephedrin, wurde später in 20. Jh. davon ein Betablocker bekommen, der in Kardiologie einen wichtigen Einsatz fand. Auch aus Digitalis, Fingerhute, bekommene Arznei war erst in dem 18. Jh. als Herzmedikament nachgewiesen. Zuvor waren nur ihre giftigen Eigenschaften bekannt. Allerdings konnte man das Herz ausschließlich mit sehr kleinen Dosen des Medikaments kurieren. Ein weiteres Mittel gegen Herzschwäche war gelegentlich in England durch Francis Home bei der Meerzwiebel entdeckt. Diese Arznei war in der Lage, den Puls zu verlangsamen und eine gute Wirkung aufs Herz zu leisten. Es war ein tiefer Schlag der obengenannten Säfte Lehre gegenüber, die die Ursache der Herzerkrankung in gefährlicher Vermischung unterschiedlichen Körpersäfte herauszufinden suchte. Diese Einstellung „kurierte" auch die sehr komplizierten Herzerkrankungen mithilfe von Brech-, Abführ- sowie harntreibenden Medikamenten. Ziemlich ähnlicher Weise ohne gezielte Suche nach irgendwelchem Heilmittel wurde auch ein weiteres Herzmittel aus der Familie Hundsgiftgewächse namens Strophantus herausgefunden. Zuvor war diese Droge in Afrika ausschließlich als ein Gift für Pfeile verwendet worden. Einer Legende zufolge trug eine gewisser Kirk, der Konsul in Sansibar, der die große Expedition des Missionars und Afrikaforschers David Livingstone begleitete, die Samen dieser Pflanze zusammen mit der Zahnbürste in seiner Tasche. Dann bemerkte der Konsul, dass nach der Nutzung der Bürste sein Herz viel langsamer schlagen sollte. Nach der Rückkehr in England gab er diese Samen den Forscher über, die bei ihnen in Tierversuchen einen ungewöhnlich starken Einfluss auf Herzfunktionen gefunden hatten. Die allgemeine Geschichte der Pharmazie ließ es klarmachen, dass die Herkunft der Heilpflanzen eine wichtige Bedeutung für ihre medizinische Wirkung haben sollte. Dabei vertragen die Heimischen das Heilmittel aus den örtlichen Pflanzen viel besser als die Gäste aus fernen Ländern. Solche Situation änderte sich drastisch in 20. Jh., indem aus mehreren Heilpflanzen weltweit reine Wirkstoffe ausgezogen worden waren. Außerdem wurde es verständlich geworden, dass die meisten allergisch und schädlich wirkenden Substanzen als unerwünschte Beimischungen in Pflanzen vorhanden sind, die in frühere Zeiten für die Unverträglichkeit sorgten. Diese gescheite Schlussfolgerung leistete einen präzisen Beweis für die Beobachtung, die Hippokrates schon vor fast zwei anderthalb Jahrtausende gemacht hatte. Es stellte damals heraus, dass die Bewohner eines Ortes sich viel besser, als die Besucher aus fernen Ländern an die hiesigen Wetter, Wasser, Boden- und Pflanzeneigenschaften angewöhnten. Nur in zweiter Hälfte des vorigen Jahrhunderts wurde es festgestellt, dass die allergischen und unverträglichen Reaktionen häufig bei örtlichen Einwohnern entstehen, deren Körper üblicherweise so seltsam auf die typischen Pflanzen und Lebensmittel der Gegend antworten. Die gleiche Beschaffenheit findet auch bei Einnahme der Arzneistoffe statt, indem unterschiedliche menschliche Organismen individuelle Reaktionen auszulösen fähig sind. Solche Überempfindlichkeit kann manchmal ein Kennzeichen der Abschwächung des Immunsystems sein. Physiologisch gesehen kann es auch bei älteren Patienten der Fall sein. Eine Fälschung aus den früheren Vorstellungen wurde jedoch durch moderne Genetik erkannt, die eine Einstellung über die große Rolle Rassenunterschiede bei der Entwicklung der Allergien und Unverträglichkeit behaupteten. Menschliches Genom zeigte seine so einheitliche Natur bei verschiedenen Rassen, dass es bei den Mitgliedern einer Familie größere Unterschiede als bei anderen Rassen entstehen könnten. Es war eindeutig nachgewiesen worden, dass alle modernen Menschen weltweit zu einer Gattung Homo sapiens gehören, deren genetische Unterschiede die hundertsten Teile des Prozentes zusammensetzen. Gleichzeitig gibt es bestimmte Krankheiten, deren häufiges Vorkommen genetisch bedingt wird. Darüber hinaus kann man nicht selten für diese Erkrankungen auch bestimmte Völker und Nationen herausfinden, die dazu stärker geneigt als ihre Nachbarn Völker sind. Das heißt, die Vertreter dieser Völker haben eine gewisse erbliche Veranlagung für diese Erkrankung. Bei einer zunehmenden Mischung der menschlichen Rassen soll man auch bei den Völkern, die nie an diesen seltenen Krankheiten litten, mit dem Wachstum der Krankheitszahl rechnen. Ein Beispiel der unterschiedlichen Wirkung von Heilmitteln bei den Vertretern weißer und schwarzer Rasse war während der ersten Weltkrieg beobachtet. Damals wurde von deutschen Chemikern entdeckter Kampstoff Lost erstmal als Waffe angewendet. Lost (auch Senfgas benannt) war eine chlorierte schwefelhaltige organische Verbindung, deren stark giftige Gefahr für die Gesundheit das Leben tausenden Menschen kostete. Gleichzeitig war Lost gut für seine pupillenerweiternden Eigenschaften bekannt. Ein Vergleich von Schaden bei europäischen Kriegern und afrikanischen Bewohner, die bei Kämpfen in Abessinien teilnahmen, zeigte einen großen Unterschied. So erwiesen die schwarzhäutigen Soldaten ca. sechsmal so kleinere Hautschäden sowie pupillenerweiterndem Einflüsse vom Senfgas als ihre weißhäutigen Kriegsbeteiligten. Obwohl es kaum sittlich befugt wäre, Kampfstoffe mit den Medikamenten zu vergleichen, ist es bemerkenswert, dass auch mehrere Arzneimittel in hohen Konzentrationen extrem giftig sein sollten.

 Manchmal verliehen gewisse erblichen Krankheiten ihrem Träger besondere Fähigkeiten anderen Leiden gegenüber. So passierte es z.B. mit der Sichelzellen-Anämie, einer gewöhnlich erblichen Erkrankung, die von der Hämoglobin-Anomalie abhängig war. Das Ergebnis solcher Abweichung von Normalität war eine Bildung sichelförmiger Erythrozyten (roten Blutkörperchen). Meist verbreitet war diese Anämie in Nah Osten und Afrika, wo die Malaria-Epidemien fast zum Alltag gehörten. Es wurde aber festgestellt, dass die an Sichelzellen-Anämie leidenden Personen fast unempfänglich zum Erreger der Malaria, Plasmodium falciparum, einem einzelligen Sporentierchen, waren. Für diese kleinen Schmarotzer war das Blut dieser kranken Menschen unzuträglich geworden. Interessanterweise sorgte diese Bluterkrankung dafür, dass in Orten mit ihrer großen Verbreitung die Bevölkerung auch von Malaria verschont blieb.

Nicht weniger aufschlussreich ist auch die Geschichte der Erfindung von Isoniazid, abgekürzt INH, eines bakteriziden Antibiotikums, das heute vor allem in Kombination mit Rifampicin zur Behandlung der Tuberkulose angewendet wird. Das Antibiotikum wurde schon 1912 durch Meyer und Malley synthetisiert. Bei früherer Anwendung des INH wurde es herausgestellt worden, dass alle Patienten in zwei große Gruppen geteilt werden sollten. Bei der ersten Gruppe schied die Arznei ziemlich bald aus, so dass sie keine Nebenwirkungen bemerken könnten. Bei der zweiten Gruppe war die Zerlegung und Ausscheidung der Arzneiresten stark verlangsamt. Diese erblich bedingte schwache Reaktion des Organismus konnte bei der zweiten Gruppe zu erheblichen Störungen des zentralen Nervensystems, Magen-Darm-Störungen sowie Allergien führen. Wenn diese Verwicklungen nicht rechtzeitig beseitigt werden könnten, brachten sie eine schwere Gelbsucht. Behandlungsärzte waren dabei imstande, eine vorübergehende Alkoholunverträglichkeit der Patienten aus der zweiten Gruppe zu beobachten, was zu einer Methode der chemischen Unverträglichkeit (also Suchtentwöhnen) führen ließ. Die Hauptursache der langsamen Ausscheidung des Präparats ist ein von Erbschatz bestimmtes fehlerhaftes Enzym, das in Leber das Molekül des INH zu zerstören half.

Durchbrüche vormoderner Pharmazie

Anfang 19. Jh. erwies die Apotheke ein Geschäft, das seine Kundschaft mit zusätzlichen Artikeln anlocken sollte. Deswegen verkaufte man dort neben Medikamenten Kräuterbonbons, Konfekt,

Würzlikören und sonstigen Leckereien, was immer wieder zu Zusammenstoßen mit den ortsansässigen Konditormeistern und Spirituosenhändlern führte. Der tatsächliche Arzneianteil war ziemlich gering. Der Apotheker machte mehrere Süßigkeiten aus gefärbten Zuckersaft, in dem Mandeln, Nüsse, Früchte oder Kräuter aufbereiten waren, um darauf die breiartige Masse in bizarre Stücke zu formen. Die Herstellung der Drogen selbst forderte viel Platz mit unterschiedlichen dunklen und hellen Räumen für die Bewahrung von Kräuter und gefertigten Erzeugnisse und Produktions- und Verkaufsflächen. Verschiedene Verfahren der Zerbröckelung, Reinigung, Vermischung, Erhitzung, Kühlung usw. konnte man lieber in Ober- und Mittengeschoss sowie im Keller machen. Eine besondere Aufmerksamkeit verlangte die Verkehrung mit giftigen Stoffen. Der stolzerregende Destillierapparat wurde aus dem polierten Kupfer gemacht und ließ alle Porzellan- und Glasgefäße rötlich schimmern. In dieser Zeit wurden die ersten Maschinen eingebaut, die Kräuter mahlen, Tabletten pressen oder Salben walzen sollten. Trotz allen vorbeugenden Maßnahmen trugen Wände und Tische ständig die Rußspuren, die üblich von der Brennerflamme verursacht worden. Eine Menge von Mitarbeiter und Lehrlingen sorgten häufig für eine typische Hastigkeit, die kaum jemanden stören konnte. Zur Mitte des 19. Jh. wurde Apothekengeschäft allmählich auf produktspezifische Arzneien begrenzt worden, indem mehrere anderen Chemikalien wie Soda, Schwefel- und Salzsäure, Glaubersalz, Chlor und dutzende sonstigen in großen Fabriken produziert worden waren.

 Fabrikgemachte Erzeugnisse zeigten immer bessere Qualität und Arzneimitteln, die daraus hergestellt worden, sollten immer öfter reine Wirkstoffe beinhalten. Die Zahl der Medikamente in standardisierten Tabletten, Ampullen und Kapseln in genauen Dosen wuchs enorm. Große pharmazeutische Fabriken beschränkten ihre Tätigkeit nicht auf alltägliche Produktion und bauten sogar eigene Forschungsabteilungen auf, um neue hocheffiziente Arzneien zu entwickeln und überprüfen. Diese anscheinend fortschrittliche Begleiterscheinung sollte in Wirklichkeit zu gewissen heftigen Auseinandersetzungen führen, denn die Apotheker wurden an den deutlichen Verlust an Kompetenz beschuldigt, was man dringend korrigieren musste. Eine staatliche Einmischung änderte die Situation aber ganz entschlossen, indem der Staat die Verantwortung für die Qualität der Arzneimittel auf die Apotheken übertrug. Solche zweifelhafte Besserung verschlimmerte die Lage der Apotheken noch drastischer, weil nun Apotheker für den Mangel der berühmten Marken bürgen sollten. Ein steigender Wettbewerb zwischen Pharmaunternehmen verschlimmerte weiter die Position der Drogerien. Doch der Hauptverlierer blieben wieder die Patienten, denn das ganze Gesundheitswesen war davon betroffen. Und die Apotheker sahen nur einen Ausweg, dem zufolge sie auf einträgliche Präparaten und Kundenwünsche zu setzen suchten. Einige der Wegbereiter neuer Pharmazie waren Großunternehmer Heinrich Emanuel Merck aus Darmstadt, der seinen Namen unter anderen durch die Isolierung und Reindarstellung von Alkaloiden machte, Paul Carl Beiersdorf aus Brandenburg, der sich in Hamburg niederließ, um dort eine große Apotheke zu betreiben. Außerdem erfand er ein neuartiges Guttapercha- Pflaster (Guttaplast), das er später patentieren ließ. Nach einem Freitod seines 16-jährigen Sohnes verkaufte Beiersdorf sein Internehmen mit acht Mitarbeiter an Oskar Toplowitz, der die Firma nicht nur weiter zu entwickeln fähig war, sondern Weltbesonderheiten zu produzieren vermöge, unter anderen das berühmte Pflegemittel, die Nivea-Creme, die mithilfe des Emulgators Eucerits entstehen sollte. Das Eucerit war eine Erfindung des Chemikers Lifschütz. Noch ein großer Name im Apothekenwesen der zweiten Hälfte des 19. Jh. war Willmar Schwabe, der sich vor allem als ein treuer Nachfolger der Hahnemanns Homöopathie bekanntmachte. So gründete er schon als junger Apotheker ein Unternehmen für die Produktion pflanzlicher Heilmittel in Leipzig mit dem Hauptgedanken, einen wachsenden Bedarf an alternativen Arzneien zu befriedigen. Viele Konsumenten genossen kaum die letzten Errungenschaften der Schulmedizin, die sie für zu hart fanden. Das Motto Hahnemanns: „Ähnliches mit Ähnlichen kurieren" gefiel ihnen viel besser. Extrem niedrige Dosierung der homöopathischen Kügelchen und Tröpfchen versprach auch keine Nebenwirkungen, die bei Allopathie, also dem Heilverfahren, das Krankheiten mit entgegengesetztwirkenden Mitteln zu behandeln suchte, angeblich in allen Formen vorhanden waren. Außerdem veröffentlichte Schwabe zahlreiche Bücher an Homöopathie, die eine Schar von Leser bekommen hatten. Alle seine Aktivitäten waren so erfolgreich, dass sein Unternehmen bis heute an Bedeutung nicht verloren habe. Typischerweise wuchsen einige Pharmagiganten aus Apotheken. So passierte es mit der Schering AG, dem Vorläufer der Bayer Pharma AG, die aus der Grünen

Apotheke von Ernst Friedrich Christian Schering in Berlin vorkam. Aus der Hirsch-Apotheke von Eduard Fresenius in Frankfurt am Main wurde später ein großes gleichnamiges Unternehmen gegründet. Von der Kloster-Apotheke von Wilhelm Thomas Sauter in badischen Alpirsbach wurde Phytopharmazie Werk Kytta aufgebaut worden. Die folgende Entwicklung der Pharmaindustrie ging in einer engen Kooperation mit den großen chemischen Unternehmen wie Hoechst AG, denen man für die Herstellung des schmerzlindernden Mittels Pyramidon zu Dank verpflichtet war. Diese wichtige Leistung wurde durch eine Zusammenarbeit mit dem Mediziner Emil von Behring durchgeführt. Berühmt war von Behring wegen seiner erfolgreichen Arbeiten mit Heilserum, die ihn zu einer Impfung gegen die verheerende Volksseuche Diphtherie brachten. Für diese bahnbrechende Forschung wurde von Behring mit dem ersten Medizin-Nobelpreis ausgezeichnet. Und Hoechst nahm als das erste Unternehmen die industrielle Produktion des Serums über, was den Beginn der großen Ära der Immunologie bedeutete. Danach entwickelte von Behring ein Serum gegen Wundstarrkrampf (Tetanus). Die Entstehung der Immunologie begünstigte erheblich die hervorragenden Leistungen von Robert Koch und Ferdinand Julius Kohn, die die moderne Bakteriologie begründeten. Eigentlich begann die Erforschung der kleinsten Mikroorganismen mit der revolutionären Erfindung des ersten Mikroskops durch Antuan von Leeuwenhoek, der selbst die Existenz winziger Lebewesen beobachtete. Ein Jahrhundert danach erfand ein englischer Arzt namens Edward Jenner die Möglichkeit einer Vakzination, ohne die man nun kein gesundes Leben vorstellen könnte. Zwei Jahrhunderte nach der Erfindung Leeuwenhoeks entdeckte Louis Pasteur unterschiedliche Bakterien, die für die Gärung vieler Art verantwortlich waren und Koch entdeckte Stäbchenbakterien, die die Tuberkulose verursachten. Die folgenden Errungenschaften der Immunologie wurden mit den Namen von Paul Ehrlich und Erich Wernicke verbunden. Mithilfe zahlreicher Experimente mit mehreren chemischen Substanzen erfand Ehrlich eine neue Richtung der Chemotherapie. So gelang es ihm, eine arsenorganische Verbindung herauszufinden, die vorzüglich gegen bakteriellen Syphiliserreger, Spirochäten wirken sollte. Er nannte sein Medikament Salvarsan. Es ließ die tödliche Krankheit spätestens im zweiten Stadium vollständig kurieren. Für diese Arbeit wurde Ehrlich auch mit dem Nobelpreis ausgezeichnet. Eine weitere

Erwägung wurde mit der allgemeinen Bekämpfung der listigen krankheiterregenden Bakterien verbunden. Fast alle natürlichen Lebewesen besaßen ihre Widersacher, das heißt, Bakterien sollten auch irgendwelche Antagonisten haben. Mit diesem Grundgedanken erforschte der britische Bakteriologe Alexander Fleming Staphylokokken. Diese kugelförmigen einzelligen Organismen können unter bestimmten Umständen schwere Erkrankungen der Nieren, Leber, Lungen, Magen-Darm-Trakt und anderen Organen und Geweben verursachen. Als Fleming einmal morgens sein Labor eintrat, merkte er, dass eine Petrischale mit der Kultur vom Schimmel befallen war. Es war keine Seltenheit. Viel interessanter war aber die Tatsache, dass um die Inseln des Schimmelpilzes freie von den wachsenden Kugelbakterien Regionen gebildet worden waren. Es sollte ein Zeugnis davon sein, dass die Pilze irgendwelches Gift produzieren könnten, das die Bakterien tötete oder mindesten ihr Wachstum hemmen sollte. Eine ausführliche Untersuchung des Ursprungs des Schimmels ließ Fleming herausstellen, dass er zur Gattung Penicillium gehörte. Außerdem bestätigte er eine hohe bakterientötende Kraft der von dieser Pilzart ausschüttenden Substanzen. Extrahierte aus dem Pilz Substanz wurde „Penicillin" genannt. Es machte nicht nur seinen Entdecker weltberühmt und brachte ihm Medizinnobelpreis (den er zusammen mit zwei jungen Forscher Howard Florey und Ernest Boris Chain teilte), sondern rettete das Leben mehreren tausenden verwundeten Soldaten und Zivilisten, die sonst von schweren Infektionen sterben sollten. In einigen Fällen gelang es auch, hoffnungslos sterbenden Menschen ins Leben zurückzubringen. Das Penicillin war manchmal so aktiv, dass man für die Heilung der Entzündung beiden Lungen gewöhnlich ein-zwei Tabletten brauchte. Gleichzeitig sollte es überhaupt keine Schäden für die eigenen Organe der Patienten verursachen. Das schwerwiegende Problem der Bekämpfung der Infektionskrankheiten schien endgültig gelöst zu werden. Doch das Wesen der Krankheit erwies sich, viel komplizierter zu sein. Wenn die allgemeine Überzeugung des vollständigen Sieges über Ansteckungskrankheiten allgemein herrschte und viele Konsumenten Penicillin bei jedem kleinen Symptom es einzunehmen bereit waren, fing diese „Allheilmethode" ihre Kehrseite zu zeigen an. Zuerst bemerkten Ärzte, dass man für das Kurieren der gleichen Erkrankungen immer größere Menge Penicillins brauchte. Danach stellte es sich heraus, dass es ständig neue Infektionen gab, die unempfänglich zu Penicillin waren. Um diese Verwicklung zu beseitigen, wurden Forscher gezwungen, neue Antibiotika aus anderen Pilzstammen zu entwickeln. So wurden Streptomycin und Neomycin gekriegt, die besonders gegen Kochstäbchen und Meningitis Erreger wirkten. Darauf folgten Tetracyclin, das sich effizient dem Syphiliserreger gegenüber zeigte, und Chloromycetin, das man gegen Typhuserreger anwendete. Gegen unterschiedliche Kokken wirkte das Erythromycin heilend. Der Ausweg aus dem Labyrinth, die uns die Mutter-Natur aufgebaut habe, schien wieder zu gefunden. Allerdings war es tatsächlich ein Pyrrhussieg, denn Jahre danach schwächte sich allmählich ihre Wirkung ab. Stattdessen gewöhnten sich die krankheiterregenden Bakterien zu diesen Giften an und werden immer widerstandsfähiger geworden. Besonders gefährlich werden diese tödlichen Keime in Krankenhäuser, wo für sie besonders günstige Bedingungen geschafft worden waren, um ihre eigene Anpassungsfähigkeit zu vervollkommnen. In der Tat konzentrieren Luft- und Oberflächenräume in den Krankenhäusern eine ausreichende Menge vielen Antibiotika, die bei Bakterien die Produktion eines effizienten Gegengiftes zu fördern pflegten. Die Geißel der antibiotikaresistenten Bakterien erschwert enorm den Versuch, neue leistungsfähige Produkte der Pilztätigkeit herauszufinden. Es ist ein Grund dafür, dass wir heutzutage eine Wiederbelebung mehreren schauerlichen Krankheiten wie Tuberkulose, Masern, Pest u. a. beobachten können, die schon vor Jahrzehnten für völlig ausrottende erklärt worden waren.

Im Marsch gesetzte Pharmaindustrie

Eine der großen Todesursachen bleiben heute Herz-Kreislauf-Erkrankungen, für deren Heilung Pharmaindustrie eine Vielfalt von synthetischen Arzneien kreierte. Es gibt schon wohl zuverlässiges Mittel gegen gefährlich unerwünschten Herzrhythmusstörungen und -insuffizienz, gegen die Senkung oder Steigerung des Blutdrucks, Durchblutungsstörungen, Blutfettinhalt und -ablagerung sowie für die Infarkt- und Thromboseprophylaxe sowie andere Symptome. Die Palette der angewendeten Medikamente ist sehr breit und schließt die altbekannten pflanzlichen Präparate und solche klugen modernen Verbindungen, die nur mithilfe der modernen hochtechnologischen Computerprogramme entwickelt worden waren. Ein davon war das nun weltbekannte Präparat Viagra, das als Potenzmittel bei

Erektionsstörungen angewendet wird. Ursprünglich war sie unter dem Namen Sildenafil für eine gefäßerweiternde und Bluthochdruck senkende Wirkung sowie gegen Angina pectoris (anfallweise auftretende Schmerzen in der linken Brustseite, die üblich in den linken Arm ausstrahlen) geplant. Der Wirkungsmechanismus des Sildenafils ist auf einer Kette der komplizierten biochemischen Reaktionen begründet, die natürlichen physiologischen Funktionen zu unterstützen pflegen. Ein anderes Beispiel der Herzarznei, die durch eine Folge der biochemischen Reaktionen zur Senkung der Blutdruck führt, ist Capriopril. Diese Heilsubstanz wurde aus bestimmten Peptiden des Giftes der Jararaca-Lanzenotter, einer brasilianischen Schlange, durch ein feines Verfahren hergestellt. Ein Fett senkendes Mittel, das zu Klasse Statinen gehört, heißt Mevastatin. Es wird aus der Pinselschimmel, einer Gattung der Schlauchpilz (der Name Pinselschimmel war deswegen gegeben worden, weil ihre Konidienträger mitsamt den Konidien wie Pinsel aussehen) hergestellt. Sonst haben die Arten dieser Gattung bei der Erzeugung sowohl von Penicillin als auch von Lebensmitteln wie Schimmelkäse eine Bedeutung. Wenn aber den Eindruck gemacht wird, dass die Schimmelpilze ausschließlich gesundheitsfördernde Wirkungen haben sollten, wird es irrtümlich gewesen. Denn sie verursachen nicht selten schwere Pilzerkrankungen sowie auf der Haut als auch auf inneren Organen, die nur langsam geheilt werden könnten. Sie entstehen nicht selten als eine unangenehme Folge einer dauerhaften Therapie mit den Antibiotika, die besonders bei alten und abgeschwächten Personen der Fall ist. Man kann sich dabei einen kräftigen Kampf vorstellen, der zwischen Bakterien und Pilzen (oder ihren giftigen Produkten) im menschlichen Organismus stattfindet. Dieses Beispiel ist ziemlich aufschlussreich, weil er die Wichtigkeit der präzisen Dosierung der Arzneien zeigen sollte. Eine Überdosierung sollte manchmal die Ursache einer anderen schweren Krankheit werden.

Umhüllung von Arzneimitteln

Mehrere heilende Wirkungsstoffe verlieren kräftig an Aktivität infolge deren Zerstörung bei einer per orale Einnahme. Es findet häufig deswegen statt, weil die Magensäure, aktive Enzyme des Speichels, Magensafts, der Galle und anderen körpereigenen Flüssigkeiten energisch damit reagieren. Arzneimittelhersteller versuchten schon längst, diese empfindlichen Medikamente mit einer äußeren umhüllenden Schicht von diesen unerwünschten Einflüssen zu schützen, um sie unbeschädigt bis zum Dünndarm bringen zu lassen. Auch heute bleibt das Problem ganz aktuell, was eine Menge von Schütz Substanzen für diese Zwecke bearbeiten werden sollten. Sehr aussichtsreich zeigten sich Lipide, fettartige Stoffe, die ihre Stabilität in wässrigen Lösungen der körperlichen Flüssigkeiten gut bewahren können. Solche Lipidumhüllungen oder Membranen, wie man sie nennt, sollten allerdings stark mit dem Wirkstoff der Arznei verbunden werden. Das heißt, die Wechselwirkung zwischen dem Präparat und Lipidmembran spielt eine zentrale Rolle in dem Vorgang der Drogenentbindung. Eine zuverlässige Umhüllung muss allerdings eine ungehinderte Freilassung der Arznei auf der benötigten Stelle sichern. Ein effizienter Membranübergang dieser Art ist der Schlüssel zur richtigen Zustellung der Droge. Bis jetzt ist es weit nicht viel über die Wechselwirkungen zwischen Lipidmembranen und mehreren Wirkstoffen bekannt, obwohl die Kontakthaltbarkeit zwischen diesen beiden Komponenten für die Arzneiverdaulichkeit von großer Bedeutung ist. Die Membran soll ziemlich elastisch sein, einerseits, um die Arzneiqualität nicht zu schaden und anderseits, keinen Verlust des Heilmittels zu verursachen. Sowohl die Verbindungskraft als auch die Elastizität hängen von der chemischen Zusammensetzung der Membran. Die nächste Funktion der Membran besteht darin, die Überwindung der Zellschranke für die Arzneimittel zu gewährleisten. Sonst hätte der heilende Stoff keine Chance, die Zytoplasma und den Kern der kranken Zelle zu erreichen.

<u>Arzneienkapsulierung mit den Emulsionen</u>

Diese hoch leistungsfähige Methode lässt, die Verfügbarkeit der Arzneien für die physiologisch wichtigen Prozesse wesentlich steigern. Besonders wichtig ist diese Technik für solche Medikamente, die in wässrigen Mischungen kaum löslich sind. Dieses Verfahren zeigte schon ihre hohe Effizienz für die modernen Heilmittel, die in Form Nanoteilchen produziert worden waren. Mithilfe dieser „intelligenten" winzigen Teilchen kann man nun die ärztliche Behandlung auf molekularem Niveau durchführen, was für die Krebsbekämpfung und das Kurieren anderen schweren Erkrankungen von großer Bedeutung sein sollte. Im Grunde genommen spielt dabei die äußere umhüllende Schicht eine zweierlei Rolle. Einerseits bewahrt sie den hochwertigen Wirkstoff vor sehr aktiven eigenen Enzymen, Säuren, Alkalien und Immunreaktionen, die diesen Wirkstoff zu zerstören drohen. Andererseits beteiligt sich diese „kluge" Hülle an den Heilungsvorgang, indem sie ermöglicht, problemlos die Zellwände zu überwinden. Eine neue Art der wässrigen Gele mit gelagerten Öl Tröpfchen, die Emulsion Wasser Gelen genannt worden waren, vereint in sich die Vorteile der Emulsionen und Gelen. Diese Begleiterscheinung begünstigt zwei unterschiedliche oberflächige Verhaltensweisen, die in einer Substanz vorhanden sind. Deswegen wirken solche funktionellen Verbindungen sehr präzis, was die Überdosierung der Arznei vermeiden lässt und ihre kontrollierte Einnahme sowie für die Heilung der inneren Krankheiten als auch für die Hautleiden gewährleistet. Die nächsten Schritte der Novation in diesem Bereich betätigen sich mit solcher Komplexität, wenn in einem Arzneimittel gleichzeitig Arzneien gegen unterschiedliche Krankheiten anwesend sind. Es war schon längst der Traum der Pharmazeuten, in einer Tablette Medikamenten gegen mehrere Erkrankungen zu verbinden. Die Schwierigkeit der Erfüllung dieses Traums versteckte sich in dem Mangel der technischen Verfahren, die die Vermischung der Bestandteile zu hindern fähig würden. Die Gefahr des Vermengens entstand nicht wegen mechanischen Peinlichkeiten, sondern weil die Komponenten dieser Mischung miteinander reagierten und die individuelle Effizienz herabzusetzen neigten. Heutige Pharmatechnologie ist in der Lage, diese Verlegenheit vollständig zu vermeiden. Dafür baut man eine Mikrokapsel dadurch auf, dass sie Schicht für Schicht mit gut voneinander abgesonderten Wirkstoffen zusammengesetzt wird. Wenn der Leser dabei die extrem komplizierten und vollautomatisierten technologischen Linien vorstellt, die diese mikroskopische Arbeit durchführen, wird es klargeworden, wie tief der Fortschritt in die Pharmaindustrie durchgedrungen worden war. Und das winzige Endprodukt selbst kann man mit einem Spitzentechnologiegerät vergleichen. Denn seine feinen Funktionen werden in einer genauen Reihenfolge verwirklicht worden. Man spricht dabei von der Gelegenheit einer Tröpfchennavigation und -zielerreichung, sowie von einem kontrollierten Abziehen mehreren Schichten nacheinander. Eine Einkapselnmethode zeigt ein meisterhaft entwerftes Verfahren, das unbeständige Emulsionen stabil machen sollte. Die älteste Technik dafür schloss eine physikalische Spaltung der Öltröpfchen in den Hochgeschwindigkeitsmischer ein. Der Hauptnachteil dieser Technik bestand darin, dass die Größen der entstandenen Tröpfchen sich mehrfach unterschieden. Wenn man aber eine Monodispersität, also die Teilchen mit gleicher Größe braucht, wird diese Technik nicht geeignet. Für diesen Zweck entwickelten Konstrukteure spezielle Geräte, die mikroflüssige Prozesse genau zu steuern ermöglichten. Es gibt aber viele Parameter, die man in diesen Einrichtungen berücksichtigen sollte. Allerdings bekommt man sogar in besten Modellen nur einen kleinen Anteil an strickt gleichgroßen Teilchen. Das heißt, man muss nach dem Dispersitätprozess diese gleichgroßen Tröpfchen zuerst sorgfältig absondern lassen.

Wie man richtig die Arzneien aufbewahren sollte

Es ist jedem von uns klar, dass die Medikamente unter bestimmten Bedingungen aufbewahren werden müssen. Sonst bedeutet das Haltbarkeitsdatum nicht viel. Noch eine größere Gefahr bekommt das Problem bei der Störung der benötigten Bedingungen in großen Lagern der pharmazeutischen Produkte. Eine richtige Lagerung unterordnet sich der gesetzlichen Regelungen. Z.B. es gibt in der Schweiz vom Bundesrat ausgegebenen Arzneimittel-Bewilligungsverordnung (AMBV), die alle Ungenauigkeiten oder grobe Verstöße ausschließen muss. Ein großer Arzneimittelhersteller Sigma-Tau entwickelt auch die Verfahren der Qualitätssicherung, die die wichtigsten Parameter der Lagerung, Temperatur und relative Luftfeuchtigkeit, optimal überwachen und dokumentieren lassen. Diese Praxis übergab diese Firma an Lager und Apotheken, um alle verlangte Normen aufrechtzuerhalten. Es war sicher ein großer Fortschritt in der Parameterüberwachung, denn die früheren Systeme waren auf massiven Geräten gegründet. Nun haben alle Mitarbeiter die Möglichkeit, alle notwendigen Kenntnisse auf deren persönlichen iPads zu bekommen. Die kleinen Datenlogger erfassen kalibriert und in frei einstellbaren Abtastintervalen, vom Sekunden- bis zum Stundenbereich, die beiden wichtigen Parameter und legen die Messdaten in einem internen Halbleiterspeicher ab. Ein Datenlogger ist eine prozessorgesteuerte Speichereinheit, welche Daten in einem bestimmten Rhythmus über eine Schnittstelle aufnimmt und auf einem Speichermedium ablegt. Eine Aufzeichnungskapazität von einer Million Speicherwerten reicht für eine Überwachung über mehrere Monate. Gespeichert wird der kaum daumengroße Mini-Logger aus einem internen Akku, der beim Konfigurieren des

Loggers automatisch über den USB-Anschluss geladen wird. Es gibt ihn mit zwei verschiedenen Kapazitäten, so dass auch Langzeit-Messungen über viele Monate hinweg möglich sind. Es gibt auch andere günstige Formen des Ablesens der Temperatur- und Luftfeuchtigkeitswerte, z.b. mit integrierter Funk-Elektronik, Bluetooth Low Energy (BLE). Das ist eine Funktechnik, mit der sich Geräte in einer Umgebung von etwa 10 Meter vernetzen lassen. Dieser sehr stromsparende Funkstandard wird auch in Smartphones und Tabletts integriert, so dass sie mit dem kleinen Datenlogger kommunizieren können.

Philosophie der Apotheke

Der Begriff, der zum Titel dieser Kapitel gewählt worden war, änderte sich im Laufe der viertausendjährlichen Geschichte der Pharmazie drastisch. In aller Frühe zeichnete sich die Philosophie der Apotheke dadurch aus, dass der Mensch ein außerordentlich schwaches Wesen aufwies, dessen Schicksal vollkommen von höchsten himmlischen Kräften abhängig war. Die Besonderheit dieser Abhängigkeit bestand darin, dass der Sterbliche keine Ahnung spüren konnte, welche seine Eigenschaften und Handlungen angespornt oder bestraft werden sollten. Gleichzeitig war ihm klar, dass die Krankheiten zur Kategorie der Strafmaßnahmen gehörten. Alleswisser waren nur die Geistlichen, die ein Geheimnis des Umgangs mit den Himmeleinwohnern, den Götter, erfasst hatten. Diese Heiligen verfügten über die Antwort auf jede Frage, die ihnen jenes Stammmitglied stellen könnte. Der Priester war nebenbei ein Arzt und ein Apotheker, denn er war imstande, entweder jede Krankheit auskurieren zu lassen, oder zu erklären, warum der Kranke verstorben war. Die beiden Varianten nahmen die Betroffenen oder deren Angehörigen mit dem Verständnis entgegen. Dieser gewöhnlich alte Mann war der einzige Wahrheitskenner und Philosoph, der in allen Lebensangelegenheiten weit über die Gemeinschaft stand und die allgemeine Verehrung genoss. Seine Philosophie der Ähnlichkeit, nach der die Arzneipflanze mit der Form oder anderer Beschaffenheit an das kranke Organ erinnern sollte, schien einfach und vernünftig. Nicht weniger sinnvoll hörte auch der Gedanke an, dass das Blut eine der besten Medizin war. Weil der Pechvogel, der viel Blut verloren habe, unbedingt sterben sollte. Das Blut der großen und mächtigen Raubtiere war viel nützlicher als das des kleinen und schwachen Viehes. Der Verzehr der sonstigen inneren Organe sollte dem Kranken bestimmte Eigenschaften wie Barmherzigkeit, Mut oder Weisheit verleihen. Auf jeden Fall sagten so die Götter, mit denen der Priester „persönlich" in seinen geistig-religiösen Sitzungen gesprochen hatte. Die hohen Herrscher waren ein unentbehrlicher Teil seiner Philosophie, denn alle seine Überlegungen stammten anscheinend von ihnen ab. Die große Ära der monotheistischen Religionen sollte die Erhabenheit des einzigen Allmächtigen noch universalgültiger machen, weil nur Er für alle Menschen und alle Ereignisse des Weltalls verantwortlich war. Es war sicher ein riesiger Wendepunkt in der menschlichen Geschichte sowie in dem Gesundheitswesen. Denn die neuen Religionen eröffneten den Zugang zum Herrgott für jeden Sterblichen, indem der Priester von Vermittler zwischen Menschen und Götter zum Mentor und Berater herabgesetzt worden war. Darüber hinaus bekamen die Gläubigen das erste sittliche Gesetzbuch, Zehn Geboten, das mit dem Gotteswort beglaubigt worden war. Ein unbestreitbares Erfüllen dieser Zehn Geboten sollte die wohlwollende Gottesgnade gewährleisten. Der Weltherrscher verlangte einen unweigerlichen Glauben an sich und versprach dafür Sein Wohlleben und Bewahren. Solche klaren Worte konnte einfach jedermann kapieren und verwirklichen lassen. Gleichzeitig konnte jedes Individuum seine eigenen Sünden und Schulden wissen und verurteilen, welche davon gewohnt mit der Gottesvergeltung bestraft werden sollte. Eine von ihnen war die Krankheit, die entweder durch die Qualen geheilt oder mit dem Tod beendet werden sollte. Auf diese Art und Weise verband man die Gesundheit und Erkrankung mit dem sittlichen Verhalten des Menschen. Trotz allem fühlten sich die Ärzte seit Hippokrates verpflichtet, alles Mögliches zu unternehmen, um das menschliche Leben zu retten. Das heißt, sie stellten einen Vorrang des menschlichen Lebens über sittlicher Beschaffenheit der Person vor. Ob es ein vertrauenswürdiger Mensch oder ein Verbrecher war, sollte ihnen gleich sein. Ob sie dabei das Wort Gottes außer Acht lassen oder die Gerechtigkeitsfragen dem Gerichtshof überlassen wollten, bleibt umstritten. Auf jeden Fall waren sie angestrengt damit beschäftigt, eine geeignete Arznei für den Patienten herauszufinden, um sein Leiden auszukurieren. Ganz anders empfand sich der kranke Mensch. Einerseits verstand er als ein echter Gläubiger, dass die Krankheit auf seine Schulter nicht zufällig vom Himmel runtergefallen sollte. Es gab bestimmt gewisse Fehlschläge, die Herrgott wie große Sünde abschätzen könnte. Andererseits sah der Betroffene die Bemühung des Arztes, der mit aller Eifer versuchte, ihn zu retten. Aus moralischer Sicht war das Verständnis wohltuend, denn der Kranke wollte sicher, seinen Schuld büßen. Im Großem und Ganzem war es eine innige Zusammenarbeit des Mediziners und des Kranken, die überwiegend zur Heilung bringen sollte. Und schließlich nahm der Patient seine Genesung wie eine Gottesgnade, und er wurde davon noch gläubiger geworden. Das war der einheitliche Gott, der allein die Behütung für jeden einzelnen zu leisten fähig war. Diese Überzeugung flößte eine zuverlässige Hoffnung in menschlichen Verstand ein. Allerdings war es auf keinen Fall eine hilflose Selbstbeeinflussung. Ganz im Gegenteil brachte der Glauben (wie unsere moderne Untersuchungsmethoden bestätigen könnten) alle psychophysiologischen Parameter des Körpers in Ordnung, was die wichtigsten Voraussetzungen für die beständige Gesundheit sein sollten. So zeigten die Studien letzten Jahrzehnten, dass bei den regelmäßigen Ausführen Meditationen oder Gebeten nicht nur gewisse Hirnarealen angeregt werden, sondern die ganzen Zentral- und Vegetativ-Nervensysteme ihre Funktionen den normengemäß erfüllen sollten. Entsprechend verbessern sich deutlich auch das Herzkreislaufsystem, Atmung und Verdauung, also die wichtigsten Kennzeichen des Organismus. Diese Forschungen ließen eine bedeutende Schlussfolgerung ziehen, dass der „echte" Glauben als ein gesundheitsfördernder Faktor dienen sollte. Es ist klar, dass es dabei keine Rede von der Wahrheit der heiligen Schriften sein sollte. Nicht weniger bedeutsam waren auch die vertraulichen Verhältnisse zwischen dem Arzt und dem Kranken. Der Letzte zweifelte keinen Augenblick daran, dass sein Arzt nicht allein über die perfekten Kenntnisse von allen (überwiegend pflanzlichen) Medikamenten verfügt, sondern aus hunderten von ihnen das einzelne auszuwählen fähig wird, dass ihn heilen könnte. Tatsächlich war es auch so. Eine jahrhundertelange Ausübung der Pharmakologie bereicherte die Ärzte mit guten Erfahrungen über alle Pflanzen und anderen Wirkstoffen. Auch die Mehrheit der Krankheiten war nicht neu, um etwas absolut Unerwartetes zu vermuten. Wie die gegenwärtige Lehre von Placebo bewiesen habe, wirken die Arzneien viel effizienter, wenn der Patient davon überzeugt, dass er mit den richtigen Medikamenten behandelt wird. Es war ein starker Grund auch in alten Zeiten, der für die hohen Heilungsraten sorgte, wenn daran zweifellos glaubten. Diese vermeintlich bescheidene Philosophie war in der Tat sehr praktikabel gewesen und brachte gute Ergebnisse im Sinne des Wohlbefindens und der Lebenslust. Wenn man sie aber mit dem durchdringenden Blick beobachtete, soll man unbedingt herausstellen, dass das Hauptprinzip der alten Ärzte sich darin verborgte, im Kranken alle inneren Kräfte zu festigen, damit sein Organismus auch in Zukunft widerstandsfähig war. Heute sollte man sagen, dass sie kümmerten sich um seine Immunsystem, das auch heutigen Mediziner viel beschäftigt. Bemerkenswert entwickelten sich solche Einstellung in nahen Zeiten in weit entfernten voneinander Regionen der Erde, z.B. bei alten Chinesen, die noch kaum Kontakte mit den europäischen Kollegen haben sollten. Solche erstaunliche Übereinstimmung flößt den Gedanken ein, dass es etwas wirklich existieren sollte, was dafür sorgte. Sonst können wir weiter erörtern, dass diese Alten verharrten sich in seliger Unwissenheit, und mit ihnen Mitleid haben. Ob sie sich unglücklich empfanden, bleibt aber zweifelhaft.

Diese „rosarote" Epoche änderte sich enorm nach der Zeit der großen wissenschaftlichen Entdeckungen des Mittelalters. Die neue Ärztegeneration wollte nicht an etwas „blindglauben", was sie mit der Vernunft nicht kapieren konnte. Die jungen Ärzte vertrauten nicht mehr den alten Ideen von Ähnlichkeit, die eine Arznei nach äußere Merkmale auszuwählen bevorzugten. Sie brauchten „eiserne Beweise" für jeden konkreten Fall. Ihre harten Bemühungen brachten eine Reihe von Enthüllungen hervor, indem mehrere Heilmittel für nutzlos erklärt wurden. Es war ein unwiderstehlicher Schlag gegen alte Pharmazie, der eher große Schaden verursachen sollte. Gleichzeitig zerstörte er den vielhundertjährigen Glauben der Kranken an die Mächtigkeit der Ärzte, was sicher ein großer Fehler war. Anstatt entwickelten sie kaum neue Arzneien, um die alten zu ersetzen. Eigentlich bedeutete dieser Fortschritt die Krise des Pharmawesens. Außerdem waren sie nicht imstande, eine wissenschaftliche Aufklärung der großen Epidemien zu machen, die tausende menschliche Leben wegnehmen sollten. War es in der Tat eine Gottesbestraffung oder sollte man nun auch daran nicht glauben? Auf jeden Fall nutzte diese Verlegenheit die Heilige Inquisition, um einerseits die „richtige" Erklärung zu erteilen, und andererseits, um die Schuldigen zwischen deren Gegnern (die zu Hexen gezählt wurden) herauszufinden und sie auf dem

Scheiterhaufen zu verbrennen. Auch viele Ärzte waren davon betroffen. Unmittelbar war es ein Versuch, den früheren Glauben wiederherzustellen, was den Inquisitoren teilweise gelang. Die Geistlichen setzten ihre Weltanschauung fort, die der ewigen menschlichen Seele einen Vorrang überließen hatte. Das irdische Leben war dabei angeblich nur ein kurzfristiges Ereignis, das den Sterblichen nur zur endlosen Existenz der Seele vorbereiten sollte. Der ärztlichen Ansicht zufolge war aber gerade das irdische Leben die wertvollste Sache, die sie mit allen Mitteln zu retten suchten. Sie waren bereit, auch die Lebensqualität des Kranken außer Acht zu lassen, wenn er am Leben bleiben könnte. So behandelten sie, wie wir schon erwähnt haben, mit dem sehr giftigen Quecksilber die Syphilis Kranken, was zu schrecklichen Qualen führte, und der Gesundete mit den weiteren Leiden rechnen musste. Das Leben allein rechtfertigte alle möglichen Leiden. Darin lag der tiefe humanistische Sinn der Medizin, die seit deren Entstehung den Krieg dem Tod erklärt habe. Der Tod blieb aber ein unvermeidliches Los jedes Menschen, und die Ärzte sollten es wohl verstehen. Eine unheilbare Krankheit brachte neue Aufgabe ans Licht. Die Mediziner sollten dem Menschen beim Sterben helfen. Vor allem schließen diese Mittel Morphium und andere aus dem Schlafmohn gewonnene Opiaten ein, die man bis heute in der Palliativmedizin erheblich verwendet. Die Auszüge aus dem Schlafmohn waren aber in der alten Pharmakologie viel breiter zur Hand, als in unserer Zeit. Mit ihrer Hilfe behandelten die Ärzte der Antik und Mittelalter die Schmerzen in allen Körperteilen, Nerven- und Herzstörungen, Lungen- und Magen-Darm-Trakt Erkrankungen. Vor allem aber ließen sie, den Kranken beruhigen und den normalen Schlaf wiederbekommen. Gerade diese Umstände ermöglichen dem Patienten, die innere Kräfte zu konzentrieren, um die Erkrankung zu besiegen.

 Der nächste große Durchbruch in der Pharmazie war mit den bekannten Erfindungen in der Chemie und Biologe verbunden, was eine Vielfalt der synthetischen Arzneien den Patienten zur Verfügung stellten. Nun könnten die Apotheker unterschiedliche Produkte und deren Kombinationen anbieten, die oft viel besser als einzelne Erzeugnisse helfen könnten. Gleichzeitig änderten sich drastisch die Kontrollmethoden, mit denen der Arzt den Blutspiegel zahlreicher lebenswichtigen Substanzen erfahren könnte. Die Entwicklung dieser Analyseverfahren konnte man nur mit einer

Revolution vergleichen. Denn nun erkannte man die bisher aufgedeckte innere Welt des Patienten, die das ganze Krankheitsbild zu erläutern fähig war. Statt hilflose Vermutung, die mehrere Jahrhunderte die Hauptmethode der Diagnose und nachfolgender Behandlung war, bekamen die Ärzte konkrete materiellen Kennzeihen der Funktion unterschiedlichen Organen, die auch nach dem möglichen Erreger der Krankheit bestimmte Auskünfte machen sollten. Nun fühlten sich die Vertreter verschiedenen Richtungen der Medizin enger miteinander verknüpft zu sein. Nach den präzisen Analysen waren sie in der Lage, auch die Fehler und Fehlgriffe ihrer Kollegen aufzudecken, was für den professionellen Ruf der Sachkundigen sehr wichtig war. Aus diesem Grund vergrößerte sich erheblich die Verantwortung jedes vor den anderen, aber vor allem vor sich selbst. Wenn Jahre zuvor es keine Chance gab, zurückdatierend irgendwas über den Krankheitsverlauf des Verstorbenen zu urteilen, entstanden jetzt sogar die medizinischen Gerichthöfe, die die postumen Ermittlungen durchzuführen fähig waren. Wie es häufig bei den Neuigkeiten passiert, zweifelten zuerst viele Menschen an deren Zweckmäßigkeit. Allerdings zeigten die lauten Gerichtverfahren letzten Jahrzehnten, nachdem die berühmten Mediziner ihre Stellen verloren haben, dass diese Maßnahme nicht vergeblich sein sollte. Auch damit war die Philosophie der Heilkunst viel zu tun. Denn jede neue Arznei bereitete für die abgeschwächten Menschen nicht allein die Erleichterung, sondern auch ein Risiko vor. Der Arzt konnte dabei auf zweierlei Art entscheiden. Die Erste würde zuversichtlich für den Arzt und loyal der Schulmedizin und dem Gesetz gegenüber. Die einzelne Schwierigkeit lag aber in Gefahr für den Patienten, der infolge dieser Therapie zu sterben riskiert. Ist aber dieser Umstand außerordentlich wichtig? Ehrlich gesagt ist ein moderner Arzt in der Lage, mit dem Kranken überhaupt keinen Kontakt zu haben. Alle seinen Daten inklusiv die Symptome der Krankheit sind vollständig im Computer gespeichert. Wir leben, Gott sei Dank, nicht in Zeiten des Hippokrates. Eine formale Auffassung ist nicht nur möglich, sie schützt den Arzt vor allen möglichen unangenehmen Folgen. So existiert der Kranke im Bewusstsein des Mediziners wie eine virtuelle Gestalt, mit der man gewisse willkürlichen Manipulationen verüben kann. In einer ziemlich nahen Zukunft wird es vielleicht auch möglich, in diese Art und Weise die Wirkung der Arzneien und deren Kombinationen auf die Gestalt zu untersuchen, bevor ihr reeller Doppelgänger sie bekommen könnte. Es ist nicht schwer, solche Computerprogramme vorzustellen, die ein angemessenes Bild des Patienten mit allen seinen Krankheiten und Veranlagungen darstellen könnte, um darauf einen optimalen Weg zu seiner vollständigen Heilung zu bestimmen. Hoffentlich wären sie nicht nur die guten Vorsätze der irdischen Mediziner, sondern deren „normale" Sehergabe.

Die zweite Art unterscheidet sich enorm von der ersten: der Arzt steht ständig in Verbindung mit dem Kranken und macht es geistig und seelisch. Ihm ist es klar, dass die Schulmedizin in diesem Falle nutzlos wird. Darf er sie außer Acht lassen und etwas Vernünftiges nach seiner Ansicht vorstellen? Formell, nein. Aber menschlich gesehen? Ein einfaches Beispiel. Der Oberarzt, Dr. med., gibt den Krankenschwestern die Anweisung, einem alten Onkologie Patienten oft und in großen Dosen ein Antibiotikum zu injizieren. Formell hat er Recht, denn der Alte war im Krankenhaus mit einem Infekt angesteckt worden. Doch der Behandlungsarzt sieht diese Sache anders. Der Kranke ist von seiner Grunderkrankung sehr schwach. Das Antibiotikum tötet nicht nur den Infekt, er schädigt auch das Immunsystem, was für den Patienten viel wichtiger ist. Soll sich der nicht gleichgültige Arzt einmischen und die Anweisung des Oberarztes berichtigen lassen? Eine gar nicht leichte Frage, denn solches Verhalten verspricht einen Streit mit dem Chef, was kaum etwas Gutes mitbringen könnte. Trotzdem soll man in ernsten Fällen irgendwas unternehmen, sogar mit dem Risiko für sich selbst, weil es in dem Eid des Hippokrates steht: „Ich werde den Kranken vor Schaden und willkürlichem Unrecht bewahren". Und niemand darf den Eid für ungültig erklären. Aber die Ungerechtigkeit existiert auch in der Medizin weiter, was für die tausenden ehrlichen Menschen dieses Fachgebietes ein Störungsfaktor sein sollte. Wie in allen anderen Gebieten der Wirtschaft braucht auch das Gesundheitswesen eine Gesellschaftsaufsicht darüber. Die andere Seite der Münze besteht darin, dass die Gesellschaft immer mehr Kapital in die Gesundheit investiert, was diese Branche ausschließlich attraktiv für alle Beteiligten macht, in erster Linie aber für die wirtschaftliche und wissenschaftliche Elite. Die verlockenden Möglichkeiten kann man mittels ungewöhnlicher Vorhaben verwirklichen. Obwohl die endgültige Entscheidung über das große Projekt ein vollberechtigter Ausschuss trifft, können die prominenten Personen diese Entscheidung stark beeinflussen lassen. Letzten Endes sind die einflussreichen Sachkundigen imstande, auch ihre eigenen Entwürfe zu fördern. Nicht selten handelt es sich um die Entwicklung und Untersuchung neuer Arzneien, die mithilfe extrem komplizierter Verfahren der Biotechnologie (die auch die Gentechnik einschließt) durchgeführt werden sollten. Neben den besonders kostspieligen Geräten und Materialien verlangt diese Grundlagenforschung in der Pharmakologie das hochrangierte Personal von Fachleuten aus verschiedenen Gebieten. Wenn die Rede von einem antiviralen oder krebsbekämpfenden Präparat ist, trifft man mit einer eigenartigen Situation zusammen. Denn das geplante Medikament soll gegen konkretes Virus oder die Krebsart wirken. Die Onkologen sind der Meinung, dass die Mehrheit der Krebsarten sich voneinander stärker unterscheiden als von anderen Krankheiten. Aus diesem Grund bevorzugen die Forscher, keine sonstigen Formen der Erkrankung zu berühren. Solche Begleiterscheinung fordert, eine Vielfalt von genannten Arzneien zu schaffen, deren künftige Produktion allerdings für unterschiedliche Patientenmengen vorbestimmt wird. Wie diese Zahlenverhältnisse zurzeit des Massenverkaufs (also nicht früher als in zehn Jahren) aussehen sollten, kann man nur sehr grob abschätzen. Bis dahin müssen die Investoren mit den Beiträgen in hunderten Millionen Höhe rechnen. Wenn dabei auch der Eigennutz vorhanden wird, können sich diese Summen noch erheblich vergrößern. Die ganze Kette aus mehreren Gliedern von Entwicklung bis zum Verkauf besitzt eine eigene Philosophie, die mehrseitige Besonderheiten des Prozesses widerspiegeln sollte. Im Laufe des Vorhabens sollte sich eine heftige Dynamik des Personals offenbaren. Zuerst ragen Grundlagenforscher und Gerätefachleute empor, die allmählich durch die Gentechniker und Biotechnologen ersetzt werden. Darauf kommen Biologen und Tierforscher zum Einsatz, die mit den Tierversuchen beschäftigt werden. Schließlich werden Mediziner an der Reihe, die sich an klinischen Studien beteiligen sollen. Bei Tierversuchen arbeitet man gewöhnlich mit typischen Lebewesen wie Ratten und Kaninchen. Obwohl diese Tiermodelle sich von menschlichen Organismus stark unterscheiden, scheint dieses Stadium unentbehrlich zu sein. Denn Tiere reagieren viel empfindlicher auf die Toxine, die in kleinen Mengen in der Arznei anwesend sein können. Klinische Studien sind für die Beurteilung des Arzneimittels der Knackpunkt. Deswegen wird jeder Teilnehmer von außerordentlicher Bedeutung. Die Schwierigkeit dieser Stufe ist aber damit verbunden, dass es am Ort der Studie nicht ausreichende

Zahl der Personen mit der gegebenen Erkrankung gibt. Natürlich kann man dabei mit den gesunden Probanden gegen Entgelt experimentieren. Aber bei der Viren- oder Krebsarzneien ist es höchst unerwünscht. Andererseits spielt die Statistik bei solchen Studien eine entscheidende Rolle. Die tiefe Philosophie dieser ungünstigen Situation verschärft sich dadurch, dass man ohne diese Studien auf keine amtliche Zulassung des Medikaments hoffen kann. Das heißt, sie sollen unter allen Umständen stattfinden. Sonst riskieren die Inverstoren mit ihren Geldern und die armen Kranken mit ihrem Leben. Die alte Philosophie belehrte aber, dass es überhaupt keine Ausweglosigkeit gibt. Diese alte Weisheit entspricht auch der Vorstellung der modernen Pharmakologie, die dringend neue intelligenten Arzneien gegen schweren Krankheiten braucht. Diese Voraussetzung wirkt gewohnt wie einem Antrieb für alle Glieder der obengenannten Kette. Und die klinischen Studien sind keine Ausnahme. Die Angelegenheit der zuversichtlichen Probanden gehört sicher auch zur Philosophie der Apotheke. Ein Traumbild, das den Medizinforscher häufig im Schlafe kommt, zeigt ein Team oder sogar ein Institut der festangestellten Probanden, die für die nächste Studie immer bereit sind. Seltsamerweise verwirklichte sich schon dieser Traum in einigen Bereichen der Medizin, z.B. den Studien der Mittel für Hauterkrankungen und -pflege. Die Sachkundigen versichern aber, dass für die Teilnehmer dabei keine Gefahr gibt, weil ihre Salben, Creme und Emulsionen anscheinend keine Erkrankungen auszulösen vermögen. Wie gesagt, kann man das unter einem Vorbehalt zulassen. Ganz andere Sache sind die Viren- oder Krebsarzneien, die zweifelsohne nicht nur zielgerichtet die kranken, sondern auch gesunde Zellen und Geweben beeinflussen. Wie kann man aus solcher Verlegenheit ausgehen. Das Sinnvollste scheint, durch eine erhebliche Erhöhung des Schadenersatzes, denn die potentielle Gefahr existiert auf jeden Fall, die freiwilligen einzustellen. Wer kann die Aufwendungen dafür übernehmen? Natürlich die Pharmaunternehmen, die nach der Arzneizulassung riesige Erträge zu bekommen rechnen. Nichtsdestoweniger bleibt die Gesundheit für die Mehrheit der Bewohner westlicher Länder der höchste Lebenswert, um damit irgendwie zu riskieren. In vielen Entwicklungsstaaten sieht es ganz anders aus. Das Lebensniveau ist dort so bescheiden, dass mehrere Bürger jene bezahlte Arbeit aufzunehmen bereit sind. Darüber hinaus stehen zahlreiche örtliche Ärzte für die Veranstaltung solcher klinischen Studien zur

Verfügung. Wenn sie bei ihren Patienten und Bekannten einen Probandenwettbewerb ankündigen, stellt sich eine lange Schlange der Interessenten auf. Man kann alle nicht anstellen lassen. Trotzdem gibt es auch dort nicht die ausreichende Zahl der Kranken mit dieser Erkrankung. Auf diesen Grund wird es viel günstiger für den Arzt, den gesunden Probanden auszuwählen. Solche gesundheitlichen Besonderheiten bevorzugen die Veranstalter, wie üblich nicht in deren Berichten zu notieren. Für die künftige ausführliche Beschreibung der Arznei werden diese Einzelheiten sehr wichtig. Vor allem deshalb, weil die kerngesunden Personen nicht alle Nachteile des Medikamentes wie die abgeschwächten Kranken verspüren können. Außerdem sollte die Beteiligung der hiesigen Ärzte für den guten Ruf der Studie sorgen, obwohl deren professionelle Qualität weit nicht immer gefragt wird. Wie schon erwähnt wurde, ermöglichen die erfolgreichen klinischen Studien eine Genehmigung des Einsatzes der Arznei durch die nationale Gesundheitsbehörde. Mit anderen Worten bekommen die Pharmafirmen das Recht, ihr Produkt zu verkaufen. Diese verantwortungsvolle Aufgabe sollte in der Tat die Bemühungen von hunderten und tausenden Menschen krönen. Denn diese manchmal globale Maßnahme könnte allein alle Investitionen und Ausgaben ausgleichen. Selbstverständlich gibt es mehrere Methoden, wie man die allgemeine Aufmerksamkeit auf seine Erzeugnisse zu lenken pflegt. Allerdings kümmern sich die Pharmafirmen darum, dass ihre Werbung zielstrebig die Betroffenen erreichen könnte. Es stellte sich aber heraus, dass die gleiche Aktion viel effizienter mithilfe praktizierender Ärzte ausgeübt werden ließ. So wurden gewisse Fachärzte von Pharmaunternehmen gegen Belohnung für die Werbung der Arzneimittel beauftragt, was sich wirtschaftlich gesehen ganz wohl rechtfertigen sollte. Aber nicht nur wirtschaftlich, denn viele Patienten sind irrgläubig der Meinung, dass den Vertreter der Heilberufe wie Ärzte oder Apothekern die Werbung oder moderne Marketingverfahren verboten sind. Ganz im Gegenteil steht diese zusätzliche Tätigkeit der Ärzte im Rahmen der Liberalisierung von beruflichen Beschränkungen sowie im Sinne der vollständigen Erkundigung der Patienten mit den Neuigkeiten der Pharmakologie im Mittelpunkt des heutigen Gesundheitswesens. Ein allgemeines Bekanntmachen mit der gesamten Kette der Produktion und Vermarktung schindet den Eindruck, dass es alles im Großen und Ganzen in Ordnung ist. Eine innovative Grundlagenforschung, eine

High-Tech Gen- und Biotechnologie, hoch qualifizierte Tierversuche und klinische Studien, moderne Marketing und Verkauf. Hört sehr verlockend an. Doch enthält jedes Mitglied der Kette etwas angeblich Geringfügiges, das man leicht übersehen kann. Irgendwelche etwas ungereimten Tiermodelle, bei den wirklich gesunden Probanden durchgeführte klinische Forschungen, durch die ärztlichen Interessenten abgelaufene Marketingmaßnahmen schaffen gemeinsam ziemlich bemerkenswerte Risikofaktoren, die für die einzelnen Patienten lebensbedrohlich sein könnten. Auch die Theorie der zufälligen Prozesse besagt, dass die kleinen unerwünschten Kennzeichen imstande sind, sich zu sammeln.

Die moderne Philosophie der Pharmakologie geht aber noch weiter, denn der steigende Wettbewerb fordert immer neue eigenartige Verwicklungen, um unter schwierigen Umständen zu überleben. Ein günstiger Ausweg scheint dabei eine erfolgreiche Massenproduktion zu sein. Wenn ein neues Arzneimittel in Millionenfachmenge verkauft wird, kann es selbstverständlich bald alle aufgewandte Gelder decken. Solche Denkweise entspricht aber nur den Arzneien, die gegen die Volkskrankheiten angewendet werden. Unter dem Namen Volkskrankheit verstand man im Laufe der Jahrtausende ganz verschiedene Leiden. So meinte damit Hippokrates große Epidemien, die von Seuchen verursacht worden waren. Im Mittelalter passte die Tanzwut, eine psychische Erkrankung, richtig zu diesem Begriff. Die Offenbarungen dieses Leidens konnte die Umgebung als einen Tanz des Kranken, der mit dem Schaum aus dem Mund, Wunden und völliger Erschöpfung begleitet war, beobachten. In unserer Zeit meint man unter den Volkskrankheiten nicht epidemische Krankheiten, die wegen ihrer erheblichen Verbreitung und wirtschaftlichen Auswirkungen wie Behandlungskosten, Arbeitsunfähigkeit und anderen eine große gesellschaftliche Bedeutung bekommen. Zu diesen zählen z.B. Herz-Kreislauf-Erkrankungen, Diabetes Mellitus und Arthrose. Für die Pharmaunternehmen wird es sehr anlockend, den Hauptanteil deren Produktion auf die echten Medikamente gegen Volkskrankheiten umgestalten zu versuchen. Zugleich scheint es eher perspektivlos, viel Kapital und Mühe in die Herstellung der Arzneien zu investieren, die für ziemlich seltene Krankheiten zum Einsatz gebracht werden können. Das heißt, es gibt gewinnbringende und zweifelhafte Richtungen der Pharmakologie, die auf bestimmte Heilstoffe den besonderen Nachdruck legen könnten. Allerdings sieht die Behandlung seltener Krankheiten ganz anders aus. Denn sie brauchen häufig viel spezifischere Arzneien, deren Entwicklung, Erforschung und Vermarktung extrem kostspielig werden sollten. Ob das Pharmaunternehmen solche ungünstige Aufgabe zu übernehmen bereit wird, bleibt aber fragwürdig.

Körperbestandteile, deren Krankheiten und Arzneien

Zentralnervensystem

Das Nervensystem besteht aus Gehirn und Rückenmark, dem Zentralnervensystem (ZNS) und den kranialen (zum Kopf gehörenden) und spinalen (zum Wirbelsäule gehörenden) Nervenfasern sowie den peripheren Ganglien (Nervenknoten), die das periphere Nervensystem (PNS) bilden. Die inneren Organe und Blutgefäße werden vom autonomen Nervensystem (AS) versehen. Die Blutversorgung des Gehirns ist, verglichen mit Muskeln und inneren Organen, erstaunlich stabil, sie beträgt ca. ein fünftel der Gesamtzirkulation mit nur geringen Schwankungen, die dem Glucoseverbrauch entsprechen. Bereits nach einer Sekunde dauernde Unterbrechung der Blutzufuhr ist das gesamte zur Verfügung stehende Sauerstoff völlig verbraucht. Schon nach 6 Sekunden tritt Bewusstlosigkeit ein. Die Zirkulation erfolgt ansonsten wie in anderen Körperregionen auch. Gehirn und Rückenmark „schwimmen" in der Cerebrospinal (Hirn-Rückenmark) Flüssigkeit (CSF), die sowohl Verletzungen der Hirnmasse durch plötzliche mechanische Einwirkungen (Schlag, Stoß, Bewegung) verhindert, als auch dem Stoffwechsel dient. Einzelne Strukturen der drei Hauptabschnitte des Gehirns haben die große Funktionsbedeutung für die Steuerung von Verhalten. So besteht das Gehirn aus dem Prosencephalom (Vorderhirn), Mesencephalon (Mittelhirn) und Rhombencephalon (Rautenhirn). Man teilt das Vorderhirn weiter in zwei Bereiche unter: Telencephalon (Endhirn) und Diencephalon (Zwischenhirn). Mittelhirn bleibt dabei nicht weiter unterteilt, während das Rautenhirn (ähnlicherweise mit dem Vorderhirn) in zwei Bereiche: Metencephalon (Hinterhirn) und Myelencephalon (Nachhirn) unterteilt wird.

Es ist nicht einfach vorzustellen, dass es im Rahmen des Hirnvolumens eines erwachsenen Menschen (nicht viel größer als ein Liter) ungeheuer große Maßstäbe gibt. Trotzdem setzt sich die

Länge aller Nervenbahnen des genannten Gehirns ca. riesige sechs Millionen Kilometer zusammen. Es gibt also richtig kosmische Entfernungen.
Man unterscheidet auch vier Hauptbereiche: das Großhirn, das in der Mitte in zwei Halbkugeln (Hemisphären) geteilt ist. Zwischen beiden diesen Hälften besteht eine perfekt organisierte Verbindung, die von einem dicken Nervenstrang (Corpus callosum genannt) und mehreren kleinen Nervenbahnen geschafft wird. Dessen Oberflächenschicht, die ca. 2-4 mm Dicke aufweist und Großhirnrinde (Cortex genannt), ist so stark gefaltet, dass seine Gesamtoberfläche fast einen Viertel Quadratmeter beträgt. Ihre ca. 16 Milliarden Neuronen (Nervenzellen) entsprechen einem Fünftel des gesamten Gehirns. Obwohl die Hirnmasse aus Neuronen rosenfarbig aussieht, nannte man sie jahrhundertelang graue Substanz. Diese Diskrepanz wurde aufgrund der Tatsache entstanden worden, dass das tote Gehirn wirklich grau gefärbt wurde. Es gibt unterschiedliche Areale der Hirnrinde, die zu primären und assoziativen (verbundenen) gezählt wurden. Die Ersten verarbeiten dabei die Information der Sinnorgane, die durch entsprechende Rezeptoren wahrgenommen werden. Dagegen stellen sich die Assoziationsareale verschiedene Nervenimpulse gegenüber, um eine ausgeglichene Entscheidung zu treffen. Sie bestimmen mehrere Vorgänge, die mit dem Denken und Gedächtnis verknüpfen werden.
Das Zwischenhirn vereint vier Teile: den Thalamus (oberer Teil), den Hypothalamus, der mit der Hypophyse (Hirnrindedrüse) verbunden ist, den Subthalamus, der vor allem für die Steuerung der Grobmotorik zuständig ist, und den Epithalamus, dem die wichtigen Drüsen des Gehirns gehören.
Der Thalamus ist der Vermittler sensorischer und motorischer Signale zum und vom Großhirn. Durch ihn laufen alle neuronalen Impulse der Sinnesorgane, die unverändert weiter vermitteln werden sollten. Der Hypothalamus steuert zahlreiche körperliche und psychische Lebensvorgänge und wird selbst teils neuronal über das vegetative Nervensystem (VNS), teils hormonell über den Blutweg gesteuert. Eigentlich sind Hypothalamus und Hypophyse die wichtigsten Hormondrüsen des Körpers, die das zentrale Bindeglied zwischen dem Hormon- und dem Nervensystem bilden. Das Zwischenhirn ist auch an der Schlaf-Wach-Steuerung, an Schmerzempfindung sowie an körperlicher Temperaturregulation beteiligt.

Im Kleinhirn zeichnet man auch zwei Hemisphären sowie weitere Teile aus. Es ist fürs Gleichgewicht des Körpers, Bewegungen und die Koordination verantwortlich. Es gibt auch Vermutungen, dass es am Spracherwerb und am sozialen Anpassen beteiligt ist.

Der Hirnstamm ist wahrscheinlich der älteste Teil des Gehirns. Er befindet sich am untersten Gehirnabschnitt und besteht aus auf- und absteigenden Nervenfasern (weiße Substanz) und Ansammlungen von Neuronen beziehungsweise von Somata (graue Substanz). Der Hirnstamm verschaltet und verarbeitet eingehende Sinneseindrücke und ausgehende motorische Informationen und ist zudem für elementare und reflexartige Steuermechanismen zuständig. Außerdem beteiligt er sich an den Vorgängen der Erhaltung und Entwicklung des Organismus, der Thermoregulation durch die Einwirkung auf Schweißdrüsen sowie an der Kontrolle des arteriellen Blutdrucks.

Im Nachhirn kreuzen sich die Nervenbahnen der beiden Körperhälften. Außerdem werden hier viele automatisch ablaufende Vorgänge wie Herzschlag, Atmung oder Stoffwechsel gesteuert. Ebenso befinden sich hier wichtige Reflexzentren, die z.B. Lidschluss-, Schluck-, Husten- und andere Reflexe auslösen. Das untere Ende des Nachhirns schließt an das Rückenmark an.

Das Gehirn funktioniert gewöhnlich so intensiv, dass es mit seinem Massenanteil weniger als 2% der gesamten Körpermasse ein Fünftel der Körperenergie verbraucht. Dabei erzeugt es die Energie selbst durch einen ziemlich sparsamen Prozess der katalytischen Verbrennung von Glucose. Dafür wird auch den größten Teil des Sauerstoffes benötigt werden. Die notwendige Glucose kann nicht vollständig durch die anderen Energiequellen ersetzt werden. Der Stoffwechsel bei der hungrigen Ernährung lässt sich vermuten, dass das Gehirn unter solchen Umständen der Reduktionsdiät dem Ketonkörper als die Nährquelle vollständig den Vorrang vor der Glukose gibt, sogar bei ausreichender Glucosezufuhr über das Blut. Mit diesem extrem wichtigen Mechanismus der mangelhaften Ernährung werden wir uns in diesem Buch weiter befassen. Hier lassen wir uns aber die wesentlichen Merkmale dieses Mechanismus notieren.

Unter normalen Ümständen speichert der menschliche Organismus Substrate für ca. 700000 kJ. Der Hungerzustand ist durch eine deutlichgesteigerte Oxidation der Fettsäuren sowie durch Ketogenese gekennzeichnet. Im Hungerzustand muss die Glucose für das ZNS, die Erythrocyten und das Nierenmark bereitgestellt werden. Der Substratbedarf für die gesunde Glucoseproduktion wird durch gesteigerten Protein(Eiweiß)abbau bereitgestellt. Nach langdauernden Hungerperioden bekommt der Organismus eine Fähigkeit, die Energie aus den Ketonkörpern zu gewinnen. Woher stammen diese Ketonkörpern? Üblicherweise sollen die Fettsäuren in der Leber abgebaur werden, um die notwendige Energie zu gewinnen. Die überflüssigen Fettsäuren werden in der Leber in Ketonkörper umgewandelt, an das Blut abgegeben und von anderen Geweben oxidiert. Dauert der Hungerzustand länger an, so gewinnt das ZNS die Fähigkeit, Ketonkörper zur Deckung des Energiebedarfs oxidieren zu können. Damit verringert sich der Glucosebedarf des ZNS auf etwa 40 g/24 Std., was dem Organismus die Möglichkeit gibt, viel sparsamer zu funktionieren.

Einer der wichtigsten Vorgänge bei den Neuronen besteht in dem Transport von Natrium- und Kaliumionen durch die Zellmembrane. Die Verteilung dieser beiden Ionen innerhalb und außerhalb der Zelle ist ungleich. Die innere Konzentration K+- Ionen bleibt 50-mal so hoch als außerhalb der Zelle. Dagegen beträgt der extrazelluläre Gehalt der Na+- Ionen 10-mal größeren Wert als den intrazellulär. Die einfache Diffusion erfolgt nur „bergab", das heißt, von der höheren in Richtung der geringeren Konzentration. Der Transport in einer entgegengesetzten Richtung durch die Zellmembran erfordert also Energieaufwand, ähnlich wie dem Energieaufwand beim Aufpumpen eines Autoreifens zur Verdichtung der Luftmoleküle nötig ist. Ähnlicherweise gibt es solche Na+- K+ - Pumpen, die Na+- Ionen aus der Zelle und K+- Ionen in die Zelle aufpumpen sollen. Interessanterweise benötigt das Gehirn fast 90% seiner Leistung für diese Ionen - Pumpen. Wie gesagt, erfordert das Gehirn für den Energiegewinn Glucose und Sauerstoff. Ein 10-sekundiger Ausfall deren Zufuhr führt zu großen Funktionsstörungen, nach wenigen Minuten – zu schweren Hirnschäden. Historisch gesehen erlitten unsere fernen Vorfahren wahrscheinlich vielfach solche ungünstigen Ausfälle, die zu erheblichen Hirnschäden bringen sollten. Vielleicht schaffte die Natur deswegen das katabole hungrige Verfahren der Ernährung, um unseren Vorahnen die Überlebenschance zu ermöglichen. Ein hungriges Wesen sucht immer nach einem viel fetthaltigen Essen. Manche Evolutionsbiologen verbinden sogar die Vergrößerung der Hirnmasse des Menschen mit dieser fettreichen Ernährung. An

Jahrtausendwende entwickelte Lübecker Adipositas-Spezialist und Diabetologe Achim Peters die so genannte Selfish-Brain-Theorie (von englischen „selfish" – selbstsüchtig), deren Zentralpunkt darin besteht, dass das Gehirn sich ausschließlich eigennützig verhält. So versucht es bei der Energieversorgung des ganzen Körpers vor allem seinen eigenen Bedarf zu decken. Es schafft in solche Art und Weise eine Hierarchie, wo das Kontrollzentrum sich über allen anderen schätzt. Diese Theorie wurde von Peter Mersch dadurch ergänzt, dass die Bedingungen, bei denen ein moderner Mensch lebt, also eine ausreichende Ernährung aller Art, kann das Gehirn keine Sorge für sein Wohlbefinden tragen. Auf diesen Grund wählt es den einfachsten Kohlenhydratstoffwechsel aus. Das Ergebnis solchen faulen Benehmens wird mit den übermäßigen Fettablagerungen gezeigt werden.

Hirnschaden

Im Großen und Ganzen entstehen die Hirnschäden unter mehreren Umständen, die zu Veränderungen seiner Struktur führen können. So kann z.b. ein Schlaganfall bei der Verminderung der Durchblutung des Gehirns stattfinden. Als die Ursache nennt man entweder einen Arterienverschluss oder eine Hirnblutung. Nicht selten bekommt man ein Schädel-Hirn-Trauma durch mechanische Schläge oder Unfälle. Starke Hirnstörungen können unterschiedliche Hirntumoren verursachen. Gewisse organische Veränderungen des Gehirns können durch unterschiedliche Entzündungen der Hirnhaut und tieferen Geweben vorkommen, z.B. die Meningitis oder die Enzephalitis. Ähnliche Veränderungen passieren beim Sauerstoffmangeln im Gehirn.

<u>Psychische Störungen</u>

Menschliches Gehirn sorgt neben der Steuerung zahlreicher physiologischen Vorgänge auch für die Emotionen (Gefühle) und Kognitionen (Denken, Aufmerksamkeit und Gedächtnis). Diese Bereiche sind auch für die psychischen Störungen anfällig. Man unterscheidet dabei als Ursachen bestimmte seelische Vorgänge, neuropsychiatrische, hirnorganische und komplexe Quellen. Es ist wichtig aber in Betracht zu ziehen, dass nicht alle Abweichungen des emotionalen und kognitiven Erfahrens zu einer psychischen Störung

zugeschrieben werden sollten. Ein gesunder menschlicher Verstand ist imstande, nach einer starken psychischen Erregung sich selbst in einen beruhigenden Zustand zurückzukehren. Manche Individuen sind in der Lage, sich sogar nach den schweren psychischen Erschütterungen allmählich in eine ausgeglichene Laune zu bringen. Dabei spielt eine persönliche psychische Empfänglichkeit eine bedeutende Rolle. Viele ernste Störungen der Psyche kommen aus subjektiven Vorstellungen oder aus überhaupt nicht vorhandenen Begleiterscheinungen vor. Moderne Psychiatrie verfügt über präzisen Methoden, die den charakteristischen Symptomen eine konkrete Erkrankung zuordnen kann. Seit des 19. Jh. versuchten die Ärzte, die psychiatrischen Symptome im Sinne des Abweichens von der Norm darzustellen. Sie betrachteten häufig diese Abweichungen wie ein Ergebnis der unbekannten körperlichen Erkrankung, die z.B. aufgrund eines Alkoholismus entstehen konnten. Es konnte aber gleichermaßen durch eine Psychose vonstattengehen, die sich eher an eine Schizophrenie erinnern sollte. Im Unterschied zu diesen Ansichten versteht moderne Psychiatrie die Ursachen psychischer Störung wie ein vielseitiges Bild der persönlichen Veränderungen des Geistes. Mit der ständigen Entwicklung der neuen wissenschaftlichen Diagnose Methoden können die Ärzte, einer Krankheit immer neue Einzelheiten zuzuschreiben, die auch bei der Behandlung sehr wichtig sein sollten. Eine durch große Erfahrung begründete moderne Klassifikation der psychischen Erkrankungen ermöglichte die letzten Jahrzehnte eine neue Einstellung deren Behandlung. Es brachte die wirkliche Annerkennung mehrerer Krankheitsbilder, die früher unter einer Bezeichnung bekannt worden waren. Darüber hinaus ließen neue Untersuchungsmethoden, viel detaillierter als zuvor die betroffenen Hirnregionen lokalisieren und einen Weg für den molekularen Maßstab des Kurierens zu ebnen. Eine kurze Auswahl aus dieser Liste, z.B. die Aufmerksamkeitsdefizit-/Hyperaktivitätsstörung (ADHS), auffällige Störung des Sozialverhaltens, Asperger-Syndrom, Zwangsstörung, Bipolare Störung, Soziale Phobie, Schizophrenie, Angststörung, Unipolare Depression, Psychotische Störung, Posttraumatische Belastungsstörung (PTBS), Somatoforme Störung zeigt die Vielfalt der komplizierten Aufgaben, die die Psychiater gemeinsam mit Neurowissenschaftler und Verhaltensforscher erfüllen sollen.
Zu den pharmazeutischen Methoden der Heilung psychischer Erkrankungen gehören vor allem die Psychopharmaka, die den

Betroffenen hilft, die aktuellen Schwierigkeiten aktiv zu bewältigen sowie die neuen Verhaltensweisen zu erlernen. Psychotropische Arzneien lassen die Symptome verringern und entsprechende psychische Leiden lindern. Diese dringenden Einmischungen ändern das Wohlbefinden des Patienten so enorm, dass er (oder sie) imstande wird, wieder Beziehungen zu anderen Menschen aufzubauen und Probleme aktiv zu lösen. Menschliche Psyche umfasst die Stimmung, das Denken, die Wahrnehmung und das Verhalten. Das heißt alle Bereiche, auf die die genannten Arzneien auswirken können. Es sollte aber von Anfang an klarwerden, dass die komplizierten Substanzen, die einen scharfen Effekt auf die zierlichen Hirnstrukturen erzielen können, kaum ohne kleinen oder großen Nebenwirkungen zu bleiben vermochten. Es ist ein Grund dafür, dass viele Menschen, die einer Arzneitherapie unterzogen worden waren, keine Kraft haben, sie bis zum Ende durchzuführen. Eigentlich schließt die Psychopharmaka solche Substanzen ein, die sich auf die Steuerung von Prozessen im ZNS auswirken und so einen Einfluss auf verschiedene psychische Funktionen haben. Die meisten Substanzen werden zur Behandlung psychischer Erkrankungen eingesetzt, manche kommen aber auch in anderen Bereichen zur Anwendung, z.B. in der Schmerztherapie oder in der Anästhesie, die üblicherweise durch die Verabreichung der Narkose die Schmerzempfindung des Patienten auszuschalten pflegt. Ein Psychiater sollte sich bestimmt die Rechenschaft ablegen, dass manche Kranken Angst haben, von einem Medikament abhängig zu werden. Nach deren Auffassung kann eine psychotropische Arznei ihre Persönlichkeit erheblich verändern. Sie sehen darin nur einen ablenkenden Handgriff, der die Erkrankung selbst kaum verbessern konnte. In diesem Sinne ist es wichtig, dem Kranken überzeugend erklären, was der Wirkstoff tatsächlich macht und welche komplizierte Ziele er dabei verfolgt. Praktisch gesehen versucht der Psychiater, aus der Vielzahl der Medikamente dasjenige auszuwählen, das für die Symptome und die Lebenssituation des Betroffenen am besten geeignet wird. Schon im Laufe der Behandlung soll dem Arzt klar sein, ob das Heilmittel ausreichend wirksam ist, und welche Nebenwirkungen es bei diesem Menschen haben könnte. Andere wichtige Angelegenheit betrifft die richtige Dosierung des Präparats. Ein bedeutendes Kennzeichen der richtigen Psychopharmaka zeichnet sich dadurch aus, dass sie die belastenden

Symptome zu lindern und die Lebensqualität deutlich zu bessern vermögen.

Stimmungsstabilisierende Arzneien

Lithium

Lithium ist ein in der Natur vorkommendes Mineral, das manischen oder depressiven Phasen bei der bipolaren Störung entgegenwirkt. Es wird auch bei schizoaffektiven Erkrankungen zur Verhinderung erneuter Krankheitsphasen eingesetzt. Ein Problem bei der Therapie mit Lithium ist, dass es bei zu hoher Dosierung schnell toxisch wirkt – die therapeutisch wirksame Dosierung und die Dosierung, die zu Vergiftungserscheinungen führt, liegen dabei relativ nah beieinander. Deshalb muss bei Einnahme von Lithium der Lithiumspiegel im Blut regelmäßig kontrolliert werden, zudem sind regelmäßige Blutbild- und Leberwertkontrollen notwendig.

Mögliche Nebenwirkungen

Manchmal können erhebliche Gewichtszunahme, die Übelkeit, Magen-Darm-Beschwerden, Mundtrockenheit, Muskelzittern, Müdigkeit und Kreislaufstörungen massenhaft vorkommen. Auch Veränderungen des Blutbilds und eine Unterfunktion der Schilddrüse können auftreten. Meist sind die Nebenwirkungen zu Beginn der Einnahme am stärksten ausgeprägt und gehen dann allmählich zurück.

Beruhigungsmittel

Benzodiazepine

Diese Substanzen wirken schnell angstlösend und entspannend. Wie bei anderen Psychopharmaka kann aber nach einer langfristigen Behandlung eine Abhängigkeit entwickelt werden. Auf diesen Grund gehören die Benzodiazepine zu den höchst missbrauchten Arzneien weltweit. Deswegen scheint es sinnvoll zu sein, ein Benzodiazepin in niedriger Dosierung und zeitlich begrenzt anzuwenden, z.B. bei akuten oder relativ kurz dauernden Krisenzuständen.

Es gibt die Benzodiazepinene mit langer, mittlerer und kurzer Halbwertszeit sowie mit und ohne aktive Metaboliten, das heißt Substanzen, die eine Wirkung auf den Stoffwechsel ausüben. Von diesen beiden Faktoren hängt ab, wie lange eine Substanz wirksam ist. Dabei bezieht sich die Halbwertszeit auf die Zeitdauer, in der die genannte Substanz im Körper wieder abgebaut wird. Eine Abhängigkeitsgefahr besteht, wenn Benzodiazepine länger als vier Wochen eingenommen werden. Zudem kann es bei der Einnahme zu einer Toleranzentwicklung kommen, das heißt, die Wirkung der

Substanz fällt viel schwächer aus, und es muss mehr davon eingenommen werden, um die gleiche Wirkung zu erzielen. Beim Absetzen der Arzneiverordnung kommt es häufig zu ungünstigen Entzugserscheinungen, insbesondere, wenn sie abrupt abgesetzt wird. Bei vielen Patienten lässt sich zudem eine so genannte Niedrig-Dosis-Abhängigkeit beobachten – das heißt, die Betroffenen nehmen zwar nur die verschriebene niedrige Dosierung ein, es fällt ihnen jedoch sehr schwer, auf diese zu verzichten. Niedrig-Dosis-Abhängigkeit kommt vor allem bei älteren Menschen vor.

Mögliche Nebenwirkungen

Nicht selten leiden die Betroffenen an Müdigkeit, Schwindel, Benommenheit und an ein eingeschränktes Reaktionsvermögen. Dies sollte bei der Teilnahme am Straßenverkehr und bei Bedienung von Maschinen bedacht werden. Insbesondere bei Medikamenten mit langer Halbwertszeit kommt es manchmal zu Müdigkeit und Abgeschlagenheit über die gewünschte Wirkdauer hinaus. Der Kranke soll sicher auf eine Überdosierung sowie auf eine gleichzeitige Einnahme von Alkohol, Drogen oder Arzneien verzichten, denn sonst können unvorhersehbare und teilweise lebensgefährliche Wechselwirkungen auftreten.

Beta-Rezeptorenblocker

Beta-Rezeptorenblocker oder sprachlich Betablocker hemmen die Wirkung der Stresshormone Adrenalin und Noradrenalin. Dies führt vor allem zu einer niedrigeren Herzfrequenz und zu einer Senkung des Blutdrucks. Daher werden sie in erster Linie zur Behandlung von Bluthochdruck, Herzerkrankungen und Herzrhythmusstörungen eingesetzt. Wegen ihrer beruhigenden Wirkung können Beta-Rezeptorenblocker aber auch bei Angsterkrankungen und Angstzuständen verordnet werden. Sie haben zwar keine direkte Wirkung auf die Angst, können aber dazu beitragen, die körperlichen Auswirkungen von Angst oder starker Erregung, z. B. eine erhöhte Herzrate, einen erhöhten Blutdruck, Zittern oder Schwitzen zu reduzieren. Betablocker sind in der Regel gut verträglich und führen nicht zu Abhängigkeit.

Mögliche Nebenwirkungen

In einigen Fällen können Kopfschmerzen, Müdigkeit sowie die Benommenheit, ein verlangsamter Herzschlag, und die depressiven Verstimmungen auftreten. Betablocker sollten nicht bei Asthma und bestimmten Herzerkrankungen eingenommen werden. Die meist verwendeten Arzneien dieser Gruppe sind Betaxolol, Levobunolol, Atenolol, Esmolol und Metoprolol.

Buspiron
Das Buspiron wirkt angstlösend, aber nicht beruhigend und nach dem bisherigen Forschungsstand keine Abhängigkeit erzeugt. Es wird vor allem zur Behandlung der verallgemeinern Angststörung eingesetzt. Im Gegensatz zu den Benzodiazepinen tritt die Wirkung hier nicht unmittelbar, sondern erst nach zwei oder mehr Wochen regelmäßiger Einnahme ein.

Mögliche Nebenwirkungen
Ziemlich oft können nach der Einnahme Buspirons Schwindel, Müdigkeit, Übelkeit und Kopfschmerzen auftreten. Auch ist die erhöhte Nervosität, Herzklopfen, Schlaflosigkeit und Durchfall nicht ausgeschlossen. Außerdem kann es zu Wechselwirkungen mit Medikamenten kommen, die auf das Serotonin - System wirken (z. B. Fluoxetin, Fluvoxamin, Paroxetin, Sertralin, Citalopram oder Johanniskraut). Die Einnahme sollte deshalb genau nach den Anweisungen des Arztes erfolgen.

Antihistaminika
Diese Arzneimittelkategorie wird vor allem zur Behandlung allergischer Symptome eingesetzt. Gleichzeitig habe sie auch eine Wirkung auf das ZNS. Besonders war solche Beschaffenheit für die Antihistaminika der ersten Generation bekannt, die den so genannten H1-Rezeptor blockierten. Sie werden deshalb auch als Beruhigungs- und Schlafmittel eingesetzt. Ihre Wirkung entfalten Antihistaminika, indem sie die Histamin-Rezeptoren im Körper blockieren und so den unerwünschten Effekten des Botenstoffes Histamin entgegenwirken. Antihistaminika führen nicht zu Abhängigkeit.

Mögliche Nebenwirkungen
Zu diesen zählen Schwindel, Kopfschmerzen und Magen-Darm-Beschwerden. Bei einigen Substanzen kann es zu Katzenjammer-Effekten kommen.
Zu erster Generation zählen z.B. Doxylamin, Clemastin, Pheniramin und Chlorphenamin. Zu zweiter - Loratadin, Mizolastin, Terfenadin und Rupatadin. Gegen anderen Histaminrezeptoren wurden neue Arzneien entwickelt, unter anderen: Nizatidin, Ranitidin, Thioperamid, Clobenpropit, Thioperamid und Clobenpropit.

Demenzerkrankungen
Die Geschichte dieser heimtückischen Erkrankung begann im Jahre 1906 als der Arzt Alois Alzheimer bei einer seiner Patientin eine

außerordentliche Vergesslichkeit feststellte. Dabei wurden besonders die Merkfähigkeit und das Kurzzeitgedächtnis betroffen. Die Krankheit schritt enorm fort und führte zum Tode. Bei dem Sezieren der Leiche fand er in ihrem Gehirn charakteristische Veränderungen heraus. Heute unterscheidet man Demenz wie ein wichtigstes Symptom der Krankheit, es können aber andere Symptome auftreten wie z.b. erhebliche Störungen der Sprache, Orientierung oder des logischen Denkens. Eine wesentliche Desorientierung betrifft sowohl räumliche als auch zeitliche Dimensionen, indem der Betroffene den Ort seines Aufenthalts verwirrt oder die früheren Ereignisse für die gegenwärtige verwechselt. So ist Alzheimer-Krankheit (AK) eine der häufigsten Form der Demenzen. Sie sollte durch die unmittelbaren Gehirnveränderungen verursacht werden. Es gibt aber zahlreiche Fälle, wenn ihre Entstehung wie eine Folge der anderen Erkrankungen, des Missbrauchs der Medikamente, des Alkohols usw. stattfindet. Bekannt sind auch erbschaftsbedingte Varianten der Alzheimerkrankheit, die in einem bestimmten Alter passieren können. Epidemiologische Studien zeigten eine viel größere Verbreitung der AK in ländlichen Gebieten als in Städten. Für mehrere Jahrzehnte wurden Pestizide in großem Umfang in dörflicher Landwirtschaft zum Einsatz gebracht worden, besonders im Vergleich zu städtischen Siedlungen. Die gesicherten Ernten wurden unmittelbar mit der Pestizidmenge verbunden. Später war es nachgewiesen, dass viele Pestizide bestimmte neurotoxischen Eigenschaften haben sollten. Die ganzen Gattungen dieser chemischen Verbindungen, einschließlich mehrere Karbamate, Organophosphate, Organochloride oder Bipyridyle könnten sogar zu ernsten Störungen des ZNS führen. Alle genannten Verbindungen wurden auch wie Hemmstoffe der Acetylcholinesterase (AchE), also ein Enzym, das den Nervenimpuls-Überträgerstoff Acetylcholin (ACh) in Essigsäure und Cholin spaltet, bekannt. Bipyridyle sind solche chemische Substanzen, die im Organismus eine Menge von giftigen freien Radikalen bilden, die einerseits die Durchlässigkeit der Blut-Gehirn-Schränke für gefährliche Stoffe erhöhen und andererseits – für die Zerstörung der Neuronen (Nervenzellen) des ZNS sorgen. Es bedeutet, dass der Kontakt der Bewohner mit diesen Verbindungen schwere Schäden den feinen Funktionen des ZNS mitbringen sollte. Die genannten epidemiologischen Studien ließen auch die genauen Regionen des ZNS aufdecken, wo diese Pestizide die größten neuropsychologischen Störungen verursachten. Bei mehreren Teilnehmern der Studien wurden währenddessen typische Vorläuferkennzeichen der AK oder des Parkinson-Syndroms festgestellt. Diese Kenntnisse trugen bestimmt viel fürs Verständnis der AK Entstehung und Entwicklung bei. Sonst wurde bei allen Erkrankten eine gewisse Eiweißablagerung in der Hirnrinde festgestellt, die man Amyloid-Plaques oder Amiloid-beta (Abeta) nennt. Auch wurden cholinergische Nerven, die für die Reizübertragung verantwortlich sind, entartet und die Zahl der Synapsen, die Nervenimpulse zwischen zwei Nervenzellen bestimmen, stark verringert. Vor kurzem wurde aber eine symptomfreie Phase, die so genannte vorklinische Alzheimer Erkrankung (VAK) als die vorangehende Stufe vor massiven kognitiven Verschlechterungen (MKV) und AK genannt. Ältere Personen aus der VAK haben ein erhöhtes Risiko, an AK zu erkranken. Das zeigten die Studien, bei denen biologisch gekennzeichnete Ablagerungen des Amiloids im Gehirn aus der Rückenmarkflüssigkeit (RMF) genau quantitativ bestimmt worden waren. Mithilfe der modernen Positronen-Emissions-Tomografie wurde nachgewiesen, dass bei diesen Personen hohe Werte der Tau-Proteine in RMF vorhanden waren. Als Folge pathologischer Veränderungen konnten die Ablagerungen als intrazelluläre Aggregate in den Gehirnen Alzheimer-Patienten beobachtet werden. Das Tau-Protein ist ein Protein, welches in Tier-Zellen an stützende Zytoskelett-Proteine (Mikrotubuli) bindet und deren Zusammenbau reguliert. Man unterscheidet momentan fünf Stadien der möglichen Bestätigung ca. 96% aller gesunden älteren Menschen (älter 65 Jahren), von denen 54% das Risiko der AK-Entwicklung bevor bei ihnen MKV anerkannt werden könnte. Es wurde auf der Einschätzung der Amiloid – Ablagerung im Gehirn im ersten Stadium, Kennzeichen der neuronalen Beschädigung im zweiten Stadium und gewissen kognitiven Verschlechterung im dritten Stadium begründet worden. Später wurde es herausgefunden, dass VAK selbst in drei vorrückten Abschnitte unterteilt werden konnte, vom normalen Stadium wie eine Ergänzung der Beschreibung verdächtigen nicht AK Pathologie (VNAP) und einem restlichen Stadium (RS). VNAP war durch das Vorhandensein eines Zeichens der neuronalen Beschädigung sowie in der Abwesenheit vom Amiloid mit oder ohne Symptome der kognitiven Verschlechterung erklärt. RS war durch die Anwesenheit gewisser kognitiven Störungen sowie durch das fehlende Amiloid mit oder ohne neuronale Beschädigung definiert. Stadien, bei denen die Kognitive- und Verhaltensweise Symptomatik offenkundig geworden sind, waren MKV und möglicher AK. Die Letzte war als eine klinische Diagnose der möglichen AK bekannt. Wie eine MKV Vorläufer wurde von der Norm abweichende Verrichtung bei der Überprüfung des episodischen Gedächtnisses neben den Befunden der Amiloid - Ablagerung im Gehirn.

Alle diese Veränderungen könnten aber nur durch spezielle Studien herausgestellt werden. Übliche Blutanalysen lassen diese Kenntnisse nicht an den Tag legen. Auf diesen Grund stellt man die Alzheimerdiagnose grundsätzlich nach der ziemlich seltsamen Verhaltensweise sowie nach den psychophysiologischen Prüfungen auf. Trotz der großen Investitionen in die Erforschung der Ursachen und der Erfindung von Heilungsmethoden, gibt es bis heute kein Arzneimittel, das die Erkrankung kurieren oder deren Fortschritt unterbinden lässt. Unter allgemein angenommenen Substanzen sind solche, die den Acetylcholin Abbau im Gehirn verlangsamen. So wirken hohe Konzentrationen des Acetylcholins günstig auf dem Wohlbefinden der Kranken. Unter den Vertreter dieser Wirkstoffgruppe sind heute Galantamin, Donepezil, Rivastigmin sowie der Wirkstoff Huperzin A bekannt. Einige Ärzte schrieben dem Rivastigmin auch die Fähigkeit zu, die kognitiven Leistungen der Patienten zu erhöhen. Sonst versteht man die MKV wie eine Übergangsstufe zwischen einem normalen Altern und der Demenz. Die jüngsten Entwicklungen in der AK-Pharmakologie wurden hauptsächlich mit Abeta verbunden. Diese Ablagerungsart im Gehirn ist nicht ausschließlich durch ihre mechanischen Störungen der physiologischen Vorgänge, sondern wegen ihres giftigen Charakters so gefährlich. Wie kann man sie denn aus den Hirngeweben entfernen? Der Grundgedanke der Forscher war hoch biologisch motiviert. Da diese Ablagerung fremdartige Substanzen für menschlichen Körper aufweisen, sollen bestimmte Antikörper existieren, die diese fremden Stoffe erkennen und beseitigen sollten. Wie wir schon wissen sind Antikörper Plasmaproteine, die spezifisch an Antigene binden, um darauf die Schlüsselmoleküle für die humorale Immunantwort zu bilden. Humorale bedeutet, dass in körpereigener Flüssigkeit (Blutplasma) stattfindet im Unterschied zu zellulärer Immunantwort. So kann die humorale Imminität durch Transfusion von Serum, das spezifische Antikörper enthält, an einen Empfänger weitergegeben werden. Jedes Antikörpermolekül besitzt eine einzigartige Struktur, die es ihm ermöglicht, ein ganz bestimmtes Antigen zu erkennen. Die Gesamtstruktur ist jedoch bei allen Antikörpern dieselbe. Daher fasst man sie auch unter dem Begriff Immunglobuline zusammen. Diese anlockende Idee, die Antikörper gegen Abeta - Ablagerungen zu kreieren, zog unter anderen auch die Aufmerksamkeit großen Pharmaunternehmen wie Eli-Lilly an. Auch zwei große Namen in diesem Gebiet, Konrad Beyreuther und Colin Masters trugen eine mehrjährige Forschungsleistung bei. Ihre Hauptrichtung bestand darin, Abeta aus der Hirnablagerung aufzulösen und im Blutplasma für die Immunisierung zu platzieren. Bei diesen Studien wurde es auch herausgefunden, dass auch bestimmte Metalle wie Zink oder Kupfer eine große Neigung zeigten, sich an die Abeta – Ablagerungen zu binden. Auf diesen Grund schlossen sie ein Antibiotikum namens Clioquinol in ihren Interessenkreis ein, das auch stark Zinkione heranzog. Diese komplizierten Studien ließen schließlich einen Antikörper namens Solanezumab (abgekürzt "Sola") schaffen, der ziemlich aktiv auf Abeta reagierte. Da alle nahen Beteiligten inklusiv Beyreuther und Masters von Eli-Lilly zum Stillschweigen verpflichtet worden waren, blieb uns nur nach den Gerüchten zu urteilen übrig. Und die Gerüchte besagen, dass obwohl bis zur vollständigen Vernichtung der genannten Ablagerung noch einen weiten Weg gibt, hielt Sola die Entwicklung der Abeta – Ablagerung massiv zurück. Schon diese Botschaft sollte für vierzig Millionen AK Leidenden weltweit zu einem hoffnungsvollen Gedanken den Anstoß geben.

<u>Nivalin (Galantamin)</u>
Die letzten Studien an AK sollten auf keinen Fall die ältere Forschung in diesem Gebiet herabsetzten. So wurde es schon in 50-er Jahren des vorigen Jahrhunderts herausgefunden, dass ein Heilmittel namens Nivalin gegen eine Reihe von Erkrankungen wesentlich zu helfen vermöge. Seine zweifellos positive Wirkung beobachteten Mediziner bei vielen ernsthaften Lähmungsarten, Muskelkrankheiten, Nervenentzündungen, Migräne, Multiple Sklerose, Glaukom. Mehrere Jahrzehnte später wurde auch seine heilende Aktivität bei früheren Stadien der AK festgestellt. Bemerkenswert wurde diese Substanz erst in Bulgarien als ein Extrakt der hiesigen Pflanze Schneeglöckchen entdeckt. Deren Blumchen und Knollen beinhalteten eine Vielfalt wertvollen Stoffen, einige von denen starke neurologische Einfluss auf Patienten

nahmen. Nachdem es bekannt worden war, dass der elektrische Nervenimpuls dem Muskel mithilfe einer chemischen Substanz, Acetylcholin, übermittelt wird, zog diese Substanz eine allgemeine Aufmerksamkeit an sich. So war ein Enzym Cholinesterase entdeckt, das das Acetylcholin in reaktionsunfähige Bestandteile zerlegte. Sobald das Signal zu den Muskelzellen gelang wurde, zerstörte dieses Enzym das Acetylcholin, um den Weg für einen neuen Impuls freizumachen. Physiologisch gesehen wirkte Cholinesterase Nervenimpuls hemmend, was eine Lähmung sowie andere Muskelleiden sicher begünstigen sollte. Das Verständnis solcher komplizierten biochemischen Vorgänge war so bedeutungsvoll, dass ihre Entdecker (Otto Loewi und Henry Dale) mit dem Medizinnobelpreis ausgezeichnet worden waren. Eine Gruppe von Arzneimittel sollte stark gegen Cholinesterase wirken, indem Neurologen eine Heilmethode der Lähmungsbehandlung sehen könnten. Nivalin war gerade solche Anticholinesterase Substanz, die Pharmakologen beharrlich suchten. Zahlreiche Tierversuche zeigten einen vielseitigen Einfluss des Nivalins auf mehrere Leiden, die allmählich geheilt worden waren. Das Nivalin verstärkte die Zusammenziehungen der Skelettmuskulatur. Neben seiner Blockierung der Cholinesterase zeigte es auch eine direkte Wirkung auf die Muskelfasern. Darüber hinaus übte es einen wohltuenden Einfluss auf das ganze ZNS sowie auf das periphere Nervensystem aus. Es erleichterte die Ingangsetzung der Nervenimpulse in den vegetativen Nervenknoten und im Bereich der Übergangstellen zwischen Nerven und Muskeln. Vor allem versuchten die Ärzte solchen Kindern damit zu helfen, die eine Poliomyelitis überstanden hatten. Es war eine sehr schwierige Aufgabe, denn bei vielen von ihnen waren die geschädigten Muskeln zu keiner aktiven Bewegung mehr fähig. Aber eine wesentliche Heilung der übrigen jungen Patienten war schon ein großer Sieg der Medizin. Nicht weniger erstaunlich waren die klinischen Untersuchungen mehreren Patienten über 50 Jahren, die gewisse Lähmungen der Gliedmaßen nach dem Schlaganfall erlitten hatten. Die Nivalin-Wirkung war unbedingt positiv bei allen Betroffenen, obwohl der Besserungsgrad in allen Fällen unterschiedlich war. Es wurden auch gute Ergebnisse nach der Behandlung der Tonusschwäche (Spannungsminderung) der glatten Muskulatur in den kranken Verdauungsorganen und Harnwegen mit dem Nivalin erreicht. Besonders wichtig war diese Methode nach den Operationen.

Mögliche Nebenwirkungen
Bei etlichen Patienten können unerwünschten Wirkungen vorkommen wie Übelkeit und Erbrechen. Zu weiteren möglichen Nebenwirkungen gehören Appetitabnahme, langsamer Puls, Halluzinationen, Depression, hoher Blutdruck, Muskelkrämpfe, Müdigkeit, Schläfrigkeit, Schwäche, Unwohlsein, Schwindel, Tremor, Kopfschmerzen, Bauchschmerzen, Durchfall, Dyspepsie und vermehrtes Schwitzen.

Parkinson-Krankheit
Parkinson-Krankheit ist eine ziemlich langsam fortschreitende neurodegenerative Erkrankung des extrapyramidal-motorischen Systems. Eigentlich ist dieses System nur ein neuroanatomisches und -physiologisches Konzept, in dem sich alle Steuerungsvorgänge der Bewegung (Motorik) wiederfinden, die nicht über die Pyramidenbahn des pyramidalen Systems verlaufen.
Diese Krankheit ist durch das vornehmliche Absterben der dopaminproduzierenden Nervenzellen in der Substantia nigra (einer Struktur im Mittelhirn) gekennzeichnet. Der Mangel an dem Botenstoff Dopamin führt letztlich zu einer Verminderung der aktivierenden Wirkung der Basalganglien auf die Großhirnrinde.
Die bekanntesten Symptome der Parkinson-Krankheit sind die Bradykinese (verlangsamte Bewegungen), die bis zu Akinese (Bewegungslosigkeit) führen kann, Rigor (Muskelstarre), Tremor (Muskelzittern) sowie Haltungsinstabilität.

Arzneimittel gegen Parkinson-Krankheit
L-Dopa
L-Dopa ist die Vorstufe von Dopamin. Fürs Dopamin ist die Bluthirnschranke nicht durchdringbar. L-Dopa kann diese Schranke passieren und wird in den entsprechenden Zellen zu Dopamin umgewandelt. Durch die Erhöhung des Dopamingehaltes wird das Gleichgewicht zwischen cholinergen und dopaminergen Funktionen wieder erreicht.

Mögliche Nebenwirkungen
Ein wesentlicher Nachteil L-Dopas besteht darin, dass L-Dopa nicht nur im Gehirn, sondern auch in anderen Körperteilen in Dopamin umzuwandeln fähig ist. Ein Überschuss von Dopamin im Organismus führt gewöhnlich zur erheblichen Bewegungsunruhe, Schlaflosigkeit, Verwirrtheitszustände, Veitstanz, Übelkeit, Erbrechen und Appetitlosigkeit.

Dopaminagonisten

Diese Gruppe der Arzneien zeigte sich auch sehr wirksam. Die Eigenartigkeit dieser Substanze besteht darin, dass sie den Dopaminspiegel im Gehirn nicht erhöhen, sondern sie ahmen dessen Wirkung nach. Der Arzt beginnt die Gabe von diesen Stoffen mit sehr kleiner Dosis, die er im Laufe der Behandlung langsam steigert, bis sich eine ausreichende Wirkung auffällig wird.

Mögliche Nebenwirkungen
In manchen Fällen können psychische Störungen wie Halluzinationen auftreten, was häufig mit dem Dosisherabsetzen oder durch den Präparatwechsel schnell beseitigt werden kann.

Unter anderen nutzt man die folgenden Dopaminagonisten: Pergolid, Cabergolin, Pramipexol und Ropinirol. Bei einer fast vollständigen Unbeweglichkeit kann ein weiterer Dopaminagonist, das Apomorphin, eingesetzt werden. Dieses Medikament nutzt man nicht selten auch als eine Injektion, um die Wirkung zu beschleunigen.

MAO-B-Hemmer
Die Substanzen dieser Klasse wirken nach einem ganz anderen Prinzip wie die oben genannten Arzneien. Die biochemischen Beschaffenheiten des Dopamins stellt zwei Möglichkeiten vor: es wird entweder abgebaut oder wieder in die Neuronen zurückgekehrt werden. Die abbauenden Enzyme schließen die Monoaminooxidase B (MAO-B) und die Catechol-O-Methyl-Transferase (COMT) ein, die neben dem Dopamin auch L-Dopa abbauen, bevor es in Dopamin umgewandelt wird. Die Wirkung der MAO-B-Hemmer besteht darin, dass sie das Enzym MAO-B hemmen, so dass das ausgeschüttete Dopamin weniger abgebaut wird. Auf diesen Grund steigt der Dopaminspiegel im Gehirn. Die Effizienz ist allerdings schwacher als bei L-Dopa, was diese Arzneien eher im Frühstadium verwenden lässt. Als Arzneien gegen Parkinson-Krankheit wirken auch COMT-Hemmer.

Mögliche Nebenwirkungen
Eine steigende Antriebskraft bringt oft eine Unruhe, Erregbarkeit und Schlafstörungen mit. Deswegen empfehlen Ärzte, das Medikament morgens einzunehmen.

Zu den bestverkauften Arzneien gehören unter anderen Selegilin und Rasagilin.

Letzte Zeit bringt man auch den oben erwähnten COMT-Hemmer zum Einsatz. Zu diesen Medikamenten gehören Tolcapon und Entacapon.

Anticholinergika

Diese Arzneikategorie wurde wie die ersten Heilmittel gegen Parkinson-Krankheit entwickelt worden. Die Grundlage dieser Entwicklung war mit der Tatsache verbindet, dass der Mangel an Dopamin zu einem relativen Überschuss an den Nervenimpuls übertragenden (Neurotrasmitter) Acetylcholin und Glutamat führen sollte. Anticholinergika blockierten dabei die Wirkung von Acetylcholin und behoben das Ungleichgewicht. Man nutzte sie vor allem gegen das Zittern (Tremor) bei den Patienten, die durch L-Dopa oder Dopaminagonisten kaum eine auffallende Besserung zu bekommen vermochten. Sie wurden auch beim Tremor eingesetzt, der durch Einnahme von Neuroleptika induziert worden waren.

Anticholinergika sollten einschleichend dosiert werden, die Verträglichkeit kann vor allem bei älteren Patienten schlecht sein.

Mögliche Nebenwirkungen
Manchmal bekommen Patienten Verwirrtheit, Mundtrockenheit, Gedächtnisstörungen, Verschwommensehen, Blasenentleerung Störungen und eine starke Verschlimmerung der Verstopfung. Trihexyphenidyl und Biperiden zählen zu bekannten Präparaten der Anticholinergika.

Glutamatantagonisten
Wie die Anticholinergika beheben auch Glutamatantagonisten das Ungleichgewicht zwischen den Neurotransmittern Dopamin, Acetylcholin und Glutamat, indem sie die Rezeptoren für Glutamat blockieren. Das erste Arzneimittel dieser Klasse war das Amantadin, das in 1970-er Jahren als eine effiziente Arznei gegen die Virusgrippe entwickelt worden war. Eine heilsame Wirkung auf Parkinson Patienten war durch einen Zufall entdeckt, als eine an Parkinson-Krankheit leidende Frau wegen einer Grippe mit Amantadin behandelt worden war, gelang es ihr, nicht nur die Grippe auszukurieren, sondern auch das Parkinson Krankheitsbild zu bessern. Ähnlicherweise mit der Anticholinergika wirken die Glutamatantagonisten schwächer als L-Dopa und sind eher zur Behandlung der früheren Formen der Erkrankung geeignet. Für die Anwendung bei den fortgeschrittenen Formen der Krankheit sollen Glutamatantagonisten wieder in Kombination mit L-Dopa eingesetzt werden.

Mögliche Nebenwirkungen
Schon die früheren klinischen Studien mit dem Amantadin zeigten deutliche Nebenwirkungen auf das ZNS, die Leber und die Niere, was seine breite Anwendung stark beschränken sollte. Bei den

mehreren Parkinson Patienten kommen auch Gedächtnisstörungen, Verwirrtheit und Harnlassensstörungen dazu.
Neben dem schon genannten Amantadin verwenden die Sachkundigen auch das Budipin, ein ziemlich neues Medikament gegen Parkinson-Krankheit.

Multiple Sklerose

Die multiple Sklerose (MS), früher nannte man sie Encephalomyelitis disseminata (ED), auf Lateinisch „Verbreitung der Gehirn und Rückenmark Entzündung", ist eine chronisch-entzündliche Erkrankung, bei der die Markscheiden im ZNS angegriffen sind. Eine Markscheide ist die mehrschichtig eingerollte weißliche Hülle des Axons, des Achsenzylinders einer Nervenzelle. An zahlreichen Stellen vorkommende und in Schüben verlaufende Entmarkungserkrankung sorgt für ein buntes Krankheitsbild und für eine Reihe anscheinend günstiger Kennzeichen des Verlaufs, die aber kritisch-misstrauisch aufgefasst werden sollten. Die wirklichen Ursachen dieser Erkrankung sind noch nicht geklärt, obwohl mehrere große Studien weltweit unternommen worden waren, um Licht darin zu bringen. Bemerkenswert dachten schon Ende des 19. Jh. manche Ärzte, dass sie die Ursache dieses Leidens gefunden zu haben. Der große französische Psychiater Jean-Marie Charcot beobachtete damals, dass die so genannten Markscheiden verloren gehen, die vor allem aus dem Protein Myelin bestehen und eine Art elektrische Isolierschicht um die Nervenzellfortsätze bilden. Die Folge dieses verheerenden Vorgangs war die Verlangsamung oder das Verschwinden der Übertragung der Nervenreize. Bis heute ist die Hypothese zu den Ursachen dieses schädlichen Prozesses nicht dementiert worden, die lautete, dass das Immunsystem der Patienten das Myelin irrtümlich als Fremdkörper erkannte, um es danach anzugreifen und abzubauen. Man kennt heute viele Autoimmunerkrankungen, zu denen wahrscheinlich auch MS zählen sollte. Der Urheber dieser selbst zerstörenden Reaktion, das Miolin, ist in der weißen Substanz des Gehirns in großer Menge vorhanden. Auch die Tierversuche sprachen diese alte Hypothese dafür. So bekamen die Labormäuse nach dem Spritzen des Myelins die MS-ähnlichen Symptome. Zum Verdienst Charcots gehört auch die Aufdeckung, dass nicht nur das Myelin allein, sondern auch die Nervenzellen von den eigenen Zellen angegriffen worden waren. Hundert Jahre später war diese spekulative Aufdeckung Charcots vollständig bestätigt worden. Darüber hinaus wurde letzte Zeit bekannt geworden, dass die menschliche Empfänglichkeit für MS einerseits durch die Vererbung und andererseits durch die normale Darmflora beeinflusst werden kann. So gelang es dem Forschungsteam um den Neuroimmunologen Hartmut Wekerle nachzuweisen, dass die genveränderten Mäuse, die nun für MS empfänglich waren, durch eine vollständige Entfernung der Darmflora, widerstandsfähig im Bezug auf diese Erkrankung geblieben waren. Die Fachleute konnten dieses Vorkommnis dadurch erklären, dass die Darmflora Immunzellen des Verdauungstraktes stark beeinflussen sollte. Auf diesen Grund produziert das Immunsystem viel weniger T- bzw. B-Zellen, die die Antikörper gegen das Myelin bilden könnten. Nach der Auffassung der Forscher sollte das Immunsystem in zwei Phasen aktiviert werden. Zunächst werden T-Zellen in den Lymphgefäßen des Darms aktiviert und vermehren sich. Darauf regen sie B-Zellen zur Bildung krankmachender Antikörper an. Es löst Entzündungsreaktionen im Gehirn aus, die schubweise die Myolinschicht zerstören. Das heißt, die Veränderungen des Immunsystems und nicht des Nervensystems zur Erkrankung führen.

<u>Arzneimittel gegen Multiple Sklerose</u>
<u>Cortison</u>
Man unterscheidet gewöhnlich die Fälle, die schubweise auftreten von fortschreitenden Stadien der Krankheit. Bei den Ersten stehen zahlreiche Arzneien zur Verfügung, die den Angriff des Immunsystems auf die Nervenzellen abzuschwächen fähig sind. Bei akuten Schüben können Cortison-Präparate die Symptome dämpfen.

<u>Mögliche Nebenwirkungen</u>
Solche schwere Nebenwirkungen umfassen z.B. Schlafstörungen, Stimmungsschwankungen, wesentliche Erhöhung des Blutzuckers und Blutdrucks. Auch kann es zu ernsten Magenproblemen kommen. Der Patient erhält auf diesen Grund meist vorbeugend Magenschutzpräparate. Falls sich die Symptome nicht zurückbilden, wird die Infusionstherapie mit dem Cortison wiederholt, eventuell mit einer höheren Dosis. Eine Langzeitbehandlung mit dem Cortison ist nicht sinnvoll, denn sie beeinflusst, abgesehen von Nebenwirkungen den Krankheitsverlauf nicht mehr.
Zeigt die Cortisontherapie keine Wirkung, kommt nach Rücksprache mit einem bekannten MS-Zentrum eine sogenannte Blutwäsche (Plasmapherese, alternativ Immunadsorption) als weitere Akuttherapie infrage. Dabei wird dem Patienten Blut entnommen,

über spezielle Filter von verschiedenen Bestandteilen gereinigt und wieder zurückgeführt. Sachkundigen behaupten, dass bei ca. 50 % der Patienten durch diese Methode eine Besserung erreicht werden kann.

Betainterferon und Glatirameracetat
Außerdem empfehlen Ärzte eine so genannte Basis-Therapeutika, die dauerhaft unangenehme Schübe schwachen lassen sowie zum Teil das Fortschreiten der Krankheit zu verzögern ermöglicht. Zu den Basis-Therapeutika zählt man die schon seit Jahren in Gang gesetzte Präparate des Betainterferons sowie der Substanz Glatirameracetat, die regelmäßig gespritzt werden müssen. Einigermaßen ist das Glatirameracetat ein Ersatz zum Betainterferon. Es handelt sich um ein künstlich hergestelltes Präparat aus vier Aminosäuren (L-Glutaminsäure, L-Lysin, L-Alanin, L-Tyrosin), das ebenfalls unter die Haut gespritzt wird. Setzt man diese Aminosäuren zusammen, entsteht eine Struktur, die einem Eiweiß ähnelt, welches in Gehirn und Rückenmark vorkommt. Die Sachkundigen behaupten, dass bei einer günstigen Entsprechung bis zur Hälfte aller neuen Schüben verhindern und deren Schwere vermindert werden könnten. Bemerkenswert kommt das Interferon auch natürlicherweise im Körper vor. Es handelt sich um einen Botenstoff, der zwischen Zellen vermittelt. Seine Wirkungen macht man sich bei der Therapie mit Betainterferon zunutze: Das zugeführte Interferon soll beispielsweise die Zahl der aktiven Entzündungszellen senken. Außerdem sollen diese Zellen davon abgehalten werden, ins ZNS einzudringen. Die so genannten Betainterferon-Präparate sind bereits seit über 20 Jahren für die Basis-Therapie der Multiplen Sklerose zugelassen. Mit diesen Medikamenten konnte erstmals ein wirksamer Effekt auf die Schubrate erzielt werden. Aber auch die Beeinträchtigung der Patienten konnte vermindert und damit als Folge die Lebensqualität wesentlich verbessert werden. Betainterferon wird entweder mit Hilfe von Bakterien (IFN-b 1b) oder Säugetierzellen (IFN-b 1a) gentechnisch hergestellt. Es gibt auch ein Peginterferon. Dabei steht PEG für Polyethylenglykol, ein Polymerstoff mit einer kettenförmigen Struktur, das ziemlich schwach an das Interferon angehängt, um es schrittweise freizusetzen. Diese hochintelligente Technologie ermöglicht, das Interferon bei gleicher Wirksamkeit viel seltener anzuwenden.

Mögliche Nebenwirkungen

Manche Patienten bekamen durch das Einnehmen dieses Arzneimittels Grippen ähnliche Symptome wie Fieber, Schüttelfrost, Muskelschmerzen, die ihren allgemeinen Zustand stark beeinträchtigen sollten. Sie lassen sich eventuell mit starken entzündungshemmenden Arzneimitteln abmildern. Das sollte aber in Rücksprache mit dem Arzt geschehen. Die Nebenwirkungen klingen meist innerhalb der ersten Monate ab.

Fingolimod, Teriflunomid und Dimethylfumarat
Da für einigen Betroffenen diese Injektionsform der Gabe unannehmbar scheinen konnte oder sie die Arznei selbst nicht richtig vertragen konnten, wurden vor kurzem drei neuen Wirkstoffen in Tablettenform entwickelt, deren Hauptbestandteile Fingolimod, Teriflunomid und Dimethylfumarat waren. Die Wirkmechanismen dieser neuen Medikamente sollten sich aber kaum grundsätzlich von den älteren unterscheiden, indem sie bestimmte Zellen des Immunsystems dämpfen, um die Angriffe im ZNS zu unterlassen.

Mögliche Nebenwirkungen
Etliche Kranken leiden an häufigen Schüben, obwohl sie alles nach der ärztlichen Verordnung zu machen pflegten. Diese schlimme Begleiterscheinung zwingt die Mediziner, zusätzliche Arzneien verschreiben, z.B. Antikörperpräparate oder Chemotherapeutikum, was aber mit erhöhten Risiken oder sogar mit schweren Nebenwirkungen für die Patienten verbunden sein könnten.
Zu solchen zugelassenen Antikörperpräparaten gehört z.B. das Natalizumab, das für eine dauerhafte Behandlung eingesetzt wird sowie das Alemtuzumab, das durch zwei kurze Behandlungsphasen für einen lang anhaltenden Heilungseffekt sorgen sollte.

Das vegetative Nervensystem

Dem Informationsaustausch zwischen den einzelnen Organen des Körpers dienen im Körperinneren zwei Kommunikationssysteme: das vegetative Nervensystem und das endokrine System. Das vegetative (autonome) Nervensystem (VNS) regt die glatte Muskulatur aller Organe und Organsysteme an sowie das Herz und die Drüsen. Es regelt die lebenswichtigen Funktionen der Atmung, des Kreislaufs, der Verdauung, des Stoffwechsels, der Drüsenausscheidung, der Körpertemperatur und der Fortpflanzung. Die strukturelle Einheiten VNS sind wie im ZNS Neurone. Das menschliche Gehirn besitzt etwa 25 Milliarden Neuronen. Die Größe und Form dieser Neurone schwanken in weiten Grenzen, aber das Grundprinzip bleibt immer gleich. Sie haben einen Zellkörper oder Soma und Fortzätze aus diesem Zellkörper, nämlich ein Axon oder Neurit und meist mehrere Dendriten. Die Einteilung der Neuronenfortsätze in ein Axon und mehrere Dendriten erfolgt nach funktionellen Gesichtspunkten. Das Axon verbindet die Nervenzellen mit anderen Zellen. An den Dendriten, wie auch am Soma, enden die Axone anderer Neurone. Axon und Dendriten zweigen sich gewöhnlich nach ihrem Abgang aus dem Soma in mehr oder weniger zahlreiche Äste auf. Die Verzweigungen der Axone werden Kollaterale genannt. Die Axone und ihre Kollateralen sind von sehr unterschiedlicher Länge, oft nur wenige Mikron kurz, manchmal auch, z.B. bei einigen Neuronen des Menschen und anderen großen Säugetieren weit über einen Meter lang.

VNS unterliegt nicht im gleichen Ausmaß der direkten, willkürlichen Kontrolle wie das somatische (körperliche) Nervensystem. Seine Wirkungen laufen allerdings kaum je isoliert, sondern, wenn wir z.B. an die Atmung oder an die Kreislaufregulation bei wechselnden Belastungen denken, gleichzeitig mit denen des körperlichen Nervensystems ab. Diese enge Zusammenarbeit hat auch ihre strukturellen Entsprechungen. So gehören manche Anteile des ZNS, wie der Hypothalamus, dem einen wie dem anderen an. Das autonome Nervensystem ist aus drei Teilsystemen aufgebaut, dem sogenannten sympathischen Nervensystem oder Sympathikus, dem gewissen parasympathischen Nervensystem oder Parasympathikus und dem Darmnervensystem. Diese Dreiteilung geht auf den englischen Physiologen Langley zurück, der sie um 1900 aufgrund anatomischer Kriterien einführte. Seine Einteilung und Begriffsbildung hat sich bis heute als zweckmäßig und nützlich erwiesen. Die Endstrecken der Teilsysteme Sympathikus und Parasympathikus sind jeweils aus einer zweizelligen Neuronenkette aufgebaut: einem Neuron, das noch innerhalb des ZNS, also im Hirnstamm oder im Rückenmark liegt und einem zweiten, dessen Zellkörper mit anderen eine periphere Zellanhäufung oder ein Ganglion (Knoten) bildet. Entsprechend werden die Ersteren präganglionäre, die Letzteren postganglionäre genannt. Die Neurone des Darmnervensystems liegen in den Wänden des Magen-Darm-Traktes. Diese Neurone sind zum Teil gleich mit den postganglionären parasympathischen Neuronen. Die Zellkörper aller präganglionären sympathischen Neurone liegen im Brustmark und oberen Lendenmark. Die Axone dieser Neurone verlassen das Rückenmark über die Vorderwurzeln und ziehen durch die weißen Äste zu den außerhalb des ZNS liegenden sympathischen Ganglien. In den sympathischen Ganglien werden die Axone der präganglionären Neurone auf die Zellkörper der postganglionären Neurone umgeschaltet. Ein Großteil der sympathischen Ganglien ist paarweise rechts und links der Wirbelsäule angeordnet und durch Nervenstränge miteinander verbunden.

Zwecks der Anschaulichkeit führen wir nun eine Illustration an, welche konkreten Funktionen sympathische bzw. parasympathische Neurone im Körper auszufüllen vermögen (s. Tabelle):

Organ	Sympathikus	Parasympathikus
Herz	Beschleunigung	Verlangsamung
Gefäße	Zusammenziehung	Ausdehnung
Koronargefäße	Ausdehnung	Zusammenziehung
Pupillen	Erweiterung	Verengerung
Bronchien	Ausdehnung	Zusammenziehung
Speiseröhre	Erweiterung	Zusammenziehung
Magen	Hemmung	Anregung
Dünn- Dickdarm	Hemmung	Anregung
Blase	Urinstockung	Urinentleerung
Genitalien	Gefäßzusammenziehung	Gefäßausdehnung
Nebennieren	Anregung der Adrenalinausscheidung	Hemmung der Adrenalinausscheid
Schließmuskels	Erregung des Schließmuskels	Erschlaffung des Schließmuskels

Erkrankungen des VNS
Vegetative Dystonie.
Diese Bezeichnung wurde 1934 von Wichmann eingeführt, was Bergmann im Jahre 1936 „Stigmatisierung" genannt hatte. Das ist eine Fehlregulation der von Nervus vagus, dem Hauptnerv des parasympathischen Systems, und Nervus sympathikus gebildeten VNS mit Funktionsstörungen an verschiedenen Organen, besonders im Kreislauf, an bestimmten Gefäßabschnitten und am Herzen. Enge

Beziehungen zur individuellen Reaktionsart, Erlebnisweise und Persönlichkeit der Kranken. Keine nachweisbare Organschädigung. Eine Beeinflussbarkeit von Regelmechanismen, die normalerweise der Stabilität des Kreislaufs als geordnete Anpassung der Blutverteilung, des Blutdrucks, der Herzaktion und der Atmung an innere und äußere Anforderungen gewährleisten. Es zeigt sich dabei ein buntes klinisches Bild: Herzklopfen, Herzbeklemmung, Unruhe, Schlaflosigkeit, Schwindelgefühl, Kopfschmerzen, Magendruck, feuchtkalte Hände und Füße. Meist handelt es sich um Neurosen oder psychogene Syndrome.

Vegetative Labilität. Eine angeborene leichte Wandelbarkeit des VNS mit Neigung zu gesteigerter Reaktionsbildung.

Arzneimittel gegen Erkrankungen des VNS
Auf Parasympathikus wirkende Präparate
Neostigmin
Dieses feinwirkende Medikament sollte im Organismus das spaltende Enzym Acetylcholinesterase unterdrücken. Die Aufgabe dieses Enzyms besteht darin, sowohl an mehreren verschiedenen Umschaltstellen, Synapsen, den chemischen Transmitter Acetylcholin zu spalten. Somit wird er nach der Ausschütung in den synaptischen Spalt desaktiviert. Es bedeutet, dass bei der Hemmung des Enzyms durchs Neostegmin die Konzentration des Acetylcholins im synaptischen Spalt erheblich steigt. Diese vermeintlich einfache Aktion soll das Tonus der Skelettmuskeln und Parasympathika stark erhöhen lassen.

Mögliche Nebenwirkungen
Bei mehreren Patienten treten nach der Einnahme Neostigmins Bronchospasmus, Krämpfe des Magen-Darm-Traktes, Durchfall, niedrigen Blutdruck sowie Kreislaufstörungen auf.

Pyridistigmin
Eine molekulare Wirkung dieser Arznei ähnelt solcher des Neostigmins, indem sie auch das Enzym Acetylcholinesterase hemmt. Diese Beschaffenheit der Medizin lässt sie erfolgreich gegen Muskelschwäche und -Lähmungen anwenden.

Mögliche Nebenwirkungen
Bei etlichen Patienten entstehen nach der Gabe Pyridistigmins Muskelzückungen, Schwitzen, Speichelfluß, Übelkeit, Erbrechen und Durchfall.

Phosphorsäureester

Man verwendet diese Heilmittel gegen bestimmte Formen vegetativer Distonie. Als chemische Stoffe beteiligen sie an der Synthese der DNA sowie Phospholipiden. Deswegen werden sie wie bioorganische Phosphate bezeichnet. Besonders wichtig ist ihre heilende Wirkung bei dem beschädigten Stoffwechsel, was auch bei der Distonie des VNS nicht zu unterschätzen wäre.

Mögliche Nebenwirkungen

Bei einer dauernden Therapie mit dem Phosphorsäureester beschweren sich einige Betroffenen über Kopfschmerzen, Übelkeit, Erbrechen, Verdauungstörungen sowie Überempfindlichkeit.

Man darf aber nicht außer Acht lassen, dass bei besonders schweren Vergiftungen mit bestimten Acetylcholinesterasehemmer solche extrm effizienten Reaktivatoren wie Obidoximchlorid sehr wirksam sind. Dieses starke Medikament wurde vom Pharmaunternehmen Merck KGaA unter dem Handelsnamen Toxogonin produziert und vermarkt. Man bringt es als ein Antidot (Gegengift) gegen giftige Phosphorsäureester zum Einsatz. So wirkt Toxogonin wie ein Acetykcholinesterase-Reaktivator, wenn dieses Enzym durch solche Acetylcholinesterasehemmer blockiert wird. Manchmal verwendet man Obidoximchlorid gemeinsam mit dem Atropin, um die Effektivität der beiden zu erhöhen. Die therapeutisch verwendeten Alkoloide wie Atropin, L-Hyoszyamin und Skopolamin sind auch als Inhaltstoffe Solanazeen (Tollkirsche, Samen von Stechapfel und Bilsenkraut) toxikologisch ganz wichtig). Bei der schweren Fliegenpilzvergiftung kann die atropinartige Wirkung des Muskarins, also des Fliegenpilzgifs, überdecken. Teilweise synthetische parasympathische Arzneien, die als Spasmolytika (krampflösende Arzneien), Mydriatika (Pupillen erweiterten Mittel) oder Antiparkinsonmittel verwendet werden, stehen auch toxikologisch den Solanazeen-Alkoloiden nahe.

Auf Sympathikus wirkende Präparate

Noradrenalin

Es ist ein natürliches Hormon und Neurotransmitter (also nervenimpulsübertragene Substanz), das im Nebennierenmark und im Hinterhirn produziert wird. Es wirkt im Körper vorwiegend auf Arteriolen (kleine Arterien, die eine dazwischenliegende Größe zwischen Arterien und Kapillaren haben), indem es sie verengt. Diese Wirkung führt zur bemerkenswerten Blutdrucksteigerung. Als ein Neurotransmitter zeigt Noradrenalin seinen Einluss auf ZNS

sowie auf das sympathische Nervensystem. Man verwendet das Noradrenalin gewohnt als ein Notarzneimittel in Intensivmedizin.
Mögliche Nebenwirkungen
Bei mehreren Patienten führt die dauerhafte Gabe Noradrenalins zu starken Kopfschmerzen, Herzrhythmusstörungen, Benommenheit, Schwindel, Schwäche, Unruhe und Schlaflosigkeit.
Adrenalin
Im Unterschied zum Noradrenalin (von dem es chemisch gesehen abgeleitet wird) wird das Adrenalin nur im Nebennierenmark produziert. Dieses Stresshormon und Neurotransmitter sorgt im Körper für die Steigerung der Herzfrequenz, des Blutdrucks sowie für die Erweiterung der Bronchiolen (kleinen Bronchen). Es fördert einen raschen Fettabbau, um eine momentane Energiegewinnung zu erreichen, und Biosynthese und Freisetzung der Glucose. Auch eine intensive Schweißproduktion und die Gänsehaut kann es erzeugen. In der Medizin kommt es bei der Wiederbelebung beim Herzstilstand, Überempfindlichkeitsschock sowie Sepsis zum Einsatz. Es beeinflusst sowohl ZNS, als auch das sympathische Nervensystem.
Mögliche Nebenwirkungen
Bei vielen Betroffenen entstehen nach der Adrenalininjektion starke Erhöhung des Zuckerblutspiegels, Kopfschmerzen, Schwindel, Herzklopfen und -rhythmusstörungen, Übelkeit, Erbrechen, Schwäche, Atembeschwerden und Zittern.
Andere auf das Sympathikus wirkende Medikamente wie z.B. Naphasolin in Nasen- oder Augentropfen, Ephedrin, Isoprenalin oder Orziprenalin in Asthmamitteln sollen hauptsächlich lokale Probleme lösen lassen. Bedauerlicherweise ist es nicht immer möglich, die Überlegenheit der sympathischen oder parasympathischen eindeutig zu erkennen. Das ist besonders dann der Fall, wenn Phasen der Erregung und Lähmung des adrenergen und cholinergen Systems sich überschneiden und dadurch eine schwer aufklärbare Symptomenfülle zu beobachten ist. Selbstverständlich ist auch zu berücksichtigen, dass das VNS bei allen schweren Vergiftungen sekundär in Mitleidenschaft gezogen werden kann und dass entsprechende Symptome diagnostisch und therapeutisch nicht überbewertet werden dürfen.
Homöopathie verwendet bei den schwerenVNS - Krankheiten den Symptomen und persönlichen Beschaffenheiten entsprechend ein Mittel aus der folgenden Reihe: Fliegenpilz (Agarikus muskariu),

Zink (Zinkum metallikum), Kaliumphosphat (Kalium phosphoricum) sowie Gelber Phosphor (Phosphorus) in kleinen Potenzen. Außerdem empfehlen viele Homöopathen Calmedoron (alter Name Avena sativa – echter Hafer), Neurodoron, das Gold (Aurum metallicum), Ferrum-Quarz sowie Kaliumphosphat beinhaltet, sowie das Lavendelöl.

Schlafstörungen
In mehreren Industrieländern gehören schon Schlafprobleme zu Bevölkerungskrankheiten. Dabei kommen häufig sowohl die Schwierigkeiten des Einschlafens als auch der Schlafdauer vor. Das heißt, man kann zuerst über eine Halbestunde nicht einschlafen und darauf wacht man nach sechs Stunden wieder auf. Als Ursache nennen Fachleute äußere Reizerreger, wie Lärm oder helle Nächte, Aufreizen oder psychische Angelegenheiten. Nicht selten helfen bei Schlafstörungen die Aufdeckung und die Beseitigung der Ursache der Störung. Medikamentöse Behandlung dieser Erkrankung begann vor Jahrtausenden und schloss pflanzliche Extrakte ein, einige davon sind bis heute im Einsatz. Unter anderen waren es Schlafmohn, dessen Hauptmedizin Opium war, Baldrian, dessen Wirkstoffe, Sesquiterpene, einen starken beruhigenden und schlaffördernden Einfluss auf die Patienten haben, Johanniskraut mit dem Hypericin und anderen Alkoloiden, die auch beruhigend wirken, Hopfenzapfen, deren Bitterstoffe einen Komplex von beruhigenden Substanzen beinhalten, und Melissenblätter, auch mit mehreren schlafbegünstigenden Bestandteilen.

Moderne Arzneimittel gegen Schlafstörungen
Benzodiazepine
Zu dieser Gruppe, die wir schon bei den psychschen Störungen erwähnt haben, nutzt man oft auch als Schlafmittel. Dazu gehören z.B. Flurazepam, Nitrazepam und Triazolam, die eine wohltuende Wirkung auf drei wichtigen Stadien des Schlafes haben sollten.

Mögliche Nebenwirkungen
Die Betroffenen beklagen sich häufig über die Schläfrigkeit, Schwindelgefühlen, Verwirrtheit und Gedächtnisstörungen, die bei längerer Einnahme und höherer Dosierung auftreten können, was auch für eine Verlängerung der Reaktionszeit sorgen könnte

Luminal und Veronal
Eigentlich war Luminal der ursprüngliche Handelsnahme der Gattung von Barbituraten, also der Verbindungen der Barbitursäure, die schon im Jahre 1912 als eine Arznei gegen Epilepsie eingesetzt

worden war. Später wurde bei ihnen eine neue Beschaffenheit herausgefunden, der die ganze Menschheit fast sieben Jahrzehnt dankbar sein sollte. Denn sie waren die besten Schlaftabletten weltweit. Zugleich war das Phenobarbital (Luminal) der wichtigste Betäubungsstoff bei den chirurgischen Eingriffen.

<u>Mögliche Nebenwirkungen</u>
Nur in 1980er Jahren war eine Vielfalt von Nebenwirkungen der Barbiturate aufgedeckt, die ihre weitere Anwendung als Arznei unter Frage gestellt hatte. In der Tat bemerkten mehrere Patienten schon längst, dass die Einnahme dieser Verbindungen mit der dauerhaften Schläfrigkeit, Mattigkeit und Benommenheit gekoppelt war. Der Betroffene konnte einfach nicht, ausreichend schnell auf aktuelle Probleme reagieren, was bei dem Vorsteher immer ungünstige Verdachte auslösen ließen. Selbstverständlich dürften diese Pechvögel darin eingestehen, dass sie außerdem einen unerträglichen Kopfschmerz, Schwindelgefühl oder Desorientiertheit erdulden sollten. Und nach dem aufrichtigen Arbeitsmisserfolg fanden Barbituratverbraucher in sich auch starke Störungen der Sexualfunktion, was das Weltbild noch hässlicher machen sollte. Eine dauerhafte Therapie entwickelte aber noch schlimmere Angewöhntheit und Sucht. Solche ungünstigen Begleiterscheinungen forderten die Forscher, dringend nach neuen Schlafmittel zu suchen.

<u>GABA</u>
In dieser Sucharbeit waren die Wissenschaftler bestimmt findig. Sie dachten dabei darüber nach, dass die Natur selbst etwas verbirgt, was für sie sehr wichtig sein sollte. Zuerst wurde es festgestellt, dass eine chemische Verbindung und zwar Gamma-Aminobuttersäure (Abkürzung GABA) an die gleichen Rezeptoren banden wie die schon genannte Benzodiazepine. Für die Sachkundigen bedeutete diese Kenntnis viel mehr als eine zufällige Angelegenheit. Ganz im Gegenteil sollte sie bestätigen, dass für die Rezeptoren Funktion des Moleküls viel wichtiger als seine Struktur war. Mit dieser Schlussfolgerung begann die GABA Erforschung, die ihre wichtige Rolle des Überträgerstoffes im ZNS spielen sollte.

Im Gehirn hemmt oder verlangsamt GABA die Reizübertragung zwischen Nervenzellen. Natürlich soll diese Fähigkeit der GABA für die Trägheit sowie für die Verlangsamung der Aktivität sorgen. Die nächsten Folgen deren Wirkung werden mit der Muskelentspannung und verminderter Schmerzempfindlichkeit verbunden.

Im Körper erfüllt GABA auch eine Reihe von unerlässlichen Aufgaben. So fördert sie den Muskelaufbau, indem sie die Produktion des so genannten Wachstumshormons, STH (das sogenennte Somatotropeshormon), steigen lässt. Grundsätzlich wird das wichtige Wachstumshormon in den speziellen Zellen Hypophysenvorderlappen synthetisiert. Bemerkenswert steht diese Synthese unter Kontrolle der Hormone, die ein Bestandteil des Zwischenhirns, der Hypothalamus, ausscheidet. In klinischen Studien, die eine Forschungsgruppe aus Italien durchgeführt hatte, war es festgestellt, dass die Gabe der GABA den Probanden die STH - Produktion fünffach vergrößerte. Seinerseits vermindert STH Somatotropen Körpergehalt des Fettes durch eine fettlösende Reaktion. Außerdem sind auch positive Einflusse GABA auf die Schlafzyklen und Schlafqualität sowie ihre schmerzstillende Wirkung bekannt. Einige Forschungsergebnisse bestätigten auch ihren stabilisierenden Effekt auf den Blutdruck.

<u>Mögliche Nebenwirkungen</u>
Sehr selten führte die GABA Einnahme zu Magenbeschwerden. Eine große Überdosis (über 20 g) brachte eine Schlaflosigkeit, die aber nach dem Verzicht darauf völlig verschwand. Außerdem sollte lieber eine Person mit chronischen Leber- oder Nierenerkrankungen auf GABA Einnahme vollständig verzichten.

<u>Suchterkrankungen</u>
Die meist verbreitete Form dieser Gruppe betrifft Alkoholiker. Diese Erkrankung kommt bei allen sozialen Schichten vor sowie bei allen Intellektuellen- oder Bildungsniveau. Ähnlich breit sind auch die Ursachen, die diese Art der Abhängigkeit auslösen können. Nicht selten entsteht sie als eine Folge der schweren familiären, dienstlichen oder beziehungsbezogenen Erschütterungen, die zu einer Depression oder zu einem neurologischen Trauma führen könnte. Nicht selten sind unter diesen Menschen außerordentlich begabte Persönlichkeiten, die ihre Arbeit während der Abstinenzzeitspanne perfekt zu leisten fähig sind. Bei allen Abstufungen dieser heimtückischen Abhängigkeit besteht die Gefahr der Persönlichkeitsstörungen sowie der Entwicklung einer tiefen psychischen Krankheit. Der Betroffene könnte anscheinend, die Kontrolle über sich aufrechterhalten, doch diese Schlussfolgerung bleibt üblicherweise unbeständig und subjektiv, weil die Schwellen zwischen diesen Grenzlinien sehr niedrig bleiben. Man zerbricht sich den Kopf darüber, warum ein Mensch abhängig wird, während viele

andere unter den gleichen Umständen nicht. Man kann dabei genetische Veranlagungen vermuten, die allerdings ziemlich selten vorkommen. Viel wichtiger scheint aber die soziale Umgebung ringsum der Person sowie ihre eigenen Charakterzüge. Eine Entwöhnung zeigt immer wesentliche Schwierigkeiten, die häufig von mehreren Faktoren bestimmt werden. Auf jeden Fall muss sich der Betroffene eine beruhigende und langfristige Nische heraussuchen, die eine starke Wirkung auf die Entzugserscheinung haben sollte. Sehr bedeutend bei der Entwöhnung scheinen die individuellen Unterschiede der Erkrankten, was jede gute Therapie zu berücksichtigen versucht. Statistisch gesehen sind ca. 30% imstande, den Alkoholismus endgültig zu besiegen. Doch wenn man darüber nachdenkt, dass diese dreißig Prozent weltweit mehrere Millionen ausmachen könnten, wird es sicher verständlich geworden, dass es schon ein großer Erfolg sein sollte. Dabei soll man kapieren, dass bei den Drogen die gesamte Zahl der Enthaltsamkeiterreichten kaum 10 Prozent übersteigt. Nicht weit entfernt von der Drogenabhängigkeit steht der Missbrauch der Arzneimittel, vor allem schmerzstillenden Präparaten, die bei der Gewohnheit den Opiaten sehr ähnlich sind. Das heißt, der Arzt soll beim Kurieren dieser heimtückischen Sucht die gleichen Methoden wie bei der Drogensuchtbehandlung anwenden. Neben dieser Art der Abhängigkeit wurden auch viele Fälle des Missbrauchs des Abführmittels und Appetitshämmer registriert worden. Die Ersten fördern dabei eine intensive Darmentleerung und sorgen deswegen für das Abnehmen. Ähnliche Ziele verfolgt auch die zweite Gruppe der Arzneien, deren große Wirkung auf der bedeutenden Gleichgewichtverschiebung der Hunger- und Sättigungszentrums im Hypothalamus des Gehirns beruht. Es gibt mehrere Vertreter dieser Gruppe, z.B. Ephedrin, Phentermin, Cathin, die allerdings mit ganz erheblichen Nebenwirkungen, wie z.B. die Lungenhypertonie oder Herzklappenschäden, ihre Verwertung stark beschränken sollten. Physiologisch gesehen erhöhen diese Medikamente enorm die Konzentration der wichtigen Mediatoren des Nervensystems wie Noradrenalin, Dopamin und Serotonin im Gehirn, was den Appetit zu hemmen pflegt. Der Missbrauch dieser Gruppe führt auch zur Störung des Stoffwechsels, des Nervensystems und manchmal zur krankhaften Heißhunger, Bulimie, einer vielschichtigen Form der Essstörungen. Bei der Behandlung der Bulimie soll der Arzt

möglichst schnell mit dem gefährlichen Wechsel des Essens und Erbrechens Schluss machen.
Arzneien gegen Suchterkrankungen
Zyban
Diese Arznei, die zuerst für die Behandlung von Depressionen eingesetzt worden war, zeigte später eine deutliche Wirkung für die Raucherentwöhnung. Der Wirkstoff dieses Medikaments ist das Bipropion, auch Amfebutamon genannt, wurde erfogreich an mehreren Rauchern erprobt. Der genaue Mechanismus dieser Entwöhnung ist bis jetzt unbekannt.
Mögliche Nebenwirkungen
Bei etlichen Patienten treten nach der Einnahme Zybans Schwindel, Kopfschmerzen, Übelkeit, Schlafstörungen, Hautausschläge sowie Mundtrockeheit auf.
Arzneien gegen Alkoholsucht
Baclofen
Diese Arznei wurde erst für die Heilung der Multiple Sklerose angewendet, bevor ihre deutliche Wirkung gegen Alkoholsucht aufgedeck worden war. Der chemische Stoff dieser Arznei ist eine chlorhaltige abgeleitete Verbindung der γ-Aminobuttersäure (GABA). Außer ihrer klaren Alkoholentwöhnung gibt es auch Mitteilungen, dass sie auch die Kokainsucht enorm schwächen lässt.
Mögliche Nebenwirkungen
Bei mehreren Patienten entstehen nach der Gabe Baclofens Kopfschmerzen, Schwindel, Benommenheit, Herzklopfen und auch Schlafstörungen, Mundtrockenheit, Durchfall und Verstopfung.
Clomethiazol
Dieses Medikament wurde vom Pharmaunternehmen AstraZeneca entwickelt und unter dem Handelsnamen Distraneurin vermarktet. Es ist eine nahe verwandte Verbindung des Vitamins B_1. Nach seiner physiologischen Wirkung zählt man es zu Psychopharmaka, indem es deutlich beruhigend, schmerz- und krampfstillend und hypnotisch einwirkt.
Mögkiche Nebenwirkungen
Nicht selten treten nach der Gabe Clomethiazols Störungen des Herzkreislaufsystems, massenhafte Infektionen der oberen Luftwege, Lungenentzündung, Müdigkeit, Benommenheit, Kopfschmerzen, Hautausschläge, Übelkeit und Erbrechen auf.
Acamprosat

Dieser Heilstoff wurde von kleinem französischen Unternehmen Meram entwickelt und später von dem US-Unternehmen Forest Laboratories unter dem Namen Campral auf den Markt gebracht. Er ist eine schwefelhaltige Verbindung der GABA, die die Übererregbarkeit des Gehirns durch den Botenstoff Glutamat dämpfen sollte. Bemerkenswert weisen Alkoholkranken besonders viel Glutamat im Gehirn auf, was den Einsatz Acamprosats rechtfergigen könnte.

Mögliche Nebenwirkungen

Die Einnahme der Arznei führt bei einigen Betroffenen zu Durchfall, Blähungen, Übelkeit, Erbrechen, Juckreizen und Hautausschläge.

Diazepam

Dieser Arzneistoff aus der Gattung Benzodiazepine zählt zu Psychopharmaka und wurde für die Behandlung der Angstzustände sowie als ziemlich mildes Schlafmittel entwickelt. Darauf wurde seine Beschaffenheit entdeckt, die Alkoholsucht zu lindern. Die WHO trug Diazepam in ihre Liste der unentbehrlichen Medikamente, die für jeden Weltbewohner zugänglich sein sollten.

Mögliche Nebenwirkungen

Bei vielen Patienten entstehen nach der Gabe Diazepams Müdigkeit, Benommenheit, Koordinationstörungen, Schäfrigkeit, Kopfschmerz, verlangsamte Reaktionen und Sprachstörungen.

Revia

Dieses Medikament gehört zur Gruppe der Opioidantagonisten, indem es die Opioidrezeptoren besetzt und euphorisierende Wirkung des Alkohols dämpft. Nach der allmählichen Entgiftung des alkoholisierten Organismus senkt Revia die Alkoholgier und begünstigt die Alkoholabstinenz.

Mögliche Nebenwirkungen

Bei wenigen Patienten wurden nach der Einnahme Revia Übelkeit, Erbrechen, Durchfall und Verstopfung, Schwindel, Nervosität und Mundtrockenheit beobachtet.

Arzneien gegen Drogenabhängigkeit

Doxepin

Diese Medizin aus der Gruppe der trizyclischen Antidepressiva wurde auch erfolgreich gegen Opiatabhängigkeit getestet und in die Therapie eingeführt. Doxepin wirkt im ZNS und VNS gegen Acetylcholin, Histamin und Adrenalin. Auf diesen Grund mildert es mehrere depressive Syndrome und hilft bei der Entwöhnung von Opiatabhängigkeit.

Mögliche Nebenwirkungen
Mehrere Patienten beschweren sich nach der dauernde Einnahme Doxepins über die starken Blutdrucksenkung, Pulsbeschleunigung, Pupillenerweiterung, Durchfall, Verstopfung, Magenschmerzen sowie Schwierigkeiten beim Wasserlassen.
Naltrexon
Dieses Arzneimittel zählt zu einer Gruppe der Opioidantagonisten. Seine Wirkung ist dadurch ausgezeichnet, dass es an allen Opioidrezeptoren diese Drogen verdrängt und deren Stellen besetzt. Diese wichtige physiologische Reaktion fördert eine ziemlich zuverlässige Enwöhnung von Drogenabhängigkeit.
Mögliche Nebenwirkungen
Bei einigen Betroffenen treten nach der langfristgen Einnahme Naltrexons Schlafstörungen, Übelkeit, Erbrechen, Angstzustände, gesteigerte Erregbarkeit, Unruhe Bauch-, Kopf-, Gelenken- und Muskelschmerzen auf.
Naloxon
Dieser effizienter Opioidantagonist ist eine abgeleitete Verbindung des Morphiums. Das Naloxon ersetzt unterschiedliche Opioide auf deren Rezeptoren. Aufgrund dieser Fähigkeit kann man es als Antidot gegen opioide Vergiftungen benutzen oder bei der Drogenentwöhnung als Heilmittel anwenden. In Notfällen des Atemstillstands soll es intravenös verabreicht werden, um in wenigen Sekunden eine lebensrettende Wirkung zu erfüllen.
Mögliche Nebenwirkungen
In einigen Fällen führt die Naloxon-Injektion zu leichter Benommenheit, Muskelzittern, Schwindel, Schwitzen, Übelkeit, Erbrechen sowie erhöhtem Blutdruck.
Depressionen
Diese Massenkrankheiten können wegen absolut unterschiedlichen Lebensumständen entstehen, obwohl sie häufig mit der starken Stimmungsverschlimmerung verbunden sind. Der Betroffene verliert allmählich an Lebensinteresse und befindet sich in einem gleichgültigen Zustand, der keine Freude ins Bewusstsein des Betroffenen zuzulassen pflegt. Ein trauriges Gemüt bei dem Kranken bringt unterdrückte Reaktionen auf dienstliche, soziale und familiäre Ereignisse hervor. Man lebt pausenlos in der Welt mit ausschließlich negativen Seiten, die in Zukunft noch schlimmer zu sein scheint. Als begleitete Symptome bekommt man eine krankhafte Ängstlichkeit, Schlafstörungen, Schwäche und auch die Appetitlosigkeit, Magen-

Darm-Probleme und Kopfschmerz. In einigen Fällen können depressive Erkrankungen durch die Einnahme oder das Absetzen von Medikamenten oder Psychopharmaka verursacht werden, z.B. durch solche, die gegen Krampfanfälle verordnet werden könnten, durch Zytostatika, Interferone, Antibiotika, Statine, die bei den Fettstoffwechselstörungen zum Einsatz gebracht werden, Glucocorticoide u. a. Es ist aber nicht leicht, die wirkliche Ursache der Depression aufzudecken. Obwohl eine vollkommene Heilung dieser Erkrankung noch nicht in Sicht ist, lassen viele Arzneimitteln, eine bemerkenswerte Besserung zu erreichen. Man unterscheidet bei diesen Heilstoffen tricyclische und tetracyclische Antidepressiva.

Arzneien gegen Depressionen

Imipramin

Es war das erste tricyclische Arzneimittel, das 1956 vom Pharmaunternehmen Ciba-Geigy (heute Novartis) entwickelt und vermarkt worden war. Das Imipramin gehörte zur Klasse der Dibenzazepine. Man sagt, dass die Entdeckung der Antidepressiva fand nur dank dem Zufall statt. Eigentlich wollte der Psychiater Roland Kuhn im Jahre 1957 diese Arznei gegen Schizophrenie zum Einsatz bringen. Die klinischen Studien ließen aber feststellen, dass es für die Zielpatienten untauglich war. Allerdings wirkte es viel günstiger gegenüber den Depressionsymptome. Obwohl es chemisch gesehen dem Promazin ähnelte (einem typischen Medikament gegen Schizophrenie), zeigte es ganz andere Fähigkeiten. Deswegen war es ziemlich bald darauf gegen alle Formen der Depression zugelassen worden. Gleichzeitig vervendete man es bei der Behandlung von Angstzuständen und Phobien.

Mögliche Nebenwirkungen

Bei manchen Patienten entstanden nach der Einnahme Imipramins Herzrhythmusstörungen, Schwierigkeiten beim Wasserlassen, Durchfall und Verstopfungen, Kopfschmerzen, Schwindel, Unruhe und Gewichtzunahme.

Clomipramin

Dieser bekannte Arzneistoff wirkt deutlich antriebssteigernd und stimmungsaufhellend, was schon nach wenigen Wochen nach der ersten Einnahme in Erscheinung tritt. Zwangsvorstellungen lassen sich etwas später einsetzen. Antidepressive Eigenschaften des Clomipramins treten gemeinsam mit der Schlafbesserung hervor.

Mögliche Nebenwirkungen

Manchmal beschweren sich die Betroffenen über erhebliche Pulsbeschleunigung, Pupillenerweiterung, Harnverhalt, Durchfälle, Verstopfungen und Krampfanfälle.

<u>Amitriptylin</u>
Dieses Heilmittel wurde im Jahre 1960 synthetisiert und von Pharmafirma Lundbeck auf den Markt gebracht. Viele Psychiater empfehlen es noch heute als einem effektiven Antidepressant. Neben seiner Hauptvorbestimmung wirkt es stark schmerzstillend, was bei der Depression nicht selten (z.B. bei Migränen) ein wichtiger Vorteil sein sollte.

<u>Mögliche Nebenwirkungen</u>
Bei etlichen Patienten entstehen nach der Einnahme Amitriptylins Kopfschmerzen, Schwindel, Schläfrigkeit, Störungengen des Herz-Kreislaufsystems, Mundtrockenheit, Durchfall, Verstopfung und Überlkeit.

<u>Risperidon</u>
Diese Arznei wurde früher zur Behandlung der Schizophrenie verwendet worden. Risperidon wird häufig als atypisches Neuroleptikum bezeichnet, da seine Wirkungen auf das System der unbewussten Sensomotorik geringer sein sollen als bei den klassischen Neuroleptika der ersten Generation. Die WHO hat das Medikament in die Liste der unentbehrlichen Arzneimittel eingetragen.

<u>Mögliche Nebenwirkungen</u>
Bei etlichen Patienten wurde Gewichtszunahme sowie eine Erhöhung des Blutprolaktinsspiegels beobachtet. Manchmal entstehen auch Menstruations- oder Erektionsstörungen.

<u>Trimipramin</u>
Obwohl diese Arznei zur Gruppe der trizyklischen Antidepressiva gehört, unterscheidet sich sein Wirkungsmechanismus von diesen Analogen dadurch, dass es im ZNS verschiedene Serotonin-, Dopamin- und α-Adrenozeptoren blockiert. Außerdem wirkt Trimipramin anticholinergisch und antihistaminergisch.

<u>Mögliche Nebenwirkungen</u>
Trimipramin kann Herzrhythmusstörungen, Mundtrockenheit, Hypotonie, Pupillenerweiterung, Magen-Darm-Probleme sowie Veränderungen des Blutbildes auslösen.

<u>Duloxitin</u>
Diese Arznei gehört auch zur Gruppe der selektiven Serotonin-Noradrenalin Wiederaufnahmehemmer. Neben einer Depression

lindernden Wirkung kann Duloxitin auch schmerzstillend wirken sowie bei diabetischer Polyneuropathie nützlich sein.

Mögliche Nebenwirkungen

Manchmal können durch die Einnahme Duloxitins Übelkeit, trockener Mund, Halsentzündung, Verstopfung oder Durchfall sowie Erbrechen, Appetitverlust oder -abnahme, Kopfschmerzen, unscharfes Sehen, Schläfrigkeit oder Schlafstörungen, Angst und Nervosität auftreten. Herz- und Kreislaufprobleme sind auch möglich.

Der schmerzlindernde Effekt kommt vermutlich durch Noradrenalin verursachte Antineuralgika im ZNS zustande und hängt nicht mit der antidepressiven Wirkung zusammen. Heutzutage nutzt man trizyklische Antidepressiva seltener als Jahrzehnte zuvor wegen deren starken Nebenwirkungen (Seh-, Kreislauf und Herzrhythmusstörungen). Ihr Einsatz bleibt aber unentbehrlich bei schweren und chronischen Fällen.

Mirtazapin

Nach der chemischen Struktur zählt dieser Arzneistoff zur Gruppe tertazyklischen Antidepressiva. Er wurde 1976 vom Pharmaunternehmen AkzoNobel patentiert. Seine physiologische Wirkung besteht darin, dass er im Gehirn spezifische Bindestellen der neuronalen Botenstoffen Noradrenalin und Serotonin besetzt. Diese Tatsache fördert eine Kaskade der weiteren Reaktionen von genannten freigesetzten Botenstoffen, was schließlich zur Beruhigung und Stabilisation des psychischen Zustands des Patienten führen sollte.

Mögliche Nebenwirkungen

Bei einigen Patienten tritt nach der Einnahme Mirtazapin die Appetitsteigerung, Benommenheit, Übelkeit und Erbrechen, Kopfschmerzen, Verstopfung und Harnverhalt auf. Manchmal steigern auch Blutcholesterinwerte.

Chronische Schmerzen

Diese früher sehr seltenen Leiden wurden letzte Jahrzehnten zur Massenproblem geworden. Besonders betroffen davon sind die Bewohner der industriellen Länder. Deswegen erstaunen nun niemand die Beschwerden über die Rückenschmerzen, die sogar bei jungen Leuten nicht selten der Fall sind. Ein großer Anteil der Bevölkerung leidet an Kopf- und Gelenkschmerzen.

Das Schmerzgefühl entwickelte sich allmählich in Laufe der Evolution als ein Vorwarnungssignal, das lebenswichtig für

Menschen und Tiere sein sollte. Menschlicher Körper verfügt über ein kompliziertes Warnsystem, das mit speziellen Fühlern ausgestattet wird, die man als Nozizeptoren (also Rezeptoren oder Nerverendigungen für Schmerzreize) bezeichnet. Die Leitung der aus den Reizen resultierenden Impulse erfolgt im Rückenmark und geht weiter im Gehirn. Die dabei beteiligten Hinterhirnneurone sollen die gleichen mit denen sein, die mechanischen Reize übertragen. Diese nahe Verknüpfung zweier fernen Arten der Signalübertragung eröffnete den Neuropharmakologen die Chance, die Wahrnehmung des Schmerzes zu ändern. Physiologisch gesehen sieht diese Verknüpfung so aus. Im limbischen System (ein komplexes System des Riechhirns, das sich aus Hippocampus, limbischen Ring, Mandelkern (Amygdala) und anderen Bestandteilen zusammensetzt, passiert die Gefühlsverarbeitung, was zur Ausschüttung der Stresshormone durch Hypothalamus und Hypophyse führt. Diese Stresshormone beeinflussen Kreislauf- und Atemzentren im Hirnstamm. Eine Muskelverhärtung entsteht durch eine Verspannung der Muskulatur, das heißt, durch eine ununterbrochene Anspannung derselben Muskelgruppen. Die gleichen Muskelverspannungen können zur chronischen Schmerzen führen. Ein typischer Mechanismus dafür kann folgendermaßen dargestellt werden. Nach einem leichten Muskelkater kommt es durch die Verkrampfung des Muskelgewebes zu einer mangelhaften Durchblutung des Gewebes, was in Medizin als Ischämie bezeichnet wird. Die Ischämie löst starke Schmerzen aus, die ihrerseits zum Stress führen sollten. Der Stress bedeutet vor allem, dass die Schmerzen viel stärker aufgenommen werden können, was sicher zu einer nächsten Verkrampfung bringen sollen. Die schmerzhaften Empfindungen werden weiter verstärkt. Durch solche anscheinend harmlose Reihenfolge entsteht in der Tat aus einem kleinen Schmerz ein schwerer chronischer Schmerz. Das eigene limbische System, das dem Körper einen Vorteil gewährleisten sollte, bringt ihm dagegen das Übel. Die Entstehung chronischer Schmerzen hängt aber enorm von individuellen biologischen, psychischen und sozialen Eigenschaften ab. Menschen reagieren darauf sehr unterschiedlich und die Schwelle des Aushaltens spielt dabei eine wichtige Rolle. So zeigten die Ergebnisse mehrerer Studien, dass bei dem präzis dosierten Schmerz die Zeitspanne der Geduld bei verschiedenen Testpersonen vielfach variierte. Man konnte aber diesen Zeitabschnitt stark vergrößern, indem die Testperson durch ein Aufmerksamkeitsablenken (Außenseitengespräche, bekannte Musik usw.) teilweise den Schmerz außer Acht lässt. Es ist ein Grund dafür, dass viele Menschen, die ihren Alltag mit aktiven Handlungen verbringen, beginnen nur bei der abendlichen Bettruhe ihre starken Schmerzen bemerken. Viel empfindlicher reagieren auf Schmerz psychisch labile Personen oder Menschen, die ein seelisches Trauma erlebten. Bei der ärztlichen Behandlung der Betroffenen sollte vor allem die Ursachen des Schmerzes aufgedeckt werden. Es stellt sich aber manchmal heraus, dass diese Aufgabe tatsächlich nur schwer realisierbar scheint, denn man konnte bei Schmerzpatienten keine körperliche Quelle des Leidens feststellen. Diese seltsame Erscheinung erinnert sich an den so genannten Phantomschmerz, bei dem man in einer amputierten Gliedmasse den Schmerz empfindet. Obwohl es in allen solchen Fällen keinen reellen Schmerzträger gefunden worden war, half den Patienten wesentlich eine psychologische Betreuung, indem dem Leidenden gelingen sollte, den Schmerz aus dem Bereich der Wahrnehmung in den Hintergrund zu verschieben.

<u>Arzneimittel gegen chronischen Schmerz</u>
<u>Paracetamol</u>
Als die erste nicht opiathaltige chemische Verbindung für die Bekämpfung des chronischen Schmerzes, Entzündungen und Fieber wurde den Stoff vorgestellt, der später einen Handelsnamen Paracetamol bekommen hatte. Es war erstmals von Harmon Northrop Morse im Jahre 1878 synthetisiert. Fast zehn Jahre darauf schlug Josef von Mering vor, die Verbindung als ein Arzneimittel zu verwenden, was aber kein Interesse unter damaligen Ärzten erweckte. Viel mehr Aufmerksamkeit zog in dieser Zeit das Phenacetin an, das eine verwandte Substanz zu Paracetamol war. Die folgenden Jahrzehnte waren aber die erfolgreiche Zeit für das Medikament, das sogar von der Weltgesundheitsorganisation (WHO) zu wichtigsten Arzneien der Welt gekrönt worden war.

<u>Mögliche Nebenwirkungen</u>
Paracetamol zeigt nur sehr selten unerwünschte Wirkungen. Unter denen nennt man den Anstieg der bestimmten Leberenzyme im Blut (z.B. Transaminasen) oder Verminderung der Thrombozytenzahl (Blutplättchen), die für die Blutgerinnung bedeutungsvoll sein sollten. Auch allergische Reaktionen treten nach der nachhaltigen Einnahme der Arznei nur sehr selten auf. Noch seltener zeigen sich die physiologischen Probleme mit Leber und Nieren.

Acetylsalicylsäure
Diese weit verbreitete Medizin, die verkürzt ASS und unter dem Handelsnamen Aspirin weltbekannt worden war, steht auf der Liste der unentbehrlichen Arzneimittel der WHO. Aspirin war zuerst von deutschen Chemiker Arthur Eichengrün hergestellt. Seine deutliche schmerzstillende, antirheumatische sowie fiebersenkende und schließlich entzündungshemmende Wirkungen sorgten dafür, dass es schon in erster Hälfte des 20. Jh. zur Bestseller der Pharmakologie geworden war.

Mögliche Nebenwirkungen
Die bei der schmerzstillenden Dosierung auftretenden Nebenwirkungen sind meist leichterer Art: Übelkeit, Sodbrennen und Erbrechen werden relativ häufig beobachtet. Bei Asthmatikern kann ASS Ursache von starken Anfällen sein, die eine Kette von biochemischen Reaktionen in Gang bringt, die schließlich die Bronchien erheblich zu verengen vermögen. In einigen Fällen wurde es auch festgestellt, dass ASS bei regelmäßiger Einnahme eine reizende Wirkung auf Magen-Darm-Schleimhaut hervorrufen kann, was manchmal örtliche Blutungen sowie Magengeschwüre verursacht. Besonders ungünstig zeigt sich diese Wirkung bei chronischen Erkrankungen wie Morbus Crohn oder Kolitisgeschwür. Bei Kindern und Jugendlichen mit fieberhaften Erkrankungen sollte ASS lieber nicht eingesetzt werden, da es beim ungünstigen Zusammentreffen der Umstände ein tödliches Reye-Syndrom auslösen könnte.

Ibuprofen
Es ist ein Arzneimittel aus der Gruppe der nichtsteroidalen Antirheumatika. Die Entdeckung von Ibuprofen war das Ergebnis der Forschung eines Teams um den Chemiker Stewart Adams in den 1950er und 1960er Jahren. Es wirkt grundsätzlich schmerzstillend, entzündungshemmend und fiebersenkend.

Mögliche Nebenwirkungen
Häufig können Magen-Darm-Beschwerden wie Sodbrennen, Übelkeit oder Durchfall auftreten. Auch die Magen-Darm-Blutungen, Magengeschwüren oder Magenschleimhautentzündungen sind nicht ausgeschlossen. Extrem selten führt die Einnahme Ibuprofens zu Magendurchbrüchen auch mit tödlichem Ausgang, was eher als Ergebnis einer Überdosis ereignen könnte. Die Gefahr dieses Durchbruchs ist bei älteren Patienten viel größer als jüngeren Personen.

Diclofenac
Diese effiziente gegen chronische Schmerzen, Entzündungen, Fieber und Rheuma chemische Verbindung wurde von Alfred Sallmann und Rudolph Pfister in den 1960er-Jahren in der Schweizer Firma J. R. Geigy AG synthetisiert.
Mögliche Nebenwirkungen
Bei einigen Patienten löst Diclofenac Magen- und Darmbeschwerden aus. Weiterhin können auch die Störungen bei der Blutbildung und Überempfindlichkeitsreaktionen auftreten, z.b. eine aufrichtige Überempfindlichkeit der Haut gegen Sonnenlicht. Zusätzlich kann es zu starken Erhöhungen von Leberwerten (z.b. der Transaminasen) kommen. Da Schwindel und Müdigkeit auftreten können, ist bei der Bedienung von Maschinen und Teilnahme im Straßenverkehr Vorsicht geboten. Bei Verwendung als örtliches Arzneimittel, z.b. zur Behandlung von schmerzhaften Sehnenentzündungen, kann es zu den schmerzenden allergischen Reaktionen mit der Rötung der Haut kommen. In Einzelfällen wird die Funktion der Nieren beeinträchtigt. Selten führt Diclofenac zu Nesselsucht.

Naproxen
Diese Substanz wurde 1968 von der mexikanischen Firma Syntex patentiert. Schon die ersten klinischen Studien zeigten eine hohe Aktivität dieser Arznei dem Schmerz, Fieber und Entzündungen gegenüber, die manchmal die ähnlichen Fähigkeiten der bekannten Präparate übersteigen könnten.
Mögliche Nebenwirkungen
Zu ziemlich seltenen Nebenwirkungen zählen Leber- und Nierenstörungen, Entstehung von Magen-Darm-Geschwüren, Übelkeit und Erbrechen, Durchfall, Asthma und andere allergische Reaktionen wie Nesselsucht sowie Störungen des ZNS (unter anderen Benommenheit, Sehstörungen, Schwindel usw.)

NB001?
Forscher arbeiten daran, einen Wirkstoff zu entwickeln, der die Auskunft über den Schmerz nicht weiter zu übertragen vermöge. So sollte ein optimales Medikament gezielt auf die veränderten Nervenzellen des "Schmerzgedächtnisses" wirken, ohne andere Körperzellen zu schaden. Bisher waren diese Bemühungen aber nicht erfolgreich, sie zeigten zu große Nebenwirkungen auf Herz, Leber und Nieren.
Ein kanadisches Team um Hansen Wang glaubt daran, solchen Stoff, den sie AC1 nannten, gefunden zu haben, der ausschließlich von

krankhaftveränderten Nervenzellen in Rückenmark und Vorderhirn produziert wird. Adenylylcyclasen (AC) zählen zur Klasse der Lyasen, das heißt molekülspaltender Enzyme. Bei höheren Organismen sind sie wichtige Vermittler zwischen Hormonen oder anderen Botenstoffen, die an der Außenseite der Zellmembran binden, und zellinternen Botenstoffen, die innerhalb der Zelle die Wirkung dieser Hormone weiterleiten. Heute redet man nur von Tierversuchen, aber in wenigen Jahren kann dieses Prinzip auch Menschen helfen, den chronischen Schmerz zu besiegen.

Es handelte sich darum, dass bei Mäusen mit einer Mutation im AC1-Gen der chronische Schmerz erheblich reduziert wird. AC1 ist ein Enzym, das im Zellstoffwechsel dieser Neurone an der Weiterleitung des Schmerzsignals beteiligt ist. Ist es in hohen Konzentrationen vorhanden, senden die Nervenzellen ständig das Schmerzsignal zum Gehirn. Tatsächlich bedeutete es, dass ein einzelnes Signal aus einer Zelle durch ein neuronales Netz tausende oder sogar Millionen Zellen alarmieren kann, die diese ungünstige Kenntnis zu speichern und weiter zu leiten fähig sind. Wenn es stimmt, haben die Forscher in der Gestalt der AC1 ein vielversprechendes Ziel für ein Medikament gefunden haben. Jetzt sollte man nach einem passenden Wirkstoff suchen, der es in den Nervenzellen ausschalten könnte. Ein Kandidat ist die Substanz NB001, die effizient die AC1 hemmen kann. Es bedeutet, dass wenn der Patient mit chronischem Schmerz eine Maus wäre, würden alle seine Leiden gelöst. Wir Menschen sollen aber noch eine Ausdauer haben.

Eine andere vielversprechende Forschungsarbeit wurde vom einen deutsch-amerikanischen Team um Nobelpreisträger Brian Kobilka und Professor Peter Gmeimer durchgeführt. Im Laufe der Forschung war ein neues Opioid-Schmerzmittel entwickelt, das anscheinend keine schwerwiegenden Nebenwirkungen haben sollte. Auf mehreren Tiermodellen haben die Wissenschaftler nachgewiesen, dass ihr neuer Wirkstoff, den sie verkürzt PZM21 bezeichneten, keinerlei chemische Ähnlichkeit mit den bisherigen Opiaten besitzt. Gleichzeitig lindert er Schmerzen genauso effizient wie gut bekanntes Morphin. Dabei wurde keine Abhängigkeit sowie andere typische Beschwerden der Schmerzmittel beobachtet. Die Suchmethode des Teams stellte selbst ein Kunststück der modernen Biotechnologie. So untersuchten die Forscher zuerst nach einem Computerprogramm mehrere Millionen potenziellen Substanzen, die für diesen Zweck geeignet werden könnten. Darauf folgte eine Stufe der Präzesierung, die zwischen einer Reihe der ausgewählten Substanzen die wenigen besten herausfinden sollte. Als ein Ausgangspunkt wurde eine vor kurzem entdeckte Struktur des sogenannten µ-Opioidrezeptors gebracht, der wichtigsten Angriffstelle für starke Schmerzmittel auf Opiatbasis. Genau mit diesem Rezeptor sollten die potentiellen Arzneien künftig interagieren. Das Forschungsteam sollte mit 23 Substanzen, die als mögliche Bewerber in Anspruch genommen werden könnten, experimentieren, um die passendsten für die Rezeptorbindung zu finden. Nach diesem Fund wurde aber weitere Untersuchungen gefragt, um das Arzneimolekül so chemisch modifizieren zu können, dass es zum Rezeptor wie ein Schlüssel zu einem komplizierten Schloß anpasste. So führten diese gescheiten Studien schließlich zu dem extrem hochaktiven Wirkstoffmolekül PZM21. Wenn man von klugen Moleküle reden könnte, ist PZM21 der Fall. Denn es zeigte vom Anfang an eine seine selektiv funktionelle Beschaffenheit. So aktiviert es die sogenannten G-Proteine, die mit dem Rezeptor in Wechselwirkung stehen und nicht das Botenstoffmolekül β-Arrestin, das für die Opioidtypischen Nebenwirkungen verantwortlich ist. Die Forscher benutzen heutzutage auch ergiebig die computergesteuerten Programme, die den Zusammenhang zwischen der feinen Molekularstruktur und -wirkung bekommen lassen sowie molekulardynamische Simulationen, um ihre Erfolge auf weitere Arzneisubstanzen zu verbreiten und neue hochaktive Schmerzmittel zu entwickeln.

<u>Kopfschmerzen</u>
Wie schon erwähnt wurde, zählt der Kopfschmerz zum häufigsten Leiden, die die Menschen weltweit erfahren müssen. Ungeachtet, dass es eine große Auswahl der Behandlungsmethode gibt, ist nur ein kleiner Anteil der Patienten vorhanden, der damit zufrieden ist. Das Alter der Leidenden wird immer junger geworden und gewöhnlich mit der anstrengenden Arbeit verbunden. Eine nicht günstige Therapie wird deswegen ständig aufwendiger und hoffnungsloser. Die erste Schwierigkeit bei der Entwicklung neuer Methoden der Kopfschmerzbekämpfung besteht darin, dass die Fachleute kaum die richtigen Ursachen der Erkrankung zu kapieren fähig sind. Vielleicht nur bei der Migräne, der häufigsten Form der anfallsweiseauftretenden, meist einseitigen und u. a. mit den Sehstörungen und Erbrechen verbundenen heftigen Kopfschmerzen,

gibt es eine gewisse Einigkeit. So stellte es sich heraus, dass solche Symptomatik etwas von der Störung der neuronalen Reizbarkeit verraten sollte, die eine anfallausbreitete Depression auslöst. Nach deren Auffassung soll diese Depression zu einer entzündlichen Reaktion mit dem Schmerz führen. Vor kurzem wurde ein fehlendes Glied des Denkens gefunden, das zu erklären vermochte, wie das Sozial- und Umweltklima eine entzündliche Reaktion verursachen könnte. Wenn dieser Fund tatsächlich der Fall wird, sollten die wichtigsten pharmazeutischen Konsequenzen folgen. Allerdings verbleiben die anderen Kopfschmerzarten mit einer zentralen Empfindlichkeit und der Peripherieverwicklung weiter nicht erklärbar. Gleichermaßen existieren weiter die viel selteneren Kopfschmerzfälle, die aber viel dramatischer aussehen sollten, denn die Betroffenen sind stark mit dem Selbstmordgedanken verbunden, der nach ihrer Meinung einen günstigen Ausweg aus der Situation mitbringen könnte. Die Kopfschmerzforscher klagen über den Mangel an den passenden Tiermodellen, die zum Verständnis des Leidens enorm beitragen werden könnten. Obwohl die Neurologen viel mit mehreren Tieren beschäftigt sind, indem sie unterschiedliche gefäßneuronale oder entzündliche Mechanismen zu untersuchen pflegen, spiegeln ihre Ergebnisse nicht immer angemessen die menschlichen Situationen wider. Der Erfolg bei der Migräne war mehr aufschlussreich, denn es gab gewisse Beweise dafür, dass die Gehirndurchblutung eher eine Folge als eine Ursache der Aura, und die Kopf- und Kreislaufgefäßen sollten daran nur geringfügig teilhaben. Die Aura ist dabei ein häufiges neurologisches Symptom der Migräne, das der zumeist folgenden Kopfschmerzphase vorangeht. Sie trifft ca. jeden Fünfte Migränepatient und dient wie ein entscheidendes diagnostisches Kriterium zur Unterscheidung zwischen einer „klassischen" Migräne (Migräne mit Aura) und einer gewöhnlichen Migräne (Migräne ohne Aura). Die Aura kann auch ohne die typischen Migräne-Kopfschmerzen auftreten. Teilweise ist sie auch im Volksmund unter dem Wort Augenmigräne zu finden. Hilfreich für die Behandlung der Migräne war eine Hypothese von Wollf, der vermutete, dass das Leiden wegen des Zusammenziehens der Gehirngefäße entsteht und deren Ausdehnen für den Schmerz verantwortlich ist. Interessanterweise führte diese Vermutung zum Mutterkorn. Eigentlich weist das Mutterkorn eine Pilzart und zwar der Purpurbraune Mutterkornpilz auf, der auf Roggen und anderen Süßgräsern wächst und schmarotzt. Die Bezeichnung Mutterkorn kommt aus der früheren Verwendung durch Hebammen vor, da die Inhaltsstoffe schmerzstillend wirkten. Wie schon erwähnt wurde, ist das stärkste synthetische Halluzinogen und Droge, LSD, eine Verbindung des Mutterkorns. Das Mutterkorn selbst wurde schon gegen mehrere Erkrankungen zum Einsatz gebracht, unter anderen als eine gefäßzusammenziehende Arznei. Unverkennbar bindet es an mehreren Rezeptoren, was gewöhnlich ein Kennzeichen des breiten Anwendungspektrums ist.

Arzneimittel gegen Migräne

Sumatriptan

Der Wirkstoff dieses effektiven Medikaments kommt aus der Gruppe von Triptanen vor. Diese bekannten stickstoff- und schwefelhaltigen organischen Verbindungen beeinflussen auswählend die sogenannten Serotoninrezeptoren, vor allem, weil sie strukturell diesem neuronalen Transmitter sehr ähnlich sind. Zu Handelsnamen dieser Gruppe gehören Almotriptan, Eletriptan, Frovatriptan, Naratriptan u. a. Der Erfinder des Sumatriptans, Pat Humphrey, bemerkte bevor seiner Erfindung, dass das Serotonin heilsam auf die Migräne wirkte, wenn es intravenös verabreicht worden war. Nachteilig war aber sein Einfluss auf den Kreislauf- und Atmungssystem. Sumatriptan, das die serotoninähnliche Wirkung auf die Migräne zeigte, verbeugte wesentlich diesen Nachteil.

Mögliche Nebenwirkungen

Zu wenigen seltenen Nebenwirkungen des Sumatriptans gehören der Angina Pectoris ähnliche Druck- und Beklemmungsgefühle in der Brust, die auf eine Zusammenziehung der Herzkranzgefäße zurückgeführt werden. Im Tierexperiment konnte jedoch erst in vielfach höheren Konzentrationen der Substanz im Blut eine Verengung der Koronarien erzeugt werden. Ein Blutdruckanstieg ist ebenfalls bei einigen Patienten zu beobachten.

CGRP

Die zweite Gruppe sehr effizienten Migränemedikamenten ist mit den so genannten Calcitonin Gene-Related Peptiden (CGRP) verbunden. Es ist ein körpereigener Stoff, der in ziemlich großer Menge im ZNS vorkommt. Das CGRP zählt zu den stärksten blutgefäßerweiternden Substanzen und spielt bei der Heilung der Migräne eine wichtige Rolle. Es wurde 1983 durch M.G. Rosenfeld entdeckt. Nun arbeiten mehrere Forscher daran, bestimmte monoklonalen Antikörper gegen die CGRP – Rezeptor herzustellen. Wenn das Ziel erreicht wird, werden die Medikamente impfstoffähnlich gespritzt, um vielleicht mehrere Monate auszuwirken.

Mögliche Nebenwirkungen
Meist traten nach der Gabe CGRP Schmerzen oder Juckreiz an der Einstichstelle auf.

Stresserkrankungen
Heutzutage ist es wahrscheinlich schwer eine Person herauszufinden, die keinen Stress irgendwann erlebt habe. Stresssituationen begleiten uns auf dem Arbeitsplatz, unterwegs, zu Hause und im Urlaub. Nicht leichter scheint es auch abzuschätzen, welchen körperlichen oder psychischen Schaden jeder von diesem Stressen hinter sich bleiben ließ. Das Stressaufkommen war sicher nicht zufällig von der Evolution gefördert worden. Ohne ihn sollte sich die menschliche Sippe schnell verkümmern. Das heißt, er war ein Zugpferd des Überlebens und des weiterfolgenden Fortschrittes. Vielleicht vererbten wir mit unserem Erbschatz auch die Fähigkeit, mit dem Stress richtig umzugehen. Es ist aber gut bekannt, dass der Stress eine Reihe von akuten und chronischen Krankheiten verursachen kann. Diese einfache Schlussfolgerung bedeutet, dass man alles Mögliches unternehmen sollte, um den Stress zu verbeugen oder seine Folgen abzuschwächen versuchen. Allerdings ist Mensch ein soziales Wesen, das vor allem um das gemeinsames Wohl kümmern sollte, was ihm selbst viel weniger Raum für die selbstsüchtigen und eigennützigen Handlungen übriglässt. Man bezeichnet unter dem Stress eine körperliche und geistige Erwiderung auf äußere Reize, die das Gleichgewicht des menschlichen Organismus sowie seine inneren Abwehrkräfte stören. Wie beim Schmerz wirken die Stressfaktoren ganz unterschiedlich auf verschiedene Personen, indem sie bei einigen Individuen deren Gesundheitszustand eher erregen, um danach noch beständiger zu machen. Gleichzeitig gibt es Personen mit der niedrigen Schwelle der Gereiztheit, die schon auf tagtäglichen Erscheinungen explosionsartig reagieren. Es ist klar, dass auch die körperliche und psychische Antwort bei diesen beiden Gruppen ganz anders aussehen sollte. Dabei spielt auch die persönliche Anpassungsfähigkeit eine bedeutende Rolle. Denn sie wird imstande sein, im ersten Falle rechtzeitig die besonders gefährlichen Muskel- und Nervenanstrengungen zu beseitigen. Im letzten Falle wird dagegen eine noch höhere Anstrengung befördert werden. Selbstverständlich wird die ganze Bevölkerung zwischen diesen beiden Polen verteilt. Der Körper antwortet auf den Stress in

allen Fällen gleichermaßen durch die Ausschüttung des Stresshormons Adrenalin. Dabei aktivieren sich die Nebennieren und Schilddrüse, um das Blut mit weiteren Hormonen zu versorgen. Diese Hormone kümmern sich um die so genannte „Fight or Flight"-Reaktion im Sinne, dass sie zwingt den Mensch, die Entscheidung zu treffen, zu kämpfen oder zu flüchten. Physiologische Kennwerte dieses Stadiums sind durch die Steigerung des Blutdrucks, Puls, Blutzucker- und Blutfettspiegels ausgezeichnet. Man schwitzt intensiv und bekommt einen Harndrang. Andere innere Vorgänge (z.B. Verdauung) werden umgekehrt gehemmt worden.

Es wurde festgestellt, dass eine erhöhte Blutkonzentration an Stresshormonen (Adrenalin, Noradrenalin oder Cortisol) zu unumkehrbaren Schäden der Blutgefäße führen kann. Eine starke Belastung erleidet deswegen Magen-Darm-Trakt. Ein lang dauernder Stress verursacht einen Bluthochdruck und erhöht mehrfach das Risiko, Herzinfarkt oder Schlaganfall zu bekommen. Dabei versucht der kranke Körper sich mit seinen eigenen Reaktionen zu bewahren, die eher seine Lage noch verschlimmern sollten. So entstehen gewöhnlich erhebliche Muskelanspannungen, die schließlich starke Rückenschmerzen bestimmen sollen. Bei den Personen mit der beständigen Gesundheit dauert dieser Zustand nicht länger als Viertelstunde und führt nach dem Verschwinden des Stressauslösers auf ein normales Maß zurück. Bei kranken und schwachen Menschen kann solche wohltätige Beruhigung kaum nach mehreren Stunden stattfinden. Diese Gruppe braucht dringend die Einmischung des medizinischen Personals. Sonst wagt sie, schwere Folgen zu bekommen. Die ärztliche Aufgabe bei der Stressbehandlung besteht darin, bei dem Patienten das ursprüngliche Gleichgewicht wiederherzustellen versuchen. Allerdings vermutet diese einmalige Aktion, dass etwas Ähnliches künftig vollständig ausgeschlossen werden sollte, was realistisch gesehen nicht erreichbar scheint. Denn keine kann den Betroffenen vor der Gefahr des nächsten Stresses schützen. Und eine dauernde Reihenfolge der Stresssituationen lässt den Bewältigungs- und Erholungsphasen nicht ausreichend Zeit. Solche ungünstige Begleiterscheinung bringt eine schwere Belastung dem Nervensystem mit, die den ganzen Organismus zu zerrütten droht. Deswegen praktizieren mehrere Stressfachleute eine Entspannungstherapie, die Körper und Psyche des Patienten in einen entspannten Zustand versetzt. Man nutzt dabei unterschiedliche Methoden der Entspannung, eine der populärsten davon ist die von Jacobson, nach dem amerikanischen Physiologen Edmund Jacobson genannt. Diese Technik der Anspannung und folgender Entspannung macht man üblicherweise in einer Reihenfolge für alle Muskelgruppen, die sich davon warm, schwer und kraftvoll empfinden. Die Übungen werden im Liegen oder im Sitzen gemacht. Nach dem Erreichen des Ziels, also, wenn man nicht mehr dem Stress anfällig wird, setzt sich diese Methode als Muskeltraining fort. In manchen Fällen helfen den Patienten auch Autotraining oder Yoga-Übungen.

Arzneimittel gegen Stress
Lasea
Der Hauptbestandteil dieses Medikaments ist das Lavendelöl. Aufgrund der beruhigenden Wirkung des Lavendels kommt das Öl bei nervöser Unruhe und der Tee bei Einschlafstörungen zum Einsatz.

Die folgenden Einsatzgebiete beruhen auf Überlieferung, traditioneller Anwendung oder sind speziellen Therapierichtungen zuzuordnen: Lavendelöl soll wirkungsvoll bei Verdauungs- und Menstruationsbeschwerden Krämpfe und Verspannungen lösen, Blähungen austreiben sowie den Gallenfluss anregen. Bei Husten wird Lavendelöl auch als Schleimlöser eingesetzt. Es wurden keine ernsten Nebenwirkungen bei der Lasea Einnahme herausgefunden.

Opipramol
Diese chemische Verbindung ist ein beruhigender, Stimmung hebender sowie angst- und Spannung lösender Arzneistoff. Er wurde zur Gruppe der trizyklischen Antidepressiva gezählt, ist aber in der Lage, starke Stresszustände zu lösen, Schlafstörungen zu korrigieren sowie die Aufmerksamkeit auf angenehmen Gedanken zu konzentrieren.

Mögliche Nebenwirkungen
Bei älteren und abgeschwächten Personen können dabei Müdigkeit, Schwindel, Magen-Darm-Störungen, Übelkeit, Erbrechen, sexuelle Funktionsstörungen vorkommen. In ziemlich hoher Dosierung können eventuell die neuromotorischen Störungen eintreten.

Promethazin
Es ist ein aktives Neuroleptikum aus der Gruppe der Phenothiazine, das im Gegensatz zu den übrigen Substanzen dieser Stoffklasse allerdings kaum noch als Antipsychotikum eingesetzt wird. Stattdessen findet es als ein Beruhigungsmittel, z.B. bei Stressbekämpfung Anwendung.

Mögliche Nebenwirkungen
Zu diesen zählen Harnlassenschwierigkeiten, Mundtrockenheit, Verstopfung, Sehstörungen, negative Auswirkungen auf den Geschlechtstrieb und weitere vegetative Störungen. Möglich ist eine Behinderung der Nasenatmung. In seltenen Fällen und bei Überdosierung treten sogar Halluzinationen, Verwirrung und starke Einschränkungen der Motorik auf.

Citalopram
Dieser Arzneistoff aus der Gruppe der selektiven Serotonin-Wiederaufnahmehemmer wurde zuerst in der Behandlung von Depressionen in Verbindung mit affektiven Störungen eingesetzt. Es war aber später herausgestellt, dass das Citalopram auch bei Stressbekämpfung Anwendung finden konnte. Es war im Jahr 1989 vom dänischen Pharma-Unternehmen Lundbeck entwickelt und patentiert. Es zält zu am häufigsten verordnete Psychopharmaka in der Bundesrepublik.

Mögliche Nebenwirkungen
In einigen Fällen entstehen nach der Citalopram Einnahme Schlafstörungen, Schlaflosigkeit, Übelkeit, Mundtrockenheit und auch Magen-Darm-Beschwerden, Nervosität, Kopfschmerzen, Schwindelgefühl, Zittern, Herzklopfen, vermehrtes Schwitzen.

Mirtazapin
Das Mirtazapin ist ein Arzneistoff aus der Gruppe der noradrenergen und spezifisch serotonergen Antidepressiva, das auch für die stresslindernden Zustände behilflich sein könnte. Der Mechanismus seiner Wirkung besteht darin, dass es im Gehirn spezifische Bindungsstellen der Botenstoffe Noradrenalin und Serotonin besetzt und damit den Einfluss dieser auf die Signalübertragung im Gehirn verändert.

Mögliche Nebenwirkungen
In manchen Fällen kann die Einnahme Mirtazapins wegen seiner großen beruhigenden Wirkung zu sehr starker Müdigkeit und Trägheit führen. Häufig ist eine Gewichtszunahme aufgrund von Appetitsteigerung und Ödemen zu beobachten. Auch ein Anstieg der Cholesterinwerte wird berichtet. Bei Kindern und Jugendlichen ist die Gefahr der impulsiven Aggressivität und auch die verstärkte Wahrscheinlichkeit des Selbstmordes nicht ausgeschlossen. Es können auch gewisse Störungen des ZNS wie Albträume und Halluzinationen auftreten.

Quetiapin

Dieser Stoff aus der Gruppe der atypischen Neuroleptika ist zur Heilung von Schizophrenie sowie von manischen und depressiven Episoden sowie für die Stressbehandlung angezeigt. Es blockiert mehrere Rezeptoren der Signalübertragung, die für Erregungen und psychische Anfälle verantwortlich sind.

Mögliche Nebenwirkungen

Die Einnahme Quetiapins führt nicht selten zu Benommenheit, Schwindel, Schläfrigkeit, Kopfschmerzen und Gewichtszunahme. Auch Ödeme, erhöhter Puls, Blutdruckabfall finden ziemlich oft statt. In wenigen Fällen wurden auch Verdauungsstörungen, Verstopfung und Mundtrockenheit beobachtet. Der Blutspiegel zeigt manchmal die Verringerung der Anzahl weißer Blutkörperchen sowie den Anstieg einiger Leberenzyme.

Wie Bakterien mit den Antibiotika umgehen

Antibiotika neigen dazu, ihre Wirksamkeit in der Zeitspanne zwischen dem Einsatzbeginn und der Ausstreuung zu verlieren, indem die Resistenz bakterieller Pathogenen ständig wächst. Stammen mit Resistenz zu mannigfaltigen Antibiotika Klassen erheben sich unter wichtigen grampositiv und gramnegativ Arten inklusiv Staphylococcus aureus, Enterococcus spp. (spp steht für mehrere Arten einer Gattung), Pseudomonas aeruginosa, Acinetobacter spp. u. a. Diese Resistenz kann dem besten vorhandenen Verfahren der Bekämpfung bakteriell verursachter Krankheiten, und zwar den Antibiotika, ein Ende machen. Biologisch gesehen scheint eine Entwicklung des Bakterienstammes mit einer Superresistenz gegenüber Antibiotika ganz realistisch zu sein. Man nennt diese klägliche Situation „Antibiotika Resistenzkrise". Sie entstand trotz großer Mühe und großes Kapitals, die letzte Zeit in diese Richtung angelegt worden waren. Zweifellos gefährdet die ganze Menschheit das Risiko, diese globale pharmamedizinische Maßnahme in Vergessenheit zu geraten. Seit der Entdeckung des Penicillins durch Fleming kräftigte sich die allgemeine Überzeugung, dass die Biotechnologie imstande sein sollte, gegen jeden bakteriellen Erreger ein zuverlässiges Antibiotikum zu schaffen. Große Forschungseinrichtungen weltweit machten in der Tat ihre Beste, um immer stärkere Antibiotika herauszulesen, was die zahlreichen Tierversuche sowie epidemiologische Studien stets bestätigten. Antibiotika leisteten einen hervorragenden Beitrag zur Vernichtung heimtückischer Infektionen, die von Bakterien vorkamen. Mehrere tödliche Epidemien, die Millionen Leben verlangten, wie Pest, Cholera, Tuberkulose oder Pocken, wurden für völlig ausrotten erklärt worden. War es aber tatsächlich so gewesen? Die berühmte Weltgesundheitsorganisation (WHO) behauptete aber, dass gerade die Antibiotika sorgten dafür, dass die globale Lebenserwartung stark gestiegen worden war. Das Leben zeigte etwas Anderes und zwar, dass es vielleicht ein Pyrrhussieg war. Denn alle diese Infektionen kehrten allmählich zurück. In diesem Sinne handelte die Natur viel sparsamer und umsichtiger als die Forscher. Sie entwickelte sehr selten prinzipiell neue und böse Bakterienarten. Stattdessen „suchten" die angeblich besiegte Stammen nach einem Gegengift, das die mächtigen Antibiotika den Garaus machen könnte. Unglücklicherweise unterschieden sich Antibiotika von anderen Arzneien dadurch, dass sie ihre Kräfte den Bakterien gegenüber mit der Zeit nicht zu bewahren schienen. Die Seltsamkeit dieser Resistenz war auch dadurch bedingt, dass die Bakterienstammen mehrere Millionen von Jahren ganz isoliert existieren sollten. War ihre genetische Veranlagung so programmiert geworden, dass sie vor noch unbekannten Risiken im Voraus geschützt waren? Für die Medizin ist es außerordentlich wichtig, denn sie könnte künftig etwas Ähnliches auch für Menschen erfinden. Na klar, man kann nicht einzellige Organismen mit komplexen Wesen wie Menschen und andere Säugetiere vergleichen. Trotzdem besteht unser Körper auch aus einzelnen Zellen, für die allgemeine biologische Gesetze gültig sind. Aber wie soll dieses Gegengift gegenüber Antibiotika aussehen? Mikrobiologen fanden heraus, dass es einen ziemlich komplizierten Mechanismus gab, mit dessen Hilfe diese gescheite Resistenz stattfand. Das Vorhandensein der resistenten Darmflora der Säuglinge zeugt davon, dass diese bakteriellen Kulturen sich sogar in Muttermilch wohl empfinden sollen. Bakterien entwickeln sich so schnell, dass ihr Leben im Laufe der Halbestunde schon beendet werden könnte. Zu diesem Zeitpunkt lebt aber schon die nächste Generation, die noch zahlreicher sein soll. Mutationen sind für Bakterien eine gewöhnliche Sache, sie passieren sehr häufig. Dafür versah sie die Natur mit kleinen DNA-Abschnitten, die ihre Erbanlage auf bestimmten Stellen ersetzen können. Gerade das passiert während der Resistenzentwicklung. Antibiotika wirkten üblicherweise vernichtend auf bestimmte lebenswichtige Enzyme. Ein Ersatz des DNA-Abschnittes sorgt dafür, dass das bedrohte Enzym so verändert wird, dass das Antibiotikum nicht mehr aktiv gegen ihn sein könnte. Darüber hinaus gibt es eine Reihe von molekularen Werkzeugen, die man wie Plasmide, Integrone u. a. bezeichnet. Diese kleinsten Einrichtungen sind selbst Abschnitte des DNA-Molekuls, die unterschiedliche Gene (inklusiv Resistenzgene) an den Erbschatz der Bakterien übertragen können. Ein universeller Charakter dieses Mechanismus lässt z.B. die Resistenz den Antibiotika gegenüber auch auf weit entfernten Bakterienarten übertragen, was prinzipiell für die Krankenhäuser besonders aktuell sein sollte. Das elende Ergebnis solcher Begleiterscheinung besteht darin, dass der Zuwachs der Resistenzeigenschaften zur Vielfalt der Antibiotika sich in Verbreitung der Bakterienarten mit fast grenzloser Resistenz ergibt. Sie führt zur ständigen Herabsetzung der Behandlungsmittel für die Bekämpfung schädlicher Infektionen. Obwohl die Resistenz mit verminderter Giftigkeit verbinden werden könnte, behalten einige Multiresistenzbakterien eine heimtückische Fähigkeit bei, Kreuzinfektionen auszulösen, die für eine rasche Epidemie Entwicklung in Krankenhäusern verantwortlich sein können. Solches Horrorszenario sieht bestimmt nicht besser aus als die Zeiten vor der Entwicklung des Penizillins. Zugleich hört es wie eine Herausforderung zur Wissenschaft an, etwas absolut Neues zu erfinden, um die mächtigsten und anpassungsfähigsten Infektionen zu besiegen. Genforscher und Biotechnologen verfügen über präzise Untersuchungs- und Einflussmethoden, die eine tödliche Waffe gegen Epidemien schaffen lassen sollte. Eine lange Erfahrung mit Antibiotika war unbedingt nicht zwecklos. Sie lehrte uns, besonders delikate Eigenschaften der Einzelligen aufzudecken. Nun ist die Forschung imstande, wie einem einzigen Schlüssel zum ausgeklügelten Schloss zu finden, die schwachen Seiten der tödlichen Bakterien fürs Wohlbefinden unserer Sippe auszunutzen.

Wie man seine Abwehrkräfte verbessern kann

Alle Lebewesen, einschließlich einzelliger Bakterien, haben im Laufe ihrer Evolution ein Abwehrsystem entwickelt, das sich allerdings zwischen niedrigen und hohen Tieren stark unterscheidet. Menschliches Abwehr- oder Immunsystem ist dem der anderen Säugetiere sehr ähnlich. Es beschäftigt sich grundsätzlich damit, die

Schäden des Körpers durch Krankheitserreger zu verhindern. Seine leistungsfähigen Bestandteile sorgen dafür, unterschiedliche körperfremde Substanzen und Mikroorganismen zu erkennen und zu beseitigen. Eine hoch entwickelte Leistung des Immunsystems zeichnet sich auch dadurch aus, dass es sich ständig weiter zu vervollkommnen lehrt, damit nicht nur die fremden Unbekannten, sondern auch die eigenen nicht richtig funktionierenden Zellen vernichten werden sollten. Dieses Abwehrsystem ist sehr kompliziert aufgebaut und verfügt über unzählige Zellarten und Molekülen, die ständig (wie ein Feuerwehr) bereit wird, ihre unentbehrliche Arbeit durchzuführen. Man nennt dabei die Moleküle der fremden Substanzen „Antigene" und die Moleküle des Abwehrsystems, die mit ihnen zu kämpfen versuchen, „Antikörper". Dieses untrennbares Paar Antigen-Antikörper bildet eine Einheit aus, die die Fachleute als den Immunkomplex bezeichnen. Alle Antikörper sind Eiweißmoleküle, die ausschließlich als eine Antwort auf ein Auftauchen des Antigens entstehen. Für viele Antigene sowie Mikroorganismen, gegen die der Wirtkörper einen Antikörper bekommen habe, erhält sich das Gedächtnis für Jahrzehnte aufrecht. Das heißt, wenn man z.B. nach zwanzig Jahren wieder mit dem Erreger der Krankheit in Kontakt kommt, wird sein Organismus bereit, die Krankheit wieder zu besiegen. Die Hauptsache der Immunisierung, also die Erzeugung der Immunität, besteht darin, das Individuum gegen bestimmte Infektion unempfänglich zu machen. Im Kampf gegen krankheiterregende Keime stehen Antikörper nicht allein. Daneben sind gewöhnlich die Phagozyten, die von uns schon bekannten Immunologen Ilya Metschnikow entdeckt worden waren, die man auch Fresszelle nannte. Sie greifen die Fremden an, zerstören sie und verdauen ihre Teile. Um eine Impfung gegen ansteckende Krankheiten zu schaffen, braucht man ein Antiserum. Unter dem Letzten versteht man eine flüssige Fraktion von geronnenem Blut eines Säugetieres, das mit einem bestimmten Antigen immunisiert wurde. Es enthält verschiedene Antikörper gegen dieses Antigen, die alle eine spezifische Struktur besitzen, die ihnen eine Stelle (das Epitop genannt) auf dem Antigen erkennen lässt. Viele Antikörper sowie Antiserum gehören schon längst zu wichtigen Arzneien, die man in Apotheke kaufen kann. Unter einem Antigen versteht man nicht unbedingt ein Gift oder Krankheiterreger. Es gibt z.B. unterschiedliche Blutgruppenantigene, die Oberflächenmoleküle der roten Blutkörperchen, die man mithilfe der Antikörper anderer Individuen identifizieren kann. Die wichtigsten Blutgruppenantigene bezeichnet man als ABO und Rh (Rhesusfaktor). Man verwendet sie zur Typisierung des Blutes in Blutbanken. So überprüft man bei der Bluttypisierung in der Transfusionsmedizin, ob ein Spender und ein Empfänger dieselben ABO- und Rhesusantigene besitzen. Durch eine gegenseitige Kreuzprobe, bei der Serum des Spenders auf Zellen des Empfängers gegeben wird und umgekehrt, werden andere Unverträglichkeiten ausgeschlossen. Die Transfusion von unverträglichem Blut verursacht eine so genannte Transfusionsreaktion, in deren Verlauf rote Blutkörperchen zerstört werden. Das dabei freigesetzte Hämoglobin wirkt giftig. Eine besondere Bedeutung des Rhesusfaktors entsteht bei der beidseitigen Unverträglichkeit dieses Faktors zwischen Vater und Mutter des Kindes, was in der Medizin Rhesuskonflikt genannt worden war. Es kann zu einer fetalen Erythroblastose führen, einer schweren Form der Rhesus-Hämolyse. Dabei haben sich die mütterliche Anti-Rh-Antikörper über die Plazenta in den Fetus gegangen, reagieren dort mit den väterlichen Antigenen auf den fetalen Erythrozyten und lösen eine hämolytische Anämie aus. Diese ist so gravierend, dass das periphere Blut des Fetus fast nur unreife Erythroblasten enthält. Ein ungünstiges Kennzeichen fürs künftige Kind. Alle adaptiven (das heißt auf einer Umformung beruhende) Immunantworten werden durch Lymphozyten vermittelt. Lymphozyten besitzen Gensegmente, die einigermaßen massenhaft umkombiniert werden können und Oberflächenrezeptoren für Antigene kodieren. Es gibt zwei Hauptklassen von Lymphozyten: die B-Lymphozyten vermitteln die humorale (also die Körperflüssigkeiten betreffende) Immunantwort und die T-Lymphozyten - die zelluläre Immunantwort. B-Lymphozyten, auch vereinfacht B-Zellen genannt, besitzen einen Antigenrezeptor, den sogenannten B-Zell-Rezeptor, der ein Zelloberflächenimmunglobulin ist. Wenn B-Zellen sich durch den Kontakt mit einem Antigen aktivieren lassen, differenzieren sie sich zu Zellen, die spezifische Antikörper gegen das Antigen ausbilden. Bei T-Zellen oder T-Lymphozyten handelt es sich um Lymphozyten, die in einem Lymphenorgan, den Thymus, heranreifen. Der Thymus liegt im oberen Teil des Brustkorbs, direkt hinter dem Brustbein. Die Entwicklung der Rezeptoren für Antigene auf der Zelloberfläche ist ein kennzeichnendes Merkmal von Lymphozyten. Jeder Lymphozyt trägt einen Rezeptor mit einzigartiger Struktur. Interessanterweise entsteht das Gen, das später für die Synthese dieses Rezeptors zuständig wird, durch die Unordnung dessen Segmenten während der Lymphozyten Reifung. Immunologen benutzen auch einen eigentümlichen Begriff „Rezeptoren Repertoire" der Lymphozyten, unter dem man die Gesamtheit aller Rezeptoren auf allen Lymphozyten des Körpers versteht. Es umfasst Millionen verschiedener Rezeptoren, wobei alle Rezeptoren auf der Oberfläche eines einzelnen Lymphozyten dieselbe Struktur besitzen.

Das gesunde Immunsystem reagiert immer angemessen auf fremde Substanzen sowie auf Krankheitserreger. Bei mehreren Individuen reagiert es aber überempfindlich auf unterschiedliche Umweltantigene oder sogar auf körpereigene Substanzen. Solche symptomatischen Reaktionen nennt man Allergien. Eine allergische Reaktion ist eine Immunantwort auf harmlose Antigene oder Allergene aufgrund bereits existierender Antikörper oder T-Zellen. Dabei kann eine Reihe von Mechanismen eine Rolle spielen. Bei Asthma, Heuschnupfen und anderen verbreiteten Allergien bindet sich ein Allergen an IgE-Antikörper auf Mastzellen. IgE steht dabei fürs Immunoglobulin – der Oberbegriff für Antikörper, und ihre konkrete Art „E". Ähnlich sind die spezifischen Antigenrezeptoren auf B-Lymphozyten die Oberflächenimmunglobuline. Mastzellen sind große Zellen, die über den ganzen Körper verteilt im Bindegewebe vorkommen. Am häufigsten findet man sie unter der Schleimhaut gelegenen Geweben und in der Oberhaut. Die Bindung von Antigenen an ihre IgE-Moleküle löst die Degranulation und Aktivierung der Mastzellen aus. Dies führt gewöhnlich zu einer unmittelbaren Überempfindlichkeitsreaktion, die lokal oder sogar systemisch auftreten kann. Auf diesen Grund spielen Mastzellen eine wichtige Rolle bei allergischen Reaktionen. Das Immunsystem besitzt auch natürliche Killerzellen oder NK-Zellen, eine Art der Lymphozyten, die nicht zu B- oder T-Zellen gehören. Diese körnigen Zellen können bestimmte Tumorzellen abtöten. Besonders bedeutend sind sie bei der angeborenen Immunität gegen Viren und andere intrazelluläre Krankheitserreger. Schon längst beschäftigen sich Immunologen mit der Frage, warum das Immunsystem nicht gegen bösartige Tumoren kämpfen kann. Gleichzeitig gibt es eine Forschungsrichtung, die man Tumorimmunologie nennt, die sie ausschließlich mit der Untersuchung der Immunreaktionen gegen Tumoren befasst. Da als Objekt der Studien gewöhnlich Tiermodelle ausgewählt werden sollen, arbeiten diese Fachkräfte mithilfe der

Tumortransplantationen. Dabei vergleichen Wissenschaftler ein ungestörtes Tumorwachstum mit der Einwirkung bestimmter Arten T-Zellen, die vermutlich die Tumorzellen zu erkennen und zu vernichten vermögen. Einige T-Zellen erkannten tatsächlich die so genannten tumorspezifischen Transplantationsantigene (TSTAs). Das sind Peptide aus mutierten oder überproduzierten zellulären Proteinen, die an MHC-Klasse-1-Moleküle auf der Oberfläche der Tumorzellen gebunden sind. MHC steht für die englische „major histocompatibility comlpex", also Haupthistokompatibilitätskomplex Es handelt sich um eine Gruppe von Genen, die die MHC-Moleküle kodieren. Die MHC-Klasse-1-Moleküle präsentieren bestimmte Peptide der T-Zellen, die im Zytosol (flüssige Bestandteil des Zytoplasmas) aus Antigenen abgespalten wurden. Diese unentbehrlichen Studien bereiteten die Grundlage für die ersten Forschungen der Krebs Immunotherapie vor. Die Einstellung der Krebsbekämpfung mittels des eigenen Immunsystems des Patienten war ziemlich wagemutig. Könnten eigene Körperkräfte tatsächlich ausreichend groß für diese komplizierte Aufgabe sein? Auf jeden Fall sollte man vor allem solche klugen Substanzen herausfinden, die das Immunsystem in richtige Richtung anregen könnten. Das heißt, man musste gleichzeitig einige Immunreaktionen verstärken und andere abschwächen oder für die Toleranz noch anderen Bestandteilen des Immunsystems sorgen. Es hörte sicher sehr verführerisch an, weil eine Einsetzung des tumorspezifischen immunologischen Gedächtnisses zu einer lang dauernden Rückkehr des Tumors oder zur Vorbeugung des Rückfalls der Krankheit führen könnte. Nach der Veröffentlichung ersten Artikeln aus diesem Gebiet sprachen schon viele Sachkundigen über die vierte Methode der Krebsbekämpfung nach den chirurgischen Angriffen, Chemo- und Strahlentherapie. Letzte Jahrzehnt bekamen die führenden Teams des Bereichs gewisse vielversprechende Zeugnisse davon, dass die Immuntherapie künftig einen guten Beitrag zur Bekämpfung dieser heimtückischen Erkrankung leisten könnte. Die erste durch die US Gesundheitsbehörde zugelassene immuntherapeutische Arznei wurde unter dem Namen Sipuleucel-T von US- amerikanischer Firma Dendreon entwickelt und unter dem Markennamen Provenge für die Behandlung des Prostatakarzinoms eingeführt. Ihre ziemlich komplizierte Technologie schloss eine Gewinnung der körpereigenen dendritischen Zellen ein, die darauf außerhalb des Organismus (ex vivo) mit dem Fusionsprotein PA2024 inkubiert wurden. Bei PA2024 handelte es sich um ein gentechnisch kombiniertes Protein aus der prostataspezifischen sauren Phosphatase (PAP) und humanem Granulozyten-Makrophagen-Kolonie stimulierendem Faktor (GM-CSF). Dendritische Zellen findet man in den Bereichen lymphatischen Gewebe, die viele T-Zellen enthalten. Sie sind verzweigt und die stärksten Stimulatoren der T-Zell-Reaktion. Bei einer Transplantationsabstoßung spielen dendritische Zellen auch eine große Rolle, da sie vom Ort der Transplantation zu lokalen Lymphknoten wandern und dort die Abstoßungsreaktion auslösen. Die dendritischen Zellen leiten sich von Vorläuferzellen aus dem Knochenmark ab.

Das zweite zugelassene Medikament wurde Ipilimumab (MDX-010) genannt. Sein Handelsname Yervoy. Es war wie ein vollständig menschlicher monoklonaler Antikörper produziert worden, und für die Behandlung von Melanomen, einer aggressiven Form von Hautkrebs eingesetzt. Hergestellt wird dieser Antikörper in einer Zelllinie von Ovarien des chinesischen Hamsters (CHO-Zellen), wobei auch ein Prozess in Hybridom-Zellen entwickelt wurde. Die Hybridomtechnik ist ein Meisterwerk der Biotechnologie, für die zwei Forscher, César Milstein und Georges Köhler im Jahr 1984 mit dem Medizinnobelpreis ausgezeichnet worden. Ihre Idee bestand darin, antikörperproduzierende Zellen (B-Zellen) mit Myelomzellen (Krebszellen) verschmelzen zu lassen, woraufhin „quasi-unsterbliche" Hybride entstanden, die monoklonale Antikörper produzieren. Da B-Zellen eine beschränkte Lebensdauer aufwiesen, war ihre effiziente Kultivierung unter Laborbedingungen nicht möglich.

Monoklonale Antikörper sind Antikörper, die von einem einzigen B-Zell-Klon produziert werden. Der Klon ist eine Population von Zellen, die alle von einer gemeinsamen Vorläuferzelle abstammen. Im Unterschied zu normalen Zellen sind Myelomazellen wie auch andere Krebszellen streng ungeordnete Zellen, die z.B. dem programmierten Zelltod nicht unterliegen. Übrigens ist dieser programmierte Zelltod, auch Apoptose genannt, eine sehr interessante Erscheinung, bei der die Zelle ein internes Zerstörungsprogramm in Gang bringt. Die Natur habe diesen Prozess so perfekt verarbeitet, dass es folgerichtig der Abbau der Kern-DNA, das Verkümmern und Kondensierung des Zellkerns sowie das Auffressen der Zellresten durch die Phagozyten (die oben genannten Fresszellen) stattfinden. Bei normalen gesunden Zellen ist die

Apoptose häufig ein natürlicher Bestandteil der Entwicklung. Das gilt besonders für Lymphozyten, die nicht selten noch vor der Reife oder im Zuge der Immunreaktion sterben. Diese Beispiele sollten davon zeugen, dass die steigende Erkenntnis extrem komplizierter zellulären und molekularen Prozessen, die für die Krebsimmunisierung zugrunde liegen, gewisse neue Einstellungen vorgestellt worden war. Die nahe Zukunft soll uns wahrscheinlich eine Vielfalt der effizienten immunologischen Arzneien gegen unterschiedliche Krebsarten mitbringen. Eine besondere Eigentümlichkeit der onkologischen Erkrankungen besteht darin, dass jede von ihnen ziemlich spezifisch behandelt werden sollte. Das heißt, es gibt außer drei oben genannten Hauptprinzipien des Kurierens (also Chirurgie-, Chemo- und Strahlentherapie) keine geeignete Methode, die gleichwohl zu allen diesen Krebsarten passt. Deswegen begünstige sich bei einem neuen zugelassenen Krebsmedikament nur eine kleine Auswahl der Patienten. Zugleich bedeutet diese aktuelle Begleiterscheinung, dass wir eine große Menge der Arzneien brauchen, damit jedem Individuum eine gezielte Wirksubstanz verschrieben werden könnte. Sinnvoll wäre auch jede solche Maßnahme, die den onkologischen Kranken das Statut der chronischen Erkrankung zu erwerben ermöglichen. Damit können Langzeitpatienten in der Hoffnung auf ein neues künftiges Heilmittel weiterleben. Eine pharmakologische Ansicht, die gescheit das Leben des Kranken momentan zu verlängern sucht, um später ihm eine vollständige Heilung zur Verfügung zu stellen, lässt wahrscheinlich für viele Menschen vorteilhaft werden. Bekannte Tumorzellen, die einen Angriff des Immunsystems erlitten, versuchen bestimmte Hindernisse dagegen zu entwickeln. Die Tumormikroumgebung ist ganz kompliziert aufgebaut, sie schließt selbst Tumor- und Bindegewebezellen ein. Die Letzten sind auch mit den Endothel-, Perizyt-, Glattmuskel-, Fibroblastzellen und mehreren anderen Komponenten umringen. Das Eindringen zahlreichen fremden oder körpereigenen Substanzen ist ganz typisch für die meisten Tumoren.

Hormone

Diese aktiven Wirkstoffe werden in spezifischen endokrinen Drüsen gebildet und in sehr niedrigen Konzentrationen ins Blut oder in die Hämolymphe abgegeben werden und an Organen, die über entsprechende Rezeptoren (Hormonrezeptoren) verfügen, spezifische Wirkungen entfachen. Werden Hormone nicht in spezialisierten Drüsen, sondern in einzelnen Zellen (z.b. der Darmwand oder der Niere) gebildet, bezeichnet man sie als Gewebshormone oder Zellhormone. Sie wirken dann im Gegensatz zu Drüsenhormonen im eigentlichen Sinne direkt in der Nachbarschaft ihres Produktionsorts im Gewebe. Eine ausführliche Erforschung der Hormonwirkung begann im Jahre 1849 als Arnold Berthold den kastrierten Hähnen die Hoden einpflanzte und damit bei ihnen normales sexuelles Verhalten sowie (in anderen Experimentenserien) sekundäre Geschlechtsmerkmale auslösen konnte. Die Bezeichnung Hormon stammte von William Bayliss, der das Sekretin entdeckte. Die kleinsten mehrzelligen Tierchen, Metazoen, die echte Gewebe bildeten, verfügten über zwei verschiedene Informationssysteme: eines, in dem Sender und Empfänger direkt verschaltet waren (dieses Verhältnis ordnete man später der neuronalen Koordination und dem Nervensystem zu) und eines, in dem nur speziellen Empfänger eine „an alle" gerichtete Information empfangen konnten (man nannte sie humorale oder hormonale Koordination). Noch später wurde es festgestellt, dass auch bei der neuronalen Koordination bestimmte Wirkstoffe (die so genannte Neurotransmitter) eine Rolle spielen sollten und diese außerdem Hormonwirkungen (die so genannte Neurohormone) besaßen (z.B. das Adrenalin und Noradrenalin) und fernerhin nervöse Zentren über Blut- oder Hämolympfbahnen in Kontakt mit endokrinen Drüsen treten könnten, sollte von einer strikten Trennung beider Informationssysteme nicht die Rede sein. Im Grunde genommen sollen Hormone die komplizierten Vorgänge in Organismen der Menschen und Tieren kontrollieren. So bringen sie die Stoffwechselleistungen, das Wachstum und die Differenzierung in Ordnung. Sie lassen sich zu funktionellen Gruppen zusammenfassen. Mehrere von ihnen reagieren mit dem lokalisierten in der Plasmamembran Rezeptor und lösen damit die Bildung eines zwischenzellulären Botenstoffes aus. Z.B. ermöglichen Hormone Adrenalin und Noradrenalin eine schnelle Mobilisierung des Substrats. Man bezeichnet als Substrat in der Biochemie einen Stoff, der in einer durch die Enzyme gesteuerten Reaktion umgesetzt wird. Das Glukagon fördert starke Stoffwechsel Veränderungen bei Hunger und sein Gegenspieler, das Insulin (ein Hormon der Bauchspeicheldrüse) steuert die wichtigen leiblichen Aufbaustoffwechselprozesse. Wachstumshormone wirken dagegen nicht direkt, sondern über die Produktion von insulinähnlichen Wachstumsfaktoren. Die Schilddrüsenhormone benötigt der Organismus für seine Differenzierung. Sie regen auch die Synthese spezifischer Eiweiße an. Die Androgene unterstützen dabei die Entwicklung männlicher Geschlechtsmerkmale. Die Östrogene fördern recht die Entwicklung weiblicher Geschlechtsmerkmale und regulieren gemeinsam mit Gestagenen den Menstruationszyklus. Gonadotropine sind Sexualhormone, welche die Keimdrüsen stimulieren. Sie weisen eine Eiweißstruktur auf und gehören daher zu den Proteohormonen. Glukokortikoide zählen zu den Kortikosteroiden, einer Klasse von Steroidhormonen aus der Nebennierenrinde. Ihr Name wurde mit ihrer Funktion im Glucose-Stoffwechsel verbunden. Die natürlich vorkommenden Glukokortikoide sind die Abkömmlinge des Gelbkörperhormons (Progesteron). Zu ihnen zählen Cortisol und Corticosteron. Die Glukokortikoide haben vielfältige physiologische Wirkungen. Sie beeinflussen den Stoffwechsel, den Wasser- und Elektrolythaushalt, das Herz-Kreislaufsystem und das Nervensystem. Ferner wirken sie entzündungshemmend und immununterdrückend.

Sexualhormone

Das griechische Wort Gonade besteht aus zwei Teilen, „gone" – Geschlecht „aden" – Drüse. Man nennt sie auch Keim- oder Geschlechtsdrüse. So bezeichnet man jenes Geschlechtsorgan, in dem einige Sexualhormone und sämtliche Keimzellen (Gameten) gebildet werden. So werden die Gonaden des männlichen Geschlechts als Hoden (Testikel) und die des weiblichen Geschlechts als Eierstock (Ovar) bekannt. Man wendet gewöhnlich den Sammelbegriff Androgene für alle Hormone an, die die Entwicklung der männlichen Geschlechtsmerkmale fördern. Diese Hormone werden von der Nebennierenrinde, hauptsächlich aber von den Leidig-Zellen des Hodens synthetisiert. Diese Synthese leitet sich wie für die anderen Steroidhormone vom Cholesterin ab. So entstehen aus ihm das Pregnenolon und Progesteron. Nach der nächsten Umgestaltung entstehen die stark androgen wirksamen Hormone Dehydroepiandrosteron, Androstendion sowie Testosteron. Eine chemische Änderung des Testosterons führt zum noch androgen wirksamen Androsteron, der im Prinzip ein im Urin ausgeschiedenes Abbauprodukt des Testosterons ist. Androgene und vor allem Testosteron fördern das Wachstum und die Entwicklung der männlichen Fortpflanzungsorgane wie Samenleiter, Prostata,

Vesikulardrüsen und Penis. Außerdem sind sie für eine normale Spermienbildung unerlässlich. Auch die Ausbildung der sekundären männlichen Geschlechtsmerkmale wird durch Androgene kontrolliert. Neben seinen typischen androgenen Effekten hat das Testosteron eine ausgeprägte anabole Wirkung. So führt es zu einer vermehrten Biosynthese des Proteins in der Muskelzelle und damit zu einer Massenzunahme in der Muskulatur. In der Pubertät steigt sich erheblich die Produktion des Testosterons, was gleichzeitig zu einem hervorragenden Wachstum des Skeletts und nach diesem Zeitabschnitt – zur Beendigung des Knochenneubaus und damit zum Stopp des Wachstums führt. Die Androgene Hormone werden in der Leber zu Androsteron reduziert und schließlich so umgewandelt werden, dass sie leicht durch Nieren ausgeschieden werden könnten. Der gleiche Ausscheidungsweg gilt auch für die weiblichen Hormone.

Wenn man von weiblichen Hormonen redet, sind sie vor allem Östrogene und Gestagene. Östrogene fördern die Entwicklung weiblicher Geschlechtsmerkmale. Zusammen mit Gestagenen regulieren sie den Menstruationszyklus. Östrogene werden vor allem in den Thecazellen der Graafschen Föllikel und im Corpus luteum (Gelbkörper) gebildet. Unter Graafschen (Ovarial) Follikel versteht man die Einheit aus Eizelle und den sie umgebenden Hilfszellen im Eierstock. Die Hilfszellen sind die Follikel Epithelzellen (Granolosazellen) sowie zwei Bindegewebsschichten, die diese umgeben: die innere Theca interna und die äußere Theca externa. Geringere Mengen entstehen auch in den Testen (Hoden), der Nebennierenrinde und im Fettgewebe. Die Östrogenbiosynthese geht letztendlich vom Cholesterin aus. Sie führt zunächst auf bekannten Wegen zu den Androgenen, doch dann nach einigen chemischen Verwandlungen entstehen die beiden wichtigsten Östrogene, das Östradiol und das Östron. Die beiden Östrogene wirken unmittelbar auf den Uterus oder auf seine Schleimhaut, was eine Zellvermehrung mit dem Aufbau der Uterusschleimhaut, Verlängerung der Uterusdrüsen, Wachstum und Vermehrung der Muskelfasern und die Zunahme der Blutgefäße fördert. Außerdem sind die Östrogene für die Ausprägung und Aufrechterhaltung der sekundären weiblichen Geschlechtsmerkmale verantwortlich. Ähnlich wie Androgene haben die Östrogene eine (aber relativ schwächere) proteinanabole Wirkung. Der wichtigste Vertreter der Gestagene ist das Progesteron, das im Gelbkörper gebildet wird, der sich nach dem Eisprung aus

dem Ovarialfollikel bildet. Besonders im zweiten Teil der Schwangerschaft entsteht Progesteron auch in der Plazenta. Im Verlauf des Menstruationszyklus tritt Progesteron nach dem Eisprung auf und ist für die richtige Umwandlung der empfindlichen Uterusschleimhaut vom Zellvermehrungs- zum Absonderung Stadium verantwortlich. Außerdem wirkt erheblich Progesteron ovulationshemmend und bremst über eine Rückkopplungshemmung die Luteinisierungshormon (LH) Absonderung der Hypophyse. Das luteinisierende Hormon (LH) (aus Lateinischen „orangegelb") oder Lutropin zählt zu den Hormonen, die die Fortpflanzung regeln. Bei der Frau fördert es den Eisprung und die Gelbkörperbildung. Beim Mann wird es auch Interstitial (zwischenräumlich) cell stimulating hormone (ICSH) genannt. Es ist bei beiden Geschlechtern gemeinsam mit dem Follikelstimulierenden Hormon (FSH) für die Reifung und Produktion der Geschlechtszellen zuständig: Ovulation (Eisprung) bei der Frau bzw. die Spermienreifung beim Mann. Bei der hormonellen Empfängnisverhütung werden gemischte Präparate aus synthetischen Östrogenen und Gestagenen verwendet. Sie bewirken eine Hemmung der Follikelreifung und der Ovulation. Dies lässt sich durch eine Hemmung der Gonadotropinausschüttung im Hypothalamus sowie eine direkte Beeinflussung des Eierstocks erklären.
In der modernen Pharmakologie verwendet man eine Vielfalt der Antiandrogene. Sie sind Arzneistoffe, die die Wirkung der männlichen Sexualhormone (Androgene) hemmen, indem sie Androgenrezeptoren blockieren. So passiert z. B. an der Prostata, was die Wirkung von Androgenen aufheben. Deshalb werden Antiandrogene auch bei dem Prostatakrebs eingesetzt, weil die Androgenwirkung das Tumorwachstum begünstigen würde. Bekannte Präparate sind Bicalutamid, Enzalutamid, Abirateron. Sie wurden auch bei Frauen eingesetzt, z.B. für die Behandlung einer übermäßigen Androgenproduktion („Vermännlichung"), einer Akneerkrankung infolge zu hoher Talgproduktion u. a. Hormonelle Medikamente kommen bei verschiedenen Krankheiten zum Einsatz. Z.B. bei einem Kinderwunsch können sie der Patientin helfen, schwanger zu werden. Als Ursache der Unfruchtbarkeit der Frau findet man oft die hohe Konzentration des Hormons Prolaktin in ihrem Körper. Manchmal passiert es wegen einer Unterfunktion der Schilddrüse. Mit dem Einnehmen bestimmter Schilddrüsenhormonen ist es möglich, die Bildung des Prolaktins zu unterdrücken. Dadurch

kann die Frau schwanger werden. Wenn die Ursache darin liegt, dass die Patientin keinen Eisprung hat, dann können ihr die hormonellen Arzneien wie Clomifen oder Gonadotropin helfen.
Viele Patientinnen leiden während der Wechseljahre (Menopause) unter Wechseljahresbeschwerden. Hierbei gibt es verschiedene hormonelle Medikamente, die helfen sollten, das hohe hormonelle Ungleichgewicht möglichst schnell auszugleichen und somit die Wechseljahresbeschwerden zu minimieren. Ein davon heißt Cimicifuga, das Präparat wurde aus den Silberkerzenextrakten (Wanzenkraut) gewonnen und wirkt wie das weibliche Hormon Östrogen. Es kann somit helfen, Wechseljahresbeschwerden zu minimieren. Die Wirkung anderer Arzneien wie Femininon C oder Galafem, wird darauf begründet, dass das hormonelle Ungleichgewicht, welches während der Wechseljahre besteht, wiederherstellt wird. Zu den Nebenwirkungen dieser hormonellen Medikamente zählt die Gefahr, das Brustkrebsrisiko zu erhöhen. Deswegen sollte die Patientin selbst entscheiden, ob sie das Risiko auf sich nimmt oder nicht, und das hormonelle Medikament nur unter den strengen ärztlichen Überwachung und Kontrolle zu verwenden.
Eine der häufigsten endokrinen Erkrankungen, die mit den schulmedizinischen hormonellen Medikamenten behandelt werden können, betreffen üblicherweise Schilddrüsenfunktionsstörungen. So kommt bei einer schon oben erwähnten Unterfunktion der Schilddrüse (z.B. bei der Basedow-Krankheit) das Thyroxin zum Einsatz. Bei einer bis heute unheilbaren Autoimmunerkrankung Hashimoto-Thyreoiditis versuchen Ärzte das Hormon L-Thyroxin zu benutzen, um den Stoffwechsel wieder anzuregen. Die Hashimoto-Thyreoiditis führt üblicherweise zu einer starken chronischen Entzündung der Schilddrüse. Bei dieser Erkrankung wird Schilddrüsengewebe infolge eines fehlgeleiteten Immunprozesses durch T-Lymphozyten zerstört. Darüber hinaus wurde eine erhebliche Antikörperbildung gegen eigene schilddrüsenspezifische Antigene nachgewiesen. Die Hormontherapie verbessert nicht nur den Hormonhaushalt des Patienten, sondern auch seinen allgemeinen Zustand. Ein vollständiges Kurieren ist aber noch nicht in Sicht.
Große Probleme bei den Neurologen und Endokrinologen löst eine Dysfunktion der Hypophyse (Hirnanhangsdrüse) aus, bei der sie keine Hormone mehr zu produzieren fähig wird. Manchmal passiert es durch eine Blutung im Gehirn, infolgedessen die Hypophyse

eingeengt wird. In einigen Fällen leiden davon schon die Neugeborene, bei denen es zu einem erhöhten Druck im Hirnbereiche kommt. Eine zugelassene Methode der Behandlung solchen Leidens besteht darin, eine Komposition von hormonellen Präparaten einzunehmen, um den Verlust der hormonproduzierenden Hirnanhangsdrüse auszugleichen probieren. Da die normale Hormonabsonderung bei dieser Drüse in sehr niedrigen Konzentrationen stattfindet, wird eine richtige künstliche Dosierung mit mehreren Schwierigkeiten verbinden. Es wurde schon eine umfangreiche Erfahrung gesammelt worden, wo man mehrere Hormone und deren Kombinationen, einschließlich Hydrocortison, Thyroxin, männliche und weibliche Geschlechtshormone wie Testosteron, Östradiol und Progesteron überprüfte. Sogar das Wachstumshormon (GH –englisch growth hormon) wurde untersucht. Obwohl jeder Patient eine individuelle Therapie braucht, gibt es zahlreiche Beispiele, wenn hormonelle Medikamente ermöglichen, ein normales Leben zu führen.

Letzte Jahrzehnte wurden hormonelle Medikamente auch in dringenden Fällen angewendet worden, z.B. während einer Operation, bei einem Schock, Kreislauf- oder Herzstillstand. Unter allen solchen Umständen wählen Ärzte nicht selten bestimmte hormonellen Arzneimitteln aus, die intravenös injiziert geworden sind. Häufig nutzte man in solcher Situation die Hormone Adrenalin oder Noradrenalin, die den Kreislauf der Patienten anregen konnten. Eine Pulserhöhung wird dabei auch hilfreich.

<u>Regelung des Blutzuckerspiegels</u>
Blutzucker in der Glukoseform wird aus dem Leberglykogen durch die Phosphorolyse freigesetzt. Die überschüssige Glukosemenge wird durch die Wirkung des Enzyms Glykogensynthase an Glykogen gebunden. Dieser Reaktionskreis steht unter der Kontrolle der Bauchspeicheldrüsehormone Insulin und Glucagon. Bei bestimmten Stresszuständen führt der Eingriff des Adrenalins aus dem Nebennierenmark zur zusätzlichen Glukosemobilisierung. Der normale Blutzuckerspiegel unterliegt sehr geringen Schwankungen. Unter den Stressbedingungen erhöht er sich während der Einwirkungsdauer des Stresshormons Adrenalin und kehrt dann unter der Kontrolle der genannten Bauchspeicheldrüsehormone als zeitlich gedämpfte Schwingung auf das Normalniveau zurück. Eine verbreitete Ernährungsform durch Fast Food Restaurants sowie andere ungünstigen Arten des Essensstils sorgten dafür, dass der

Diabetes mellitus fast zu einer Volkskrankheit geworden wurde. Aufgedeckt war er schon im Jahre 1675 als Thomas Willis die Krankheit sachkundig diagnostizierte. Aber bereits die Ärzte der Antike in Indien, Alexandria und Rom kannten das Leiden, das sie ziemlich einfach anhand einer Geschmacksprobe des Urins erkennen konnten. Es handelte sich dann darum, dass der Harn von Personen mit dem Diabetes bei erhöhtem Blutzuckerspiegel einen süßlichen Geschmack aufgewiesen hatte.

Das Insulin wird in den Beta-Zellen (β-Zellen) der Langerhans-Inseln der Bauchspeicheldrüse produziert. Die Zahl dieser Inseln bei einem Erwachsenen beträgt ca. eine Million. Die β-Zellen machen 65-80 % der Inselzellen aus. Wenn die β-Zellen nicht mehr genug oder gar kein Insulin mehr produzieren oder z. B. aufgrund von Entzündungen oder Operationen gar nicht mehr vorhanden sind, fehlen also sowohl die Glukose-Aufnahme in die Körperzellen als auch die Hemmung der Glukose-Neubildung in der Leber (die täglich bis zu 500 Gramm Glukose neu produzieren kann). Diese Neubildung erklärt das Ansteigen des Blutzuckerspiegels bei Diabetikern z. B. am frühen Morgen im nüchternen Zustand. Der Fortschritt des Diabetes mellitus wird wegen solcher ungünstigen Bedingungen gesichert. Da der größte Anteil der aufgenommenen Glukose im Blut bleibt, geht die körpereigene Glukose-Neubildung in der Leber ungebremst weiter vonstatten. Das heißt, die Blutanreicherung mit der Glukose lässt sich nicht nach, und der Glukose- und Energieverbrauch ist gar nicht ausreichend, um die schädliche Wirkung der Überdosis Glukose zu verhindern. Die Gefahr für den Betroffenen kann sich dadurch verstärken, dass er (oder sie) den Ernst dieser Lage nicht angemessen abzuschätzen fähig wird. So kann der Kranke z.B. statt benötigte Medikamente einzunehmen, eine zusätzliche kohlenhydratreiche Kost zu essen versuchen.

Nach den Forschungsergebnissen hamburgischer Internistin Jutta Keller leidet aber die Mehrheit der Diabetespatienten an Motilitätsstörungen, also unwillkürlichen Muskelbewegungen, was sich durch die unkoordinierten Öffnungen des unteren Schließmuskels der Speiseröhre zeigt. Diese fehlhafte Reaktion führt dazu, dass sich die Magensäure bis in den Rachen verirrt. Als Folge leidet man an Entzündungen und Schmerzen. Besonders gefährlich ist diese Reaktion für die Zuckerkranken, weil die verzögerte Magenentleerung, die Mediziner auch Gastroparese bezeichnen, nicht nur zu häufigen Übelkeit und Erbrechen bringen, sondern die Einstellung der Blutzuckerwerte erschwert. Denn eine ausgeglichene Abstimmung zwischen der Nahrungsaufnahme und einer Insulininjektion gelingt in solchen Fällen nicht mehr. Die Fachfrau ist der Auffassung, dass man die Gastroparese keineswegs zu harmlosen Erscheinungen zählen darf. Ganz im Gegenteil sorgt sie für eine Verkürzung der Lebenserwartung um ca. 30%. Trotzdem zieht diese Erkrankung kaum eine angespannte Aufmerksamkeit der Ärzteschaft an sich. Als eine Ursache nennt Frau Keller eine bekannte Verminderung der Nervenzellen und Ganglien im Darm. Zudem schädigen die hohen Blutzuckerspiegel die im Zwischenraum gelegene Cajal-Zellen. Diese spezialisierten Muskelzellen sind in der Lage, völlig unabhängig von Neuronen das Zusammenziehen der unmittelbar anliegenden Muskulatur auszulösen. Auf diese Art und Weise stellen sie etwas Ähnliches dem Schrittmachersystem dar, das man mit dem selbstständigen Schrittmachersystem des Herzens vergleichen kann. Außerdem wirkt Insulin auf andere Zellen und Gewebe, so hat es z.B. den Einfluss auf den Fett- und Aminosäurestoffwechsel sowie auf den Kaliumhaushalt. Neben Diabetes spielt es eine wesentliche Rolle bei der Entstehung des Hyperinsulinismus, einer Überproduktion des Insulins wegen der Überaktivität der Bauchspeicheldrüse oder wegen anderer Erkrankungen. Wenn die Symptome nicht rechtzeitig erkannt werden und ohne Gegenregulation durch die Zufuhr von kurzfristig verwertbaren Kohlenhydraten, kann es zu schweren Unterzuckerungen bis hin zu Bewusstseinsverlust und schließlich dem Tod führen. Ähnliche Ursachen können auch zum Insulinom führen, gewöhnlich ein gutartiger Tumor im Bereich der Bauchspeicheldrüse, der mithilfe des spezifischen für diese Tumorart Präparat, Streptozocin, oder durch chirurgische Entfernung des Tumors behandelt werden kann. Es wurde auch festgestellt, dass Insulin in der Muskulatur und im Fettgewebe die Durchlässigkeit der Zellmembran für Glucose erhöht. Dieser Umstand kann zur Stoffwechselstörungen führen. Nervenzellen und Erythrozyten nehmen Glucose insulinunabhängig auf. Deshalb nehmen die insulinabhängigen Zellen bei einem erhöhten Insulinspiegel mehr Glucose auf, und für die insulinunabhängigen bleibt weniger übrig. Auf diesen Grund besteht die Gefahr, dass das auf Glucose angewiesene Nervensystem geschädigt wird.

In manchen Fällen kann dieser Einfluss aber eine heilende Wirkung zeigen. So wurde einen Effekt beobachtet, wenn Insulin, verabreicht als Nasenspray in direktem Kontakt mit dem zentralen Nervensystem, die Alzheimer-Krankheit positiv beeinflussen konnte. Eine weitere zentrale Funktion des Insulins besteht in der Regulation von Zellwachstum und -vermehrung durch die Aktivierung der Umsetzung von Genen, die für Kontrolle und Ablauf des Zellzyklus von großer Bedeutung sind.

Wie schon erwähnt wurde, sieht die Situation bei dem zu niedrigen Blutzuckerwert nicht besser aus als bei den erhöhten Werten. In der Medizin wurde diese Begleiterscheinung Hypoglykämie (also Unterzuckerung) genannt, man spricht von einer Hypoglykämie bei Blutzuckerwerten unter 40 bis 50 mg/dl. Eine Hypoglykämie muss nicht unbedingt zu klinischen Symptomen führen, kann aber je nach Dauer und Ausprägung des Zustandes beispielsweise mit Schweißausbrüchen und Trübung des Bewusstseins bis hin zum Koma einhergehen. Eine unbehandelte schwere und andauernde Hypoglykämie kann sogar tödlich ausgehen. Es wurde schon längst nachgewiesen, dass bestimmte Körpergewebe und -zellen, z.B. Hirnzelle ständig eine erhebliche Energiezufuhr in Form von Glucose bekommen müssen. Bei der Hypoglykämie ist es aber nicht der Fall. Ganz im Gegenteil sinkt der Zuckergehalt des Blutes so stark ab, dass die wichtigsten Funktionen der Zellen beeinträchtigt werden. Bemerkenswert fangen sich bei den gesunden Personen an, gewisse Kompensationsmechanismen schon bei Werten unter 60 mg/dl anzuzeigen, um den Blutzuckerwert wieder zu steigern. Dadurch kommt es auch bei längerer Hungerzeit nicht zu bedrohlichen Hypoglykämien. Die häufigste Ursache einer Hypoglykämie ist ein relatives Übermaß an dem Blutzuckersenkendenhormon Insulin im Blut, oder die Überdosierung Blutzuckersenkender Arzneien. Dabei werden die oben genannten Kompensationsmechanismen überfordert. Gewöhnlich behandeln Ärzte die Hypoglykämie mit der Gabe von Glucose (nicht selten auch intravenös). In Notfällen praktiziert man subkutane oder intramuskuläre Einspritzungen des Glucagons.

<u>Schilddrüsenhormone</u>

Die körperlichen Funktionen dieser kleinen Drüse sind für die Physiologie und das Wohlbefinden unentbehrlich. Sie sind sehr wichtig für die Differenzierung des Organismus und regen die Synthese der spezifischen Eiweiße an. Das Tetrajodthyronin (auch

Thyroxin, T4 genannt) und das Trijodthyronin (T3) sind jodierte Abgeleitete des Tyrosins. Auf diesen Grund wird der Stoffwechsel der Schilddrüse eng mit dem Stoffwechsel des Jods verbunden. Jod wird vom Organismus mit der Nahrung als Iodid aufgenommen und gelang in lockerer Bindung an Plasmaproteine über das Blut an die Schilddrüse. In den Epithelzellen der Schilddrüsenfollikel wird Jodid durch eine Jodidperoxidase oxidiert. Das dazwischen entstandene Jodonium, also Jodatom mit positiver Ladung, iodiert die Reste des spezifischen für die Schilddrüse Glukoproteins, Thyreoglobulins. Nach der Iodierung wird Tyreoglobulin mit den anhaltenden T3- und T4-Resten in die Follikelhohlräume der Schilddrüse absondert und auf diese Weise gespeichert. Für die Sekretion von T4 und T3 ist die Wiederaufnahme des Thyreoglobulins in die Schilddrüsen Epitheltellen notwendig. Als Endprodukte entstehen freie T3 und T4, die von den Schilddrüsenepithelzellen ans Blut abgegeben werden. Sowohl die Biosynthese als auch die Sekretion der Schilddrüsenhormone stehen unter Kontrolle hypothalamisch-hypophysärer Bereichen des Gehirns. So spielen die Hormone des Hypothalamus und des Hypophysenvorderlappens eine bedeutende Rolle für die erhöhte oder verminderte Freisetzung der T3 und T4 in die Blutbahn. Z.B. ist das so genannte thyreotrope Hormon (TSH) des Hypophysenvorderlappens ein Glykoproteinhormon, das die Iodidaufnahme durch die Schilddrüse, den Einbau von Jod in die Tyrosylreste des Thyreoglobulins und die Biosynthese der Schilddrüsenhormone Thyroxin und T3 anregt. Kennzeichnend wird seine Sekretion durch den Hypophysenvorderlappen nicht nur durch hohe T4-Spiegel im Blut gebremst, sondern sie steht unter hypothalamischer Kontrolle. Wie gesagt, haben Schilddrüsehormone einen deutlichen Einfluss auf die Differenzierung des Organismus. So hängt der Geburt vorausgehende Entwicklung und Differenzierung des zentralen Nervensystems und die Anlage der primären Knochenbildungszentren vom Vorhandensein ausreichender Mengen an Schilddrüsenhormonen ab. Fehlen sie, so kommt es zum Krankheitsbild des Kretinismus. Physiologische Mengen an Schilddrüsenhormonen haben einen Eiweißaufbau Stoffwechseleffekt. Dieser Effekt, der nach einer Wartezeit von einigen Stunden auftritt, lässt sich anhand der Aktivitätssteigerung der im oxidativen Stoffwechselweg beteiligten Enzyme gut nachgewiesen werden. So wird z.B. die Geschwindigkeit der Cholesterinbiosynthese durch die Aktivitätszunahme des Enzyms namens HMG-CoA-Reduktase erhöht. Da gleichzeitig auch der Cholesterinumsatz und -abbau gesteigert ist, kommt es insgesamt zu einer bedeutsamen Erniedrigung des Cholesterinspiegels im Blut. Schilddrüsenhormone steigern den Sauerstoffverbrauch nahezu aller Gewebe. Dieser auch mit physiologischen Mengen von T3 und T4 nachweisbare Effekt ist auf den gesteigerten Substratumsatz zurückzuführen. Hypothyreote Personen, also mit der verminderten Aktivität der Schilddrüse, haben üblicherweise eine niedrige Sauerstoffaufnahme, der Puls ist langsam, der Blutdruck erniedrigt, die geistige und körperliche Beweglichkeit verlangsamt. Allerdings obwohl die Geschwindigkeit der Cholesterinbiosynthese niedrig ist, kommt es infolge einer noch stärkeren Verlangsamung des Cholesterinumsatzes im Allgemeinen zu bemerkenswert erhöhten Cholesterinspiegeln. Dagegen kommt es gewöhnlich unter hohen Mengen an Schilddrüsenhormonen zu einer negativen Stickstoffbilanz und infolgedessen zu einer Hemmung der Eiweißbiosynthese. Der Umsatz von Kohlenhydraten und Fettstoffen wird gesteigert und aus den Knochen wird die Calciumentfernung bemerkt. Sehr hohe Konzentrationen an Schilddrüsenhormonen, die im Grunde genommen sehr selten stattfinden, bringen eine massive Störung der oxidativen Phosphorylierung und starke strukturelle Veränderungen den wichtigsten zellulären Bestandteilen, Mitochondrien, mit. Da die Schilddrüsenhormone gar nicht wasserlöslich sind, benötigen sie ein Transportmittel, um sich in Blutbahn zu bewegen vermögen. Für diesen Zweck habe die Natur gewisse Eiweißmoleküle ausgewählt, die diese Hormone an sich binden können. Hauptsächlich handelt es dabei um drei Eiweißarten: Thyroxin bindendes Globulin (TBG), Thyroxin bindendes Präalbumin (TTR, auch Transthyretin genannt) und Albumin. Selbstverständlich soll die Bindung bei allen Transportproteinen reversibel sein. Sonst könnten diese Aggregate kaum, die Zielhormone an richtigen Orten des Körpers ausgeben. Es gibt aber auch solche Schilddrüsenhormone, die nicht an Proteine gebunden sind, sondern sie zirkulieren frei im Blut. Sie werden als freies Triiodthyronin (freies T3, fT3) beziehungsweise freies Thyroxin (freies T4, fT4) bezeichnet. Sie setzen aber nur einen kleinen Anteil aller Schilddrüsenhormone zusammen. Noch eine schwierigere Aufgabe weist das sofortige Durchdringen der genannten Schilddrüsenhormone ins Zellinnere, das Zytoplasma, aus, wo ihre Wirkung besonders gefragt wird. Die Umhüllungsmembran der Zelle lässt diese Hormone überhaupt nicht rein, deswegen brauchen sie spezielle Transporter, die diese Hilfe für sie zu leisten bereit wären. Allmählich entdeckten Zellforscher insgesamt ca. 25 solche Transportsubstanzen aus ziemlich kompliziert aufgebauten Eiweißen, die sich um solche Hilfe kümmern sollten. Inzwischen wurde auch eine genetische Erkrankung aufgedeckt, die eindeutig als Ursache auf ein Transporteiweiß hingewiesen hatte. Das so genannte Allan–Herndon–Dudley-Syndrom (AHDS) war eine seltene vererbte Erkrankung des zentralen Nervensystems, die zu schweren geistigen Entwicklungsverzögerungen und Störungen der Motorik führt. Diese Erkrankung, die fast ausschließlich männliche Säuglinge betraf, führte bereits vor der Geburt zu einer Störung der Entwicklung. Schuldig waren dabei die Mutationen in einem sehr spezifischen Schilddrüsenhormontransporter, dem gewissen Monocarboxylat Transporter 8 (MCT8). Unterschiedliche Störungen der normalen (im physiologischen Sinne) Produktion der Schilddrüsehormone führen zu zahlreichen Krankheiten, deren Behandlung üblicherweise das Ziel verfolgt, medizinisch begründete Werte dieser Hormone in Blut dauerhaft aufrechtzuerhalten. Zuverlässige Arzneimitteln dafür sind vor allem solche Hormone, deren Mangel im Organismus ausgeglichen werden sollte oder gewisse Hormongegenspieler, wenn der Patient unter dem Überfluss des bestimmten Hormons leidet. Als das Letzte Mittel wurde im Laufe der einigen Jahrzehnte erfolgreich die so genannte Thyreostatica eingesetzt worden, die die Biosynthese und Absonderung der Schilddrüsenhormone hemmen können. Ihre biochemische Wirkung besteht darin, dass sie die Aufnahme von Iodid und dessen Einbau in das Thyreoglobulin zu unterbinden vermögen.

Das Blut

Das Blut, das Menschen seit Jahrtausenden mit der Lebenskraft verbunden haben, ist in der Tat eine der wichtigsten Flüssigkeiten des Körpers. Es erfüllt die unentbehrlichen Funktionen und schließt eine Vielfalt von unersetzlichen Bestanteilen ein, die für unterschiedliche Vorgänge lebenslang sorgen. Z.B. ist das Hämoglobin für den Transport der wesentlichen Atemgase verantwortlich und mehr als 100 unterschiedliche Eiweiße des Blutplasmas kontrollieren unzählige physiologische Reaktionen des Organismus. Eine physiologisch richtige Leistungsfähigkeit des

Hämoglobinmoleküls hängt von Temperatur, pH-Wert, Partialdruck von O_2 und CO_2 sowie von verschiedenen anderen Molekülen ab. Es ist für den Transport dieser Gase unerlässlich. Jede Mutation des Hämoglobinmoleküls kann zu schweren Erkrankungen führen. Das Blut transportiert auch aufgenommene Nahrungsstoffe zu den verschiedenen Geweben. Es trägt auch die Endprodukte des Stoffwechsels zu den Ausscheidungsorganen Leber und Niere über. Man unterscheidet kleine Teilchen und wässrige eiweißhaltige Umgebung, die man mit dem obengenannten Namen Blutplasma bezeichnet. Unter den Teilchen gibt es Erythrozyten und Thrombozyten, die dem Transport der Atem Gase bzw. der Blutgerinnung dienen, Leukozyten und Lymphozyten des Immunsystems u. a. Ein komplex aufgebautes Hämoglobinmolekül setzt sich aus dem Häm, einer Komplexverbindung mit einem Eisen-Ion als Zentralatom und einem Porphyrin-Molekül als Ligand (das Zentralatom in komplexen Molekülen), und einem Eiweiß, dem Globin. Die Anlagerung des Sauerstoffs auf dem Hämoglobin erfolgt durch das zweiwertige Eisen des Häms. Wie gesagt, hängt die Verbindungsstärke zwischen O_2 und Hämoglobin unter anderen auch von dem Partialdruck der Atemgase. Es herrscht z.B. in den Lungen hoher O_2-und niedriger CO_2- Partialdruck, so dass die vollständige Beladung des Hämoglobins mit Sauerstoff bevorzugt wird. In den Geweben herrscht dagegen niedriger O_2- und hoher CO_2-Partialdruck. Außerdem wird hier auch Säuregehalt, also H^+-Konzentration größer. Dies erleichtert das Desoxygenieren (das Entziehen des Sauerstoffes) von Hämoglobin. Gleichzeitig führt der Stoffwechsel in Geweben zu hohen Konzentrationen CO_2, die manchmal seine maximale Löslichkeit im Blutplasma übersteigen kann. Unter solchen Umständen bindet Hämoglobin CO_2 mit seinen Aminogruppen und transportiert es in das Atemsystem ab. Infolge Mutationen können Änderungen der Struktur der einzelnen Hämoglobinuntereinheiten führen. Da die genetischen Fehler die Produktion von entstellten Globinmolekülen des Hämoglobins hervorruft, entstehen dabei unterschiedliche krankhafte Erscheinungen. Durch den Mechanismus der Blutstillung schützt sich der Organismus bei den Verletzungen der Blutgefäße vor Blutverlusten. Eine wichtige Rolle spielen dabei die Blutplättchen, Thrombozyten, die im Knochenmark entstehen sollen. Ihre Lebensdauer im Blut beträgt 8-10 Tage. Wenn sie in Kontakt mit geschädigten Blutgefäßen geraten, kommt es zur Anheftung an die

Kollagenfibrillen, die unter dem Gefäßenendothel freiliegen. Die Kollagenwirkung bringt die Thrombozyten dazu, dass sie ihre Form ändern, nachdem sie sich miteinander anhäufen lassen. Das Abschlussstadium dieses Vorgangs besteht darin, dass das lösliche Eiweiß Fibrinogen sich zum unlöslichen Fibrin polymerisiert, was dem Thrombus die notwendige Festigkeit verleihen sollte. Neben einer Menge der festen Teilchen, die die wichtige funktionelle Bedeutung Blutes im Körper haben, sind im Blutplasma auch zahlreiche Lipidverbindungen vorhanden, die sich wegen ihrer Wasserunlöslichkeit nur in Komplexen mit Eiweißen oder Proteinen frei zu bewegen fähig sind. Unter Lipiden versteht man eine Vielfalt wasserunlöslicher (hydrophoben) Naturstoffe, die sich sehr gut in hydrophoben Lösungsmitteln wie Benzol oder Hexan lösen. In menschlichen und tierischen Organismen füllen sie gewöhnlich die Vorbestimmung der gewissen strukturbildenden Komponenten in Zellmembranen aus. Eigentlich entsteht diese Lipidstruktur dank deren chemisches Aufbau, der sich aus zwei polaren Teilen zusammensetzt, einem lipophilen Rest und einer polaren hydrophilen Kopfgruppe. So bilden Lipide um die Zelloberfläche eine Membran, die an den Staketenzaun erinnern kann. Man kann solche gescheite Einfachheit zu den genialsten Erfindungen der Natur zählen. Denn es ist schwer, eine ähnliche technische Konstruktion vorzustellen, die so simpel und zuverlässig für die Sicherheit des Zellinneres sorgte. Gleichzeitig „fühlen" sich unzählige lebende Zellen hinter solcher beweglichen Festung wohl in allen wässrigen Lösungen. Es wird sicher kein Übertreiben, wenn wir behaupten, dass diese sinnvolle Lipidstruktur das Leben auf unserem Planeten ermöglichte. Komplexe von Lipiden und Eiweißen, die man Lipoproteine nennt, können ihre biochemischen Eigenschaften durch die Änderung ihrer Dichte erheblich variieren lassen. So sind z.B. Cholesterinform mit der niedrigen Dichte extrem oberflächlich aktiv und bindet sich deswegen fest an alle Blutgefäße, was für extremdünne Kapillargefäße (die über 99% aller Blutgefäßen ausmachen) einen großen Risikofaktor für den Herzinfarkt und Schlaganfall erweisen. Dagegen sind die Cholesterinarten mit einer hohen Dichte ganz harmlos, man nennt sie manchmal „gesund". Wie haben wir schon gesehen, braucht unser Körper ständig Cholesterin als einem Ausgangstoff für die Produktion einer Reihe der unersetzlichen Hormone, Vitamine und anderen lebenswichtigen Substanzen.
<u>Bluterkrankungen</u>

Es gibt unter Blutkrankheiten solche, die man ziemlich schnell und einfach auskurieren kann. Gleichzeitig gibt es schwere Erkrankungen, die sogar die moderne Medizin für kaum heilbar hält.

Hämoglobinopathien
Diese Krankheiten sind genetisch bedingt und unterscheiden sich durch die Veränderungen der Aminosäuresequenz der Hämoglobinketten.

Sichelzellanämie
Diese chronische hämolytische Anämie der homozygoten (also mit gleichen Erbanlagen väterlich- und mütterlich Seiten versehen) Merkmalträger beschädigt stark den Sauerstofftransport der Erythrozyten. Darüber hinaus verformen sich diese Zellen sichelartig. Die steifen Erythrozyten werden dadurch in den Kapillaren mechanisch geschädigt. Durch Verstopfen der Kapillaren kommt es häufig zu Mikroinfarkten. Patienten mit Sichelzellanämie neigen zu Infekten. Die Infekte wiederum können hämolytische Krisen oder Infarktkrisen auslösen.

Arzneimittel gegen Sichelzellanämie
Folsäure
Die Betroffenen verbrauchen eine erhöhte Menge der Folsäure, was zu ihrem Mangel führt. Eine ausreichende Einnahme der Folsäure täglich verbessert den allgemeinen Zustand des Patienten. Bei Wiederholung der Krisen zeigt sich die Milzentfernung erforderlich. Auch Bluttrasfusionen lassen in schweren Fällen den Zustand des Patienten stabilisieren.

Anderer ungünstige Mutationsmechanismus liegt der Thalassämien Erkrankung zugrunde. Die Ursache ist die Störung der Biosynthese ganzer Untereinheiten des Hämoglobins. Es gibt dabei zwei unterschiedliche Verlaufe der Krankheit, die von den Zygotenformen abhängig sind. Bei den homozygoten Formen der Thalassämien wird die zugrundeliegende Beschädigung so dramatisch, dass es meist zum Tode im frühen Kindesalter kommt, während bei den heterozygoten (also mit ungleichen Erbanlagen versehen) Formen eine wesentlich bessere Lebenserwartung möglich wird. Weil die Lebensdauer der Erythrozyten beschränkt, entwickelt sich der Prozess des Abbaus des Hämoglobins, der in den Zellen der Leber, der Milz und des Knochenmarks stattfindet. Die Behandlung des Leidens ähnelt der der Sichelzellanämie.

Eisenmangelanämien

Diese Erkrankungen zählen zu den hypochromen Anämien. Die reine Eisenmangelanämie ist durch den erniedrigten Bluteisenspiegel gekennzeichnet. Dabei besteht ein gutes Verhältnis zwischen der Höhe des Blutferritins und den vorhandenen Körpereisenvorräten. Bei den meisten Patienten mit dieser Krankheit genügt die Gabe der Eisenpräparate, die oral, intravenös und intramuskulär verabreicht werden können.

Perniziosa

Diese Krankheit gehört zu hyperchromen Anämien. Die häufigste Ursache dieses Leidens ist der Mangel eines Glykoproteins namens Intrinsischer Faktor, der für die Aufnahme des Vitamins B_{12} zuständig ist. Vitamin B_{12} kann nur im terminalen Ileum, dem unteren Teil des Dünndarms, resorbiert werden. Obwohl das Vitamin im Dickdarm von Bakterien in großer Menge produziert wird, kann diese Menge nicht verwendet werden, was die Aufnahmestelle mit dem terminalen Ileum eingeschränkt wird. Die Fachleute vermuten, dass die Kotaufnahme vieler Tiere gerade diesen Hintergrund habe. Im Magen soll Vitamin B_{12} durch proteolytische (Eiweißverdauende) Enzyme Pepsin und Trypsin zersetzt, indem das kobalthaltige Cobalamin freigesetzt wird. Die typischen Beschwerden der Krankheit sind Müdigkeit, Leistungsverminderung, Erhöhung der Herzfrequenz, Blässe und Zusammenbruchsneigung als Folge der Blutarmut. Dazu kommen eingeschlafene Hände und Füße oder örtliche Lähmungen.

Arzneimittel gegen Perniziosa

Hydroxycyanocobalamin

Dieses Medikament wird deutlich langsamer mit dem Urin ausgeschieden als Cyanocobalamin. Mit einer großen Dosis (ca. 1g/Tag) alle 2 Tage werden in 3 Wochen der Behandlung die normalen Vitamin B_{12}-Reserven wiederhergestellt.

Es gibt eine Reihe weiterer Anämienarten, die entweder angeboren oder erworben werden könnten. So tritt bei Neugeborenen am häufigsten eine überflüssige immunologische Reaktion gegen das Blutgruppen-System auf. Auch Vergiftungen durch Nahrung oder Arzneimittel können Anämien auslösen. Bösartige Tumoren führen nicht selten zu Anämien. In allen diesen Fällen leidet der Organismus des Betroffenen an eine mangelhafte Sauerstoff Versorgung, was mit großen Körperschwächen, Atemnot oder Leistungsabfall begleitet werden kann. man beobachtet verblassende Haut und Schleimhäute, eine blauweißliche Farbe der

Augenlederhaut, sowie Kopfschmerzen, Übelkeit, Schlaflosigkeit, Ohrgeräusche und unangenehme Sehstörungen. Auch Herz- und Nierenbeschwerden sind möglich.

Bei der Behandlung von Anämien versuchen Ärzte vor allem, die Ursachen der Beschwerden zu beseitigen. Fast in allen Fällen ist die Verabreichung von B_{12} oder B_6 erforderlich. In manchen Fällen, wenn der Körper des Kranken die Blutbildung nicht mehr ausreichend zu schaffen fähig wird, helfen manchmal enorm die Knochenmarktransplantationen. Als die vorübergehende Maßnahme gilt auch eine oder mehrere Bluttransfusionen.

Homöopathie verwendet gegen Anämien Calcium phosphoricum (Calciumphosphat) im Sinne, dass der Phosphor ein sehr wichtiger Baustein der menschlichen Zellen, besonders der Zellkerne, ist. Er fördert auch in kleinsten Mengen die Produktion des Hämoglobins sowie Blutkörperchen. Auch Natrium muriaticum (Natriumchlorid) sorgt für die Vermehrung der Zahl der roten Blutkörperchen und unterstützt deswegen die Blutarmutbekämpfung.

Leukämien

Man unterscheidet gewöhnlich akute und chronische Formen der Leukämie. Akute Leukämien gehören zu besonders bösartig verlaufenden onkologischen Krankheiten mit dem so genannten leukämischen Eindringen des Knochenmarks, des wichtigen retikuloendothelialen Systems, RES, und anderer Organe. Endothelzellen setzen eine dünne innere Schicht der Blutgefäße zusammen. Retikulumzellen sind sternförmige, zu einem lockeren Netzwerk verbundene Bindegewebszellen des RES. Unbehandelt beenden sich Leukämien in wenigen Wochen tödlich. Veränderte durch Leukämieerkrankung Zellen sind üblicherweise unreif und unterschiedlich, was zu Widerstandsminderung, erhöhter Infektanfälligkeit, schlechter Wundheilung sowie Anämie führt.

Arzneimittel gegen Leukämien

Eine neue Methode der Behandlung dieser Krankheit wurde mit der Hemmung eines Enzyms namens Tyrosinkinase verbunden. Dieses Enzym ist ausschließlich in Leukämiezellen gebildet. Es ist für die Übertragung einer Phosphatgruppe auf die Aminosäure Tyroxin eines anderen Proteins zuständig. Eine Phosphatgruppe verleiht das Mölekül mit neuen Eigenschaften, indem sie es entweder aktiviert oder beruhigt. Momentan gibt es drei zugelassene Arzneimittel, die ganz effizient ihre Wirkung ausfüllen.

Imatinib

Das Medikament wurde schon für die Therapie mehrerer bösartigen Erkrankungen zum Einsatz gebracht. Firma Novartis verkauft es unter dem Handelsnamen Glivec (in den USA Gleevec). Der Stoff blockiert in den entarteten Zellen das oben genannte Enzym Tyrosinkinase, damit deren krankhafte Vermehrung unterdrückt wird. Ein weiterer Vorteil der Arznei besteht in erfolgreicher Metastasenbekämpfung, was praktisch in mehreren Fällen zur vollständigen Kurierung der Krankheit führen kann.

Mögliche Nebenwirkungen

Obwohl das Imatinib im Großen und Ganzen gut verträglich ist, gibt es bei einigen Patienten gewisse kräftigen Beschwerden wie Übelkeit, Erbrechen, Durchfall, Muskelschmerzen, Muskelkrämpfe, Hautrötungen, erhöhte Leberwerte, z.b. gewisse Transaminasen, Schwellungen (Ödeme) und Hautveränderungen. Einige Ärzte empfehlen das Medikament nicht während der Schwangerschaft, weil es nach deren Auffassung zur Neubildungen des Fötus bringen könnte.

Nilotinib

Diese Arznei stammt auch von Firma Novartis, die sie unter dem Handelsnamen Tasigna verkauft. Zuerst war sie für die Patienten vorbestimmt, die das Imatinib nicht gut vertragen konnten. Darauf folgten mehrere andere Patientengruppen mit unterschiedlichen Leukämieformen.

Mögliche Nebenwirkungen

In ziemlich seltenen Fällen wurde eine umkehrbare Verminderung der Zahl von roten Blutzellen festgestellt, was wir schon als die Anämieursache erwähnt haben. Eine relativ schwache Herabsetzung der Zahl der weißen Blutzellen und Thrombozyten kann aber kaum den allgemeinen Zustand der Patienten beeinflussen. Bekannt sind auch einzelne Ereignisse des plötzlichen Herztodes, die wegen Kalium- oder Magnesiummangels auftreten konnten. Bei einer gleichzeitigen Einnahme Nilotinibs und fettreicher Nahrung kann sich der Blutspiegel der Arznei stark erhöht werden, was sicher unerwünscht wäre. Auf diesen Grund sollte der Patient zwei Stunden vor und eine Stunde nach der Arzneieinnahme aufs Essen verzichten.

Dasatinib

Das Arzneimittel wurde von USA Pharmaunternehmen Bristol-Myers Squibb entwickelt. Es wurde unter dem Handelsnamen Sprycel vermarkt. Seine Wirkung war auf hunderten Patienten geprüft, die meisten von denen sich zu ihm gut angepasst hatten.

Einige Betroffene nahmen es bis zu zwölf Monaten ohne den Effizienzverlust.
Mögliche Nebenwirkungen
Die Einnahme des Dasatinibs löste manchmal Kopfschmerz, Durchfall, Übelkeit, Müdigkeit, Hautausschläge, Ödeme, Atemnot, Pilzerkrankungen und Gelenkschmerzen aus. Seltene Betroffenen beschwerden sich über Appetitlosigkeit, Lungenentzündung und Darmblutungen. Herzrhythmusstörungen, Bluthochdruck, häufige Lungenödeme konnte man nur bei einzelnen Personen feststellen.
Interferon-alpha-2a
Ziemlich wirksam zeigen sich der Leukämieerkrankung gegenüber auch Interferone. Interferone sind Proteine (Eiweiße) oder Glykoproteine, die eine körperliche abwehrstimulierende Aktivität erweisen. So steigern sie die Widerstandsfähigkeit des Organismus nicht nur gegen Bakterien und Viren, sondern auch gegen bestimmte bösartige Tumore. Man kann Interferone als körpereigene Gewebshormone darstellen, die vor allem von den Immunzellen, z.B. T-Lymphozyten produziert werden. Als eine hilfreiche Arznei für die Leukämiebekämpfung dient heutzutage das Interferon-alpha-2a.
Mögliche Nebenwirkungen
Bei einigen Patienten können erkältungsartige oder grippeartige Merkmale auftreten. Es passiert manchmal in der Form des Fiebers, der Erschöpfung, Appetitlosigkeit, Übelkeit oder Erbrechen. In seltenen Fällen leiden die Betroffenen an der Beschädigung des ZNS, was z.B. Depression oder Verwirrtheit hervorrufen könnte. Außerdem kann die Einnahme des genannten Interferons zur Verminderung der Zahl von weißen Blutkörperchen (Leukozyten) und Blutplättchen (Thrombozyten) führen.
Venenthrombose
Man versteht unter Venenthrombose eine Gefäßkrankheit, bei der sich ein hartes Blutgerinnsel (Thrombus) in einem Blutgefäß bildet. Es kann zum akuten Verschluss einer großen Arterie führen, dessen Abarten, neben Thrombose, Embolie, Gefäßtrauma, Aneurisma, Kompression und Spasmus sein könnten. Die Symptome einer Mangeldurchblutung – Schmerz, Kälte, Blässe, Lähmung – kommen üblicherweise schlagartig vor und können schnell bis zur Nekrose (Absterben) fortschreiten. Der strangartig im Kreislauf entwickelnde Vorgang beginnt erst nach dem Eintritt des akuten arteriellen Verschlusses. Das folgende Geschick des beschädigten Gewebes hängt davon ab, ob es gelingt, die wichtigsten Kennzeichen des

Lebens aufrechtzuerhalten. Sonst führt sich der Vorgang in den Zelltod. Eine von selbst entwickelte Heilung gehört zu unwahrscheinlichen Ereignissen. Etymologisch war der Begriff „Thrombose" schon im 2. Jh. n. Chr. von Galen eingeführt. Biologisch gesehen, sollte die Blutgerinnung, die dem Überleben der Menschheit zugrunde liegt, sie vom tödlichen Blutverlust schützen. Wegen viel kleinerer Lebenserwartung der uralten Menschen spielten Gefäßkrankheiten eher unwesentliche Rolle für deren Gesundheit. Heutzutage leiden daran hunderte Millionen Menschen weltweit, so dass eine frühzeitige Diagnose der Erkrankung eine große Bedeutung erwerben sollte. Eine davon schließt eine moderne Sonographie ein, die eine deutliche Darstellung des betroffenen Gewebes anschauen lässt.

<ins>Arzneimittel gegen Thrombose</ins>
Neben der chirurgischen Entfernung von venöser Thrombose verwenden Fachleite eine Reihe von Arzneimitteln, die eine vorbeugende Funktion haben sollten.

<ins>Heparin</ins>
Wenn man eine schnelle Vergrößerung des Thrombus zu verhindern versucht, probiert man die Hemmung der Blutgerinnung mithilfe von Antikoagulanten einzusetzen. Als die erste Arznei dieser Gruppe wurde aus der Leber gewonnene Substanz, das Heparin, zum Einsatz gebracht worden. Ein Gerinnsel-Wachstumsanhalten lässt dem Arzt, eine medikamentöse Heilung der beschädigten Stelle zu unternehmen. Mit einer geeigneten Arznei beginnt der Körper, allmählich das Gerinnsel abzubauen, um die Venen wieder freizumachen. Die Behandlung dauert gewöhnlich mehrere Wochen oder Monate je nach der Zahl der beschädigten Abschnitte der Gefäße. Der Betroffene soll dabei richtig kapieren, dass durch den Abbau des Gerinnsels und die Wiederherstellung des venösen Gewebes eine Menge körpereigenen Stoffe freigesetzt werden sollten, das Zusammenballen des Blutes stark erhöhen kann. Dieser ungünstige Vorgang kann für den Aufbau neuer Thrombose sorgen. Auf diesen Grund scheint sinnvoll zu sein, weitere vorbeugende Arzneimittel einzunehmen, die gerinnungshemmend zu wirken fähig sind. Passende Medikamente dafür sind Warfarin, Phenprocoumon oder Ethylbiscoumacetat.

<ins>Warfarin</ins>
Wie die beiden anderen Arzneien gehört auch das Warfarin zur Gruppe der 4-Hydroxycumarine, die als Vitamin K-Antagonisten

und Antikoagulantien bekannt sind. Sie alle besitzen eine Fähigkeit, die Blutgerinnung zu hemmen. Dabei sollte sich der Patient klarmachen, dass diese heilsame Maßnahme gleichzeitig eine Möglichkeit der starken Blutungen in ganzen Körper mit allen unerwünschten Folgen eröffnet.

Zu Merkwürdigkeiten der ganzen Warfarin - Geschichte gehört seine ursprüngliche Anwendung als Rattengift, die jahrzehntelang erfolgreich weltweit gegen die Wanderratte und Hausmäuse eingesetzt worden war. Komischerweise entwickelten sich diese Nagen Tierchen eine erhebliche Resistenz gegenüber dem Warfarin, was seine weitere Anwendung sinnlos machte.

Mögliche Nebenwirkungen

Das Medikament begünstigt bei manchen Patienten vermehrte Blutungen, die man durch blaue Flecke auf der Haut erkennen kann. Häufig bekundet sich diese Neigung bei Zahnfleischblutung. Seltener treten Magen-Darm-Blutungen auf. Bei Menschen mit dem gestörten Gehirnblutkreislauf sind auch Schlaganfälle möglich.

Phenprocoumon

Das Arzneimittel ist mehr unter dem Handelsnamen Marcumar bekannt. Es erübrigt Anwendung z.B. nach der Einpflanzung der künstlichen Herzklappen sowie Gefäß - Bypässe, um der Thrombus Bildung und Embolien vorzubeugen. Der Patient braucht dabei eine ständige Blutspiegelkontrolle, die eine scharfe Abweichung von Normen vermeiden lässt.

Der Stoff mischt sich in feine Prozesse der Enzymproduktion ein, die für die Vitamin K Herabsetzung wichtig sind. Bemerkenswert ist mehrere Tage lang erhebliche Konzentration des Phenprocoumon im Blut, die bei der Behandlung ständig berücksichtigt werden sollte.

Mögliche Nebenwirkungen

Man beobachtet häufig nach der Einnahme dieses Arzneimittel Hämatome, die nach Verletzungen vorkommen. Bei vielen Betroffenen treten Nasen- und Zahnfleischblutungen auf. Nicht selten merkt man Leberfunktionsstörungen. Bei einer langfristigen Therapie findet einen vergrößerten Haarausfall sowie Knochendichteabnahme statt. Auch eine Blutdruckerhöhung ist möglich. Bei einigen Patienten kommen allergische Reaktionen wie Nesselfieber oder Dermatitis vor.

Ethylbiscoumacetat

Im Unterschied zu den typischen für die beiden anderen genannten Antikoagulantien Wirkungen bindet sich das Ethylbiscoumacetat an mehrere Eiweiße des Blutplasmas und kann sie erheblich verändern.
Mögliche Nebenwirkungen
Nicht selten treten nach der Einnahme dieses Medikamenten Fieber, Übelkeit und Durchfall sowie Exantheme der Haut auf.
Homöopathie soll auch bei Venenthrombosen behilflich sein. Sie unterscheidet bei der genauen Auswahl der geeigneten Arznei mehrere Merkmale, z.b. eine dunkle Verfärbung um die Vene und die Krampfadern Geschwüren mit dunkelrotem Hof. So kommt z.B. Aeskulus (Rosskastanie) zum Einsatz. Bei Venenstauungen mit schmerzhaftem Blutandrang durch Stauung benutzt man Hamamelis (Virginische Zaubernuss). Wenn bei der venösen Geschwürbildung ein schnell gerinnendes Blut abgesondert wird, bringt man Pulsatilla (Küchenschelle) zum Einsatz.

Das Lymphsystem

Neben dem Blutgefäßsystem existiert ein zweites System von Röhren, welches den ganzen Körper durchzieht, das System der Lymphgefäße. Ihr Inhalt wird Lymphe genannt. Im Gegensatz zum Blut, das fast überall im Körper die gleiche Zusammensetzung hat, ist die Lymphe von wechselndem Gehalt. Der Inhalt der Lymphgefäße des Darms, die das bei der Verdauung resorbierte Fett weitertransportieren, ist eine getrübte, milchige Emulsion, die Chylus genannt wird, während der Inhalt der Lymphgefäße der Armen und Beinen dem Blutplasma ähnlich ist. Die zelligen Elemente der Lymphe sind die Lymphozyten. Das Lymphsysten beginnt in der „Peripherie" als blind endende Lymphkapillaren, dort, wo die Kapillaren des Blutgefäßsystems sich finden. Die Lymphgefäße führen die Lymphe in einer dem Venensystem parallelen Richtung. Das Sammelgefäß für den größten Teil der Körperlymphe mündet selbst schließlich in das Venensystem ein. Man kann das Lymphsystem demnach als Nebenschluss des Blutgefäßsystems betrachten. Bemerkenswert werden als Lymphgefäße nur solche Bahnen bezeichnet, welche eine eigene Wand aufweisen. Dabei unterscheidet man drei Arten von Lymphgefäßen: Lymphkapillaren, Leitgefäße und Transportgefäße. Die Lymphkapillaren haben, ähnlich wie die Blutkapillaren, eine aus dem Endothel bestehende Wand. Ihr Durchmesser ist oft größer als derjenige von Blutkapillaren. Zum Teil beginnen sie mit fingerförmigen Blindsäcken, deren Wand für Flüssigkeiten und Teilchenelemente durchgängig ist. Lymphkappilarnetze münden in Leitgefäße, die bereits mit Klappen ausgestattet sind, die der Bauweise der Venenklapen entsprechen. Mit dem Hinzutreten einer mittleren Schicht der Gefäße, und damit mit einer zusammenziehen fähigen Wand, entstehen die größeren Transportgefäße, die den Wandaufbau von Venen aufweisen. Die Lymphgefäße der Peripherie führen die Lymphe den zugeordneten „regionären" Lymphknoten. Man bemerkt eine Regel, dass alle Lymphe wenigstens einen Lymphknoten durchfließen muss, eher sie sich ins Blut ergießt. Die Lymphknoten sind im Lymphsystem eingeschaltete Organe von großer praktischen Bedeutung. Die medizinische Bedeutung der regionären Lymphknoten liegt einmal darin, dass bei deren reaktivem Anschwellen auf den Sitz eines Entzündungsvorganges in ganz bestimmten Körperteilen geschlossen werden kann. Andererseits haben die Lymphknotenstationen außerordentliche Bedeutung im Zusammenhang mit der Ansiedlung von Tochtergeschwülsten (Metastasen) bösartiger Tumoren, z.B. Metastasierung des Brustdrüsenkrebses in die Lymphknotengruppen der Achselhöhle. Die Größe der Lymphknoten schwankt zwischen 2 mm und 2 cm. Sie ist vom Alter und anderen physiologischen Faktoren abhängig. Ihre Form wechselt, meist sind sie bohnen- oder wurstförmig. Sie spielen eine Filter- sowie eine wichtige Immunologie Rolle, die sich in einer Produktion von Lymphozyten offenbart.

<u>Lympherkrankungen</u>
<u>Lymphödeme</u>
Dieses unangenehme Leiden begonnt gewöhnt mit Schwellungen an einem Fuß. Später kann das ganze Bein dick werden. Zu den häufigsten Ursachen zählen vor allem unzureichende Bewegung, Venenveränderungen, gewisse krankhaften Fettpolster, Herz- und Nierenkrankheiten.
<u>Arzneien gegen Lymphödeme</u>
<u>Lymphomyosot</u>
Diese Arznei ist ein komplexes homöopatische Präparat von Biologische Heilmittel Heel GmbH, das 10 Heilpflanzen und 7 anorganischen Komponenten einschließt. Eine langfristige Einnahme des Präparats verbessert das Krankenbild erheblich. In einigen Fällen

wurde eine vollständige Heilung festgestellt. Nebenwirkungen sind momentan nicht bekannt.

Mucedokehl

Dieses Arzneimittel wurde 1955 vom französischen Arzt Pommier de Santi in die Homöopathie eingeführt. Der Hauptbestandteil des Mittels ist Mucor mucedo (auch Köpfchenschimmel genannt), eine Art der Schimmelpilze. Die Palette seiner Anwendungen ist sehr breit, unter anderen auch gegen Lymphödeme. Eine Reihe von klinischen Studien zeigte keine bemerkenswerten Nebenwirkungen.

Erysipel

Diese infektiöse Krankheit, die sich über das ganze Lymphsystem ausbreitet, ist auch als Wundrose bekannt. Die Erreger, die häufig zur Gattung Streptokokken gehören, dringen über Hautverletzungen in die Gewebe ein. Als begünstigtere Umstände nennt man chronische Venenschwäche und Hautentzündungen. Prinzipiell können die Erreger auch im Blutbahn gelangen, wo sie eine schwere Vergiftung auslösen sollten. Es zeigen sich schmerzhafte, gerötete, überwärmte Schwellungen an den getroffenen Stellen, die sich in kurzer Zeit weiterentwickeln. Der Patient fühlt sich müde und unterdrückt mit Fieber und Schüttelfrost. Eine ausführliche Lymphografie erklärt den genauen Charakter der Krankheit.

Arzneien gegen Erysipel

Als ein Mittel der ersten Wahl probiert man eine Medizin aus den Antibiotika, oft eine Kombination von Penicillin und Clindamycin.

Chlorhexidin

Dieser Arzneistoff hat eine starke bakterientötende Wirkung, indem er in die Zellmembran des Bakteriums eindringt, um sie erheblich zu verändern. Besonders effizient ist er gegen Streptokokken, was beim Erysipel oft der Fall ist.

Mögliche Nebenwirkungen

Bei manchen Patienten entstehen nach der Gabe Chlorhexidins Störungen der Geschmackempfindung, die mögliche Abstoßung der verhornten Hautschichten, Überempfindlichkeit sowie Hörschäden.

Ciclopiroxolamin

Dieses Arzneimittel wirkt sehr hilfreich gegen unterschiedliche Mycosen. Dafür nutzt es einen Mechanismus der Zerstörung der Zellwand von Mikroorgamismen. Einige Betroffenen mit dem Erysipel können davon gut profitieren, denn diese pilzartigen Mikroben befallen nicht selten auch deren Lymphsystem.

Mögliche Nebenwirkungen

Einige Patienten leiden nach der Einnahme Ciclopiroxolamins an erhebliche Müdigkeit, Übelkeit, Erbrechen, Hautausschläge sowie Überempfindlichkeit.

Die Milz

Die Milz ist ein unpaares Organ im linken Oberbauch. Wie die Lymphknoten in das Lymphgefäßsystem eingeschaltet sind, so ist die Milz in das Blutgefäßsystem eingebaut. Die Besonderheit ihres Aufbaus besteht vor allem in der Zuordnung lymphatischen Gewebes zum Blutgefäßsystem. Die Milz ist somit das Organ der Blutkontrolle und der Lymphozyten Bildung. Die Milz hat die Form einer Kaffeebohne von der Größe einer Hohlen Hand. Die Größe und das Gewicht (das ca. 160 g beträgt) der Milz hängen unterliegen aber von den lebensabhängigen Schwankungen ab. Nach außen gewölbte Eingeweidefläche schmiegt sich in die Wölbung des Zwerchfells in der sogenannten Milznische ein. Nach innen gewölbte Eingeweidefläche trägt auf einer Leiste eine vertiefte Stelle. Die Milz ist normalerweise nicht tastbar. Sie wird von Rippen überlagert, man übersieht aber nicht, dass zwischen ihr und der seitlichen bzw. hinteren Brustwand sich das Zwerchfell Pleura Höhle befindet. Die Milz ist von einer derben Kapsel umgeben, welche vom Bauchfell überzogen ist. Das Innere des Organs ist ähnlich wie die Lymphknoten von einem Balken- oder Schwammwerk makroskopischer Größenordnung, den Trabekeln (Gewebsbündel), als Gerüst der Bindegewebe überzogen. Die Trabekel stehen in architektonischer Zuordnung zum Blutgefäßsystem, indem die größeren Arterien und Venen in diese Bindegewebsbacken eingelassen sind oder sich ihnen anlegen. Deshalb strahlen die Trabekel von vertiefter Stelle aus und verzweigen sich baumartig, indem sie dabei auch untereinander verbinden. Das Milzgewebe, die Pulpa, wird gewöhnlich nach ihrem Aussehen in eine weiße Pulpa und eine rote Pulpa untergeteilt. Die weiße Pulpa ist die Summe des lymphatischen Gewebes in der Milz, bestehend aus den Milzknötchen, welche eine lymphatische Gefäßscheide um gewisse Arterienabschnitte darstellen. Die rote Pulpa füllt die Räume zwischen Trabekeln und weißer Pulpa aus und besteht aus einem von Blut durchströmten Schwammwerk. Die Grundlage sowohl der weißen wie der roten Pulpa ist ein netzartiges Bindegewebe. In der weißen Pulpa sind die Maschen dieses Netzes mit Lymphozyten angefüllt, in der roten Pulpa mit Blut, also vorwiegend mit roten Blutkörperchen.

<u>Milzerkrankungen</u>
<u>Splenomegalie</u>
Grundsächlich zeugen der linkseitige Oberbauch- bzw. Flankenschmerzen nur selten von Milzkrankheiten. Viel häufiger sind das Völlegefühl, der Druck unter dem linken Rippenbogen, die Schwäche, Appetitlosigkeit, Lymphknotenschwellungen für diese Erkrankungen verantwortlich. Außerdem können Schmerzen durch eine rasche Vergrößerung des Organs, die Splenomegalie, auftreten. Die Schmerzen sind bei dieser Erkrankung meist dumpf und ständig vorhanden. Eine akute Milzentzündung bringt Veränderung der Milzkapsel und infolgedessen häufig atmungsabhängige Schmerzen. Können Schmerzen auch das Ergebnis des Verschlusses der Milz Vene durch ein Gerinnsel (Milzvenenthrombose) sein. Unter Milzinfarkt versteht man ein von der Blutversorgung abgeschnittenes Milzteil, der von einem Blutgerinnsel im Herzen oder einer herznahen großen Körperschlagader verursacht werden könnte.

Bei der Behandlung einer Splenomegalie versuchen Ärzte vor allem eine grundlegende Erkrankung herauszustellen, denn es kann nach der erfolgreichen Beseitigung dieser Ursache auch die Milzvergrößerung geheilt werden. Wenn es aber nicht der Fall ist und sich zusätzlich weitere Komplikationen wie eine Anämie oder den Blutplättchen Mangel kundgeben, kann eine chirurgische Milzentfernung eine unentbehrliche Maßnahme sein. Da die Milz aber im menschlichen Organismus eine vielseitige Rolle spielt, vor allem im Sinne des Schutzes gegen Infektionen, benutzt man heutzutage eine teilweise Milzentfernung, die häufig erfolgreich durchgeführt werden kann und lässt viele Probleme lösen. Moderne Medizin nutzt auch eine alternative Methode, um die Milzentfernung zu entgehen. Z.B. hilft in einigen Fällen gut eine Strahlentherapie mit extrem niedrigen Strahlendosen.

<u>Westliche Kräuterheilkunde</u> verwendet bei dieser Erkrankung Bitterpflanzen wie z.B. Ingwer, Enzian, Kalmus, Löwenzahn oder Wermut. Als eine Ernährungszugabe rät sie Koriander, Rote Bete, Papaya, Kapern, Chicorée, Pfeffer, Safran, Galgant.

<u>Traditionelle chinesische Medizin</u> (TCM) empfiehlt bei der Milzvergrößerung bestimmte Bitterstoffe aus Gemüse, z.B. Fenchel, Kräutern, z.B. Nelken, Koriander sowie eine gegarte Kost mit

Vollkornbreien aus Weizen, Hafer, Gerste, Reis, Hirse, Mais und Esskastanien.
Homöopathie verwendet gegen diese Milzvergrößerung Ceanothus americanus (Amerikanische Säckelblume) und Grindelia (Gummikraut) niedriger Potenzen.

Das Knochenmark

Das rote Knochenmark findet sich beim Erwachsenen nur in Knochen mit schwammartigen Innengeweben, das heißt in den kurzen und platten Knochen, z.B. Wirbelkörper, Rippen, Brustbein, Hand- und Fußwurzelknochen und in den Gelenkstücken der Röhrenknochen. Beim Neugeborenen und in den ersten Lebensjahren enthalten noch alle Knochen rotes Mark. Beim Erwachsenen dagegen findet sich in dem Raum zwischen den beiden Gelenken das gelbe Knochenmark oder Fett Mark, welches mit zunehmendem Alter, und zwar in gesetzmäßiger Folge von den Extremitäten aus in der mittleren Richtung, an Stelle des roten tritt. Das Fett Mark besitzt die Fähigkeit, sich bei Bedarf, z.B. beim großen Blutverlust, bei mit großem Blutzerfall einhergehenden Blutkrankheiten, wieder in rotes Knochenmark zurückverwandeln zu können. Der gesunde Mensch im mittleren Lebensalter hat ca. 2600 g Knochenmark, ungefähr die Hälfte davon ist rotes Knochenmark. Fast so viel beträgt das Gewicht der größten Drüse, der Leber. Das Knochenmark zeichnet sich vor allem dadurch aus, dass darin die Produktion der wichtigsten Blutkörperchen stattfindet. Man nennt diesen Prozess Körperchenpoese. So spielen sie bei der Produktion der Erythrozyten, der Erythropoese, die Makroblasten, eine wichtige Rolle, die großen Zellen, die auch bei der Hämoglobinsynthese beteiligen. Etwas Ähnliches passiert auch bei der Thrombopoese (Thrombozytenproduktion) und Leukopoese, Leukozytenproduktion.
Knochenmarkserkrankungen
Die meisten Erkrankungen des Knochenmarks weisen die Störungen der Produktion der dreien oben genannten Blutkörperchen auf. Auf diesen Grund zählt man zu diesen Krankheiten mehrere Formen der Leukämie, die wir schon im Kapitel der Bluterkrankungen erwähnt haben. Ziemlich häufig treten auch das Myelodysplastische Syndrom, Neuroblastom, Osteomyelitis und Strahlenkrankheit.
MDS

Unter dem myelodysplastischen Syndrom (MDS) versteht man eine Gruppe von Erkrankungen, bei denen die Blutbildung nicht von gesunden, sondern von genetisch veränderten Ursprungszellen (Stammzellen) ausgeht. Das Knochenmark von Patienten, die daran leiden, ist nicht mehr in der Lage, aus diesen Stammzellen vollständig reife und funktionstüchtige Blutzellen zu bilden. In fortgeschrittenen Stadien dieser Erkrankungen werden immer mehr unreife Blutzellen produziert. Der Prozess der Blutbildung ist also nachhaltig gestört und kann bei manchen Patienten zu einem späteren Zeitpunkt auch zu einer akuten myeloischen Leukämie führen.

Arzneien gegen MDS

Neben dem Verabreichen von benötigten Erythrozyten oder Thrombozyten, die der Patient momentan braucht sowie Antibiotika bei Infektionen, nutzen Mediziner bestimmte Wachstumsfaktoren, die die Zahl der weißen Blutkörperchen im Blut zu erhöhen fähig sind. Diese Substanzen nennt man sachlich Granulozyten – Koloniestimulierende Faktoren (G-CSF). Wenn die Rede von der Gabe der Erythrozyten, roten Blutkörperchen sei, besteht eine Gefahr, einen Überfluss am Eisen im Blut zu bekommen, was man mit speziellen chemischen Stoffen, den so genannten Eisenchelatoren, senken sollte.

Thalidomid

Thalidomid (das wir schon in oberen Kapiteln erwähnt haben), dessen Handelsname Contergan war, wurde als eine schmerzstillende und beruhigende Medizin entwickelt. Am Ende der 1950er/Anfang der 1960er-Jahre sorgte es für zahlreiche schwere Schädigungen an ungeborenem Leben und führte damit zum Contergan-Skandal. Nur in der letzten Zeit war eine ganz andere Anwendung des Thalidomids herausgestellt worden. So war diese Arznei für ihre zellwachstumhemmende Beschaffenheit bekannt, was beim MDS besonders erwünscht werden könnte. Eine günstige Therapie mit dem Thalidomid war bei der Hälfte der Betroffenen mit dem MDS festgestellt.

Mögliche Nebenwirkungen

Bei manchen Patienten traten nach der Einnahme Thalidomids Müdigkeit, Übelkeit, starke Nervenschädigungen und Magen-Darm-Störungen auf.

Lenalidomod

Dieses Medikament war von Pharmafirma Celgene entwickelt und unter dem Handelsnamen Revlimid vermarkt. Es ist strukturell mit dem Thalidomid verwandt und wurde wie das Letzte unter anderen zur Behandlung des MDS eingesetzt, vor allem, weil es keine Nervenschädigungen auslösen kann.

Mögliche Nebenwirkungen
Nicht selten beschweren sich die Betroffenen über Übelkeit, Verstopfung oder Durchfall, Müdigkeit, Schwellungen in Armen und Beinen, Muskelkrämpfe. Nicht selten zeigt der Blutspiegel die Verminderung der weißen und roten Blutkörperchen sowie der Blutplättchen.

Decitabin
Dieses Arzneimittel war bei der Pharmafirma Janssen-Cilag geschafft und unter dem Handelsnamen Dacogen auf dem Markt gebracht. Es ist ein synthetisches Nukleosid, das chemisch dem natürlichen Nukleosid Desoxycytidin ähnlich ist. Es ist ein Hemmstoff des Enzyms DNA-Methyltransferase. Bei der MDS - Patienten sorgt es für die Unterdrückung der Produktion der entarteten Blutkörperchen.

Mögliche Nebenwirkungen
Bei einigen Betroffenen entstanden nach der Gabe des Decitabins Fieber, Lungenentzündung, Anämie sowie Verminderung der Zahl der Blutkörperchen.

Neuroblastom
Diese Rückenmarkerkrankung ist eine der häufigsten bösartigen Erkrankungen im Kindesalter. Es handelt sich dabei um einen bösartigen Tumor, dessen Zellen, die so genannten Neuroblasten, in einem unreifen Stadium verblieben sind. Nicht selten entstehen diese Neubildungen in den Nebennieren, im Kopf-, Hals- und Nackenbereich, entlang der Wirbelsäule und im Beckenraum.
Für die Behandlung Neuroblastoms nutzt moderne Medizin Chemo- und Strahlentherapie sowie die Transplantation der Stammzellen.

Arsentrioxid
Arsentrioxid ist das Anhydrid der in freiem Zustand nicht vorkommenden arsenigen Säure (H_3AsO_3). Man verwendet diesen Stoff neben anderen unter dem Namen Trisenox für die Bekämpfung von bösartigen Neubildungen. Auch in der Homöopathie bringt man es unter dem Namen Arsenicum album zum Einsatz.

Mögliche Nebenwirkungen

Zu diesen ziemlich seltenen ernsthaften Folgen der Trisenox Einnahme gehören häufige Bauchschmerzen, Gelenkschmerzen Atembeschwerden oder Atemnot, Knochen Schmerzen sowie Verminderung des Kaliums im Blutplasma.

Osteomyelitis

Die Osteomyelitis ist eine infektiöse Entzündung des Knochenmarks. Manchmal ersetzen Sachkundigen den Begriff der Osteomyelitis durch den Begriff Osteitis („Knochenentzündung"), da es sich in der Mehrheit der Fälle nicht allein um eine Entzündung des Knochenmarkes, sondern eher um alle Knochenbestandteile handelt. Gewöhnlich entsteht diese Erkrankung bei Knochenverletzungen oder Operationen, wenn eine Infektion die betroffene Stelle leicht befallen könnte. Neben bakteriellen Ansteckungen ist die Wahrscheinlichkeit der Pilz- oder Virenerreger auch nicht ausgeschlossen. Die Abwehrkräfte des Körpers versuchen die Infektion zu bekämpfen, indem sie die infizierte Stelle abzusondern streben. Da das Knochengewebe nicht ausreichend freien Platz für den Abfluss der abgestorbenen Zellen bietet, entsteht um das betroffene Gebiet eine Art Kapsel aus hartem Material (auf dem Fachjargon nennt man es die „Totenlade"). Merkwürdigerweise schafft diese Kapsel fast ideale Bedingungen für die Mikroorganismen, die nun für die Arzneien unerreichbar sein könnten. Die kleinste Größe der Bakterien ermöglicht ihnen, bequeme Lebensgemeinschaften von unterschiedlichen Arten zu organisieren und die besiedelte Region zu beherrschen. Diese Gemeinschaften existieren in so genannten Biofilmen, die nach heutiger Sicht der Wissenschaft eine Vollkommenheit der Evolution aufweist. Denn eine Vielfalt von Mikroben Arten lässt nicht nur um den Nahrungsüberfluss kümmern, sondern eine zuverlässige Abwehr für alle zu kreieren. Wir werden in folgenden Kapiteln dieses Thema nochmals berühren. Für den Kranken kann dieser Umstand für einen kurzen Zeitabstand für die Ruhe sorgen, doch danach bildet sich eine Menge Eiter, der schließlich nach außen durchbricht. Patienten beschweren sich über dauerhafte Schmerzen und Funktionsstörungen der kranken Körperteile. Ärzte warnen über die Gefahr der chronischen Knocheninfektionen vor, die üblicherweise sehr kompliziert für die effiziente Behandlung sind. Festsitzende Knochenmarkentzündungen fordern eine besondere Einstellung, um sich auszuheilen.

Die Behandlung von Osteomyelitis ist häufig eine langwierige Prozedur. Wenn bei frühen Stadien es mit dem ziemlich einfachen Desinfektionsmittel und Antibiotika ganz effizient kuriert werden kann, funktioniert diese Methode in späteren Stadien gar nicht mehr. Leider lassen sich frühe Stadien der Osteomyelitis nur schwer diagnostizieren. Bei den chronischen Varianten soll sich der Patient nicht selten an die chirurgischen Eingriffe wenden. Dabei schnitt man üblicherweise eine vorhandene Fistel aus und entfernt die entzündete Stelle.

Arzneien gegen Osteomyelitis
Gentamicin
Diese Arznei, die sich zu Antibiotika zählt, zeigte eine gute Wirkung gegen bestimmte Formen der Krankheit. Seine Aktivität war in der Forschungslabor der Pharmaunternehmen Schering in New Jersey im Jahre 1963 bei der Untersuchung eines Bakterienstammes entdeckt und als antibakteriell erkannt.

Mögliche Nebenwirkungen
Nach der Gabe Gentamicins können Nierenfunktionen eingeschränkt werden. Manchmal entstehen allergische Reaktionen sowie Übelkeit, Erbrechen, Muskelschmerzen sowie Dickdarmentzündung.

Homöopathie behandelt die Osteomyelitis mit dem Aurum metallicum (Gold), Staphysagria (Stephanskraut) und Argentum nitricum (Silbernitrat) mittlerer Potenzen.

Strahlenkrankheit
Diese Erkrankung entsteht nach einer kurzzeitigen Bestrahlung des menschlichen Organismus durch ionisierende Strahlung, z.B. Röntgen- oder Gammastrahlung, die nach den Strahlungsunfällen oder Kernwaffenexplosionen stattfindet.

Der Verlauf dieser Erkrankung hängt enorm von der empfangenen Strahlendosis ab. Der Grad der Verletzung kann von leichtem Unwohlsein bis zum Tod innerhalb von Minuten variieren. Bei mittleren Dosen zeigen sich Symptome innerhalb von Stunden und Tagen, z.B. Hautschäden, innere Blutungen oder Veränderungen des Blutspiegels. Nicht selten beobachtet der Betroffene Haarausfall, abgestorbene Stellen auf der Haut (Nekrosen), Übelkeit, Erbrechen, Durchfall, Appetitlosigkeit, Kopf- und Bauchschmerzen, Schwindel, Krampfanfälle u. a.

Als eine unentbehrliche Behandlung soll man vor allem die Schäden im Blut zu minimieren versuchen. Moderne Medizin nutzt für diesen Zweck Bluttransfusionen, Transplantation der Stammzellen und hohe Dosen der Vitaminpräparate. Notwendig ist auch ein ständiger Ausgleich des Flüssigkeits- und Elektrolytverlustes. Da gewöhnlich auch das Immunsystem geschädigt wird, und der Betroffene zu Infektionen anfällig sein könnte, sollte die ansteckenden Krankheiten durch Antibiotika bekämpft werden.

Enzyme

Wenn man bildhaft chemische Prozesse, die in einem belebten Organismus vonstattengehen, wie eine chemische Fabrik darstellt, sollte die wichtigsten Reaktionen Stunden oder sogar Tage dauern. Die Natur fand eine wunderbare Lösung, um diese Reaktionsdauer hundert oder tausendmal zu verkürzen. Sie erfand die Enzyme, biochemische Katalysatoren, die zugleich extrem spezifisch zu wirken vermögen. In jedem lebenden Wesen läuft gleichzeitig eine Vielfalt von den komplizierten chemischen Prozessen, die allgemein gesehen zwei Ziele verfolgen sollen. Ein davon betrifft den Abbau mehreren organischen Verbindungen, um die Lebensenergie zu gewinnen. Das Zweite sorgt für die Biosynthese der körpereigenen Substanzen. Die beiden Richtungen sind nur in Anwesenheit der Enzyme möglich. Enzyme sind Eiweißstoffe mit einer bizarren Struktur. Als die ersten Enzyme entdeckt worden, gab die Wissenschaftswelt ihnen die Namen der Entdecker. Später als es unverkennbar wurde, dass die Zahl dieser Substanzen riesig groß war, entschieden Fachleute für eine vernünftigere Klassifikation, die auf den funktionellen Eigenschaften des Enzyms begründet worden war. Alles in allem hängt diese Einordnung von der Art der Wechselwirkung des Enzyms mit dem Substrat. Unter dem Substrat versteht man dabei die Substanz, auf die das Enzym spezifisch wirkt. Solche Einteilung der Enzyme zeigte ihre zweifellosen Vorteile. Deswegen wurden diese unersetzlichen Stoffe später in sechs Hauptklassen untergeteilt. So nannte man die erste und die wichtigste Klasse der Enzyme Oxidoreduktasen. Denn sie katalysierten die so genannten Redoxreaktionen, die beim Substratabbau mit der Energiegewinnung eine große Bedeutung erwarben. Die zweite Gruppe war den Transferasen gegeben, die den Transfer (Übertragung) einer gewissen Gruppe X zwischen zwei Substraten S und S1 katalysieren. Die dritte Gruppe hieß Hydrolasen, weil sie die hydrolytische Spaltung von Estern, Ethern, Peptiden u. a. katalysieren können. Im Unterschied zu Hydrolasen katalysiert die vierte Gruppe von Lyasen die nichthydrolytische Abspaltung von mehreren Gruppen, unter anderen C-C-, C-O-, C-N-, C-S-Bindungen. Die fünfte Gruppe setzten die Isomerasen, die die Umwandlung verschiedener natürlichen Isomere ineinander ermöglichen. Die letzte Hauptgruppe von Enzymen gehört zu den Ligasen, die für die zahlreichen Vorgänge der Biosynthese verantwortlich sind. Der größte Teil der Enzyme sind wasserlösliche Proteine der kugelartigen Struktur, die sich im Zytosol (Zytoplasma) befinden. Andere, die man wie Membranenzyme bezeichnet, sind fest an die verschiedenen Membranen der Zelle gebunden. Die Aktivität solcher Enzyme wird häufig nur in Zellmembranen nachweisbar. Versucht man sie daraus zu entfernen, z.B. um sie im Laborglas anzuwenden probieren, verlieren sie gerade ihre katalytischen Eigenschaften. Bei der wasserlöslichen zytosolischen Enzymen gelingt solches nützliche Verfahren üblicherweise problemlos. Wichtig für die Lipidmatrix der Membrane ist das Vorhandensein der hydrophoben Aminosäuren, die ihre Struktur mobiler macht. Mehrere Enzyme katalysieren die Reaktionen mit ihrem Substrat nur in Gegenwart eines speziellen Nichtproteinmoleküls, das man als das Coenzym bezeichnet. Nicht selten spielen unterschiedliche Vitamine die Rolle der Coenzyme. Der Hauptunterschied zwischen Enzymen und in Chemie üblichen Katalysatoren besteht darin, dass die Letzten eine Reihe von ähnlichen Reaktionen katalysieren können. Enzyme katalysieren dagegen eine sehr enge Auswahl und häufig nur eine einzige Reaktion. Bekannt sind solche Fälle, wenn das Enzym eine bestimmte Gruppe in der Struktur des Substrates „heraussucht", während es die gleichen an anderen Stellen dieses Moleküls zu vermeiden bevorzugt. So spaltet z.B. im Verdauungstrakt vorkommende Protease Tripsin Peptidbildungen in eine Vielfalt der Proteine, jedoch nur in der Anwesenheit der geladenen hydrophilen Aminosäuren Arginin oder Lysin. Man versteht unter Enzymaktivität die Reaktionsgeschwindigkeit, mit der eine enzymkatalytische Reaktion abläuft. Als optimale Bedingungen werden dabei den Überschuss aller beteiligten Reaktionspartner, optimale Temperatur- und pH-Werte, notwendige Mengen der Coenzyme gemeint. Die Reaktion betrifft die spezifischen Stellen im aktiven Zentrum eines Enzyms, wo das Substrat so gebunden wird, dass es in eine entsprechende räumliche Zuordnung gerät, die seine spezifischen Reaktionsmöglichkeiten stark begünstigt werden.

Verdauungsenzyme
Pankreatin (Bauchspeicheldrüse-Pulver) ist ein leistenfähiges Produkt, das aus der Bauchspeicheldrüse von Säugetieren gewonnen wird. Es enthält Verdauungsenzyme wie Lipasen, Proteasen und Amylasen und wird zur Ersatztherapie einer Unterfunktion der Bauchspeicherdrüse sowie bei Verdauungsbeschwerden wie Völlegefühl und Blähungen eingesetzt. Das Pankreatin ermöglicht die normale Verdauung und die Aufnahme von Fetten, Eiweißen und Kohlenhydraten. Die Arzneimittel werden unzerkaut, mit ausreichend Flüssigkeit zu den Mahlzeiten eingenommen.
Pepsin ist ein Wirkstoff aus der Gruppe der Verdauungsenzyme mit proteolytischen (eiweißabbauenden) Eigenschaften. Es wird nicht selten zur Behandlung von Verdauungsstörungen eingesetzt und fördert im Magen den genannten Eiweißabbau. Das Pepsin ist ein Naturprodukt, das aus der Magenschleimhaut von Schweinen, Rindern oder Schafen gewonnen wird. Es kommt auch im Magensaft des Menschen vor. In der Schweiz ist es ausschließlich in Kombination mit anderen pharmazeutischen Wirkstoffen erhältlich.
Cellulase ist ein Enzym, das die Zellulose verdaut und in kombinierten Arzneimitteln zur Behandlung von Verdauungsbeschwerden eingesetzt wird. Auf diese Art und Weise wirkt es der von Bakterien verursachten Gasbildung im Darm entgegen.
Chymotrypsin ist ein Eiweiß abbauendes Enzym, das durch die Aktivierung des aus Rinderbauchspeicheldrüse extrahierten Chymotrypsinogens gewonnen wird.
Aspergillus oryzae ist ein Schimmelpilz, der z.B. bei der Gewinnung von Sojasauce aus Soja verwendet wird. Er enthält Enzyme, die zur Förderung der Verdauung bei Verdauungsbeschwerden eingenommen werden. Tilactase ist ein Enzym aus Aspergillus oryzae, das bei Lactoseintoleranz angewendet wird.
Papain ist ein Eiweißauflösendes Enzym, das in Lutschtabletten bei Halsschmerzen zur Säuberung und Regenerierung der geschädigten Schleimhaut verwendet wird.
Ocriplasmin ist ein Arzneimittel aus der Gruppe der Enzyme zur Behandlung der vitreomakulären Traktion. Es handelt sich um eine verkürzte und rekombinante Ableitung des humanen proteolytischen Enzyms Plasmin. Das Arzneimittel wird in den Glaskörper des Auges gespritzt und ist dort proteolytisch auf die vitreoretinale Grenzschicht wirksam.

Cerliponase alfa
Letzten Jahrzehnten bringt man immer häufiger die Enzyme wie effiziente Arzneimittel zum Einsatz. So wurde z.B. die Cerliponase alfa für die Behandlung der so genannten Kinderdemenz erfunden. Diese schwere Erkrankung wurde mit den neurodegenerativen Veränderungen verbunden. Sie tritt bei Kindern auf und kann im Alter von acht bis zwölf Jahren schließlich zum Tode führen. Bei der Cerliponase alfa handelt es sich um das mit biotechnologischen Methoden hergestellte Enzym Tripeptidylpeptidase 1, das bei Patienten mit der Erkrankung nicht aktiv ist. Das Arzneimittel wird direkt in dem Knochenmark verabreicht und kann das Fortschreiten hemmen und die Patienten stabilisieren. Da das Medikament noch nicht zugelassen wird, gibt es momentan keine Auskünfte über die möglichen Nebenwirkungen.

Fibrolan
Anderes Enzym namens Desoxyribonuclease, das aus der Rinderbauchspeicheldrüse hergestellt wurde (Handelsname Fibrolan), fördert die Auflösung entzündlicher Ausschwitzungen, die aus den Gefäßen auf Körperoberflächen austreten. Das Enzym beschleunigt die Neubildung der Schleimhäute und den Heilungsprozess. Es baut die betroffenen Desoxyribonukleinsäuren ab und richtet sich vor allem gegen abgestorbenes Gewebe.

Mögliche Nebenwirkungen
Zurzeit erkennt man nur wenige unerwünschten Wirkungen dieser Arznei. So kann deren Einnahme z.B. zu einer verstärkten örtlichen Durchblutung führen. Auch bestimmte allergische Reaktionen sind bekannt.

Dornase alfa
Zur Behandlung der schweren Zyste Fibröse wurde ein Enzym eingesetzt, das einen Handelsname Dornase alfa bekommen hatte. Es handelt sich dabei um eine gentechnologisch hergestellte Variante der humanen Desoxyribonuklease I, eines Enzyms, das extrazelluläre DNA in der Lunge spaltet. Mit dem Arzneimittel kann die Viskosität des Schleims reduziert und die Lungenfunktion verbessert werden.

Mögliche Nebenwirkungen
Zu den möglichen unerwünschten Wirkungen der Dornase alfa gehören die Bindehautentzündung, Störungen der Stimme, eine Entzündung des Rachens, des Kehlkopfs und der Nasenschleimhaut, Stoffwechselstörungen, Hautausschläge, Nesselfieber, Schmerzen im Brustkorb und Fieber.

Elosulfase alfa
Zum Kurieren einer Mucopolysaccharidose wurde das Enzym N-Acetylgalactosamin-6-Sulfatase verwendet (Handelsname Elosulfase alfa). Es handelt sich dabei um das mit biotechnologischen Methoden hergestellte Enzym, das in den Lysosomen (kleinen Zellorganellen, in denen durch Enzyme Verdauungsvorgänge erfolgen) am Abbau von Glykosaminoglykanen beteiligt ist. Mit der Therapie kann das fehlende Enzym ersetzt werden (Enzymersatztherapie). Das Arzneimittel wird in der Regel einmal pro Woche als intravenöse Infusion verabreicht.
Mögliche Nebenwirkungen
Nach der Gabe des Medikamentes treten manchmal eine Überempfindlichkeit, die Übelkeit und das Erbrechen. In einigen Fällen wurde auch Kopf- und Bauchschmerzen, Schüttelfrost und Fieber festgestellt.

Der Magen

Der Magen stellt eine eigentümliche sackartige Erweiterung des Verdauungsschlauchs dar und ist dem Darm als Aufnahmeraum, als ein Speisesammelbecken, vorgeschaltet. Er nimmt die Menge einer Mahlzeit in wenigen Minuten auf, um sie in Stunden für die weitere Verdauung vorzubereiten und darauf an den Dünndarm abzugeben. Die Form des Magens ist veränderlich und anhängig vom Füllungszustand, von der Körperlage und außerdem individuell verschieden nach dem Alter, Geschlecht und der Konstitution. Der Magen ist im oberen Teil weit und verjüngt sich gegen den Schließmuskel am Magenausgang zu konisch. Dadurch, dass die Speiseröhre in den Magen nicht an dessen höchster Stelle einmündet, sondern rechts daneben, entstehen im Magenmund eine linksliegende Kuppel und zwei ungleich lange und ungleich stark gekrümmte Ränder, die in Fortsetzung der Speiseröhre einen kürzeren Bogen darstellt. Der Magenausgang wird vom Schließmuskel gebildet. Der leere Magen ist im zusammengezogenen Zustand darmähnlich und kann in natürlichen Lage damit verwechselt werden. Die Magenmuskulatur hält den Inhalt des Korpus unter mäßigem Druck umspannt. Außerdem laufen von Zeit zu Zeit langsame Zusammenziehungswellen über den ganzen Magen. Dabei wird kurz vor dem Schließmuskel mit jeder Welle den Innendurchmesser vollständig verschlossen, so dass vorübergehend aus der

Magenabschnitt vor dem Ausgang ein kleiner Raum abgeschnürt wird. Außen ist die Magenwand fast vollständig von Bauchfell überzogen. Durch die embryonale Drehung des Darmrohrs sind komplizierte Verbindungen der Bauchfellduplikaturen (Doppelbildungen) mit Nachbarorganen zustande gekommen.

Magenkrankheiten

Gastritis

Diese Erkrankung kommt ziemlich oft sowohl in akuter als auch in chronischer Form vor und kann durch Arzneimittel, Alkohol, bakterielle und viruelle Infektionen verursacht werden. Sie geht mit Schmerzen, Übelkeit und Erbrechen einher. Bei der sogenannten erosiven Gastritis kann sie zu schweren Blutungen kommen.

Arzneien gegen Gastritis

Antazida

Zu dieser Gruppe gehören Arzneistoffe, die zur Neutralisierung der Magensäure führen. Es handelt sich dabei um eine schwache Base oder das Salz einer schwachen Säure, so dass man die Wirkung durch eine Pufferung der Magensäure erklären könnte. Diese Methode sollte aber zu symptomatischen Verfahren zählen, denn die Hauptursache des Leidens wird nicht beseitigt.

Mögliche Nebenwirkungen

Bei mehreren Patienten führt die Einnahme von Antazida zu Magendrucken, Blähungen, Durchfall, Geschmackstörungen, Lebensmittelallergien sowie zu Vitaminengleichgewichtsstörungen.

H_2-Rezeptor-Blocker

Diese Arzneimittel gehören zu Antihistaminika. Häufig verwendet man die folgenden Vertreter dieser Gruppe: Cimetidin, Famotidin, Nizatidin und Ramitidin, die ziemlich ähnliche Wirkung haben. Sie hemmen die Ausscheidung der Magensäure. Bei der Verdauung geben gewisse Zellen der Magenschleimhaut Histamin ab, was die Produktion der Magensäure anregen sollte. Diese H2 Gegenspieler blockieren die Aufnahme vom Histamin durch den H2-Rezeptoren.

Mögliche Nebenwirkungen

Nach der Gabe diesen Medikamenten treten häufig Durchfall, Gelenken- und Muskelschmerzen, Schwindel, Juckreiz und Hautausschläge auf.

Protonenpumpenhemmer (PPI)

Diese Arzneien sollen die Bildung von Magensäure über die Hemmung der sogenannten Protonenpumpe, ein Enzym, das den Transport von H^+-Ionen aus und K^+-ionen in die Zellen fördert, verringern. Es handelt sich dabei um einen Membrantransport Prozess, der die Wechselwirkungen zweier Ionen stark beeinfussen sollte. Zu dieser Klasse zählen Omeprazol, Pantoprazol und Rabeprazol, die zu nahen chemischen Substanzen gehören.

Mögliche Nebenwirkungen
Bei manchen Patienten entstehen nach der Einnahme diesen Stoffen Schwindel, Müdigkeit, Kopfschmerzen und Durchfälle.

Magengeschwür
Man vereinigt gewohnt die Magen- und Zwölffingerdarmgeschwüre unten dem Begriff Ulcus. Es ist ein gutartiges Geschwür, das tief in die Schleimhaut eindringen kann. Diese ziemlich harmlose auf ersten Stadien Krankheit kann sich zu lebensbedrohlichen Formen entwickeln, besonders, wenn das Geschwür die großen Blutgefäße zu befallen fähig wird, was zu schweren Blutungen führen kann. Neben der ungewogenen Ernährung, bestimmten Arzneien wie Aspirin oder NSAR, ist das Bakterium Helicobacter pylori, das 1982 von Johr Robin Warren und Barry Marschall isoliert und identifiziert haben, als die Hauptursachen dieser Krankheit bekannt. Für diese Entdeckung wurden die beiden im Jahre 2005 mit dem Medizinnobelpreis ausgezeichnet.

Arzneien gegen Magengeschwür
Als eine effiziente Methode der Behandlung empfehlen viele Fachärzte das sogenannte italienische Triple, das aus einem PPI und zwei Antibiotika besteht. Diese Methode bekam die Bezeichtung Eradikation, weil sie für eine vollständige Vernichtung der Keime prädestiniert wurde. Als Antibiotika bring man dabei Clarithromycin und Metronidasol zum Einsatz. Das französische Triple unterscheidet sich davon, indem das Metrinidasol durch Amoxicillin ersetzt wird.

Clarithromycin
Dieser Heilstoff zählt zu Makrolidantibiotika. Er wirkt stark unterdrückend auf eine breite Palette der Bakterienarten inklusiv Helicobakter pylori.

Mögliche Nebenwirkungen
Bei mehreren Kranken entstehen nach der Einnahme Clarithromycin Übelkeit, Erbrechen, Krämpfe, Durchfall sowie Druckgefühl im Oberbauch.

Metronidazol
Diese chemische Substanz ist eine Ableitung des Imidazols, eines wichtigen Bestandteils der DNA. Dieser Umstand macht das

Arzneimittel aktiv sowohl gegen mehrere Bakterien, als auch wie einem Mutagen.

<u>Mögliche Nebenwirkungen</u>
Viele Patienten beschweren sich nach der Behandlung mit dem Metronidazol über Schwindel, Kopfschmerzen, allergische Reaktionen, Durchfall, Übelkeit und Erbrechen, metallischen Geschmack und Harnlassungsstörungen.

<u>Amoxicillin</u>
Dieses Breitbandantibiotikum aus der Gruppe Aminopenicilline zählt zur Klasse β-Laktam-Antibiotika. Es ist beständig zu Säuren, was seine orale Einnahme bestimmt.

<u>Mögliche Nebenwirkungen</u>
Bei mehreren Betroffenen entstehen nach der Gabe Amoxicillin allergische Reaktionen, Übelkeit sowie Herzrhythmusstörungen.

<u>Magenkrebs</u>
Diese Krankheit, auch Magenkarzinom genannt, ist ein bösartiger Tumor, dessen Entstehung viele Onkologen der nitrosaminreichen Ernährung, dauernhaftem Stress und Infektionen (vor allem mit dem Helicobakter pylori) zuschreiben. Die jüngste Statiskik zeigt, dass diese Krebsart in westlichen Ländern letzten Jahrzenten (im Unterschied zu mehreren anderen onkologischen Erkrankungen) erheblich abgenommen wurde. Eine der wichtigsten Voraussetzungen dafür ist eine regelmäßige Magenspiegelung, die viele hiesigen Einwohner sich machen lassen. Moderne analytischen Methoden ermöglichen, mit kleinsten Gewebeproben, die durch diese Untersuchung entnehmen werden, eine präzise Schlussfolgerung über die Onkologie zu ziehen. Wenn die Diagnose aber ungünstig ist, gibs es eine anerkannte Therapie, die neben chirurgischen Eingriffe hoch entwickelte Methoden der Chemo- und Nukleartherapie einschließen. Als Chemotherapie nutzt man folgende Klassen der Medikamente: Alkylantien, Antimetaboliten, Mitosehemmer, Topoisomerasehemmer und zytostatischwirkende Antibiotika.

<u>Alkylantien</u>
Alkylierende Arzneistoffe greifen Eiweiße an, die für die Zellteilung oder DNA-Reparatur von Bedeutung sind. Außerdem reagieren sie mit den Erbsubstanzen, was zur Vernetzung oder Spaltung dieser Substanzen führen sollte. Tumorzellen mit solcher Schädigung der Erbsubstanz können nicht mehr richtig teilen und absterben.

<u>Mögliche Nebenwirkungen</u>

Diese unerwünschten Effekte sind mit der Tatsache verbunden, dass auch körpereigene schnellteilenden Zellen, wie z.B. Immunzellen, können davon stark betroffen sein. Auch spezifische Reaktionen von individuellen Kranken wie Übelkeit, Erbrechen, Kopfschmerzen, Leber- und Nierenwerteveränderungen sind möglich.

Antimetaboliten
Diese Chemikalien sind die Gegenspieler des normalen Stoffwechsels der Tumorzellen, indem sie als falsche Bestandteile für die enzymatischen oder hormonellen Verbindungen der fremden Neubildungen wirken sollten.

Mögliche Nebenwirkungen
Sie entstehen wegen unspezifischer Wechselwirkungen mit den körpereigenen Zellen, z.b. blutbildenden Zellen des Knochenmarks. Die langsamteilenden Zellen sind damit grundsätzlich verschont, was bei der Behandlung sehr wichtig ist.

Mitosehemmer
Diese Stoffe blockieren den sogenannten „Spindelapparat", also die Eiweißstrukturen, die bei der Zellteilung die Eigenschaften der Mutterzellen vollständig kopieren sollten. Mitosehemmer sorgen dafür, dass das Erbgut der Mutter- und Tochterzellen voneinander getrennt wird, was allmählich zum Tumorzellentod bringen sollte.

Mögliche Nebenwirkungen
Bei mehreren Patienten entstehen nach der Einnahme von Arzneien dieser Klasse Muskelschwäche, Schmerzen in verschiedenen Körperteilen sowie Empfindungsstörungen.

Topoisomerasehemmer
Diese Arzneien greifen mehrere Enzyme an, deren Funktion mit dem Korrigieren der Fehler von Brücken im Erbmaterial der Tumorzellen verknüpft sind. So blockieren sie auch die körpereigenen Substanzen, die bei solchem Korrigieren beteiligen. Die ersten Medikamente dieser Klasse wurden aus den giftigen Pflanzen gewonnen.

Mögliche Nebenwirkungen
Nach der Gabe dieser Arzneien treffen bei vielen Kranken Müdigkeit, Übelkeit, Erbrechen sowie allergische Reaktionen auf.

Zytostatischwirkende Antibiotika
Im Großen und Ganzen verhindert Antibiotika das Wachstum von Zellen oder tötet sie ab. Keine Ausnahme weisen sie auch den Tumorzellen gegenüber auf. In der Krebsbehandlung kommen solche

Antibiotikavertreter, zum Einsatz, die zu folgenden Gruppen gehören: Aktinomycine, Anthracycline, Bleomycin, Mitomycine.

Aktinomycine
Der erste Vertreter dieser Gruppe wurde im Jahre 1940 von Selman Waksman aus der Spezie Streptomyces isoliert. Für diese Leistung war er 1952 mit dem Medizinnobelpreis ausgezeichnet. Diese komplizierten chemischen Substanzen zerstören bestimmte Regionen der DNA, was zum Absterben der Tumorzellen führen sollte.

Mögliche Nebenwirkungen
Bei vielen Kranken führt die Einnahme von Aktinomycinen zu Störungen der Blutbildung. Außerdem leiden sie an Übelkeit, Erbrechen, Appetitlosigkeit sowie an mehrere Infektionen.

Anthracycline
Die Verbindungen dieser Gruppe binden sich am Enzym Topoisomerase IIα, das bei der Zellteilung eine wichtige Rolle spielen sollte. Außerdem drücken sie die Nukleinsäuresynthese unter, was die Tumorabtötung verursacht.

Mögliche Nebenwirkungen
Bei vielen Patienten führt die Gabe von Anthracyclinen zu Blutbildungs-, Herzfunktions-, sowie Leber- und Nierenstörungen.

Bleomycin
Diese Glykopeptid bindet die Eisenione, indem die Komplexe Substanz die für die Tumorlebensweise wichtige Nuklcotide angreift und ihre Funktionen stört, was darauf ihren Tod verursacht.

Mögliche Nebenwirkungen
Mehrere Betroffenen leiden nach der Einnahme Bleomycins an Lungenfibrose, Nierenfunktionsstörungen, Müdigkeit und Anfälligkeit zu Infekten.

Mitomycine
Auch diese chemischen Verbindungen wurden aus den Streptomyces Bakterienarten isoliert. Nach einer enzymatischen Aktivierung hemmen sie stark die DNA-Synthese, so dass die Tumorzellen die Fähigkeit zur Teilung allmählich verlieren.

Mögliche Nebenwirkungen
Die Einnahme der Arzneien dieser Klasse führt bei vielen Patienten zu Nierenfunktionsstörungen, Übelkeit, Erbrechen, Hautausschlägen und Knochenmarkschädigung.

Der Dünndarm

Am Schließmuskel des Magenausgangs geht der Verdauungskanal in den ca. 6 Meter langen Dünndarm über. Die außerordentliche Länge dieses Abschnitts ist Ausdruck der speziellen funktionellen Stellung: während der Dünndarmpassage vollzieht sich im Verdauungsbrei der End Abbau der Nahrungsbestandteile zu kleinen Molekülen und gleichzeitig erfolgt deren Resorption durch das Schleimhautepithel. Der chemische End Abbau der Nahrung ist an Drüsensekrete gebunden, die teils in der Darmwand selbst teils in den sogenannten großen Darmdrüsen (Leber und Bauchspeicheldrüse) gebildet werden sollte. Die wichtige resorptive Leistung ist oberflächenabhängig. Das Prinzip der Oberfläche Vergrößerung, welches bereits in der Länge des Dünndarms zum Ausdruck kommt, wird in anderen Dimensionen noch weitergeführt. Der Dünndarm ist anatomisch in drei Abschnitte (Zwölffingerdarm, Leerdarm und Krummdarm) gegliedert. Der Zwölffingerdarm schließt an den Magen an und beginnt am Schließmuskel des Magenausgangs mit scharfer Grenze. Seine Form entspricht der eines lateinischen C, in dessen Konkavität der Kopf der Bauchspeicheldrüse eingebettet liegt. Mediziner schreiben ihm die Zwiebelform zu. Am Übergang des hinter dem bauchfellgelegenen Zwölffingerdarm in den Leerdarm liegen spezielle Bauchfellverhältnisse vor. Der Leerdarm geht ohne scharfe morphologische Grenze in den Krummdarm über. Beide unterscheiden sich vom Zwölffingerdarm durch ihre Beziehung zum Bauchfell: sie sind an Dünndarmgekröse befestigt und liegen als sogenanntes Dünndarmkneul frei beweglich in der Bauchhöhle an drei Seiten umgeben vom Rahmen des Dickdarms.
<u>Erkrankungen des Dünndarms</u>
<u>Morbus Crohn</u>
Diese chronisch-entzündliche Erkrankung befällt häufig die unteren Teile des Dünndarms. Typische für die Erkrankung ist die zusammenhanglosen segmentartigen Befälle der Darmschleimhaut, wenn gleichzeitig mehrere Abschnitte betroffen werden können. Ob der Erreger bakterieller oder virularen Natur wird, ist dahin unbekannt. Gestört sind dabei die Barrieren zwischen den Darmlumen und dem Organismus.
<u>Arzneien gegen Morbus Crohn</u>
Man unterscheidet gewohnt zwei Formen der Behandlung, die dem akuten Schub und der langzeitlichen Erhaltungstherapie entsprechen. Beim akuten Schub verwenden Fachärzte Kortisonpräparate, die

entzündungshemmend und überreaktionverhindernd auf das Immunsystem wirkt. Die Einnahme dauert manchmal mehrere Wochen bis eine auffällige Besserung vonstattengeht. Darauf kann der Betroffene schwächere Entzündungshemmer bekommen, z.b. Mesalasin. Zum Einsatz kommen auch die Kortisonanalogen wie Budesonit und Prednisolon. Die Wirkung dieser Arzneien sowie die möglichen Nebenwirkungen wurden schon in anderen Kapiteln (z.b. Multiple Sklerose) beschrieben.
Bei der Erhaltungstherapie verschreiben Ärzte nicht selten Azathioprin, oder 6-Mercaptopurin, die mehrere Jahre eingenommen werden sollten. Bei der Unverträglichkeit dieser Medikamente bekommt man oft Methotrexat.

Azathioprin
Dieses Arzneimittel wird üblicherweise für die Immununterdrückung verschrieben, um Immunabwehr abzuschwächen. Im menschlichen Körper lässt es sich unter dem Einfluss bestimmten Enzymen verändern, so dass dessen Produkte fie Fähigkeit bekommen, Zellmembrane zu überwinden. Gleichzeitig blockieren sie die Synthese von DNA und RNA der Immunzellen und schützen den Organismus gegen überflüssige Abwehrreaktionen.

Mögliche Nebenwirkungen
Bei manchen Betroffennen entstehen nach der Gabe Azathioprins Übelkeit, Erbrechen, Durchfall, Fieber, Gelenkenschmerzen, Haarausfall und Veränderungen des Blutbildes.

6-Merkaptopurin
Diese Heilsubstanz ist eine chemische Analoge der Nukleinbasen Adenin und Guanin. Sie wurde vom Pharmaunternehmen Burroughs Wellcome im Jahre 1955 patentiert und vermarktet. Im Körper hemmt sie die Synthese bestimmter unerwünschten Verbindungen, die unter anderen beim Morbus Crohn vonstattengehen.

Mögliche Nebenwirkungen
Einige Patienten leiden nach der Einnahme 6-Merkaptopurins an Übelkeit, Erbrechen, Haarausfall, Pankreatitis, Blutungen und Anämien.

Es gibt mehrere andere Dündarmerkrankungen, die von Bakterien, Pilzen, Parasiten oder Lebensmittelunverträglichkeiten verursacht werden. Die Häufigkeit dieser Leiden bleibt aber ziemlich niedrig.

Der Dickdarm

Am Dickdarm unterscheidet man anatomisch drei Abschnitte (Blinddarm, Grimmdarm und Mastdarm). Funktionell steht im Bereich des Dickdarms die Wasserresorption aus der nicht zu Ende verdauten Speisebrei im Dienst des Wasserhaushalts im Vordergrund. Daneben können von der Dickdarmschleimhaut gewisse Mineralstoffe ausgeschieden werden. Die durch den fortschreitenden Wasserentzug im Dickdarm erfolgende Eindickung des Darminhalts stellt besondere mechanische Ansprüche an die Schleimhaut. Hieraus wird die außerordentlich starke Schleimproduktion (Gleitmittel) verständlich.

Der Dünndarm mündet in den Dickdarm an den Schleimhautfalten, die sich an dem medialen Umkreis des Dickdarms befindet. So entsteht hinter dieser Einmündungsstelle ein blindes Ende, der Blinddarm. Er ist der weiteste Dickdarmabschnitt. Er liegt in der flachen Mulde und ist meistens allseitig von Serosa (innere Haut) umgehen, also freibeweglich. Seine durchschnittliche Länge beträgt 7 cm. Schleimhautfalten sind so gebaut, dass sie normalerweise nur in der Richtung vom Krummdarm zum Blinddarm durchgängig ist.

Der Grimmdarm wird vom Blinddarm an gewöhnlich gerechnet und geht an seinem Ende in den Mastdarm über. Er ist der Dickdarm im engeren Sinn. Der Dickdarm unterscheidet sich vom Dünndarm äußerlich durch drei auffallende Merkmale. Die drei Bände aus den zusammengebündelten Fasern der Längsmuskelschicht der Darmwand. Die Ausbuchtungen zwischen den Tänien der Wand des Grimmdarms. Die kleingezogenen Fettläppchen, die längs der freien Oberfläche und des Netzes angeheftet sind.

Der Dickdarm umgibt, vom Blinddarm ausgehend, das Dünndarmpaket wie ein Rahmen. Dabei ist die innerhalb des Bauchfellraumes gelegene Querdickdarm besonders lagervariabel und kann unter Umständen Girlanden artig bis unter das Nabelniveau hinabreichen. Insbesondere ist häufig der hinter dem Bauchfell gelegene Abschnitt so stark zusammenzieht, dass er einen geringeren Durchmesser als benachbarte Dünndarmschlingen aufweist. Die Bezeichnung Dickdarm bezieht sich somit nicht auf den tatsächlichen Durchmesser, sondern mehr auf die Erweiterungsfähigkeit dieses Darmbereiches.

Der Mastdarm beginnt dort, wo das Darmrohr die Dickdarmgekröse verliert und sich mit seiner Rückwand an das Kreuzbein anlegt. Diese Stelle ist zugleich die engste des Dickdarms.

<u>Erkrankungen des Dickdarms</u>

Entzündungen
Diese Klasse der Erkrankungen nennt man häufig Kolitis. Ihre Entstehung ist mit mehreren Faktoren verbunden, u.a. mit Infektionen, Allergien, bestimmten Medikamenten. Die meist verbreitet ist die Entzündung des Blinddarms, Appendizitis. Nicht selten kommt die Entzündung als eine gesamte Magen-Darm-Krankheit, indem der Dickdarm besonders betroffen wird.
Arzneien gegen Dickdarmentzündungen
Mesalazin
Dieser Heilstoff ist eine Ableitung der Salicylsäure. Er beteiligt sich im Organismus an mehreren biochemischen Reaktionen und zeigt eine hohe Aktivität als Freiradikalfänger, Vernichter der bakteriellen Zellen, Hemmer der überflüssigen Abwehrreaktion u.a.
Seine Verschreibung bei der Dickdarmentzündung gehört zur Standardtherapie.
Mögliche Nebenwirkungen
Bei etlichen Kranken führt die Einnahme Mesalazins zu Übelkeit, Erbrechen, Durchfall, Juckreiz und Hautausschlägen.
Sulfasalazin
Diese Arznei wird enzymatisch durch Darmbakterien so aktiviert, dass sie spezifisch auf Entzündungserreger zu wirken vermöge. Dieser Effekt ermöglicht auch die Dickdarmentzündung zu heilen.
Mögliche Nebenwirkungen
Ziemlich oft leiden die Betroffenen nach der Gabe Sulfasalazins an Übelkeit, Erbrechen, Appetitlosigkeit, Schwindel, Kopfschmerzen, Hautausschlägen sowie Anämien.
Infliximab
Dieser Wirkstoff ist ein monoklonaler Antikörper, der u.a. auch gegen Dickdarmentzündungen sehr effizient helfen kann. Seine Produktion erfordert aber einen großen Arbeitsaufwand, was das Medikament sehr teuer macht.
Mögliche Nebenwirkungen
Während der Verwendung Infliximab tretten nicht selten unterschiedliche allergischen Reaktionen auf.
Homöopathie empfiehlt gegen Dickdarmentzündungen Kalium chloratum (Kaliumchlorid) mit der Potenz D12.
Reizdarmsyndrom
Diese weitverbreitete Krankheit entwickelt sich durch mehrere magendarmartige Symptome, die häufig wegen psychische Belastungen, die in einer Zusammenwirkung mit Infekten entstehen

können, hervortreten. Betroffenen beschweren sich über dauernde Bauchschmerzen, Blähungen und Stuhlveränderungen, die keine andere Diagnose vermuten lassen.

Arzneien gegen Reizdarmsyndrom

Dimeticon
Diese Arznei, auch Polydemethylsiloxan genannt, ist ein Polymer auf Siliziumbasis, das zum Einsatz bei der Gassammlung im Magen-Darm-Trakt kommt. Nebenwirkungen sind bis dahin nicht bekannt.

Simethicon
Dieses Medikament gehört auch zu Substanzen, die die obengenannte Gassammlung im Magen-Darm-Trakt zu mindern verhelfen. Nebenwirkungen sind momentan auch nicht bekannt.

Cotazym
Diese Arznei weist eine Kombination von Speicheldrüsenenzymen auf, die den Verdauungsvorgang erheblich aktivieren sollte. Auf diesen Grund hilft sie auch beim Reizdarmsyndrom.

Mögliche Nebenwirkungen
Bei einigen Patienten entstehen nach der Einnahme Cotazyms Reizungen im Bereich des Darmausgangs, Hautjucken und -rötung, Nesselsucht, Sodbrennen, Übelkeit und allergische Reaktionen.

Kreon
Dieses komplexe Enzympräparat soll unterschiedliche Stadien der Verdauung verbessern, was das Reizdarmsyndrom allmählich heilen lässt.

Mögliche Nebenwirkungen
Bei manchen Kranken treten nach der Einnahme Kreons Bauchschmerzen, Durchfall, Verstopfung, Übelkeit, Erbrechen sowie allergische Reaktionen auf.

Gegen Reizdarmsyndrom helfen auch zahlreiche pflanzliche Präparate wie z.B. Pfefferminze, Anis, Fenchel, Kummel, Artischocke, Melisse.

Dickdarmtumoren
Der Dickdarmkrebs ist die dritthäufigste bösartige Erkrankung in Deutschland. Die genauen Ursachen der Erkrankung sind bis heute nicht bekannt. Als Risikofaktoren nennt man aber Rauchen, Bewegungsmangel, Übergewicht, Alkohol und rotes Fleisch. In manchen Fällen kann man auch eine erbliche Veranlagung feststellen. Nicht selten wandeln sich gutartige Dickdarmadenomen in bösartigen Abarten um. Die Behandlung des Dickdarmkrebses ähnelt solche bei anderen Krebsarten, z.B. Magenkrebs, indem neben

dem chirurgischen Eingriff die Strahlen- und Chemotherapie zum Einsatz gebracht werden.

Ernährung und Verdauung

Die Hauptaufgabe der Ernährung besteht darin, die tagtäglichen Verluste des Körpergewichts und -energie auszugleichen. Eine moderne Einstellung der gesunden Ernährung besagt, dass eine kalorienreiche Nahrung, die häufig zum Übergewicht führt, ein wesentlicher Risikofaktor des Herzinfarkts, Schlaganfalls und Diabetes mellitus sein sollte. Um diese Gefahr zu vermeiden, benötigt man neben ständiger physischen und geistigen Aktivität möglichst präzis die Bilanz zwischen der Esseneinnahme und dem Energieverbrauch aufrechtzuerhalten. Eine gültige Berechnung der Energieausbeute bei der komplizierten biologischen Oxidation der Nahrungsbestandteile kann dadurch gemacht werden, dass diese Ausbeute ihrem einfachen physikalischen Brennwert entspricht. Selbstverständlich soll man zur Deckung der Stickstoffverluste über die ständige Zufuhr von Nahrungseiweiße sowie zur Deckung von Energieverluste über die Zufuhr von Kohlenhydraten, Fetten und Vitaminen nachdenken. Wie früher schon gesagt wurde, erweisen sich mehrere Vitamine wie richtige Coenzyme, die die physiologische Leistung der Enzyme ermöglichen. Günstig für die Verdauung ist die Tatsache, dass alle wichtigen für sie Bestandteile schon in Sekreten des Magen-Darm-Traktes vorhanden sind. Nach der Spaltung aller komplexen Substanzen der Kost durch Enzyme baut der Organismus daraus seine körpereigenen Stoffe. Eine wichtige Rolle spielt dabei (wie wir schon wissen) die Darmmikroflora, die selbst mehrere unentbehrliche Enzyme und Vitamine produzieren kann. Die Nahrung liefert uns proteinhaltige Stoffe. Unter anderen benötigt menschlicher Körper eine Reihe von essentiellen Aminosäuren, die er selbst allerdings nicht produzierten kann. Die sind: Methionin, Phenylalanin, Leucin, Isoleucin, Valin, Threonin, Lysin, Tryptophan, Histidin und Cystein. Alle anderen Aminosäuren kann menschlicher Organismus selbständig recht synthetisieren. Dafür braucht er nur eine ausreichende Menge Stickstoff. Zu nicht essentiellen gehören zwei Aminosäuren mit ähnlicher chemischen Struktur, Asparagin und Glutamin. Asparagin kommt unter anderen im Spargel vor. Im Stoffwechsel ist L-Glutamin ein universeller Aminogruppen-Donor. Im Blutplasma setzt Glutamin ein Fünftel aller freien Aminosäuren zusammen. Bei extremen Krankheitszuständen, die mit intensiven Vorgängen des Abbau- oder Aufbaustoffwechsel verbunden sind, wie z. B. nach harten Operationen, schweren Verletzungen, Verbrennungen und Infektionen, ist stets eine ausgeprägte Glutamin Verarmung zu beobachten. Glutamin wird hauptsächlich im Skelettmuskel gebildet und von dort an den Darm, die Niere, die Blutzellen und die Leber weitergegeben. Das heißt, alle diese Organe sind in ihrer Funktion von einer ausreichenden Glutamin Versorgung abhängig. Beim mehreren Intensivpatienten kommt es bei einem intrazellulären (also innerhalb der Zelle) muskulären Glutamin Mangel zu einer stark vermehrten Glutamibildung und Glutamin Freisetzung aus dem Skelettmuskel. Damit entwickelt sich eine seltsame Situation. Eigentlich hat Glutamin eine Reihe von Funktionen. So stimuliert es die Bildung von sogenannten Hitzeschock-Proteinen (Eiweiße, die unter bestimmten Extrembedingungen den anderen essentiellen Proteinen helfen, deren Struktur aufrechtzuerhalten). Außerdem hemmt es die Stickoxidbildung (NO), beeinflusst die Ionenkanäle und das gesamte Zellvolumen. Es stimuliert bemerkenswert auch (ähnlich wie die Wachstumsfaktoren) die Bildung spezifischer Gene. Darüber hinaus wirkt es effektiv immunsystemerregend sowie verbessert die Darmfunktionen, verringert merklich die Stickstoffverluste und die Sterblichkeit der Intensivpatienten. Heutzutage sterben viele Menschen in der Intensivstation. Die größte Ursache dieses Umstandes besteht darin, dass gerade dort sich die schwersten Infektionen wie schwere Sepsis, das systemische inflammatorische (entzündliche) Response-Syndrom (SIRS), das komplexe Multiorgan-Dysfunktionssyndrom (MODS), die nekrotisierende (absterbende) Enterokolitis (NEK) u. a. entwickeln. SIRS ist der medizinische Fachbegriff für eine systemische Entzündungsreaktion des Organismus, bei der diese, ungeachtet an welcher Stelle sie ausgelöst wurde, im gesamten Körper gleichermaßen stattfindet. SIRS zeichnet sich durch eine der folgenden Symptome aus: Körpertemperatur ≥ 38 °C oder ≤ 36 °C, Herzfrequenz ≥ 90/min., Atemfrequenz ≥ 20/min, Leukozytenzahl $\geq 12000/\mu l$ oder $\leq 4000/\mu l$. MODS oder Multiorganversagen bezeichnet das gleichzeitige oder sequentielle Versagen oder die schwere Funktionseinschränkung verschiedener lebenswichtiger Organsysteme des Körpers. NEK bezeichnet eine akute Entzündung des Dünn- und Dickdarms, häufig

bakteriell durch Strepto- oder Staphylokokken ausgelöst. Bei einem enorm geschwächten Organismus sind alle genannten Erkrankungen todgefährlich. Deswegen soll es bestimmt klarwerden, dass eine Glutamin Verabreichung, die wegen ihrer vielseitigen Funktionen die Überlebenschancen der schwerkranken Patienten enorm steigen lässt, unersetzlich ist. Seltsamerweise zählt Wissenschaft das Glutamin bis heute zu inessentiellen Aminosäuren. Allerdings herrschte diese Missachtung dem Glutamin gegenüber nicht überall. Schon in 60-er Jahren des vorigen Jahrhunderts stand es in allen japanischen Speisesälen und Restaurants neben Salz und Pfeffer auf dem Tisch parat. Im Grunde genommen nehmen alle Aminosäuren an die Proteinbildung teil. Außerdem hat fast jede einzelne Aminosäure ihre spezifische Funktion beim Stoffwechsel und Entwicklung des Organismus. Es gibt auch solche Leistungen, die für alle Aminosäuren typisch sind. So dienen sie z.B. beim Hunger zur Glucose Biosynthese. Ein aufschlussreiches Kennzeichen der gesunden Ernährung besteht unter anderen darin, dass ein erwachsener Mensch genau diejenige Menge stickstoffhaltigen Verbindungen ausscheidet, die dem Stickstoffgehalt des zugeführten Nahrungseiweißes angemessen entspricht. Dabei ist die Niere das Hauptausscheidungsorgan stickstoffhaltiger Verbindungen, und die ausgeschiedenen Verbindungen heißen Harnstoff, Kreatinin und Ammoniak. Als biologisch besonders wertvolle Proteine, die eine gut ausgeglichene Zusammensetzung aller essentiellen Aminosäuren beinhalten, zeigen sich das Hühnerei, Milch- und Fleischprodukte. Dagegen sind mehrere pflanzliche Proteine (mit Ausnahme Hülsenfrüchten) viel weniger wertvoll. Gelatine, die insgesamt eine große Menge Eiweiß zusammensetzt, fehlt allerdings die Aminosäure Tryptophan. Deswegen zählen sie zu niedrigwerten Proteinen.
Gelatine wird zur Herstellung von Hart- und Weichkapseln verwendet. In solche Gelatinekapseln wird der Arzneistoff, gegebenenfalls mit erforderlichen Hilfsstoffen verarbeitet, eingefüllt. Gelatine kann auch als Verdickungsmittel zur Viskositätserhöhung von flüssigen Arzneizubereitungen eingesetzt werden. Aus der Vielzahl der Gelatinetypen werden praktisch nur Gelatine A (durch sauren Aufschluss gewonnen) bzw. Gelatine B (durch alkalischen Aufschluss gewonnen) eingesetzt. In der Medizintechnik dient Gelatine unter anderem zur Beschichtung von Implantaten wie beispielsweise Gefäßprothesen. Deshalb sollen wir Gelatine

unbedingt rechtfertigen, denn sie spielen eine bedeutende Rolle in der Pharmaindustrie. So wurden sie weit verbreitet für die Produktion zahlreichen Impfstoffen eingesetzt, z.b. Rindegelatine in Form von Polygelin als Stabilisator der Vakzine gegen Frühsommer-Meningoenzephalitis (FSME), Tollwut, Masern, Mumps und Röteln. Da die menschliche Nahrung größtenteils aus biologischen Makromolekülen wie Proteinen, Polysacchariden und Lipiden (Fettstoffen) besteht, dient die Verdauung vor allem zur Zerlegung allen diesen riesigen Molekülen. Dieser Zerfall von Makromolekülen in einfachere Bestandteile sorgt auch für die Fähigkeit der kleineren Moleküle, Zellmembranen, bzw. Darmlumen (Hohlräumen) zu passieren. Im Großen und Ganzen beginnt der komplizierten Verdauungsvorgang schon im Mund, wo das Speichelenzym Amylase sich für die Spaltung der Polysaccharide (Stärke und Glykogen) kümmert. Aber die Effizienz dieser Aktion wird wegen geringer Verweilzeit der Speise in der Mundhöhle nur geringfügig. Viel größerer Einfluss auf die Kost nimmt der Magensaft, der nicht nur eine ziemlich hohe Salzsäure Konzentration, sondern auch das Enzym Pepsin enthält. Einigermassen erinnert die Wirkung der Salzsäure ans Marinieren des Fleisches vor dem Braten. Es erweicht die Muskelfasern und bereitet sie zur nachfolgenden Bearbeitung vor. Die Magensaftausscheidung wird ganz genau durch das Enterohormon Gastrin reguliert. Pepsin wurde als erstes tierisches Enzym im Jahre 1836 durch deutschen Physiologen Theodor Schwann entdeckt. Bemerkenswert nannte 1898 der amerikanische Apotheker Caleb Bradham seine Erfindung, das Erfrischungsgetränk „Pepsi Cola", weil seine wichtigsten Inhaltstoffen Pepsin und Kolanuss Extrakt waren. Das Pepsin ist ein Phosphoprotein, das enzymatisch Peptidbindungen innerhalb des Proteins spaltet. Das Pankreassekret (Bauchspeicheldrüse Ausscheidung) spielt eine große Rolle in der menschlichen Verdauung, denn es schließt eine Reihe von lebenswichtigen Enzyme wie: Trypsin, Chymotrypsin, Carboxypeptidasen, Elastase, Amylase, Lipase, Cholesterinesterase, Ribonuclease, Desoxyribonuclease, ein. Jedes von ihnen erfüllt eine präzise Aufgabe, die sonst keine ausführen könnte. Im Allgemeinen sind die Proteinasen, also eiweißspaltende Enzyme, nicht auf bestimmte Proteine, sondern auf bestimmte Aminosäuresequenzen (Strukturmerkmale) innerhalb der Proteine spezialisiert. Für den Verdauungsprozess ist es vorteilhaft, weil sonst im Dünndarm für jedes vorkommende Eiweiß ein spezifisches Enzym benötigt werden würde. So spaltet das Trypsin absolut selektiv nach Darmregionen Peptidbindungen bezüglich den basischen Aminosäuren wie Lysin und Arginin. Im Prinzip gibt es mehrere Trypsine mit spezifischen molekularräumlichen Funktionen. Dementsprechend bringt der Mangel eines oder anderes Enzyms eine Erkrankung mit. So führt z.B. der Mangel an Trypsin-1bei Menschen durch Mangel an Protein zur Unterernährung. Als Ursache kann eine Mutation an TRY-1-Gen sein. eine andere Folge solcher Mutation ist erbliche Pankreatitis, bei der körpereigenes Trypsin-1 nicht abgebaut werden kann und infolgedessen die Bauchspeicheldrüse selbst verdaut. Ähnlicherweise kann die Mutation am Gen für Trypsin-2 zur chronischen Pankreatitis führen.

Carboxypeptidasen katalysieren die hydrolytische Spaltungen von Peptidbindungen von bestimmten Stellen aus. Zwei wichtige Vertreter dieser Gruppe sind die Carboxypeptidase A und die Carboxypeptidase B. Die beide sind Metalloproteasen, die aus ihren Vorstufen durch Trypsin entstehen und Proteine endständig angreifen. Sie werden vom exokrinen (nach außen absondernd) Pankreas ausscheidet. Die Carboxypeptidase A spaltet nach neutralen und zum Teil nach sauren Aminosäuren. Die Carboxypeptidase B spaltet nach basischen Aminosäuren.

Elastasen sind Enzyme in Säugetieren, die Peptidbindungen spalten können, so genannte Proteasen. Innerhalb der Serinproteasen bilden sie eine Unterfamilie, die mit Chymotrypsin nahe verwandt ist. Mehrere, aber nicht alle Elastasen sind in der Lage, Elastin zu verdauen, ein körpereigenes Strukturprotein, woraus der Name der Gruppe entstand. Beim Menschen sind derzeit neun Enzyme bekannt, die zu den Elastasen gezählt werden.

Außerdem sind die Elastasen im Menschen ein wichtiger Teil der Immunantwort auf pathologische gramnegative Keime in der Lunge, im Magen-Darm-Trakt, aber auch auf Wunden. Sie spalten Peptidbindungen auf der Carboxylseite von kleinen hydrophoben Aminosäuren, wie z. B. Glycin, Alanin und Valin. Ihre Wirkung ist dabei aber so unspezifisch, dass dadurch auch körpereigenes Gewebe gefährdet ist und sie pathologisch bei Lungenentzündungen und Arthritis eine Rolle spielt.

Im Zwölffingerdarm befindet sich auch ein Verdauungssaft, der eine reiche Mischung aus den Ausscheidungen der Schleimhaut, der Gallenflüssigkeit sowie der Bauchspeicheldrüse darstellt. Die Letzte zeichnet sich durch einen hohen Hydrogencarbonatgehalt (auch

Bikarbonat genannt) aus, der ihm seinen typischen pH-Wert ca. 8 verleiht und der zur Neutralisierung des schubweise ins Zwölffingerdarm gelangenden Magensaftes benötigt wird. Die in der Darmschleimhaut produzierte Enteropeptidase katalysiert die Abspaltung eines Peptides vom Trypsinogen, wobei die aktive Protease Trypsin entsteht. Dieses Enzym wiederum katalysiert entsprechenden komplizierten Prozesse, die zur Umwandlung von Chymotrypsinogen zu Chymotrypsin sowie der Procarboxypeptidase und Proelastase entsprechenden aktiven Enzymen führen. Durch das gemeinsame Vorgehen dieser „klugen" Enzyme entstehen aus den Nahrungsproteinen relativ kleine Peptide. Ähnlich wie beim Magensaft unterliegt auch die Ausscheidung der Bauchspeicheldrüse einer Regelung. So wird im Zwölffingerdarm und Leerdarm ein Peptid namens Secretin gebildet und ans Blut abgegeben, wenn der pH-Wert im Zwölffingerdarm unter den gewöhnlichen Neutralpunkt absinkt. Secretin führt in der Bauchspeicheldrüse zu einer aufrichtigen Steigerung der Wasser- und Hydrogenkarbonat Absonderung. Das ebenfalls im Zwölffingerdarm und Leerdarm synthetisierte Peptid Pankreozymin steigert die Enzymausscheidung der Bauchspeicheldrüse sowie die Entleerung der Gallenblase. Es wird bei Anwesenheit von Fett und Aminosäuren im Zwölffingerdarm abgegeben. Zu einer Hemmung der Absonderung und Mobilität des Magens führt schließlich das ebenfalls im Zwölffingerdarm gebildete gastrische inhibitorische (verhindernde) Peptid (GIP), dessen Absonderung vor allem durch Fett und Glucose im Zwölffingerdarm stimuliert wird.

Die Gallenflüssigkeit wird zunächst als eine relativ wasserreiche Flüssigkeit von der Leber ausgeschieden und in der Gallenblase konzentriert. Eine besondere Bedeutung hat die Gallenflüssigkeit für die Verdauung durch ihren hohen Gehalt an Gallensäuren, deren Anwesenheit im Zwölffingerdarmsaft eine Voraussetzung der für die Fettaufnahme notwendigen Mizellen Bildung (also Kolloidteilchen, die aus zahlreichen kleineren Einzelmolekülen aufgebaut sind) ist. Außerdem enthält die Gallenflüssigkeit das Cholesterin, das nur als Gallencholesterin bzw. Gallensäure ausgeschieden werden kann. Die sumpfige Gallenflüssigkeit ist ein wichtiges Beförderungsmittel für eine Vielzahl körperfremden und körpereigenen Substanzen. Dazu gehören unter anderen die Abbauprodukte des Hämoglobins, das Biliverdin und Bilirubin, Steroidhormone und viele Medikamente. Ein wichtiges in Zwölffingerdarmabsonderung vorkommendes

Enzym ist obengenannte Enteropeptidase. In der Zwölffingerdarm Ausscheidung kann man auch eine Reihe von Enzymen wie Aminopeptidasen, Disaccharidasen, Phosphotasen u.a. nachweisen.

Wie sich die Kleinsten in unser Leben einmischen

Seit der Erfindung Mikroskops durch van Leeuwenhoek wurde es klargeworden, dass neben unserer sichtbaren Welt ein riesiges Universum existiert, das in keinen Heiligen Texten irgendwann erwähnt worden war. Nun kennt jeder Grundschüler etwas über die Krankheitserreger Amöben (z.b. Amöbenruhr), Einzeller der Klasse der Wurzelfüßer, über kleinsten Lebewesen Bakterien, die bei meisten Menschen eine Angst von der Ansteckungsgefahr hervorrufen oder über Hefen, die ganz im Gegenteil mit gewissen angenehmen Gedanken von Bäckerei oder Brauerei verbunden sind. Andererseits sind Hefe einzellige Pilze, die auch bestimmte schwere Erkrankungen verursachen können. Die Kunst und Technik der Mikroskopie wurden seit letzten Jahrzehnten so beträchtlich fortgeschritten worden, dass wir übers Leben im obengenannten Universum viel mehr zu wissen vermögen. So wurde es bekannt geworden, dass es nicht nur zwischen den Vertreter einer Art, sondern auch zwischen absolut unterschiedlichen Gattungen Mikroorganismen eine Kommunikation oder sogar Mitwirkung gibt, die für das Überleben der einzelnen Formen und der ganzen Gemeinschaft unentbehrlich sein sollte. Es wurde dabei vorgestellt worden, diese Gemeinschaft wie ein neuronales Netz zu betrachten. Wenn man diese winzigen Maßstäbe mit unserer Welt vergleichen wollte, konnte eine Petrischale mit mehreren Milliarden Bakterien ein anpassendes Modell der globalen Weltbevölkerung darstellen. Einzelne Bakteriengattungen unterscheiden sich voneinander enorm, indem einige von ihnen leuchten oder sogar bläulich schimmern, was bei den dichterisch gelaunten Beobachtern etwa an die neonbeleuchteten Straßen erinnert. In anderen Teilen dieser „Welt" könnten sie auch gewisse theatralische Szene anschauen, wo die Bewohner anscheinend einen heimlichen Befehl des Machthabers bekamen und begannen, sofort die bizarren Fortsätze auszubilden, um sich zu einer Art Floß zu verflechten. Noch vor einigen Jahrzehnten sahen Mikrobiologen hinter den Dachgläsern des Mikroskops die Wirkungen einzelnen Organismen, die ihnen ziemlich selbstsüchtig und eigennützig schienen. Nun erkannten die

Forscher darin ein heftiges gesellschaftliches Leben, wo nicht nur „Friedensabkommen", sondern die echten Kriege vonstattengehen können. Doch die Zusammenarbeit bleibt immer präsent. Momentan ist aber noch nicht klar, ob dabei genetische oder umweltbedingte Faktoren die führende Rolle spielen sollten. Klar ist nur, dass alle ihre Verhaltensweisen auf einem hochentwickelten Niveau stattfinden. Es gibt sicher eine tiefe Verständigung zwischen einzelnen Lebewesen, die mithilfe einer nicht einfachen Sprache realisierbar wird. Wenn wir hochmütig unsere Sprache abzuschätzen suchen, kapieren die Sachkundigen aus dem Bereich der Mikrobiologie, dass auch die Sprache der Bakterien hochintelligent sein sollte. Sie nutzen wahrscheinlich die so genannte chemische Sprache, im Sinne, dass sie einen breiten Satz von chemischen Verbindungen besitzen. Jede davon dient für eine konkrete Botschaft, die eindeutig bei allen Mitgliedern der „Gesellschaft" verstanden werden sollte. So können sie ihre Verbündete aussuchen sowie Fremden von Feinden unterscheiden. Sie unternehmen eine Abwehr oder einen Angriff auf den feindlichen Nachbar. Soziale Verhältnisse unter die Kleinsten sind auf keinen Fall nur bildlich zu kapieren, sie teilen tatsächlich ihre Funktionen zwischen unterschiedlichen Mitgliedern der Gemeinschaft. Diese Aufgaben gehen weit über die einfachen physiologischen Vorgänge und können auch die Überlebensfrage der gesamten Population betreffen. So passiert es bei der Gefahr der Hungernot, wenn eine Zahl der Einzelwesen gleichzeitig ihre Zellhüllen zerreißt und ihr ernährungsreiches Inneren freilässt. Geistige Forscher sind bereit, darin einen Akt der fast religiösen Selbstopferung zu sehen. Auf jeden Fall sorgt diese Heldentat dafür, dass die ganze Bevölkerung für gewisse Zeit genug Nahrung bekommt. Linguistiker schreiben der Sprache der Bakterien sogar alle notwendigen Bestandteile der menschlichen Sprache zu, einschließlich Syntax und Zeichensetzung. Sicher brauchen solche kühnen Äußerungen eine Menge des Beweismaterials, den man sich heute noch nicht leisten kann. Unter Biologen und Chemiker gibt es noch viele Zweifler, die angeblich selbst nicht imstande waren, etwas Ähnliches zu beobachten. Befürworter dieser Hypothese erwidern darauf, dass ihre Opponenten die Experimente unter solchen ungünstigen Bedingungen durchgeführt haben, die alle Kennzeichen der bakteriellen Kommunikation verschleiert werden sollten. Außerdem pflegen sie ihre bakteriellen Kulturen in dauerhaften Mischbecher, was sich stark von den natürlichen Lebensbedingungen der Bakterien unterscheidet. Das heißt, die „armen" Bakterien sollen bei diesen Experimenten unter enormem Stress leiden. Viel bequemer befinden sich Bakterien in großen Kolonien, wo sich eine Lebensgemeinschaft mehrerer tausende Gattungen verwirklicht. Solche bakteriellen Gemeinden entstehen häufig überwiegend auf unterschiedlichen Oberflächen, sei es menschliche Haut oder tierischer Balg, deren inneren Oberflächen oder Oberflächen von Rohren, Wasserbehälter oder Schiffsrümpfen. Andere Lieblingsstelle wird mit verschiedenen Krümmungen und Windungen sowie Kavernen verbunden. Richtige Beispiele dafür Magen-Darm-Trakt oder ein Loch im Zahn. Dort fühlen sich wohl Milliarden Bakterienzellen, denn die wichtigsten Parameter (die Temperatur, Feuchtigkeit und den benötigten Nahrungsüberschuss) entsprechen perfekt ihren komplizierten Lebensbedürfnissen und Vermehrung. Die gesamte Bakterienzahl im menschlichen Körper, die die führenden Fachmänner der Welt auf dem Niveau der Trillionen abschätzen, trifft die Gesamtzahl aller Zellen menschlichen Organismus ca. hundertmal über. Physiologisch bedeutet es, dass bei einer feindlichen Natur der kleinsten Wesen sie eine riesige Chance haben sollten, ihren mächtigen Wirt zu töten. Weil es aber grundsätzlich nicht passiert, sollen wir eine vernünftige Schlussfolgerung ziehen, dass sie uns gegenüber im Großen und Ganzen freundlich sind. Nicht stichhaltig zeigt sich auch der Gedanke, dass unsere eigenen Abwehrkräfte vermeintlich extrem leistungsfähig sind, um diese Überfluss an Bakterien zu bekämpfen. Denn sonst sollten diese Kräfte alle Bakterien oder ihren Hauptanteil erfolgreich vernichten. In der Tat passiert es aber nicht. Aus diesem Grund wäre es sinnvoll zu vermuten, dass unsere kleinen Begleiter sich in Laufe der sehr langen Evolution so mutieren ließen, dass sie sich mit unserem Organismus in Einklang bringen ließen. Praktisch gesehen bedeutete es z.B., dass sie sich unserer beliebten Nahrung so anpassen sollten, dass die Endprodukte bakterieller Verdauung in gesundheitsfördernden biochemischen Verbindungen verwandelt werden. Heute können wir sicher behaupten, dass diese komplizierte Aufgabe von unseren kleinsten Freunden erfolgreich erfüllt worden war. So fanden Biochemiker heraus, dass unter allen Substanzen, die unsere tüchtigen Darmbakterien synthetisierten, sogar bestimmte heilmittelähnliche Stoffe vorhanden waren, die für mehrere innere Organe unseres Körpers sowie für die Haut heilkräftig sein sollten. Wenn man einen physiologischen Vergleich zwischen unseren eigenen Zellen und deren der Bakterien gemacht habe, stellte es sich erstaunlicherweise heraus, dass die Ersten nicht immer die Besten waren. Diese Bakterien brauchten unbedingt ein ausgewogenes Nahrungsmittel, inklusiv Vitamine und Mineralien, um alle uns benötigten Bestandteile unserer Körperzellen zu produzieren. Unter solchen günstigen Bedingungen schaffen sie ihre tagtäglichen organischen Materialien wie bei den Fließbandverfahren. Wenn den Forscher solche eigenartige Tätigkeit dieser kleinen Lebewesen bekannt worden wurde, versanken sie in Nachdenken. Es bedeutete, dass wir Menschen anstatt diese winzigen Bewohner zu bekämpfen, für einen Paradigmenwechsel sorgen sollten. Das heißt, wir müssen unsere Lebensweise dem Essen gegenüber radikal ändern, indem wir vor allem das Leben der fleißigen und klugen „Darmbevölkerung" erleichtern und perfekt optimieren lassen. Das Gleiche stimmt wahrscheinlich auch für die Arzneimittel. Da die wichtigste Funktion des Darmes die Verdauung des Lebensmittels ist, sollen wir sorgfältig um alles kümmern, was uns mit der Speise in Mund kommt. Ein vernünftiger Essenstil war schon längst ein Thema der heftigen Diskussionen. Seit langem wussten Menschen, dass unser Schonkost Eiweiße, Fette und Kohlenhydrate enthalten sollte. Später wurde diese Triade mit den Vitaminen und Mikroelementen ergänzt worden. Es war aber immer noch nicht klar, ob alle diese Komponenten ausreichend wären, um sich wohl und glücklich zu fühlen. Im vorigen Jahrhundert erinnerten sich einige Ernährungsforscher daran, dass ein berühmter russischer Biologe und Medizinnobelpreisträger Ilja Metschnikow schon vor hundert Jahren eine Theorie der Alterung entwickelt hatte, die als die Ursache dieses Prozesses Entzündungsvorgänge in Betracht zu ziehen versuchte. Diese Entzündungen sollten nach seiner Auffassung durch Infektionen hervorrufen werden. Nach einem Bulgarienbesuch, wo unter Bauern viele hoch betagte lebten (die zugleich alle Joghurt tranken, also Sauermilch, die mit Lactobacillus bulgaricus gegärt worden war), stellte er das Joghurt als ein Gegengift vor. Es war bemerkenswert, dass er vom Kindheit an so kränklich war, dass die Ärzte ihm kein langes Leben versprächen ließen. Nach diesem Besuch begann er selbst, täglich das Joghurt zu trinken, was nach seiner Sicht für die Verlängerung seines irdischen Wegs bis zu 71Jahre sorgte. Metschnikow untersuchte diese Bakterien selbst und kam zum Schluss, dass diese heilsamen Bakterien, die er Probiotik (aus dem Lateinisch „fürs Leben") nannte, imstande sind, das Altern und damit den Tod heraus zu zögern. Er erklärte diesen Mechanismus im Sinne, dass das Probiotik die schädlichen Bakterien verdrängen sollte, was der Lebensverlängerung diente. Und jetzt nach über hundert Jahren wollten seine Anhänger, seine einsichtigen wissenschaftlichen Ideen mit modernen Methoden überprüfen lassen. Eine moderne Ernährungsforschung fand überzeugend heraus, dass die lebendigen Zellen sowie die ganzen Organismen während deren Wachstum, Entwicklung und Vermehrung gewisse nahrhaften Substanzen benötigen und ihr Mangel sowohl auf einem zellulären als auch auf körperlichen Niveau zu schweren pathologischen Änderungen führen könnte. Wenn man diese wichtige Begleiterscheinung mit der Weltübervölkerung vergleicht, stallt es sich heraus, dass den großen Fehlschlägen bei der Welternährung eine globale Katastrophe zu verursachen droht. In anderen Worten, wenn man den Mangel an notwendigen Essensbestandteilen mit dem deutlichen Überfluss an kalorienreichen Produkten auszugleichen versucht, sollte die Gesundheit der Bevölkerung erhebliche Schaden erleben. Auf diesen Grund spricht man heutzutage immer öfter über die funktionelle Ernährung. Man kann dabei bemerken, dass diese Nahrungsart äußerlich sehr ähnlich den traditionellen Formen sein sollte, nur mit einem Unterschied, dass die Erste einen deutlichen physiologischen Vorteil habe und zwar, sie verringert das Risiko der chronischen Erkrankungen. Es bedeutet, dass die traditionelle Nahrung viel mehr Kalorien und Nährstoffen mitbringen kann, als es aktuell benötigt wird. Eine funktionelle Speise beinhaltet ihre gesundheitsfördernden Zutaten und verlangt keine zusätzlichen Ergänzungen oder Medikamenten. Das Prinzip der Funktionalität vermutet eine aufklärungsbringende Kenntnis der wissenschaftlichen Grundlagen, die das Nutzen aller Nahrungskomponenten bestätigen sollte. Ein bewusstvoller Gebrauch aller Inhaltsstoffe bringt mehrere neuronale Verbindungen in Gang, die für die entsprechenden physiologischen Reaktionen notwendig sind. Außerdem erhöht er die Funktionalität selbst sowie vermindert das Risiko der Erkrankung. Eine Funktionalitätszugabe bedeutet eine Ergänzung der Nahrung mit den zusätzlichen Zutaten, die für die neuen Fähigkeiten der Speise sorgen sollten. So war es vor hundert Jahren die Süßigkeit, gewöhnlich Zucker, die einerseits für den angenehmen Geschmack und andererseits für die Erhöhung des Nährwerts zuständig war. Es entsprach vollständig dem Leitgedanken der gesunden Ernährung.

Deshalb verkaufte man die Süßigkeiten wohlgemeint in Apotheke. Jahrzehnte später pflegte die Lebensmittelindustrie diese angeblich nötige Süßigkeitsfunktionalität mit gewissen Gesundheit fördernden künstlichen Stoffen zu ersetzen, die angeblich keine gefährlichen Eigenschaften des Zuckers besaßen. Am Ende des vorigen Jahrhunderts kümmerten sich schon viele Fachleute der Lebensmittelproduktion um den Fettstoffwechsel sowie um die Darmgesundheit, wo das Hauptproblem eine Cholesterinsenkung war. Um diese Aufgabe zu erfüllen, wendeten sie sich an Metschnikows Probiotik, das heißt lebendige Bakterien, die nicht nur den Darm vor schädlichen Mikroben zu schützen versprochen, sondern effizient die eigenen Körperkräfte sowie Darmgeweben bei der Verdauung und Muskelzusammenziehen anregen sollten. Gleichzeitig schlug man einen neuen Begriff „Präbiotika", den man für nicht verdaubare Lebensmittelbestandteile, die ihren Wirt günstig beeinflussen. Als Präbiotika wendet man häufig bestimmte Kohlenhydrate an, die durch eine gezielte Gärung das Wachstum und/oder die Aktivität einer oder mehrerer Bakterienarten im Darm anregen und somit die Gesundheit des Wirts verbessern. Viele Verbraucher sahen tatsächliche Vorteile dieser Neuigkeit an ihrem eigenen Körper und durch die Besserung ihrer Stimmung. Eine objektive Bestätigung erwies sich bei der Cholesterinspiegelsenkung im Blut, was einen wesentlichen Betrag zur Verbeugung der tödlichen Herz- und Kreislauferkrankungen liefern sollte. Vor allem stieg den Verbrauch von Hafer- und Gerstenerzeugnissen und Pflanzenöl sowie β-Glukanzutaten aus diesen beiden Getreide. So wurden cholesterinsenkende Bestandteile der Lebensmittel zu einer wichtigen Funktionalität geworden. Arterielle Krankheiten, vor allem die der Kranzgefäße des Herzens, erweisen ein großes Problem der Gegenwart, der Wohlfahrtgesellschaft. Schon im 19. Jh. war Cholesterin in Arteriosklerosenplättchen herausgefunden worden. Sie sollten unbedingt einen bemerkenswerten Einfluss auf die Herzfunktionen haben. Es war aber allein eine ärztliche Vermutung, die nur im 20. Jh. zu beweisen gelang. Sie nahmen einen festen Platz als die Todesursache Nummer eins bei Frauen und Männern. Heute weißt ausreichend jede Krankenschwester Bescheid, dass der Blutcholesterinspiegel ein deutliches Kennzeichen des Vorkommens der Krankheit ist. Eine unmittelbare Verknüpfung zwischen Blutcholesterin und Cholesterin und sättigen Fettsäuren in Speisen war erstmal im Jahre 1950 herausgefunden. Es war eine wichtige

Entdeckung, die das Verständnis der gesunden Ernährung stark veränderte. Ein cholesterinreiches Essen verlor immer wieder an Wert und auch die Hühnereier, wo man einen hohen Cholesteringehalt bestimmte, wurde viel weniger beliebt bei der Bevölkerung. In westlichen Ländern verzehrten Menschen auch die Butter ungern. Sie bevorzugten stattdessen die Margarine mit einem hohen Gehalt an mehrfach nicht sättigen Fettsäuren, die gesundheitsfreundlich gestuft worden war. Ähnlicher Weise wuchs der Konsum der nötigen Haferflocken, deren Fasern den Cholesterinblutspiegel zu senken vermögen. Nach heutiger Sicht der Wissenschaft ist der gesunde Darmzustand eine der wichtigsten Voraussetzungen des Wohlfühlens. Leider ist es weit nicht immer der Fall. Viel häufiger leiden mehrere Menschen an gefährlichen Verdauungsstörungen, die infolge nichtrichtiger Ernährung entstehen sollten. In solchen Fällen bekommen pathogene Bakterien eine Vorrangstellung, um sich intensiv zu vermehren. Man kann sich dagegen medizinisch behandeln lassen. Sonst bleibt die funktionelle Speise die einzelne Möglichkeit, den kranken Darm zu heilen. In Traditionen vieler Völker besitzt die Gärungskost eine wertvolle Stelle. Es handelt sich dabei vor allem um Sauermilcherzeugnissen, Sauerkraut, -gurken und verschiedenen Arten von Soja und anderen natürlichen Produkten der Gärung. Wissenschaftliche Studien zeigten, dass alle diese Erzeugnisse in der Lage sind, ihre Funktionalität dem Cholesterin sowie den darmschädlichen Bakterien gegenüber an den Tag zu legen. Im Großen und Ganzen entfalten sich eine darmheilende Wirkung und die Substanzen der funktionellen Nahrung zusammen. Der Schutz der Darmschleimhaut als eine reelle Funktionalität wird nicht durch einzelne Molekülen sondern durch lebendige Bakterien und Produkte deren Stoffwechsel bestimmt. Die folgende schnelle Entwicklung der probiotischen Funktionalität sollte zweifellos aufgrund einer Mitwirkung den unterschiedlichen bakteriellen Stämmen stattfinden. Es gibt dabei ziemlich harte Bedingungen, die diese Bakterienarten zu erdulden fähig sein sollten. So müssen sie in Magensäure sowie unter hohen Konzentrationen der Speisebrei lebensfähig bleiben, Alkalinität der Galle ertragen, auf der Darmoberfläche festhalten und deren pathogene Bakterien erfolgreich bekämpfen. Um einen richtigen Bewerber herauszusuchen, der alle diese Forderungen erfüllen konnte, sollten Forscher eine große Bakterienauswahl sorgfältig untersuchen lassen. In einem tiefen Sinne war es ein Versuch, eine komplexe lebendige Funktionalität vom Joghurt nach anderen Lebensmitteln zu übertragen. Probiotische Bakterien selbst sollen dabei Verdauungsleistung erhöhen, Abwehrkräfte des Darms verbessern, die Widerstandsfähigkeit des ganzen Organismus gegenüber allen Krankheiten anregen lassen, Schleimhautschränke steigern lassen, akute Entzündungen lindern und allergische Reaktionen zur Kost abschwächen. Es bedeutet, dass die Probiotika nicht allein eine vorbeugende Funktionalität, sondern auch heilend gegen mehrere Krankheiten wirken sollten. Können wir diese Pharmaneuigkeit als ein Allheilmittel vorstellen? Momentan noch nicht, denn heute erfüllen sie weit nicht alle ihre Vorbestimmungen. Es gibt eine Menge Gegner der Probiotika, die überhaupt daran zweifeln, dass sie gesundheitsfördernd wirken könnte. Unter Beweis stellten sie mehrere Beispiele nicht völlig gelungenen Fällen, die bestimmt selbst nicht einwandfrei sein sollten. Unzweifelhaft bleibt aber eine hohe Aktivität der Probiotika gegen bösartige Mikroorganismen des Darms sowie gegen den Erreger des schädlichen Magengeschwürs, Helicobacter pylori, der unter ungünstigen Bedingungen das Magenkrebs verursachen lässt, und einigen schweren Virenerkrankungen. Unbedingt helfen sie auch in Bekämpfung des übermäßigen Bakterienwachstums in Dünndarm, was nicht selten bei den alten Patienten der Fall ist. Besonders zutreffend für das Verständnis der biologischen Wirkung der Probiotika ist die Tatsache, dass der Magen-Darm-Trakt ein extrem kompliziertes biologisches System sei, wo eine unzählige Vielfalt von mechanischen, biochemischen und neuronalen Prozessen vonstattengehen. Jede Änderung, die entweder durch Krankheiten oder nicht richtige Ernährung entstehen, rufen eine Kettenreaktion, die alle Abschnitte des Systems mehr oder weniger stören könnten, was zu schweren gesundheitlichen Problemen zu führen vermögen. Die Aufgabe der Probiotika besteht vor allem darin, die Ursachen der Änderungen sowie deren Folgen auszurotten und das System wieder in Ordnung zu bringen. Alterungsprozesse, die bei jedem von uns jahrelang passieren, vermehren diese Änderungen drastisch. Dieser bemerkenswerte Umstand erhöht großartig die Rolle der Gesundheitsnormalisierung und der Vorbeugung der Erkrankungen. Eine gut organisierte funktionelle Ernährung wird sicher ein Bestandteil des individuellen Programms, das wir alle imstande sind, erfolgreich zu realisieren. Die Volksweisheit verband immer die Bekömmlichkeit mit dem Magen und Darm. Die moderne Medizin bestätigte dieses wichtige Verhältnis, indem sie eine regelmäßige Magen- und Darmspiegelung sich zu lassen empfehlt. Für ein Individuum verschafft diese Maßnahme die Chance, die Wirkung des oben genannten Programms wissenschaftlich auf die Probe zu stellen. Wenn diese Prüfung gelingt, trägt die Person ihre eigene Errungenschaft in die Bestätigung der Wohltat von Probiotika bei. So werden für diese Person kein Geschwätz, dass die Probiotika die Schleimhautschränke von mehreren gefährlichen Bakterien durch unterschiedliche Mechanismen schützt, dass sie die eigenen Kräfte der Person zu mobilisieren zwingt und den ganzen Organismus widerstandsfähig macht.

Seit letzten Jahrzehnten änderte sich enorm auch der Gesichtspunkt, wie man mit den Bakterien umgehen sollte. Zuvor beschäftigten sich die Fachkräfte der Lebensmittelbranche vor allem mit der Frage der vollständigen Vernichtung aller bakteriellen Kulturen. Eine kleine Ansteckung wirkte auf menschliches Bewusstsein wie eine Einschüchterung, die man kaum dulden dürfte. Deswegen war eine Entkeimung durch die Pasteurisierung und Sterilisierung die zuverlässigsten Verfahren dieses Fachgebiets. Eine neue Einstellung der Probiotika zeigte eine entgegengesetzte Beziehung den Bakterien gegenüber, wenn die kleinsten Wesen als enge Freunde der Menschen und deren Gesundheit verstanden werden sollten. Darüber hinaus sorgte man nun dafür, die wohltätige Arbeit der Mikroorganismen zu fördern statt sie zu schaden. Eine Reihe von lebendigen Bakterien wurde schon in die Produktionskette verwickelt, indem man die günstigsten Lebensbedingungen für sie zu schaffen suchte. Ein kluger Lebensmitteltechnologe sollte nun wie einem Schachgroßmeister überlegen und eine Vielschrittkombination auszudenken probieren. Infolgedessen wird das ganze Verfahren so veranstalten werden, dass die probiotischen Bakterien ausschließlich gesundheitsfreundliche Erzeugnisse produzieren werden müssen. Die bestehenden Grundlage der traditionellen Herstellung meisten Sauermilchprodukten bestand darin, solche Stämme auszulesen, die sich wohl in komplizierten Prozessen der Verfertigung von Joghurt, Kefir oder Quark befanden. Im Unterschied zu diesen Stämmen waren die probiotischen Bakterien gut zu den Darmbedingungen angepasst, wo sie besonders aktiv lebten und wuchsen. Das Wachstum der probiotischen Kulturen in industriellen Apparaten war mit erheblichen ungünstigen Beeinflussungen verbunden. Solche Begleiterscheinung zwang die Technologen, spezielle Vorgänge und

Apparate für probiotische Erzeugnisse zu entwickeln, die eine hohe Überlebensrate für die Bakterien zu gewährleisten vermögen. Es wurde auch herausgefunden, dass eine probiotische Wirkung nicht nur Bakterien, sondern auch bestimmten sogenannten Ballaststoffen eigentümlich ist. Die Letzten sind gewöhnlich unverdauliche Bestandteile der Kost, häufig Polysaccharide, also Kohlenhydrate, die vorwiegend in pflanzlichen Lebensmitteln vorkommen. Sie befinden sich unter anderem in Getreide, Obst, Gemüse und Hülsenfrüchten. Ballaststoffe beeinflussen wohl die Verstopfung, Fettleibigkeit, Diabetes und andere Erkrankungen. Allgemein für alle Ballaststoffe ist ihre Standfestigkeit zu allen Enzymen des Verdauungstraktes. Widerstandfähige Stärke (Stärke, die die Verdauung widersteht und deshalb in der Lage sind, Dickdarm zu erreichen) ist eine Hauptquelle der Kohlenhydrate für die Mikroflora des Dickdarms. Außerdem wurden durch die gesunde Wirkung der Ballaststoffe auf Dickdarmbakterien die Entstehung von sogenannten Butyrate, also Buttersäureester, nachgewiesen worden, die für ihre darmkrebsvorbeugenden Eigenschaften bekannt waren. In diesem Sinne besaßen die genannten Kohlenhydrate (Stärke und andere ähnlichen Ballaststoffe) eine darmkrebsvorbeugende Funktionalität. Diese vielversprechende Forschung entwickelt sich letztes Jahrzehnt intensiv in Richtung neuer ähnlich wirkenden Substanzen. So war es bekannt geworden, dass Kohlenhydrate mit der Zahl der Monomeren zwischen drei und fünfzehn, die miteinander verbunden sind, einen noch stärkeren Einfluss auf die Produktion von Butyraten bei Dickdarmbakterien nehmen. Unter anderen gehören dazu Inulin (das aus Topinambur-Knollen hergestellt wird) und Frucht-Kohlenhydrate. Alle diese Substanzen gehören zur Klasse Präbiotika, weil sie die Darmbakterien zu veranlagen fähig sind, gesundheitsfördernde (einschließlich krebsvorbeugende) Stoffe zu produzieren. Praktisch gesehen normalisieren sie auch den Stuhlgang und schützen die Darmschleimhaut von schädlicher Mikro Flora.
Seit langem waren die Gelehrten der Auffassung, dass in der Welt der Mikroorganismen jene Einzellige nur für sich allein verantwortlich sein sollte. Niemand konnte vorstellen, dass auch für sie die Gemeinsamkeit irgendwelche Rolle spielen könnte. Andererseits lag vielleicht diese Neigung zur Mitwirkung zugrunde des standhaften Weltprinzips, das nach der Komplikation von einfachen und primitiven Systemen gerichtet worden war. Bestimmt entsprach jene Kommunikation und Zusammenleistung diesem

Prinzip. Das heißt, irgendwelche unsichtbare Kräfte zwangen die kleinsten Einzelligen dazu. Und tatsächlich entdeckten die Forscher vor einigen Jahrzehnten, wie es schon erwähnt worden war, dass die Zusammenarbeit und Kommunikation auch in diesem mikroskopischen Reich solche unerwarteten Erscheinungen mitbringen können. Am besten passierten sie in bestimmten Regionen des Körpers, wo die Mikroben in vernünftig aufgebauten „Wohngemeinschaften" unsere Körperteile besiedeln, die Biologen als „Bio-Filme" bezeichnen. Das Baumaterial für diese gigantischen (aus dem Gesichtspunkt der Mikroben) Konstruktionen produzieren sie selbst. Diese zuckerhaltigen Polymere ähneln den uns gewöhnlichen Stärke. In solchen „Gebäuden" fühlen sich die Mikroben wirklich gemütlich – es ist warm und feucht drin, zugleich dient das Baumaterial als einer nahrhaften Speise. Und natürlich ist die gebaute Einrichtung sehr haltbar und zuverlässig, so dass einige bösen Feinde deren Bewohner nicht erreichen können. Eine weitere Besonderheit dieser mehrartigen Kolonien besteht darin, dass die gemeinsam aufgebaute Lebensweise bei vielen Beteiligten sehr günstige Mutationen auslöst, indem ihre Zellen neue wertvolle Substanzen zu produzieren vermögen, die sie vor Krankheiten oder sogar von Feinden schützen lassen. Bei individuellen Kulturen ist solche Art der Mutation eine Seltenheit. So passierte es, z.B. mit Bakterien der Gattung Pseudomonas, die sich wohl in Kläranlagen zu fühlen vermochten, nachdem ihre Todfeinde – Protozoen sie nicht mehr fressen konnten. Diese Protozoen (auf Lateinisch „Urtierchen") waren früher dadurch bekannt geworden, dass sie unterschiedliche Oberflächen der Wasserbehälter entlang schwammen und verschiedene Arten von Bakterien verschlungen. So gelang es diesen Pseudomonas zu lernen, dichte Bio-Filme aufzubauen, die den Raubtierchen auf keinen Fall zu überwinden fähig waren. Noch erstaunlichere Fähigkeiten beobachtete Forscher bei anderen Bakterienarten namens Vibrio harveyi, die sogar eine besondere Kontrollsubstanz entwickelt haben, um die aktuelle Zahl eigener Bevölkerung ständig zu überprüfen. Für uns Menschen scheint eine Völkerzählung wie eine großartige Maßnahme, die die starke Beteiligung mehreren staatlichen und öffentlichen Strukturen verlangt. Die Kleinen zeigten sich immer bereit, über diese Tätigkeit leicht zu verfügen. Das Geheimnis ihres Wundermittels liegt darin, dass sie es ständig in die Umwelt absondern. Darüber hinaus besitzt es eine Beschaffenheit, in niedrigen Konzentrationen unsichtbar zu bleiben. Wenn aber dessen Menge eine gewisse Grenze übersteigt (was sicher der bestimmten Bevölkerungszahl entspricht), beginnt es zu leuchten. Es erweist eine Art der Biolumineszenz, die etwas blau schimmert. Später wurde es herausgestellt, dass diese Erscheinung gar nicht einzigartig gewesen sei. Das heißt, auch andere Mikroben die ähnlichen Fähigkeiten besitzen. Einige Mikrobiologen, wie z.B. Professor James Shapiro aus Chicago, lernten diese „Kunst" der Bakterien so perfekt kennen, dass sie wie die Zauberkünstler fungieren könnten. In einigen anschaulichen Experimenten zeigten sie den Zuschauer wie ein Bakterienstamm auf die unsichtbaren Änderungen des anderen Stammes mit dessen deutlichen Bewegungen reagiert. Mikrobiologen nennen diese Beschaffenheit der kleinsten Wesen, ihre zahlenmäßige Zusammensetzung abzuschätzen, Quorum sensing. Mit dessen Hilfe verfügen sie über die Kenntnisse, denen auch moderne Demografen beneiden sollten. Denn, wenn bei diesen Sachkundigen es der Fall wäre, könnten sie eine richtige Menge der Weltbevölkerung nennen, deren Übersteigen zu katastrophalen Folgen bringen könnte. Ohne solche Auskunft sind wir Menschheit unfähig nicht nur die kommende lebensbedrohliche Überbevölkerung zu vermeiden, sondern uns auch irgendwie vorbereiten zu können. Allerdings wird es immer wieder verständlicher, dass eine unbeschränkte Menschheitsvermehrung allein einen Zusammenbruch der Umwelt verursachen sollte, denn Menschen müssen ständig die grausamen Maßnahmen gegenüber der schon stark geschädigten Natur unternehmen, um deren „Grünen Lungen" auszurotten und stattdessen landwirtschaftliche Felder und Wiesen zu schaffen. Sonst droht uns der verheerende Hunger. Die Flüchtlingsströme sind die ersten echten Warnungen davon. Wie wir schon wissen, benehmen sich die Mikroben viel vernünftiger solcher schweren Bedrohung gegenüber. So beobachteten die klinischen Mikrobiologen, was in den Lungen von Patienten mit der zystischen Fibrose, der sogenannten Mukoviszidose, einer angeborenen Sekretionsstörung passierte. Gewöhnlich dicken sich die abgesonderte Sekrete ein mit der Entstehung von Drüsen fibrösen, Bronchitis und Pneumonie. Eigentlich entscheidet bei diesen Kranken das Bakterium namens Pseudomonas aeruginosa durch das Quorum sensing, wann die sogenannten Virulenzfaktoren, also die höchste Ansteckungsfähigkeit, erreicht wird. Das heißt, die Zahl der Bakterien, die die gefährlichen für den Betroffenen Substanzen produzieren, ausreichend wird, um in die Wirtsgewebe erfolgreich einzudringen, oder die Abwehrkräfte des befallenen Organismus zu unterdrücken. Praktisch passiert es, wenn die Größe der bakteriellen Gemeinde eine minimale Grenzwerte übersteigt. Zugleich entspricht dieser Zeitpunkt dem Zustand des Immunsystem des Wirtes, wenn es für den effizienten Widerstand noch zu schwach ist. So unternehmen sie den entscheidenden Angriff, der für die Verteidigungsseite völlig unerwartet scheint. Wir können nur grob mutmaßen, woher solche umsichtige Strategie bei solchen winzigen Lebewesen vorkommen konnte, die bei Menschen ein Kennzeichen der militärischen Genialität sein sollte. Ein weiteres Beispiel wurde schon oben kurz bemerkt, das das selbstlose Verhalten der kleinsten zeigen sollte. Es handelt sich dabei um das Bodenbakterium Myxococcus xanthus, das ausschließlich ernst die Überbevölkerung seines Stammes aufnimmt. Ihm scheint ganz einfach die Situation, wenn die Mehrheit der Population ihr Leben zugunsten des Überlebens des Stammes opfert. Interessanterweise kümmerte die Natur darum, dass diese erhabene Selbstopferung nicht nutzlos verbleiben sollte. Mit diesem Ziel schafft sie nicht nur die ausreichende Menge der Nährstoffe, die diese Überlebenschance gewährleisten könnte, sondern entwickelte eine Sporenform des Lebens, die anscheinend speziell dafür prädestiniert war. Diese Lebensform unterscheiden sich vor allem dadurch, dass sie hinter den sterblichen Resten der Selbstmörder ziemlich lange Zeit ohne vollständige Entwicklung der Organismen existieren kann, bis die äußeren Bedingungen für diese Entwicklung günstig genug werden. Der nächste Vorteil der Sporenform besteht darin, dass sie den Genotyp, also die Gesamtheit der Erbfaktoren dieser Spezies, weiter aufrechtzuerhalten vermöge. Das bedeutet, dass die Mutternatur selbst wie ein globaler Schachmeister alle ihre folgenden Schritte in Voraus sehen kann.

Seit Jahrhunderten brüsteten sich die Biologen damit, dass sie einzelne Mikroben Wesen zu beobachten und zu manipulieren vermögen. Natürlich war es gar nicht leicht zu kapieren, dass die Individuen unter dem Mikroskop, deren Betrachtung eine Art der Videokunst aufweisen sollte, irgendwelche soziale Gedanken ans Licht zu bringen fähig waren. Viel einfacher war, sie wie selbstsüchtig oder sogar unfreundlich vorzustellen. Nun wurde es überraschenderweise klargeworden, dass diese mikrobielle Gemeinschaft tatsächlich existieren und wir Menschen davon nur profitieren können. Dafür brauchen wir z.B. die Milliarden kleinsten Bewohner unseres Darms als unsere Wohltäter zu verstehen. Oder

liegt überhaupt die Fähigkeit zur Kooperation im Prinzip des Lebens? Wenn ja, sollen wir vielleicht unsere Chance vollständig ausnutzen, um unsere allerseits bedrohte Gattung Homo sapiens zu retten versuchen. Und Trillionen Mikroorganismen unseres Körpers sind in der Lage, uns damit zu helfen.
Natürlich schließt die wohlwollende Tätigkeit der Mikrobe deren Wetteifer mit den Gegnern nicht aus. Die Natur schafft diese Konkurrenz, wahrscheinlich um die beidseitige Gesundheit der Arten aufrechtzuerhalten. Es ist ein Grund dafür, dass viele Bakterienarten sich nicht nur verständigungsfähig, sondern auch aggressiv benehmen können. Bemerkenswert verhalten sie sich auch in solchen Fällen „hochintelligent", indem sie keiner Weise mit den groben Waffen den Feind zu besiegen suchen. Ganz im Gegenteil verwenden sie solche „Verfahren", die die modernen Forscher eher mit dem Handeln der Computerhacker vergleichen können. Wie gesagt, kommunizieren sich die Stammmitglieder der Mikroben Gemeinschaft mithilfe bestimmter chemischen Substanzen. Ihre Gegner wirken dabei sehr präzis und effizient, indem sie einen Stoff ausscheiden, der das Kommunikationsmittel einigermaßen so verändert, dass es falsche Meldungen übertragen lässt. Diese angeblich unwesentliche Änderung erzeugt bei dem fremden Stamm solches Durcheinander, dass die einzelnen Wesen handlungsunfähig scheinen. Die Idee allein, den primitivsten Wesen solche Beschaffenheit zuzuschreiben, scheint uns kaum realistisch zu sein. Auch diese Ähnlichkeit mit den Cyberkriegen sieht für uns unglaubwürdig aus. Ganz anders scheint es bei den sinnvollen IT-Fachleuten zu sein, die ihre wunderbaren Erfahrungen für zweifelhafte Zwecke anzuwenden suchen. Denn das ganze Internet weist im Großen und Ganzen eine freundliche und gutgelaunte Gemeinschaft auf, was aber einige lokalen Auseinandersetzungen zwischen Mitgliedern dulden lässt. Trotzdem haben die Mikrobiologen auch bei deren Mikroben etwas Ähnliches. Für die Pharmakologen schien diese Kenntnis nicht nur interessant, sondern ideenerregend. Obwohl die Antibiotikaära einen Durchbruch in der Behandlung der tödlichen Krankheiten bezeichnete, brachte sie, wie es schon in diesem Buch diskutiert wurde, gewisse Probleme und Krisen mit, die wichtigsten von denen eine genetische Anpassung der bakteriellen Krankheiterreger zur Antibiotika und die schädliche Wirkung der Antibiotika auf körpereigene wohltuenden Bakterien und auf das Abwehrsystem des Wirts waren. Nach der Logik, die im

Universum der Mikroben herrschte, sollte man eine neue Einstellung im Kampf gegen gefährliche Bakterien entwickelt, die ganz andere Stoffe zum Einsatz bringen lässt. Die Grundlinien für die Erfindung solcher Stoffe geben uns die klugen Bakterien ein. Erstens, indem sie in Biofilmen, also in gut geschützten von Umwelt Kolonien, zu leben bevorzugen. Zweitens, indem sie eine Strategie gefunden haben, sich mit anderen Stammen und Arten gut zu verständigen. Und Drittens, indem sie die Botenstoffe entwickelten, die sich in die Kommunikation der Feinde einmischen, um sie zu entstellen und den Gegner abzuschwächen. Eine der möglichen Vorstellungen könnte z.b. mit der Handlung des Stammes Bacillus subtilis verbunden werden. Statt irgendwelche hochgiftigen Stoffe zu produzieren, die ihre Feinde vollkommen auszurotten fähig waren, scheiden sie ein Molekül heraus, das bei dessen Gegner entstellte Reaktionen auslöst. Das heißt nicht, dass das Leben der ganzen Gemeinschaft in Gefahr gebracht wird. Sie werden aber nicht mehr in der Lage sein, diesem konkreten Stamm schädliche Einflüsse zu nehmen. Etwas Ähnliches macht auch die Rotalge Delisea pulchra, die an der Südküste Australiens weit verbreitet ist, wenn sie die sogenannten Furanone produziert. In mancher Art und Weise ähneln diese chemische Stoffe den Substanzen, die mehrere Bakterienarten, z.B. der typische Bewohner menschliches Darms, Escherichia coli, für ihre gemeinsame Verständigung ausnutzen. Diese Ähnlichkeit sorgt aber dafür, dass die Botschaften für die Gemeindemitglieder absolut unverständlich werden. So sinnvoll und elegant schützt sich diese Rotalge von deren potenziellen Feinden. Lag vielleicht da der Hund begraben? Steht die Welt vor der Entdeckung einer neuen Klasse der antibakteriellen Arzneien, die sich prinzipiell von Antibiotika unterscheidet? Gerade diese Forschungsrichtung entwickelte der australische Mikrobiologieprofessor Staffan Kjelleberg mit seinem Team. Ihnen wurde es gelungen, künstliche Moleküle herzustellen, die zu prinzipiell neuen antibakteriellen Klassen führen sollten. Im Unterschied zu schon längst etablierten Antibiotika, die gewisse Mikroben abtöten, sind ihre Wirkstoffe imstande, den Kleinsten die Fähigkeit zu rauben, miteinander plausibel zu kommunizieren. Hoffentlich sollen diese Medikamente für Menschen und die gesundheitsfördernden Bakterien absolut harmlos werden. Aber wann und wie sollte diese gigantische Besiedelung des menschlichen Wesens überhaupt stattfinden. Die Mehrheit der Mikrobiologen ist der Überzeugung, dass ein Baby im Mutterleib noch keimfrei bleibt.

Aber schon die ersten Lebensstunden eines Neugeborenen spielen eine wichtige Rolle in der mikrobiellen Besiedlung seines kleinen Körpers. Nach ihrer Meinung verändern sich vor der Geburt auch die Mikro Flora der Muttervagina, indem dort die gewissen Lactobakterien das Übergewicht über anderen Arten haben sollten. Diese probiotischen Mikroben beeinflussen positiv die Gesundheit des noch schwachen Organismus des Säuglings. Weitere Mikroben Arten bekommt er durch Stillen und aus der Luft hinzu. Die wissenschaftlichen Studien letzten Jahren ließen es vermuten, dass es im Darm des Kleinen schon wenige Tagen nach der Geburt des Kindes solche bakteriellen Stämme gibt, die gegen zahlreiche schweren Erkrankung das Baby schützen können. Sogar das schon erwähnte Helicobacter pylori, das das Magengeschwür verursacht, das später zu einem Magenkrebs führen kann, nicht nur bei vielen Baby vorhanden sei, sondern selbst gegen einige Krankheiten den Schutz leistet, z.B. gegen das Asthma. Wie schon oben bemerkt worden war, trifft die Gesamtzahl der Mikroben im menschlichen Organismus die gesamte Zahl seiner eigenen Zellen zehn bis hundertmal über. Das heißt, eine rein quantitative Einsicht besagt, dass ein Mensch stark davon beeinflusst werden soll. Manche Biologen stellen deswegen vor, ein menschliches Wesen als ein Superorganismus, also eine eigenartige Menschen-Mikroben Biozönose, zu verstehen. Sicher sollte diese Lebensgemeinschaft viel leistungsfähiger und gesunder sein, als die Beteiligten allein. Es ist auch nicht ausgeschlossen, dass die Kleinsten auch die kognitiven Fähigkeiten des Menschen gut beeinflussen können.
Die allgemeine Aufmerksamkeit, die letzte Zeit weltweit zu probiotischen Kulturen angezogen worden war, betraf unter anderen auch die Produktion von bestimmten neurochemischen Substanzen, die für unterschiedliche physiologischen Reaktionen verantwortlich sein sollten. Mit ihrem Einfluss auf zahlreiche Erkrankungen verbinden Fachleute ihre Hoffnungen auf eine vollständige Heilung oder mindestens auf eine Verlangsamung der unheilbaren Leiden, die das Leben auf Monate oder sogar Jahre verlängern könnte. In mehreren Studien wurde es nachgewiesen, dass die Probiotika tatsächlich die Hormonproduktion bei dem Wirtorganismus so zu hemmen oder anzuregen fähig sind, dass viele auffällige Symptome der Krankheit sich beseitigen oder erheblich schwächen lassen. Natürlich bleibt immer noch die präzise Untersuchung aller beteiligten Reaktionen eine schwerwiegende Aufgabe, was

manchmal die Forschung nicht weiter als Hypothesenstellung durchführen lässt. Doch in einigen Fällen zeigt der Nachweis eines einzelnen Stoffes die Richtigkeit einer vorhersagenden Hypothese. So wurde, z.B. die Rolle von probiotischen Kulturen in Herstellung der Botenstoffe in neuronalen Signalkaskaden entdeckt, die eine Reihe von neuen Substanzen für konkrete Zwecke ganz realistisch machen konnte. Im Grunde waren solche Tierversuche und klinische Forschungen in diesem Bereich schon längst fast zum Alltag geworden. Der Unterschied bestand darin, dass in diesen Studien ein Hormon als eine zugelassene Arznei verabreicht worden war, obgleich in Forschungen mit den Probiotika die vermuteten Botenstoffe isoliert und nachgewiesen werden sollten. Allerdings kann man kaum behaupten, dass diese Arbeiten ein völlig neues Gebiet erweisen. Schon Ende der 20er Jahren des letzten Jahrhunderts wurde es herausgefunden, dass eine entgegengesetzte Wirkung von Hormonen auf die körpereigenen Bakterien zu deren starken Vermehrung führte, was bei den pathogenen Arten sogar den Tod des Patienten verursachen könnte. Es war noch ein Beweis dafür, dass das menschliche Wesen eine Gemeinschaft mit den Mikroben, die es bewohnen, aufweisen sollte. Leider bemerkte es keine damals wie auch mehrere Jahrzehnte darauf. Der Mensch war dieser Erkenntnis noch nicht gewachsen. Darüber hinaus beherrschte es ein zweifelloses Vorurteil, dass mit der Vernichtung aller Mikroben, die den menschlichen Organismus bewohnten, die Gesundheit des Individuums unbesiegbar wird. Natürlich trug die Entdeckung Antibiotika einen großen Anteil zu solcher Überzeugung bei. Nun änderte sich alles drastisch, indem man eher gute Freunde als Feinde unter den Kleinsten zu suchen pflegt. Ein unzweifelhafter Vorteil der probiotischen Mikroorganismen besteht auch darin, dass man sie im Unterschied zu anderen, deren angegebene Harmlosigkeit eher fraglich scheint, problemlos in unterschiedlichen klinischen Experimenten anwenden kann. Außerdem sind sie ganz stabil, um unversehrt das ganze Verdauungssystem vollkommen durchzugehen und ihre physiologische Wirkung auf unterschiedliche Zellen und Geweben zu bekunden. Die meist erstaunlichen Ergebnisse wurden dabei unter einigen Personen mit psychischen Störungen beobachtet, deren allgemeiner Zustand und die Laune nach der Einnahme probiotischer Kulturen auffällig verbessert worden. In manchen Fällen ähnelte die Effizienz dieser harmlosen Substanze den Antidepressiva, die aber eine Vielfalt von unerwünschten

Nebenwirkungen auslösen sollten. Außerdem waren diese probiotischen Stoffe imstande, Angstzustände aufzulösen. Eine häufige Begleiterscheinung der psychischen Erkrankungen war mit den Magen-Darm-Trakt Störungen verbunden. Ein deutlich positiver Einfluss der Probiotika auf dieses System leistete zugleich einen wesentlichen Beitrag zum psychischen Wohlfühlen der Patienten. Man konnte dieses Ergebnis wie eine zusätzliche Bestätigung der Hypothese des zweiten Gehirns, das im Magen-Darm-Trakt vorhanden ist, aufnehmen. Unser Organismus ist in der Tat ein extrem komplexes System, wo alle Prozesse, nicht selten auch solche, über die das Individuum keine Ahnung haben könnte, für die Gesundheit gleichwichtig sind. Es ist nicht ausgeschlossen, dass auch psychische Entstellungen von bestimmten körperlichen Leiden ausgelöst werden können. Für viele Weltbewohner ist es noch unvorstellbar, wie ein Joghurt oder Sauerkraut, die probiotische Bakterien beinhalten, auf ihr ZNS wohlwollend auswirken können. Allerdings findet solcher Einfluss wirklich statt, was die modernen Geräte wie eine funktionelle Magnetresonanztomographie oder Positronen-Emissionstomographie präzis beweisen sollten. Nicht weniger erstaunlich klingt aber die Behauptung, dass viele Lebensmittel, die seit Tausendjahren von mehreren Völkern verzehrt worden waren, gerade diese probiotischen Mikroben enthalten. Gewöhnlich war die Vorbereitung dieser Produkte mit den Gärvorgängen verbunden. Diese örtlichen Bakterien und Pilzen zeigten sich besonders gesundheitsfördernd, denn sie entsprochen im Großen und Ganzen den gleichen Kulturen, die das Magen-Darm-System der hiesigen Bevölkerung besiedelten. Die Tatsache, dass die Völkerkundler, die solche alten Traditionen beobachteten, bemerkten zwei ungewöhnliche Merkmale. Zuerst war häufig die Zahl hochbetagten Menschen sehr groß und zweitens – waren die psychischen Erkrankungen unter der Bevölkerung enorm niedrig. Ob es zwischen dem Ernährungsstil und diesen Merkmalen irgendwelche Abhängigkeit existierte, dachten diese Forscher wahrscheinlich nicht. Für uns soll es aber von großer Bedeutung sein, denn die Probiotika, die im Eingeweide dieser Menschen immer präsent waren, spielte zweifellos eine heilende Rolle, die für uns üblicherweise Arzneien spielen können. Aber, wie es schon erwähnt wurde, erfüllen auch zahlreihe Lebensmittel die arzneilichen Aufgaben, die wir nicht nur verstehen, sondern bei der Einnahme anderer Medikamente in Betracht ziehen sollten. Im Grunde genommen beschäftigen sich heutzutage mehrere Mikrobiologen damit, solche (für sie neue) Ernährungsweise der alten Kulturen zu erforschen, um daraus potenzielle Probiotika zu isolieren und zu analysieren. Selbstverständlich ist das praktikable Endziel dieser Untersuchungen, neue probiotische Nahrung und Arzneien auf den Markt zu bringen. Doch die Vielfalt der Probiotika ist so zahlreich, dass deren Forschung mit dem riesigen Aufwand verknüpft werden könnte. Gleichzeitig bleibt das Risiko hoch, besonders wertvolle mikrobiellen Kulturen außer Acht zu lassen. Deswegen versuchen immer noch Wissenschaftler, die effektiven Methoden der Voraussage von Mikroben Eigenschaften zu entwickeln, die ihnen viel Zeit und Arbeit zu sparen ermöglicht. Vermutlich gibt es aber auf der Erde probiotische Kulturen, die gegen alle schwersten Erkrankungen behilflich sein könnten. Nun sind wir in der Lage zu kapieren, wie kompliziert es wäre, diese nützlichen Mikroben herauszufinden, zu reinigen (eine noch sehr mühevolle Sache) und bis zu Tierversuchen oder sogar klinischen Studien zu bringen. Diese Stadien dauern manchmal Jahrzehnte, die den Millionen kranken Menschen weltweit fehlen.

Wie uns schon bekannt ist, verwirklichen sich die meisten biochemischen Reaktionen an sogenannten Rezeptoren, bestimmten Eiweißstoffen, die eine eigenartige Neigung zu konkreten Substanzen haben. In diesem Sinne zeigen die probiotischen Mikroben keine Ausnahme. Sie produzieren chemische Stoffe, die ausschließlich ihre eigene Rezeptoren herauszufinden pflegen, um daran zu binden. In solche Art und Weise erregen sie ein genaues Verhalten des Rezeptors, das entweder eine neuronale Signalkaskade oder eine Gefahrwarnung für das Immunsystem auslöst. Es ist nicht schwer vorzustellen, dass wenn das probiotische Kleinwesen den Rezeptor so beeinflussen kann, soll auch der Rezeptor ähnlicher Weise auf das Kleinste auswirken. Das heißt, es gibt eine beidseitige Wechselbeziehung zwischen dem chemischen Stoff und Rezeptor oder verallgemeinert zwischen dem Bakterium und dem Wirt. Aber wenn wir diese Wechselwirkung nur auf die Beziehung zwischen diesen Beiden beschränken, wird es sicher ein Irrtum. Denn diese neuroaktiven und immunsystemalarmierenden Substanzen sind auch bei Pflanzen, Insekte, Vögeln und Fischen weitverbreitet. Vielleicht waren doch die Einzelligen die ersten Wesen auf der Erde, von denen diese Substanzen und Reaktionen übernommen werden sollten. Auf jeden Fall sind die schon gut uns bekannte GABA (γ-

Aminobuttersäure), Glutamat oder Histamin, das, wie wir wissen, bei allergischen Krankheiten eine große Rolle spielt, in vielen Bakterien vorhanden. Die ganze Komplexität solcher Forschung stellt sich aus der Beteiligung unterschiedlicher körpereigenen und bakteriellen Substanzen zusammen, was häufig extrem schwer abzugrenzen wird. Noch schwieriger scheint es, eine Schlussfolgerung zu ziehen, ob der Körper irgendwelche Substanz selbstständig oder durch den Einfluss von Mikroben produziert habe. Eine andere Besonderheit der Neurohormone und -boten Stoffe ist ihre sehr kleinen Konzentrationen, die trotzdem eine starke Wirkung zeigen können. Solche ungünstigen Umstände zwingen die Forscher, die probiotischen Kulturen erst im Reagenzglas zu untersuchen, was den Bedingungen im tierischen oder menschlichen Organismus kaum entsprechen könnte. Jedoch wurde gerade durch solche Studien nachgewiesen, dass unterschiedliche Bakterien- und Hefezellen (die gewöhnlich zu einzelligen Pilzen gehören) mehrere neurochemische Stoffe produzieren. Gleichzeitig zeigten diese Studien, dass diese Produktion stark von der Zusammensetzung des Milieus abhängig ist. Ein Mikroben Züchten im Reagenzglas zeichnet sich dadurch aus, dass es eine Menge spezieller Nährstoffe braucht, die für das gesunde Wachstum sorgen sollten. Für die Reinheit des Versuchs ist es aber ein störender Faktor, denn wir wissen nicht genau, wie diese Nährstoffe auf die Produktion von neurochemischen Stoffen tatsächlich wirken. Nichtsdestotrotz ist es die einzige Möglichkeit, den Prozess einigermaßen zu kapieren. Mit solcher Erfahrung können Biochemiker weiter mit lebenden Magen- und Darmkulturen (also auch im Reagenzglas) arbeiten. Dafür verwendet man die tierischen Gewebe in Ab- und Anwesenheit der probiotischen Kulturen. Diese Versuchsreihe lässt den Gelehrten aufklären, welche positive Wirkungen probiotische Mikroben tatsächlich auf den Magen-Darm-Geweben zu leisten fähig sind sowie welche Stoffe oder Signalkaskaden dafür verantwortlich sein sollten. Unbedingt gibt es noch einen langen Weg bis alle verworrenen Prozesse in lebenden Geweben klargestellt werden, aber jeder Schritt, den die Forscher machen, leistet einen wesentlichen Beitrag für die menschliche Gesundheit.

Wir Menschen betrachten manchmal die nicht sauberen Schleime mit dem Ekel der Schlosseinwohner. Wenn wir uns aber leicht herabwürdigen lassen, um einfach in diesen unangenehm aussehenden Schichten gigantische Welten zu existieren vorstellen, wo Billionen Lebewesen mit ihren Gewohnheiten und Neigungen agieren, werden wir nicht nur gutherziger, sondern auch kluger gewesen. Denn zahlreiche Funktionen unseres Körpers, die sinnvoll zwischen verschiedenen Organen verteilt werden, üben unterschiedliche Bakterienstämme aus, die uns wegen unserer (aus ihrer Sicht) endlosen Größe überhaupt nicht sehen können. Zugleich kann man dieser unzähligen Menge der Mikroben die Beschaffenheit eines Superorganismus zuschreiben. Funktionell wäre es ein gutanpassendes Modell. Wenn wir nun denkbar die ganze „Bevölkerung" unseres Darms wie das Superwesen vorstellen, wird unsere Abhängigkeit von den Kleinsten absolut anschaulich. Bemerkenswert ähneln sich die Bedingungen in obengenannten Biofilmen diesen, die für mehrere Zellen des Immunsystems besonders günstig sind. So funktionieren solche Immunzellen viel leistungsfähiger in feuchten und warmen Geweben der Schleimhaut, die auch für die bessere Verständigung und Zusammenwirkung unterschiedlicher Zellen sorgen. In dieser Kooperation besteht die Kraft der Abwehrzellen den Infekten gegenüber. Wahrscheinlich ist die genannte Ähnlichkeit zwischen den mit Mikroben besiedelten Schleimen und Schleimhäuten des menschlichen Körpers auch nicht zufällig. Denn im Sinne der Funktionalität zeigen tausende unterschiedlicher mikrobiellen Stamme die Produktion so zahlreichen Substanzen, die wir berechtigt mit der Produktion immunologischen Zellen vergleichen können. Aber nicht nur die Einigkeit allen beteiligten Substanzen ist dabei auffällig, sondern auch Missfalle und Fehlschläge. So sieht es manchmal aus, als ob ein Missverständnis zwischen körpereigenen Substanzen, den ganzen Organismus zu schädigen beabsichtigt. Das Gleiche passiert auch in großen bakteriellen Sammlungen, wo die Beteiligten sich „unbewusst" gegen einander agieren können.

Viren

Viren sind bestimmte Partikel mit einem Erbgut (Genom) aus Nukleinsäuren, die sich nur in lebenden Zellen vermehren können, da sie keinen eigenen Stoffwechsel besitzen. Die Form eines Virus, in der es sich von Zelle zu Zelle oder von einem Individuum zum nächsten ausbreitet, wurde das Virion bezeichnet. Wenn man heute die Zahl der Lebewesen auf der Erde um ca. 2 Millionen Arten abschätzen kann, sollte vermutlich eine ähnliche Menge der

Virenarten existieren, von denen bis dahin ungefähr 3 Tausend bekannt sind. Zugleich wurde es herausgestellt, dass Viren befallen alle Lebewesen, Bakterien, Pflanzen, Pilze und Tiere. Eine Unfähigkeit, sich außerhalb der lebenden Wirtzelle zu vermehren ordnet die Viren in einen dazwischenliegenden Bereich zwischen unbelebter und lebender Natur an. Darüber hinaus gibt es bestimmte Viren, die sich sogar in einem lebendigen Wirtorganismus nicht zu vermehren pflegen. Diese Stellung findet aber solange statt, bis der Wirtorganismus ausreichende Abwehrkräfte besitzt, um diese Virenvermehrung zu verhindern. Einige Viren können jedoch in einen latenten (verborgenen) Zustand eintreten, in dem ihr Genom keine leben bestimmenden Eiweiße produzieren kann. Und zwar verursacht ein Virus während dieser latenten Phase keine Krankheit. Für gewisse Viren kann diese Phase bis zu mehreren Monaten dauern. Gleichzeitig kann das Immunsystem des Wirtes das Virus nicht beseitigen. Das heißt, die Beiden bestehen zu gleicher Zeit nebeneinander, ohne beidseitig aggressive Handlungen zu unternehmen. Allerdings können solche latenten Viren später reaktiviert werden, was dann zu einer erneuten Erkrankung führt. Z.B. treten häufig Herpesviren in eine Latenzphase ein. Das so genannte Herpessimplexvirus, der Erreger der Fieberbläschen, infiziert Epithelien (Schleimhautzellen) und breitet sich in die sensorischen Neuronen (Nervenzellen) aus, die die infizierte Region anregen. Nachdem eine wirksame Abwehrreaktion die Infektion unter Kontrolle gebracht hat, überdauert das Virus in einem latenten Stadium in diesen sensorischen Neuronen. Verschiedene Faktoren wie Sonnenlicht, Stress oder hormonale Veränderungen lösen die Reaktivierung der Viren aus. Diese wandern dann in den Axonen der sensorischen Neuronen wieder in die Peripherie und infizieren erneut das Schleimhautgewebe. In diesem Stadium wird das Immunsystem wieder aktiv und dämmt die lokale Infektion ein, indem es die infizierten Schleimhautzellen abtötet, wodurch neue Fieberbläschen entstehen. Dieser Zyklus kann sich viele Male wiederholen, doch das sensorische Neuron bleibt dabei immer infiziert, denn das Virus befindet sich in der Nervenzelle im latenten Zustand. Das bedeutet, die Zelle produziert nur wenige virale Eiweiße, so dass auch auf der Zelloberfläche nur wenige Komponenten viralen Ursprungs vorhanden sein sollten. Eine niedrige Konzentration der Immunsystemzellen auf der Oberfläche der Neuronen spielt dabei eine positive Rolle. Denn sonst sollten alle diese Neuronen, die keine

Beschaffenheit besitzen, sich zu regenerieren, von Immunzellen vernichten werden. Natürlich verhindert dieser Umstand nicht, dass die Neuronen gegen andere Infektionen anfällig werden. So passiert es z.B. beim Herpeszostervirus, das die Windpocken Gürtelrose verursacht. Es verbleibt manchmal in einer latenten Form in Rückenmarkganglien, wenn die akute Erkrankung vorüber ist, und jeder starke Stress oder eine erhebliche Abwehrsystemschwächung können das Virus erneut aktivieren lassen. Es breitet sich dann im Rückenmarknerv aus, infiziert wieder die Haut, was zum typischen Ausschlag in der von diesem Nerv anregenden Hautregion, den man gemeinhin als Gürtelrose bezeichnet. Ein anderer Vertreter der Herpesviren ist das Epstein-Barr-Virus, das eine akute Infektion der T-Lymphozyten verursacht, die zu einem bösartigen Tumor, so genannten Non-Hodgkin-Lymphom führt. Am häufigsten befallen Herpesviren des Typs 1 (HSV-1) den Lippen- und Genitalbereich, obwohl die örtlichen Infektionen auch an Wange, Ohren, Augen, Fingern und Zehen vorkommen. Eigentlich zählen Herpesviren zu den größten und komplexesten Viren überhaupt. Ihr Durchmesser weicht zwischen 120 und 200 nm ab. Die Anwesenheit im Blutserum Antikörper gegen HSV-1 zeigen davon, dass z.B. in Deutschland über 88% der Erwachsenen an ihm infiziert waren. Fast ein Drittel davon kann ständig mit seiner Reaktivierung rechnen.

<ins>Arzneimittel gegen Herpesviren</ins>

<ins>Penciclovir</ins>

Dieses Arzneimittel ist eine chemische Analoge des Guanins, einen der vier Nukleinbasen, das durchs Ersetzen des natürlichen Guanins im Erbgut des Virus dessen Vermehrung stark herabsetzen kann.

<ins>Mögliche Nebenwirkungen</ins>

Häufig empfinden Patienten nach der Gabe des Penciclovirs das Brennen, Stechen, Taubheitsgefühl an den behandelten Hautgebieten.

<ins>Aciclovir</ins>

Dieses Medikament ist eine andere chemische Analogie des Guanins, dessen Wirkung solcher des Penciclovirs ganz ähnlich ist.

<ins>Mögliche Nebenwirkungen</ins>

Bei mehreren Betroffenen treten nach der Verwendung Aciclovirs Rötungen, trockene Haut, Juckreiz sowie die Hautabschuppung auf.

<ins>Docosanol</ins>

Seit langem nutzte man das Docosanol, den sättigen Fettalkohol, als Verdichtung in der Kosmetik. Nur vor kurzem wurden auch seine gegen Viren wirkenden Eigenschaften aufgedeckt worden. Vermutlich verhindert es das Durchdringen der Herpesviren ins Zellinnere des Wirts, was für die Hemmung deren Vermehrung sorgen sollte.

Mögliche Nebenwirkungen
Die Anwendung Docosanols führt häufig zu Kopfschmerzen. Außerdem gibt es auch Hautreizen an der Stelle der Anwendung. Nicht selten treten allergische Reaktionen, brennende Gefühle, Entzündung der Talgdrüsen, Krätze, Hautausschläge, Durchfall und Überempfindlichkeit auf.

Zink
Zinktabletten sollen das Immunsystem kräftigen, um es gegen HSV-1 anzuregen. Sie aktivieren den Antigen-Erkennungsprozess und die Produktion von Antikörper. Außerdem beteiligt sich Zink an mehreren Vorgängen des Stoffwechsels, z.B. an Eiweißsynthese und an Zellteilung, was auch für die Abwehrkraft sehr bedeutsam sein sollte. Nicht zuletzt sorgt diese Beschaffenheit für die Gesundheit der Haut und Haare. Zur Abwehrkraft gehört auch die Wundheilung, in der Zink auch eine wichtige Rolle spielt.

Mögliche Nebenwirkungen
Bei einer Zink-Überdosierung können Magen-Darm-Störungen, Übelkeit, Erbrechen und Durchfall auftreten. Eine anhaltende Überdosierung kann auch Kupfer- und Eisengleichgewicht im Körper negativ beeinflussen lassen.

Andere Viruserkrankungen
Noch vor wenigen Jahrzehnten galten die Kinderkrankheiten wie Röteln, Windpocken, Mumps, Masern oder Dreitagefieber für vollständig ausgerottet. Nun versteht man, dass solche hochmütige Einstellung nichts mit der Realität zu tun habe. Ganz im Gegenteil manifestierte sich trotz allen modernen Impfungen immer wieder das Ausbrechen einer oder anderer Erreger der obengenannten Krankheit. Der Grund dafür liegt in der Natur der Viren, die eine gefährliche Fähigkeit besitzen, sich durch Mutationen ihres Erbguts noch mehr ansteckende Formen zu produzieren. Im Grunde genommen ist Wissenschaft in der Lage, immer neue effizienten Impfstoffe zu entwickeln, um allen diesen veränderten Erreger der Garaus zu machen. Es kostet aber viel Zeit und Geld, was nicht immer zur Verfügung gestellt werden könnte.

Grippe

Unter einer echten Grippe versteht man eine Viruserkrankung, die durch die Viren aus der Influenzavirus A oder B ausgelöst wird. Nach den Schätzungen WHO erkranken an diese Infektionen jährlich 10 bis 20 % der Weltbevölkerung. Die drei Influenzavirusgattungen erweisen sich wie umhüllte Viren mit einem einzelsträngigen segmentierten RNA-Erbgut. Hinter der Virusmembran, die eine Lipidstruktur vorstellt, befindet sich ein Ribonukleoprotein (also eine RNA-Eiweiß-Verbindung) des Virions, das fast eine Schnecken Symmetrie besitzt.

Die umhüllte Viruspartikel hat einen Durchmesser von 80 bis 120 nm. Die Influenzaviren werden im Flimmerepithel des Atemtrakts des infizierten Menschen vermehrt. Bei Vögeln passiert es hauptsächlich in den Darmepithelzellen. Im Wirtorganismus wandern Viren durch den Schleim in die Epithelzellen. Dabei nutzen sie ein Enzym, um sich ständig aus dem klebrigen Schleim zu lösen. In einer einzigen infizierten Wirtzelle können sich bis zu 20 tausend neuer Influenzaviren bilden, die einschließend die Nachbarzellen des Wirts infizieren. Dieser Kettenmechanismus erklärt die hohe Geschwindigkeit, mit welcher die Grippeinfektion sich zu verbreiten vermöge.

Eine Variante von Influenzavirus A/H1N1 konnte als Auslöser der sogenannten Spanischen Grippe von 1918/1920 im Lungengewebe von Opfern nachgewiesen werden. Diese Forschungsarbeit, die ein Team um Jeffery Taubenberger im Jahre 2005 durchgeführt habe, zeigte den ausgezeichneten Fortschritt der modernen Biotechnologie, als aus kleinen genetischen Fragmenten eine vollständige Rekonstruktion des Erregers dieser Grippe gefertigt worden war. Das nächste Ereignis aus der Virenmikrokosmos, das die ganze Welt erschüttert hatte, war der neue Ausbruch der Influenzainfektion – die so genannte Russische Grippe im Jahre 1977. Das Geheimnis der riesigen Virulenz des Erregers versteckte sich hinter der Beschaffenheit des Virus, ziemlich einfach sein Erbgut zu verändern, indem es von menschlichem (und tierischem) Immunsystem nicht anerkannt wird. So ereignete sich z.B. im April 2009 in Mexiko, wo ein Epidemie artiger Ausbruch einer bis dahin unbekannten Variante des H1N1-Subtyps wütete, an dem zahlreiche Menschen erkrankten. Da der erste Nachweis von A/H1N1 im Jahr 1930 aus Schweinen erfolgte, werden durch diesen Subtyp verursachte Infektionen beim Schwein als Schwein Influenza bezeichnet.

<u>Arzneien gegen Grippe</u>

Neben einer symptomatischen Therapie, die üblicherweise mehrere schwere Komplikationen vermeiden lässt, verwendet gegenwärtige Medizin spezifische antivirale Medikamente, die sich momentan aus zwei Wirkklassen zusammensetzen. Die eine gehört zu den Substanzen, die ein Membraneiweiß des Virus, das man bedingt M2 nennt, zu unterdrücken vermöge. In Viruspartikel schützt das Eiweiß das Virus vor äußerer Zerstörung. Die zweite Klasse soll das Enzym Neuraminidase, das sich auf der Oberfläche des Virus befindet und für seine Freisetzung zuständig ist, zuverlässig hemmen. Diese heilende Aktion sorgt dafür, dass die Viren keine weiteren Zellen infizieren können. Da die schädlichen Influenzaviren eine große Anpassungsfähigkeit besitzen, soll diese Behandlung möglichst früh eingesetzt werden, bevor die Viren imstande werden sein, einen Widerstand dagegen zu entwickeln.

Oseltamivir

Dieses Arzneimittel aus der Gruppe Neuraminidasehemmer verhindert die Vermehrung der Viren im Organismus, obwohl es sie nicht inaktivieren und beseitigen kann.

Mögliche Nebenwirkungen

Bei vielen Patienten kann das Medikament Übelkeit, Erbrechen, Magenschmerzen sowie allergische Reaktionen auslösen.

Zanamivir

Diese Arznei aus der gleichen Gruppe wie Oseltamivir bekommen die Betroffenen überwiegend durch Inhalation, den ihre Wirkung in Lungengeweben viel effizienter sein sollte.

Mögliche Nebenwirkungen

Besonders schlecht reagieren auf das Zanamivir Asthmapatienten sowie Individuen mit chronischen Lungenerkrankungen. Sonst leiden einige Personen nach der Einnahme der Arznei an allergische Reaktionen, Hautausschläge und Nesselsucht.

Amantadin

Diese Medizin, die auch für Behandlung von Parkinsonpatienten benutzt wird, gehört zu chemischer Gruppe der Tricycloaminen. Sie wirkt hemmend auf die Freisetzung des Viruserbguts in der Wirtzelle und sorgt für die Unterdrückung der Krankheit.

Mögliche Nebenwirkungen

In manchen Fällen erzeugt die Gabe Amantadins körperliche und geistige Unruhe, Nervosität, Schlafstörungen, Konzentrations- und Gedächtnisschwäche, starke Wassereinlagerungen in den Beinen, Schwindel und Übelkeit.

Rimantadin
Dieses Heilmittel gehört zu M2-Hemmer und wird gegen mehrere Typen Influenzaviren A anwendbar.
Mögliche Nebenwirkungen
Bei einigen Patienten treten nach der Einnahme Rimantadins Schlaflosigkeit, Schwindel, Kopf-, Bauchschmerzen, Angstzustände, Müdigkeit, Übelkeit, Blähungen und Juckreiz auf.
SARS
Unter dieser englischen Abkürzung wurde das schwere akute Atemwegssyndrom bezeichnet, das früher von bakterieller Abstammung vermutet worden war. Nur letzte Jahre war nicht nur seine vom Virus abhängige Natur nachgewiesen, sondern auch das Virus selbst isoliert und untersucht worden war. Man nennt es heute SARS-assoziiertes Coronavirus (Abkürzung SARS-CoV). Der größte Ausbruch der SARS war eine Pandemie der 2002-2003 Jahren, die 1031 Todesopfern forderte. Unter anderen kann das Virus von Fledermäusen übertragen werden, die in China als Delikatesse geschätzt werden. Auch die traditionelle chinesische Medizin benutzt den Kot dieser Tierchen.
Arzneien gegen SARS
Ribavirin
Diese Arznei ist eine Nukleosid ähnliche Substanz, die in SARS - Viren das Enzym Nukleinsäure - Polymerase stark unterdrücken kann, indem die Vermehrung des Virus herabgesetzt wird.
Mögliche Nebenwirkungen
Nach der Einnahme Ribavirins leiden manche Patienten an Hautausschläge, Rötungen und Schwellungen der Haut. Außerdem treten ziemlich oft Kopfschmerzen, Atemnot, Husten und Übelkeit auf.
Zurzeit beschäftigen sich einige Forschungsteams damit, die noch effizienteren Medikamente gegen SARS zu entwickeln. Ihre Medikamente sollen aber nur in zwei-drei Jahren auf den Markt kommen.
Marburgfieber
Diese Erkrankung wurde vom Marburg-Virus (Abkürzung MARV) verursacht. Sein Name stammt aus einem Krankheitsausbruch ab, der im Jahre 1967 in Marburg stattfand, infolgedessen viele Betroffenen gestorben worden waren. Als Symptome worden sehr hohes Fieber, Übelkeit, Erbrechen und Durchfall beobachtet. Nach zwei Wochen kamen auch massive Blutungen hinzu, die sowie aus

Körperöffnungen als auch aus inneren Organen (z.B. aus der Leber) ausgingen. Ein Viertel der Leidenden starb. Dieser Vorfall sorgte dafür, das WHO 8 Laboratorien weltweit beauftragte, um die Quellen und Ursachen der Krankheit aufzuklären. Dies große Unternehmen wurde von Erfolg gekrönt. Jahre später war das Virus isoliert und genau erforscht. Es hatte eine fadenförmige Struktur, wobei seine Länge zwischen 130 und 2600 nm variierte und Durchmesser im Bereich von 80-100 nm lag. Solche tiefliegenden Kenntnisse aus der Grundlagenforschung ermöglichten aber nicht, spezifische Arzneimittel gegen MARV zu schaffen. Deswegen wendet man heute wieder wie vor 50 Jahren eher das Hilfsmittel an, um den allgemeinen Zustand den Kranken zu verbessern. So bringt man z.B. ein Antipyretikum zum Einsatz, also ein fiebersenkendes Mittel. Als traditionell fiebersenkende Arzneien verwendet man uns schon bekannte nichtsteroidale Präparate, wie Ibuprofen, Naproxen, Ketoprofen, Paracetamol u.a. Nicht selten verschreiben Infektionsärzte gewisse unspezifische Antibiotika mit einer breiten Wirkung. Als herzfördernde Medizin nutzt man Herzglycoside. Für den richtigen Haushalt von Wasser und anderen körpereigenen Flüssigkeiten sollen Elektrolyten sorgen. Wissenschaftler versuchen aber weiter, ein spezifisches Mittel gegen MARV zu entwickeln.

<u>Ebolafieber</u>
Als der Erreger dieser schweren Infektion ist ein fadenförmiges Ebola-Virus bekannt. Die Viruspartikel ist in dem Virenausmaß ungewöhnlich lang, bis zu 4000 nm, während sein Durchmesser fast unveränderlich 80 nm beträgt. Diese Virusgattung, die dem MARV ziemlich ähnlich ist, zeigt sich wie ein Lebenskünstler, in dem sie sich in allen möglichen Wirtzellen perfekt vermehren kann. Nach diesem „produktiven" Vorgang zerreißt das Virus die Zellwand des Wirtorganismus, um sich wieder zu befreien, und setzt seine „Arbeit" bei der Nachbarzelle fort. Zu klaren Besonderheiten der Virusstruktur gehört auch die Anwesenheit eines Matrixeiweißes, das sich zwischen der Virushülle und seinem Erbgut befindet. Dieses Eiweiß sorgt für die Freisetzung von neu gebildeten Virionen (den Teilchen, die wir schon am Anfang dieses Kapitels erwähnt haben. Obwohl das natürliche Reservoir des Virus bis heute unbekannt bleibt, vermuten mehrere Fachleute, dass die Nilflughunde als der Hauptwirt fürs Virus fungieren sollten. Der Nilflughund ist der einzige Vertreter der Flughunde, der in Europa anzutreffen ist. Der Erreger kann von schon erkrankten Menschen durch die

Körperflüssigkeiten, von Tieren sowie von angesteckten Lebensmittel oder Wasser übertragen werden. Die große Epidemie in Westafrika (2014), zeigte, dass ein Virusträger, z. B. ein Reisender aus der Epidemieregion, der noch keine Symptome der Ebolafieber bekommen habe, kann nach Europa fahren, dort daran erkranken und andere Menschen anstecken. Bei meisten Patienten haben Behandlungsärzte zwei klinische Phasen der Erkrankung beobachtet, zwischen denen die Symptome über 24 bis 48 Stunden grundsätzlich abklangen. Dabei traten in der ersten Phase Symptome wie bei einer beginnenden Grippe (also eine erhöhte Körpertemperatur, Übelkeit, Erbrechen, Durchfall auf, die zweite Phase wurde aber durch ein blutendes Fieber gekennzeichnet. Eine Inkubationszeit beträgt von 2 bis 21 Tage.

Ärztliche Behandlung

Es gibt momentan keine effizienten spezifischen Arzneien gegen Ebolafieber. Als eine notwendige Maßnahme nehmen die Sachkundigen eine Isolation des Krankens in einem spezialisierten Zentrum, das für diese Zwecke ausreichend ausgerüstet wird. Im Großen und Ganzen verwendet man zur Behandlung eine symptomatische Therapie. Die symptomatische Therapie schließt gewöhnlich fiebersenkende Maßnahmen, den Augleich der Flüssigkeit- und Elektrolytverluste sowie die zusätzliche Zufuhr der Glukose. Im Frühstadium kann in einigen Fällen das Blutserum von Patienten helfen, die die Krankheit überleben haben. Die letzten Tierversuche mit neuen Medikamenten bringen die Hoffnung auf eine baldige Behandlungsmethode bei.

Papillomviren

Diese breite Virengruppe, auch human Papillomviren (Abkürzung HPV) genannt, umfassen über 100 verschiedene Gattungen der sogenannten nichtbehüllten doppelsträngigen DNA-Viren. Der Durchmesser des Papillomvurus beträgt 55 nm. Diese Viren infiziren Epithelzellen der Haut und Schleimhäute und können bei den infizierten Zellen ein unkontrolliertes tumorartiges Wachstum hervorrufen. Einige von diesen Tumoren sind gutartig und führen zur Warzenbildung an der betroffenen Haut- oder Schleimhautstelle. Gleichzeitig können die anderen HPV–Gattungen bösartige Tumore, z.B. Gebärmutterhalskrebs verursachen. Nach der Auffassung mehrerer Fachleute sind auch viele bösartige Tumoren in Bereichen der Scheide, des Penis und Afters die Folge einer HPV-Infektion. Man vermutet das Virus auch für den weißen Hautkrebs verantwortlich zu sein. Besonders anfällig zu diesen bösartigen Entartungen sind Personen, deren Immunsystem durch andere Erkrankungen geschwächt worden war. Einen großen Beitrag zur Erforschung der humanen Papillomviren leisteten der deutsche Virologe Harald zur Hausen, der für die Entdeckung des Zusammenhanges diesen Viren mit dem Gebärmutterhalskrebs im Jahre 2008 mit dem Medizinnobelpreis ausgezeichnet worden war, gemeinsam mit Gérard Orth vom Institut Pasteur.

Ärztliche Behandlung
Obwohl es zurzeit überhaupt keine zuverlässigen Arzneien gegen Papillomvirus gibt, helfen doch im mehreren Fällen chirurgische Eingriffe.

HPV – Impfstoffe
Gardasil
Dieses Arzneimittel wurde vom US-Pharmaunternehmen MSD Sharp & Dohme entwickelt und vermarkt. Man verwendet es als eine vorbeugende Impfung gegen einige durch HPV auslösende Gebärmutterhalskrebsarten. Die bekannte Ständige Impfkommission (Abkürzung STIKO) der Bundesrepublik Deutschland empfahl, dass sich 12- bis 17-jährige Mädchen gegen HPV impfen lassen sollen.

Mögliche Nebenwirkungen
Es wurde festgestellt, dass viele Mädchen nach dieser Gardasil-Impfung erhebliche Gesundheitsprobleme wie Krämpfe, Fieber und sogar Lähmungen bekamen. Andere litten unter Übelkeit, Muskelschwund, Ohnmacht und Sehstörungen.

Cervarix
Das Mittel ist ein zweiter Impfstoff gegen Gebärmutterhalskrebs, der vom Pharmaunternehmen GlaxoSmithKline hergestellt wird.

Mögliche Nebenwirkungen
Häufig treten nach der Cervarix-Impfung Verdauungsprobleme, Übelkeit, Erbrechen, Durchfall, Bauchschmerzen, Hautausschläge, Nesselsucht und Gelenkschmerzen auf.

Poliovirus
Dieses fast kugelförmige einzelsträngige RNA-Virus wird von einem Eiweißkapsid umhüllt. Als Kapsid bezeichnet man eine komplexe, regelmäßige Struktur aus Eiweißen bei Viren, die der Verpackung des Viruserbguts dient. Solche verpackte Struktur macht das Virus gut gegen unterschiedliche Umweltgefahren geschützt. Die Partikel des Poliovirus hat einen Durchmesser von 28 bis 30 nm. Das Poliovirus ist als der Erreger der Poliomyelitis, der Kinderlähmung,

bekannt. Als Ursache dieser Erkrankung gilt eine Entzündung bzw. Entartung der grauen Rückenmarksubstanz. Das Poliovirus ist mit der Ausnahme der Polargebiete weltweit verbreitet. Häufig wurde das Virus durch den Mund in den Körper aufgenommen. Es vermehrt sich massiv im Darm. Darauf befällt es die örtlichen Lymphknoten, wo seine Vermehrung fortgesetzt wird, und verbreitet sich durch die Blutbahn. Allmählich greift es Nervenzellen des Rückenmarks, die mit ihren Fortsätzen die quer gestreifte Muskulatur erreichen und steuern. Dieses Ereignis aktiviert die körpereigenen Abwehrzellen (Leukozyten), die ins Rückenmark eindringen. Durch ihre Wirkung entsteht eine Entzündung der Nervenzellen, die schließlich zu deren völligen Zerstörung führt. Infolgedessen entstehen vor allem an den Beinen zahlreiche Lähmungen. Außerdem betreffen ähnliche paralytischen Erscheinungen auch das Gehirn selbst, überwiegend die mehrere Bereiche des Kleinhirns, was man die Polimyeloencephalitis nennt
Im Jahre 1955 entwickelte US-amerikanischer Immunologe Ionas Salk den ersten wirksamen Impfstoff gegen durch das Poliovirus verursachte Poliomyelitis. Es handelt sich dabei um einen Totimpfstoff, bei dem die Polioviren mit dem Formalin abgetötet wurden. Salk erprobte den Impfstoff an sich selbst und seiner Familie. Dank dieser Forschung sowie dem Beitrag vielen anderen Mediziner weltweit wurde das häufige Auftreten der Poliomyelitis in afrikanischen und asiatischen Ländern um 99% gesunken. Trotz allen Bemühungen mit der Impfung, brechen sich bis heute einzelne Fälle der Erkrankung auch in westlichen Ländern aus.
Neben Totimpfstoffen arbeiteten Forscher viel auch mit den Impfmaterialien aus den lebenden Viren. Es wurde dabei herausgestellt worden, dass die beiden Methoden eine lang anhaltende bis zur lebenslange Immunität gegen Polioviren auslösen könnten. Zu Nachteilen der Lebendimpfstoffe gehören allerdings eine schlechtere Verträglichkeit der jungen Patienten sowie ein Risiko (Fachkräfte schätzen es heutzutage wie sehr gering ab) der Virusmutation, so dass eine neue Virusgattung entsteht, gegen die die betroffene Person nicht geschützt war.
Lebendimpfstoffe sind meist etwas einfacher zu gewinnen als Totimpfstoffe, beide lösen langanhaltende bis lebenslange humorale Immunantworten aus. Allerdings sind Lebendimpfstoffe etwas schlechter verträglich und bergen das - sehr geringe - Risiko einer Rückmutation in Krankheitserreger und damit der Auslösung einer

(meist abgeschwächten) Form der Erkrankung, gegen die sie ursprünglich schützen sollten. Anlässlich dieser zweifelhaften Angelegenheit veröffentlichte 1999 der britische Journalist Edward Hooper ein Buch mit der Hypothese, dass AIDS in den späten 1950er Jahren durch Hilary Koprowskis Polioimpfungen im Belgischen Kongo entstanden sei. Koprowski war ein polnisch-amerikanischer Virologe und Immunologe, der die erste Polioschutzimpfung mit lebenden Viren entdeckte. Die daraus entwickelte umstrittene These über den Zusammenhang zwischen Schluckimpfung und AIDS wurde von der Wissenschaft weithin zurückgewiesen. Die renommierte Zeitschrift Science schrieb über Hoopers Behauptungen: „Es kann mit fast einhundertprozentiger Sicherheit festgestellt werden, dass der große Feldversuch mit der Polioschutzimpfung nicht die Ursache von AIDS war." Allerdings klingen solche fragwürdige Debatte über den Zusammenhang zwischen Polioimpfungen und AIDS-Entstehung noch heute nicht ab, obwohl spätere genauen Experimenten eindeutig die Möglichkeit solcher Umwandlung ausgeschlossen hatten.

<ins>Humanes Immundefizienz-Virus</ins>
Das Humane Immundefizienz-Virus (Abkürzung HIV) ist ein behülltes Virus. Die Viruspartikel hat einen Durchmesser von 100 bis 120 nm. HIV ist von einer Lipiddoppelschicht (also fettähnlicher Substanz) umgeben, die bei der Knospung von der menschlichen Wirtzelle abgetrennt wurde. Dementsprechend befinden sich verschiedene Membranproteine der Wirtszelle in der Virushülle. Eine unbehandelte HIV-Infektion führt nach einer unterschiedlich langen, meist mehrjährigen symptomfreien Latenzphase in der Regel zu AIDS (englisch für erworbenes Immundefizienzsyndrom). Mittels speziellen Analysen wurde es festgestellt, dass die Entstehung des HIV mit großer Wahrscheinlichkeit zum Zeitabschnitt zwischen 1902 und 1921 gehört. Bis jetzt sind zwei Varianten des Virus bekannt HIV-1 und HIV-2, die unterschiedliche Sequenzen des Erbguts besitzen. Die großen Ausbrüche der Krankheit passieren in verschiedenen Gebieten der Erde. So zeigte sich z.B. in Mitteleuropa bestimmter Typ HIV-1 viel häufiger zu beobachten, besonders unter Homosexuellen und injizierenden Drogenkonsumenten. Vermutlich entstanden HIV-1 und HIV-2 aus unterschiedlichen Typen der bei einigen Affenarten vorkommenden SI-Viren.
Das Simiane Immundefizienz-Virus (englische „simian" bedeutet Affen-, affenartig) ist ein hochaktives Affenvirus und gilt als

Ursprungsvirus für das menschliche Immunschwächevirus HIV. Das HIV wird gewöhnlich durch Kontakt mit den Körperflüssigkeiten Blut, Sperma, Vaginalsekret sowie über die Muttermilch übertragen. Potenzielle Eintrittspforten sind frische, noch blutende Wunden und Schleimhäute (Bindehaut, Vaginal- und Analschleimhaut) bzw. nicht ausreichend verhornte, leicht verletzliche Stellen der Außenhaut. Der häufigste Infektionsweg ist Anal- oder Vaginalverkehr ohne Verwendung von Kondomen. Die Benutzung kontaminierter Spritzen beim intravenösen Drogenkonsum stellt einen weiteren gängigen Infektionsweg dar. Eine unbehandelte HIV-Infektion verläuft in der Regel in mehreren Entwicklungsstadien. Nach einer Inkubationszeit von etwa drei bis sechs Wochen kommt es nach der Ansteckung meist zu einer akuten HIV-Infektion. Diese ist durch Fieber, starken Nachtschweiß, merkliche Abgeschlagenheit, Hautausschläge und Gelenkschmerzen gekennzeichnet. Nach den Symptomen kann man diese Erkrankung mit den grippalen Infektionen verwechseln. Dieser Umstand ist aber ungünstig, denn eine frühe Diagnose ist extrem wichtig: durch sie können nicht nur weitere Infektionen von Sexualpartnern verhindert werden. Erste Studien an Patienten, die während der akuten HIV-Infektion mit geeignetem Mittel behandelt wurden und nach einiger Zeit die Therapie absetzten, zeigten, dass die HIV-spezifische Immunantwort der Patienten gestärkt werden konnte. Die akute Infektion dauert selten mehr als vier Wochen an.

<u>Arzneimittel gegen AIDS</u>
<u>Highly active antiretroviral therapy</u>
Mit dieser englischen Bezeichnung (Abkürzung HAART) wird die medikamentöse Kombinationstherapie aus mindestens drei antiretroviralen Wirkstoffen gemeint. Das Ziel von HAART sei, das Immunsystem wiederherzustellen und den Ausbruch des Krankheitsbildes AIDS zu verhindern. Eine erfolgreiche HAART drückt die Viruskonzentration im Blut unter die Nachweisgrenze, woraufhin die Anzahl der speziellen Abwehrzellen wieder ansteigt und damit das Immunsystem gegen begleitende Infektionen und andere, durch das AIDS definierende Erkrankungen gestärkt wird. Da das Virus schnell den Widerstand gegen einzelne Wirkstoffe entwickelt, hat sich die Therapie durch die Einnahme aus drei gegen das HIV aktiven Wirkstoffen durchgesetzt. Bei aktuellen Medikamenten sind diese drei Wirkstoffe in einer Tablette vereint, die einmal täglich eingenommen wird. Diese antiretrovirale Therapie

kann die Lebenserwartung HIV-Infizierter deutlich verlängern, jedoch keine vollständige Ausrottung des Virus – und damit eine Heilung – bewirken. Zudem können mitunter schwerwiegende Nebenwirkungen auftreten, denen jedoch in der Regel durch einen Wechsel der Wirkstoffkombination entgegengetreten werden kann. Eine einmal begonnene Therapie sollte nicht mehr abgesetzt werden, um Widerstandsbildung zu verhindern. Aus demselben Grund ist eine regelmäßige Tabletteneinnahme unumgänglich.

Alles in allem beabsichtigt HAART eine ständige Entwicklung und Zulassung neuer Arzneien gegen HIV, die die Krankheit unter Kontrolle halten könnten. Zurzeit schließen sie gewisse Medikamente ein, die wir schon bei der Behandlung anderer Viruserkrankungen erwähnt haben. So verwendet man eine Gruppe der Nukleosid- und Nukleotid ähnlichen Substanzen (Abkürzung NRTI), HIV – Proteaseinhibitoren (Enzymhemmer) (Abkürzung PI), sowie Entry-, Fusions- und Integrase-Inhibitoren. Bei Entry-Inhibitoren handelt es sich um die Arzneien, die den Eintritt des HIV in die Wirtzelle verhindern oder hemmen. Fusions-Inhibitoren sind Substanzen, die eine Stelle an der Wirtzelle zu blockieren vermögen, die für Verschmelzung des Virus günstig ist. Integrase-Inhibitoren sind Wirkstoffe, die das Schlüsselenzym Integrase vom HIV hemmen.

<u>Enfuvirtid</u>
Enfuvirtid (Abkürzung ENF) war der erste Fusionsinhibitor, der unter der Bezeichnung T-20 entwickelt und auf den Markt gebracht worden war. T-20 bindet an das für die Fusion des Virus mit der Zellmembran der T-Helferzellen wichtige Transmembraneiweiß und blockiert so den Eintritt des Virus in die Zelle.

<u>Raltegravir</u>
Diese Substanz ist ein Integrase-Inhibitor, der unter der Bezeichnung MK 0518 für die HIV Bekämpfung zugelassen worden war.

<u>Mögliche Nebenwirkungen der HAART</u>
Häufig treten nach der Einnahme der HAART – Präparaten Übelkeit, Appetitlosikkeit, Erbrechen, Verstopfung, Durchfall, Leberschäden, Nierenunterfunktion, Schlafprobleme sowie Depressionen auf.

Wie man mit dem Bauch denken kann

Zu einer Weisheit der traditionellen chinesischen Heilkunde schreibt man eine alte Äußerung zu: „Der Darm hat eine ihm eigene

Intelligenz und reagiert auf äußere wie innere Faktoren wie ein empfindliches Messgerät". Schon längst vermuteten die Gelehrten, dass unser Bauchhirn nicht nur existiert, sondern es fühlt mit, es denkt, es erinnert sich und lässt uns intuitiv „aus dem Bauch heraus" entscheiden. Möglicherweise handelt es sich dabei auch um das sogenannte „Unbewusste", nach dessen biologischer Grundlage noch immer geforscht wird. Wenn wir buchstäblich den Bauch wie ein Körperteil, wo sich der Magen-Darm-Trakt und andere Organe befinden, verstehen, wird es zweifellos klar, dass dort auch ein breites Netz von Nervengeweben vorhanden ist, das man zu Vegetative Nervensystem (VNS) zählt. Ob man das Netz für ein unabhängiges und selbstständiges Gehirn halten sollte, ist aber fraglich. Wenn wir es aber vom anderen Gesichtswinkel ansehen, scheint solche Möglichkeit ziemlich realistisch zu sein. Das Darmsystem allein, das heißt Dünn- und Dickdarm, mit deren gemeinsamer Länge bis zu 8 Meter, ist das längste Organ unseres Körpers. Es besitzt die größte Sammlung der nützlichen Bakterien, die mit bloßem Auge unsichtbar sind, wiegen aber ca. 2 kg. Darüber hinaus speichert es über 85% aller körperlichen Abwehrzellen, die den ganzen Organismus vor gefährlichen Infektionen bewahren sollen. Mit anderen Worten ist der Bauch das größte Organ des Immunsystems. Es wurde auch einen engen Zusammenhang zwischen Darmstörungen und Hauterkrankungen sowie geistigen Leiden nachgewiesen. Vielleicht spielt dabei das Bauchnervennetz weit nicht die letzte Rolle. Ganz im Gegenteil, es schickt Warnungsbotschaften an die Haut und an die Amygdala, das Angstzentrum des Gehirns, was bald für eine schlechte Laune sorgen sollte. Wie US-amerikanische Neurophysiologe Michael Gershon gezeigt habe, umgeben über 100 Millionen Neuronen den Magen-Darm-Bereich, was z.B. ihre gesamte Zahl im Rückenmark übersteigen sollte. Außerdem behauptet Gershon, dass das dieses neuronale Netz nach den Zelltypen, Wirkstoffe und Rezeptoren dem Großhirn sehr ähnlich ist. Es ist einigermaßen eine Anerkennung der Existenz des Bauchhirns. Viele Kolleginnen und Kollegen nahmen solche Schlussfolgerung mit dem Einverständnis entgegen. Denn sie haben selbst schon längst erfahren, dass gerade im Magen-Darm-Trakt die größte Menge Neurotransmitter, inklusiv Dopamin und Serotonin, gebildet worden war. Und sie haben bei den mehreren psychisch Kranken beobachtet, dass sie sehr oft auch große Probleme mit der Verdauung bekommen. Mehr als das führte eine

schnelle und erfolgreiche Behandlung der Magen-Darm-Störungen zur Erleichterung oder sogar zu einem vollständigen Auskurien des psychischen Leidens. Wenn diese wissenschaftlichen Resultate tatsächlich stattfanden, sind vernünftig auch die Empfehlungen wie „Hören aufmerksam zu Ihrem Bauchgefühl zu" oder die Äußerungen wie „Einbildungen, geniale Ideen und Voraussehen kommen oft aus dem Bauch heraus". In der Fachliteratur nennt man dieses neuronale Netz das enterische Nervensystem (von altgriechischen „enteron" für Darm) oder Darmnervensystem, mit der Abkürzung ENS. Neurowissenschaftler bestimmen es wie ein komplexes Geflecht aus Neuronen, das nahezu den gesamten Magen-Darm-Trakt durchzieht. Sie weisen auch auf dessen genaue körperliche Lage als dünne Schicht zwischen den Muskeln des Verdauungsapparates hin. Seine wichtigsten Funktionen schließen die Steuerung der unwillkürlichen Muskelbewegungen des Darms, des Magen-Darm-Blutflusses, des Ionentransports und der immunologischen Reaktionen des Magen-Darm-Traktes ein. Gleichzeitig bedeutet ENS für Millionen Menschen weltweit eine Reihe von Empfindungen, die in schweren Situationen des Lebens eine richtige Entscheidung treffen lassen. Solch ahnendes Erfassen der tiefen seelischen Probleme ist ein unentbehrlicher Teil der menschlichen Existenz. Nach der Auffassung mehrerer Psychotherapeuten ist diese ungewöhnliche Beschaffenheit eher den älteren Personen eigentümlich, die solche stille Befugnis ziemlich oft in Anspruch nehmen können. Umgangssprachlich nennt man häufig diese Fähigkeit „ein sechster Sinn" oder „ein gesunder Menschenverstand". Einige einsichtigen Wissenschaftler vermuten aber immer wieder, dass dem Informationsaustausch zwischen dem ENS und dem Gehirn auch eine ganz bedeutende Rolle bei den intuitiven Entscheidungen („Bauchentscheidungen") zukommt.
Ein weiterer Beweis der eigenartigen Rolle des ENS ist die Tatsache, dass der Verlust von Nervenzellen im Darm ganz unerwartete Krankheitsbilder mitbringt. Praktische Ärzte wissen wohl, das ab dem sechzigsten Lebensjahr jede Dritte Darmspiegelung das sogenannte Divertikel im Dickdarm entdecken lässt. Das Divertikel ist eine Ausbuchtung der Darmwand, die oft zur Entzündungen und Blutungen aus dem Darm führen können. Man sagt, dass solch krankhaftes Bild zu häufigsten Leiden des höheren Lebensalters zählt. Eigentlich erweist dieses Bild eine Nervenkrankheit des Darmes. Nach der Auffassung des kielschen Anatomieprofessors

Thilo Wedel wird diese Erkrankung durch den massiven Verlust von Nervenzellen in der Darmwand ausgelöst. Er sagt, dass auch die Signalkaskaden zwischen den Nervenzellen brüchig werden, weil die Konzentration der Botenstoffe erniedrigt wird. Deswegen lässt die Zusammenziehens Kraft nach. Dieser ungünstige Umstand bringt eine Überblähung bestimmter Abschnitte des Darms, was zu auffälliger Schädigung der Schleimhaut führen sollte. Der Verlust der Nervenzellen ist aber noch gefährlicher als man ihn vorstellen könnte. Denn das ENS steuert auch die komplizierten Reaktionen des Immunsystems, das den Organismus immer widerstandsfähig gegen Infekte bewährt. Eine riesige Mikroben Menge im Darm, darunter auch hoch pathogene Stämme, macht es verständlich, dass ein dauerhafter „Waffenstilstand" mit ihnen nur durch die richtige Steuerung des Immunsystems seitens Nervenzellen ermöglicht wird. Wir sollen aber dem ENS Gerechtigkeit widerfahren lassen. Es ist absolut unabhängig und selbstständig nur in Fragen, die die Funktionierung des Magen-Darm-Trakts betreffen. In diesem Sinne kann es auf keinen Fall die Rolle eines zweiten Gehirns spielen. So bleibt die Mehrheit der kognitiven Leistungen mit dem einzigen Gehirn verbunden. Diese Tatsache kann natürlich den Verdienst des ENS nicht verkleinern. Denn es verarbeitet pausenlos eine Vielfalt von Nervenimpulsen, fasst zugleich mehrere Entschlüsse, übermittelt Befehle dem Immunsystem über die feindlichen Eindringliche und kümmert sich um die geschädigten Zellen. Es beeinflusst auch das Gehirn indirekt, irgendwelche ernste Handlung zu unternehmen, was man auch zur Kategorie der Bauchgefühle zählen könnte. Seine Selbstständigkeit offenkündigt sich auch dadurch, dass die Verdauung sogar nach dem Tode noch mehrere Stunden aktiv funktionieren kann. Das ENS ist auch eng mit den anderen Organen verknüpft, was manchmal für auffällige Begleiterscheinungen sorgen kann. Z.B. entstehen bei einigen akuten Herzerkrankungen wie Herzklappenfehler oder -infarkt, Schmerzen im Bauchbereiche, Übelkeit und Erbrechen, was unmittelbar vom ENS verursacht werden können. Es gibt auch Kenntnisse aus der Embryologie, die einen engen Zusammenhang zwischen dem Gehirn und ENS zu erklären pflegen. Denn die beiden neuronalen Netze entwickeln sich auf gleichen Stadien und nach ähnlichen Prinzipien, indem die außergewöhnliche Komplexität des Kopfhirns nur später entsteht.
Noch eine Besonderheit des Gedärms besteht darin, dass es sehr empfindlich auf den Lebensstiel und die Ernährungsweise reagiert,

indem eine unordentliche Lebensweise, die ständig liederlichen Arbeitsbedingungen und Mahlzeiten das Verdauungssystem in auffällig kranken Zustand versetzen können. Durchfälle und Verstopfungen zeugen eindeutig davon, dass auch auf zellulären Niveau etwas schiefgeht. Eine Darmspiegelung kann bestimmt solche Vermutung bestätigen. Leider scheint die Vorbereitung zu dieser Untersuchung (eine vollständige Reinigung des Darms mit speziellen Abführmischungen) für viele Betroffenen nicht angenehm zu sein. Deswegen verzichten sie sich darauf. Allerdings empfehlen zahlreiche Mediziner eine neue Methode der Darmbehandlung, die in einer folgerichtigen Darmreinigung, die die Vorbereitung zur Darmspiegelung ähnelt, und einer Kottransplantation besteht. Wissenschaftlich gesehen, verpflanzen Ärzte dem Patienten mit einem gereinigten Darm die Darmkultur des gesunden Menschen. Nach den Meinungen der Kranken, die sich solcher Prozedur unterzogen worden, fühlten sie sich danach dem Verdauungssystem gegenüber absolut gesund. Es bedeutet auch, dass die wohltuenden Mikroorganismen aus dem Darm zu Apothekenprodukten gehören sollten.

Das „Bauchgehirn" ist eigentlich eine Kopie des Gehirns, meinen einige Forscher, denn die Zelltypen und Rezeptoren des Magen-Darm-Traktes seien identisch mit denen des Gehirns und kommunizieren miteinander über ihre eigenen Botenstoffe (Serotonin und Dopamin). Ferner besteht eine Nervenstrang-Verbindung zu der Großhirnrinde und somit zum limbischen System, unserm Emotionszentrum im Gehirn. Das Bauchgehirn scheint auch somatische Marker zu besitzen, die uns für gewisse Dinge ein "Vorgefühl" geben, es sendet Informationen vom Bauch an das Großhirn und ist somit auch für Stimmungen und Emotionen von Bedeutung (emotionale Kompetenz). Das enterische Nervensystem verfügt demnach auf chemischer und neuronaler Ebene über Ähnlichkeiten mit dem Gehirn. Das Gehirn unterscheidet sich jedoch vor allem durch den hohen Grad seiner neuronalen Komplexität sowie durch deren funktional klar unterschiedene Nutzung, insbesondere für eigenartige Kognition (also, grob gesagt: Denken, Emotionsverarbeitung und Bewusstsein) und Motorik, sowie die Verarbeitung von Sinnesdaten und deren Bewusstmachung.

Der Mund

Wenn die Rede von Verdauung wird, sollten wir feststellen, dass sie im Mund beginnt, wo das Gebiss zum Ergreifen und zum Zerkleinern der Nahrung dadurch betätigt wird, dass der Unterkiefer mit seiner Zahnreihe gegen die Zahnreihe des Oberkiefers durch die Kaumuskulatur in seinen Kiefergelenken gleichzeitig bewegt wird. Der Bau des Kiefergelenks und die Arbeitweise der Kaumuskulatur weisen eindeutig auf eine Ernährungsweise des Menschen hin. Die Bewegungen im menschlichen Kiefergelenk sind dementsprechend vielseitig und kompliziert. Die Mundöffnung wird bei festgestelltem Zungenbein durch mehrere Muskeln bewirkt. Durch eine entsprechende neuronale Schaltung findet ein Zusammenziehen der Zungenbeinmuskulatur, das gleichzeitig zum Zusammenziehen seitlicher oder äußerer Flügelmuskel. Beim Mundschluss wird der Kieferkopf zurückgezogen. Die Gruppe der Mundschließermuskel ist so vernünftig aufgebaut worden, dass sie einen Kaudruck von Hundertentausend Pascal erreichen können. Der stark muskuläre Mundboden steht einerseits im Dienst der Zungenbewegung. So ist die Verspannung des Mundbodens eine Voraussetzung dafür, dass die Zunge einen Druck gegen den Gaumen ausüben kann. Andererseits wirken seine Muskeln bei festgestelltem Zungenbein an der Mundöffnung. Der schon genannte Speichel als ein Gemisch der Ausscheidungsprodukte der verschiedenen Speicheldrüsen bewirkt durch die in ihm enthaltenen Enzymeiweiße die Einleitung des biochemischen Nahrungsabbaus. Er fördert andererseits die Schluckbarkeit der Kost durch Vermischung und Umhüllung mit Schleimstoffen. Die großen Mundspeichekdrüsen liegen außerhalb des Schleimhautbereichs. Die Unterzungendrüsen fördern die Anfeuchtung der Nahrung vor dem Abbau. Der Speichel enthält als Hauptkomponenten Enzym Amylase und Schleimstoffe. Die meisten kleinen und großen Mundspeicheldrüsen enthalten sowohl Serum- als auch Mucosa ähnliche Anteile, allerdings in variablem Verhältnis. Eine Ausnahme machen lediglich die rein serösen Spüldrüsen der Zunge und die ebenfalls seröse Ohrspeicheldrüse. Die funktionelle Bedeutung der Zunge besteht in chemischer und Tastsinn betreffender Kontrolle der Nahrung, tastsinnlicher Kontrolle der Mundhöhle, mechanischer Mitwirkung beim Saugen, Kauen, Schlucken und Sprechen. Auffallendes funktionelle Merkmal der Zunge ist deren außerordentlich vielseitige und fein veränderliche Beweglichkeit, mit deren Hilfe praktisch jede Stelle der Mundhöhle durch die Zungenspitze abgetastet werden kann.

Dieser Fähigkeit entsprechend verfügt die Zunge über ein kompliziertes Muskelsystem, dessen Baumaterial ausschließlich Skelettmuskelfasern sind.
Der menschliche Gaumen ist die obere Wand oder die Decke der Mundhöhle, wodurch diese von der Nasenhöhle und vom Rachen geschieden ist. Das Munddach ist ein Widerlager für die Zunge und hat dadurch große Bedeutung bei der Nahrungsaufnahme und beim Sprechen.

Das Gebiss

Der größte Anteil des Zahnes besteht aus dem mit dem Knochengewebe verwandten Zahnbein. Dieses umgibt die in der Pulpahöhle befindliche Zahnpulpa, die sich in den Wurzelkanal fortsetzt und an der Wurzelspitze mit der Wurzelhaut in Verbindung steht. Im Bereich der Zahnwurzel wird das Zahnbein von der zweiten Hartsubstanz des Zahnes, dem Zement in dünner Schicht überzogen. Der Zement ist histologisch mit dem Knochengewebe praktisch gleich. Jede Wurzel ist, auch bei mehrwurzeligen Zähne, durch einen speziellen Halteapparat in ein eigenes Zahnfach (Alveole) des Alveolarfortsatzes des Oberkiefers bzw. des Unterkiefers eingebaut. Der aus der Alveole herausragende Abschnitt des Zahnwurzelkerns wird im Bereich der Zahnkrone von der dritten Hartsubstanz, die am Aufbau des Zahnes beteiligt ist, dem Schmelz überzogen. Beim Schmelz handelt es sich um eine zellfreie Hartsubstanz besonders großer Härte, die sich in Herkunft und Zusammensetzung wesentlich von Zahnbein und Zement und somit auch vom Knochengewebe unterscheidet. Schmelz und Zement treten im Bereich des Zahnhalses in variable Beziehung zueinander. Dieser vom Zahnfleisch bedeckte Bereich ist eine für Zahnleiden besonders gefährdete Seite.
Ein menschliches Gebiss besteht aus zwei Zahngenerationen, die durchs Milchgebiss mit 20 Zähnen und folgendes Dauergebiss mit 32 Zähnen untergeteilt wird. Für die Zwecke der zahnärztlichen Praxis werden im Zahnschema die ständigen Zähne einer jeden Kieferhälfte von 1-8 unter der angenommenen Voranstellung der Quadrantenbezeichnung durchnumeriert. Bei der Berücksichtigung der im menschlichen Gebiss vorkommenden formkonstanten Zahntypen sind in jeder Kieferhälfte von mesial (zur Mitte des Zahnbogens hin) nach distal (zum Ende des Zahnbogens hin), zu

unterscheiden. Diese Anordnung kann durch die fürs menschliche Gebiss charakteristische Zahnformel: 3-2-1-2 zum Ausdruck gebracht werden. Fürs menschliche Milchgebiss gilt die Zahnformel 2-1-2. die Zähne des Ober- bzw. Unterkiefers bilden jeweils einen geschlossenen Zahnbogen. Im Regelfall stehen benachbarte Zähne im Kronenkontakt miteinander. Aus der Entstehungsgeschichte der Zähne ergibt sich, dass diese in einem vom Mundhöhlenepithel aus in die Tiefe des Bindegewebes versenkten Material entstehen. Hieraus folgt, dass jeder Zahn nach seiner Ausbildung von der Tiefe her den epithelbedeckten Wall des Zahnfleisches durchbrechen muss. Der Zahndurchbruch erfolgt in konstanter Reihenfolge. Der am frühesten erscheinende Milchzahn ist der erste untere Eintritt, er bricht etwa in der Mitte des ersten Lebensjahres durch. Der Durchbruch des Milchgebisses ist bis zur Mitte des dritten Lebensjahres abgeschlossen. Der Zahnwechsel erfolgt zwischen dem 6. und 13. Lebensjahr. Der oft unvollständige Durchbruch des Weisheitszahns, der auch später als die übrigen Zähne angelegt wird, erfolgt in sehr variabler Weise zwischen dem 17. und etwa 35. Jahr. Beim Zahnwechsel werden die Milchzähne durch Ersatzzähne der bleibenden Zahngeneration ersetzt. Deren Anlagen liegen zur Zungen- bzw. Gaumenseitig von den Milchzähnen. Die sich entwickelnden Ersatzzähne üben einen zunehmenden Druck auf die Milchzahnwurzeln aus, was zu deren Aufsaugung und damit zur Lockerung und schließlich zum Ausfall der betreffenden Milchzähne führt.

<u>Gebisserkrankungen</u>
Gebisserkrankungen schaden mehr oder weniger alle dessen Bestandteile, die Zahnhartsubstanzen, die von ihnen umgebende Zahnpulpa mit Bindegeweben, Blut-, und Lymphgefäßen sowie Nervenfasern. Auch der Zahnhalteapparat (das Parodont), die Mundschleimhaut, die Kiefer und Kiefergelenke sowie die Muskulatur des Schädel-Kiefer-Systems können stark beschädigt werden. Zu den weit verbreiteten Volkskrankheiten zählen nach wie vor Karies (Zahnfäule), Parodontose (mit Knochenschwund verlaufende Entzündungen des Zahnbettes) und Gingivitis (Zahnfleischentzündung). Es gibt auch eine Menge von Krankheiten, die mit den gemeinsamen Funktionsstörungen mehreren Systemen verbunden sind. Sie führen zu schmerzhaften und unangenehmen Empfindungen bei Kiefergelenken und Kaumuskulatur.

<u>Arzneien gegen Zahnkrankheiten</u>

Bei mehreren Entzündungen des Gebisses: Backenzahnentzündung, Parodontitis, Wurzelentzündung, Zahnabszess, Zahnentzündung, Zahnfleischentzündung, Zahnnerventzündung, Zahnwurzelabszess, Zahnwurzelentzündung u. a. stellt pharmazeutische Industrie eine Reihe verlässiger Medikamente vor. Die meisten davon, z.b. Clindasaar, Clindamycin, Clinda-HEXAL, Sobelin beinhalten ein Antibiotikum Clindamycin hydrochlorid. Arzneimittel mit den Handelsnamen Amoxi, Amoxicillin u. a. verwenden das Antibiotikum Amoxicillin, ein Breitbandantibiotikum aus der Gruppe der Aminopenicilline, das gegen viele Bakterienarten effizient wirkt. Die Arznei Metronidasol wird auf der Wirkung des Antibiotikums mit gleichen Namen gegründet. Ibuprofen gehört zur nichtsteroidalen Antirheumatika, der zur Behandlung von Schmerzen, Entzündungen und Fieber eingesetzt.
<u>Homöopathie</u> leistet sicher einen wesentlichen Beitrag zur Behandlung der Gebisserkrankungen. So helfen bei der Karies niedrige Potenzen von Acidum hydrofluoricum (Flusssäure) oder Silicea (Kieselsäure). Bei einem frühzeitigen Zerfall der Zähne, der mit den Entzündungen des Zahnfleisches vonstattengeht, kann Merkurius solubilis (Quecksilberpräparat) niedriger Potenz zum Einsatz gebracht werden. Bei Zahnfleischblutungen kann Arnica montana (Bergwohlverleih) behilflich sein sowie Phosphorus (Gelber Phosphor). Gegen starken Zahnschmerzen wendet man Arsenicum album (Weißes Arsenik) an. Bei der häufigen Zahnfleischentzündung wird Ecinacea (Kegelblume) sehr nützlich und auch ein Hepar sulfuris (Kalkschwefelleber) mittlerer Potenz. Gegen eine Zahnnervverletzung hilft Hypericum (Johanniskraut).

Die Speiseröhre

Im Gegensatz zu Mundhöhle und Rachen, die beiden auch im Dienst der Atmungsfunktion stehen, hat die Speiseröhre ausschließlich Bedeutung im Rahmen der Ernährungsfunktion: sie ist der Anfangsabschnitt des Magen-Darm-Kanals. Im Sinne des Magen-Darm-Traktes kommt der Speiserröhre ausschließlich eine Transportfunktion zu: sie befördert aktiv durch Muskelarbeit die geschluckte Nahrung vom Rachen in den Magen. Verdauungssäfte werden in der Speiseröhre nicht gebildet.
Die das schluckgutführende peristaltische, also von den muskulösen Wänden der Speiseröhre leitende Welle des Zusammenziehens und

der Ausdehnung, wird vom Hauptnerv des Schluckzentrums und durch Reizpunkte in der Rachenschleimhaut ausgelöst. Die Dauer der peristaltischen Welle beträgt etwa 5 Sekund. Die Speiseröhre ist ca. 25 cm lang. Sie beginnt als Speiseröhremund und endet am Magenmund. Der Weg von der Zahnreihe bis zum Magenmund ist ca. 40 cm lang. Die Länge der Speiseröhre ist aktiv und passiv um einige Zentimeter dehnbar.

Erkrankungen der Speiseröhre
Akute Ösophagitis
Diese akute Entzündung der Speiseröhre kann als Folge bzw. als Begleiterkrankung bei akuten bakteriellen, Pilz- oder Vireninfekten, nach Verätzungen und durch Rückfluß von Magensaft zustande kommen.

Arzneien gegen Ösophagitis
Omeprasol
Dieser Arzneistoff aus der Gruppe Protonenpumpenhemmer soll effizient die gefährliche Wirkung des Magensaftüberflusses verhindern. Aus diesem Grund kommt er bei der Heilung der Magen- und Zwölffingerdarmgeschwüren sowie bei der Ösophagitis zum Einsatz.

Mögliche Nebenwirkungen
Bei einigen Betroffenen entstehen nach der Einnahme Omeprasols Müdigkeit, Schlafstörungen, Schwindel, Kopfschmerzen, Seh- und Hörstörungen.

Ranitidin
Dieses Arzneimittel stammt aus der Gruppe H2-Antihistaminika und wird für die Behandlung von Magensaftüberproduktion angewendet. Durch die Blockade des H2-Histaminrezeptors wird die histaminabhängige Salzsäure- sowie Pepsinproduktion stark vermindert. Pepsin ist, wie wir schon wissen, ein Verdauungsenzym im Magen, es kann auch die Erkrankung begünstigen.

Mögliche Nebenwirkungen
Ziemlich selten entstehen bei der Behandlung Kopfschmerzen, Herzrhythmusstörungen, Übelkeit und Erbrechen, starke Durchfall, Verstopfung und Geschlechtstriebverlust.

Pantoprasol
Die Wirkung dieser Arznei betrifft ein bestimmtes Enzym der Magenschleimhaut, die sogenannte H^+/K^+-ATPase, deren starke Unterdrückung zu einer deutlichen Besserung des Zustandes Ösophagitispatienten führt.

Mögliche Nebenwirkungen
Bei wenigen Kranken entstehen nach der Einnahme Pantoprasols Durchfall, Verstopfung, Müdigkeit, Kopfschmerzen und Schwindel.
Sucralfat
Diese Medizin weist ein Aluminiumsalz von Saccharosesulfat auf, das im Körper eine komplexe Verbindung mit bestimmen Eiweißen bildet, die als eine Schutzschicht auf der Magenschleimhaut wirden sollte. Außerdem bindet das Sukralfat das Pepsin und die Gallensäuren, was für die Heilung der Ösophagitis auch vorteilhaft sein sollte.
Mögliche Nebenwirkungen
Zu ziemlich seltenen Nebenwirkungen gehören Verstopfungen sowie andere Verdauungsprobleme.
Famotidin
Dieses Heilmittel besteht aus einer stickstoff- und schwefelhaltigen bioaktiven Verbindung, die auch die Magensaftaktivität beeinträchtigen kann.
Mögliche Nebenwirkungen
Bei wenigen Patienten wurden Schwindel, Kopfschmerzen, Benommenheit, Hautausschläge, Mundtrockenheit, Verstopfung, Durchfall und Blähungen beobachtet.
Chronische Ösophagitis
Zu diesen Erkrankungen gehören u.a. Speiseröhrengeschwüre, die durch Rückfluß und äußere Einwirkungen (z.B. Alkohol- und Medikamentenmissbrauch) zur Ausbildung von Inseln oder ausgedehnten geschadeten Zonen führen können. Bei der Behandlung solchen gutartigen Geschwüren kommen nicht selten die obengenannten Arzneien wie Omeprasol oder Pantoprasol zum Einsatz.
Ösophaguskarzinom
Diese bösartige Erkrankung entsteht häufig gar ohne auffallende Symptome, die irgendwelche Aufmerksamkeit an sich heranziehen könnten. Bestimmte schwachen Störungen des Schluckvorgangs, kleinschmerzliche Empfindungen im Rücken, Reizhusten und andere Lungenmerkmale oder der Nachtschweiß ließen gewöhnlich keine Gefahrensignale auslösen. Als Risikofaktoren der Krankheit gelten Lebensmittelkontaminationen mit Nitrosaminen, Aflatoxinen u. ä. hochkonzentrierte alkoholische Getränke, sehr heiße Speisen und Getränken sowie das Rauchen. Die Hinterlist des Leidens verstärkt

sich durch eine frühzeitige Metastasierung, was eine effiziente Behandlung stark erschweren sollte.

Arzneien gegen Ösophaguskarzinom

Anthrazykline

Diese Arzneien, zu denen u.a. Epirubicin, Idarubicin, Doxorubicin und Daunorubicin gehören, sind aus Streptomycesbakterienarten isolierte Antibiotika, die man gegen unterschiedliche Krebsformen, u.a. gegen Ösophaguskarzinom als chemotherapeutische Zytostatika zum Einsatz bringen kann. Der Wirkmechanismus dieser Medikamente besteht darin, dass sie sich an Topoisomerase IIα binden und desaktivieren. Diese Topoisomerase IIα ist ein Schlusselenzym der gewöhnlichen Zellteilung. Außerdem schalten sich Anthrazykline in die DNA ein und verhindern dadurch eine weitere Nukleinsäuresynthese.

Mögliche Nebenwirkungen

Bei vielen Betroffenen verursachen die Anthrazykline schwere Schaden im Knochenmark sowie im Herzen, was deren Anwendung immer mit Beschränkungen eingesetzt werden sollte.

Taxane

Chemisch gesehen gehören Taxane zu Diterpenen, das heißt zu Naturstoffen, die man erst 1962 aus der Rinde Pazifischer Eibe gewinnen könnte. Diesem heiligen Stoff wurde der Name Paclitaxel gegeben. Jahrzehnte danach haben die Biotechnologen eine Methode entwickelt, die das Paclitaxel aus den Zellkulturen dieses Baums in großem Maß gewinnen lässt. Eine ähnliche Substanz wurde auch in Frankreich unter dem Namen Docetaxel patentiert. Eine gemeinsame Beschaffenheit dieser Arzneien ist ihre Fähigkeit, die Zellteilung in den Krebstumoren zu unterdrücken. Nun wird es wichtig, für jede Form der Krankheit passende Bedingungen herauszufinden, um das Elend zu bekämpfen.

Mögliche Nebenwirkungen

Für mehrere Leidenden sind diese effizienten Medikamente mit schwerwiegenden Nachteilen verbunden, z.B. mit Blutungen und Blutarmut, Schläfrigkeit, Übelkeit, Durchfall, Verstopfung, Bauch-, Gelenk- und Muskelschmerzen sowie Haarausfall.

Platinzytostatika

Diese Medikamentenklasse, zu der Cis-, Carbo-, Oxali- und Satraplatin gehören, wurde von US-Chemiker Barnett Rosenberg durch einen Zufall entdeckt. Als er einen Einfluss des elektrischen Feldes auf die Bakterienvermehrung erforschte, bemerkte er, dass die

Zelleteilung der Kleinen enorm gehemmt worden war. Die Ursache dieser Begleiterscheinung war aber nicht das Feld selbst, sondern das Material der Elektroden, Platin, aus dem sie gefertigt worden waren. Darauf stellte es sich heraus, dass bestimmte Platinverbindungen nicht allein die Teilung der bakteriellen, aber auch Krebszellen stark zu hemmen fähig waren. Erste klinische Studien des Cisplatin an Krebspatienten waren erfolgreich, obwohl viele von ihnen erheblich an Übelkeit und Erbrechen litten. Der Grund dafür war die Abwesenheit von geeigneten Antiemetika. Die Letzten vereinen eine Substanzklasse, die ausreichend die beiden Nebenwirkungen bekämpfen lassen. Heutzutage ist diese Arzneiklasse in eine eigenständige Richtung der Pharmakologie mit mehreren einzelnen Zweigen aufgewachsen.

Mögliche Nebenwirkungen

Neben schon genannten Übelkeit und Erbrechen, leiden die Kranken nach der Gabe platinhaltiger Arzneien an Verdauungstörungen, Verminderung bestimmter Arten der Blutkörperchen, was sich durch Verschlechterung des allgemeinen Zustandes sowie der Stimmung offenbaren lässt, und an Kopf- und Bauchschmerzen.

Letzte Zeit wenden sich die Mediziner, die sich mit dem Ösophaguskarzinom beschäftigen, an monoklonale Antikörper, die sicher vielversprechend sind, allerdings verzögern sich noch viele Untersuchungen bis die nationalen Gesundheitsbehörden sie als richtige Arzneien zuzulassen vermögen.

Pharmakologie des Essens und Nichtessens

Seit Millionenjahren strebte sich die Evolution, die besten physiologischen Vorgänge der tierischen Ernährung zu schaffen. Ihre gigantische Ausleseleistung brachte die Entwicklung von hochkultivierten Enzymen und Hormonen hervor, die imstande waren, einen geeigneten Ausgleich zwischen Energieverbrauch und Kostzufluss herauszufinden. Nach der Darwin Einstellung gelang es nur diesen Lebewesen zu überleben und vermehren, die von einer sicheren Harmonie zwischen der aktiven Fütterung und dem Risiko, gefressen zu werden, profitieren konnten. Diese Situation änderte sich drastisch bei unseren fernen Vorfahren, die mit der Viehzucht und Landwirtschaft ihre ersten Schritte in die Zivilisation zu machen probierten. Der Mensch auf den Boden strebte sich nach großer Vielzahl und höhere Ernte, die letzten Endes die Qualität seines

Essens bestimmen sollte. ein massenhaftes Verenden des Viehs sowie häufige Missernte sorgten dafür, dass ein sättigendes Essen allein eine Wertsache sein sollte. Deswegen sollte die Kost den strickten Anforderungen genügen, vor allem aber, den Hunger ausreichend zu stillen. Die wertvollsten in diesem Sinne waren die hochfett- und getreidehaltigen Gerichte, die man in großer Menge zu gebrauchen suchte. Eigentlich gab es damals keine obere Grenze des gegessenen Mahls. Ein Zeichen des Wohlstandes war ein ausgiebiges Essen. Man begann nur vor wenigen Jahrzehnt darüber nachdenken, dass die Gefräßigkeit imstande wird, die Gesundheit stark zu beschädigen. Zuvor betrachtete man sogar die Krankheiten wie Diabetes, die hauptsächlich durch einen ungeeigneten Ernährungsstil entstanden, eher als das Leiden der Wohlhabenheit. So wurde die erfahrene Biologie menschliches Körpers, die seit uralten Zeiten den Zugang nur zu sehr beschränkten Kostquellen habe, plötzlich die Chance bekommen, ein schmackhaftes und kalorienreiches Essen zu kriegen. Dieses verführerische Angebot sollte vor allem in mehreren Industrieländern zum Übergewicht oder zur Fettleibigkeit des großen Anteils der Bevölkerung führen. Die häufigsten Folgen der Verfettung waren gefährliche Krankheiten wie Diabetes mellitus, Hochblutdruck oder Leberleiden, die eine erhöhte Sterblichkeit der Bevölkerung bedingen können. Eine schnelle Adipositaschirurgie ist manchmal die einzelne Möglichkeit, das Problem zu lösen. Solcher dringliche chirurgische Eingriff zeigte schon seine hohe Effizienz für die Heilung der oben genannten Erkrankungen. Es wurde dabei eindeutig festgestellt, dass die Frauenphysiologie größere Voraussetzungen für die Entwicklung der Verfettung als die männliche verschafft. Ob es bestimmte hormonelle Einflüsse auf die Gehirnhungerzentren gibt, die für solche Veranlagung verantwortlich sein sollte, bleibt bis heute aber nicht ganz klar. Es verkehren aber wissenschaftliche Hypothesen, die aufgrund einer größeren Erregbarkeit der Frauenhirnareale auf kalorienreiche Nahrung eine eigenartige Kette der Reaktionen vorzustellen versuchen. Sicher ist momentan die Schlussfolgerung, dass die Essstörungen unmittelbar mit den Prozessen im Gehirn und Nervensystem verbunden sind. Dieser Tatbestand soll künftig eine Reihe von Maßnahmen entwickeln lassen, die die Neigung zu verfälschten Essgewohnheiten zu korrigieren ermöglichen. Eine richtige Beständigkeit des Nahrungsregimes sollte eine wichtige Bedingung der Fettleibigkeitsvorbeugung werden. Viel mehr

Aufmerksamkeit ziehen heutzutage die Vorteile des Fastens an. Diese schon seit tausenden Jahren praktizierende Methode der beschränkten Ernährung zeigte eine enorme positive Wirkung auf die menschliche Gesundheit, war aber grundsätzlich auf kultischen Traditionen gegründet, was deren Ruf als gesundheitsfördernde Maßnahme herabsetzen könnte. Wir werden uns mit diesem Thema in nächsten Kapitel dieses Buches beschäftigen.

Die Leber

Eine ganz unersetzliche Rolle in der Verdauung und anderen Lebensvorgängen spielt die Leber. Sie ist tief in die Steuerung des Kohlenhydrate-, Fett- und Eiweißstoffwechsels herangezogen. Die Glukose wird vom Darm Blut aufgenommen und genau dosiert an den restlichen Körper weitergegeben. Ihr Überschuss wird als Glykogen gespeichert. Bei Energiebedarf wird der Speicherstoff wieder zu Glukose gewandelt. Die Leber beeinflusst – gesteuert durch Hormone wie Insulin und Glukagon – den Blutzuckerspiegel und kann ihn, von der Nahrungsmittelzufuhr unabhängig, konstant halten. Insulin bewirkt in der Leber die Umwandlung des Zuckers in die Speicherform Glykogen und hemmt den Abbau von Fett. Das Hormon Glukagon regt seinerseits die Leber zum Glykogenabbau an und agiert somit als Gegenspieler zum Insulin. In der Leber gehen komplizierte biochemischen Synthesen vonstatten, die zur Produktion von unerlässlichen körpereigenen Substanzen führen sollten, unter anderen zur Herstellung der Glucose, des Keton Körpers, des Cholesterins und den Gallensäuren, der Fettsäuren, Bluteiweißen, einschließlich des Albumins, mehrerer Globuline, Gerinnungsfaktoren u. a. Die Leber speichert wie gesagt die Glucose in Form von Glykogen, das Fett in Form von Lipoproteinen, die Vitamine. Sie bildet die Galle. Sie baut die alten Blutzellen und mehrere Nebenprodukte ab und entgiftet die gesundheitsgefährliche Stoffe. Im Vergleich zu anderen Körperorganen besitzt die Leber eine bemerkenswerte Fähigkeit zu Erneuerung. Bei einem vollständigen Absterben eines Teils, bei einer Verletzung oder schlimmer Beschädigung kann das betroffene Gewebe wieder neu gebildet werden. Selbstverständlich ist diese erstaunliche Fähigkeit nicht unbegrenzt, z.B. von der Größe der beschädigten Masse unter 50% oder bei der Möglichkeit, die Ursache der Zerstörung zu beseitigen. Solche Zählebigkeit nutzen Chirurgen bei der

Lebertransplantation völlig aus. Doch eine Anspielung darauf konnte man schon in der griechischen Mythologie herausfinden. Z.B. wurde es in der Sage über Prometheus gesprochen, dass er, der Sohn des Titanen Iapetos, für die Übergabe des Feuers an die Menschen zur Strafe an einem Felsen festgeschmiedet wurde. Ein Adler hackte täglich mit seinem Schnabel einen Teil seiner Leber heraus, der aber bis zum nächsten Tag wieder nachwachste.

Eine Lebererkrankung stellt man durch die Blutuntersuchung der Leberenzyme fest. Die Leber verwendet diese Enzyme, um ihre Stoffwechselwerte aufrechtzuerhalten. Bei wesentlicher Schädigung der Leberzellen treten diese Enzyme im Blut erhöht auf. Beim Vergleich, welche Enzyme erhöht sind, wird es oft klargeworden, was für eine Erkrankung es gibt. Die Höhe des Enzymanstiegs im Serum entspricht dabei dem Ausmaß der Schädigung der Leberzellen. Heute wissen Ärzte schon gut, dass die Ursache von Zellschäden unter anderem Virusinfektionen, Alkohol, Vergiftungen oder Tumore sein können. Das meist empfindliche Kennzeichen der Leberzellen- sowie der Gallendurchflusssystemschäden ist die Gamma-Glytamyl-Transferase (Gamma-GT), deren Werterhöhung ganz aufschlussreich für die Feststellung der Krankheit sein könnte.

Neben allen wichtigen Leberfunktionen, die für die Verdauung und den Stoffwechsel des Organismus unerlässlich sind, beteiligt sich die Leber intensiv an Prozessen, die unter äußerst ungewöhnlichen Umständen im Körper, z.B. beim Hunger, stattfinden. Man unterscheidet zwei Vorgangsformen des Stoffwechsels: Anabolismus und Katabolismus. Bei dem ersten Begriff ist die Rede von Energiekopplung, wenn die gewonnene Energie zum Aufbau komplexer Moleküle dient. Beim Katabolismus handelt es sich dagegen um den Abbau von Stoffwechselprodukten von komplexen zu einfachen Molekülen. Diese erzwungene Form wählt der Körper zu seiner Entgiftung und zur Energiegewinnung. Man kann also diese zwei Formen wie zwei Äste des möglichen Stoffwechselweges darstellen. Die beiden Wege werden mithilfe deren spezifischer Enzyme durchgeführt. Wir können sagen, dass der Katabolismus eine angemessene Reaktion des Körpers auf Belastung ist. Bei einem Gewebsschwund (den Mediziner Atrophie nennen), z.B. bei schlaffer Muskellähmung oder bei akuten Nekrosen, z.B. beim Herzinfarkt oder Schlaganfall, findet ein gesteigerter Katabolismus statt. Bei besonders bedenklichen Bedingungen ändert sich einigermaßen die Funktionsweise der Leber, indem sie den so genannten Keton Körper zu synthetisieren beginnt. Keton Körper ist die Sammelbezeichnung für drei Verbindungen, die beim Katabolismus eine wichtige Rolle spielen. Zur Verwertung der Keton Körper müssen sich Gehirn und Muskeln aber zunächst umstellen, indem sie für die Synthese der Enzyme sorgen, die zur Rückwandlung von Keton Körpern in ursprüngliche Substanzen führen könnten. Unter der Einwirkung Keton Körper bekommt das Gehirn eine Chance, mit dreimalweniger Ernährungsmenge richtig zu funktionieren.

Lebererkrankungen
Obwohl die Leber eine außerordentlich gute Regenerationsfähigkeit und eine Neigung zur Selbstheilung (besonders gegen akuten Beschwerden bei Virusinfektionen) besitzt, gibt es eine Reihe schwerer Krankheiten, die sogar lebensbedrohlich werden können. Alle Versuche, eine leberschönende Diät zu entwickeln, brachte aber keine Zuverlässige Variante hervor.

Leberversagen
Unter diesem Begriff wird das Erlöschen der Leberfunktion bis hin zum tödlichen hepatischen Koma bezeichnet. Ein aufschlussreiches Kennzeichen dieser Krankheit soll ein allmählicher oder plötzlicher Ausfall der Leberzellmasse sein. nicht selten entsteht die Gelbsucht durch gestörte Ausscheidung, Ödeme und die Bauchwassersucht durch gestörte Synthese von Albumin (einfaches wasserlösliches Eiweiß), Blutungsneigung durch Störung der Homöostase (Aufrechterhaltung eines Gleichgewichts des Organs), die durch verminderte Synthese von Gerinnungsfaktoren und Verminderung der Thrombozyten Zahl verursacht wird, sowie neuropsychiatrische Störungen, die durch die eingeschränkte Stoffwechselleistung der Leber aufzutreten imstande werden können. Heutzutage versteht man eine Lebertransplantation als die einzige zuverlässige Maßnahme.

Hepatitis
Unter Hepatitis kapiert man eine Leberentzündung, die von einer breiten Ursachenpalette vorkommen könnte. Wenn die Krankheit als eine Folge der anderen zugrundeliegenden Erkrankung auftritt, spricht man von einer so genannten Begleithepatitis. Es gibt akute und chronische Formen dieser Erkrankung, indem als eine chronische Form solche verstanden wird, die in einem Zeitabschnitt von 6 Monaten nicht vollständig auskuriert wird. Mehrere Hepatitis Abarten sind mit schweren Vergiftungen verbunden. Zu ihnen zählen sowie medikamentöse, als auch von Natur und Produktion

abstammende Vergiftungen. Auch alkoholabhängige Fälle gehören dazu. Die andere Gruppe setzt Virushepatitis zusammen.
Virushepatitis
Es gibt mehrere Hepatitis Arten, unter denen drei Erkrankungen besonders verbreitet sind: Hepatitis A, Hepatitis B und Hepatitis C.
Hepatitis A
Der Erreger dieser Krankheit ist ein Virion mit dem Durchmesser 27 nm. Es gibt nur die akute Variante der Hepatitis A, die durch eine heftige Leberentzündung zustande kommt. Gewöhnlich heilt sich diese Hepatitis Form nach einer richtigen und rechtzeitigen Therapie ohne Komplikationen. Als die Hauptursachen nennen Sachkundigen kontaminierte Lebensmittel, verunreinigte Trinkwasser sowie ansteckende Kontakte mit den Kranken. Heutzutage verwendet man keine spezielle medikamentöse Therapie gegen Hepatitis A.
Hepatitis B
Der Erreger der Erkrankung ist ein Virus mit dem Durchmesser 42 nm. Hepatitis B ist eine Infektionskrankheit, die häufig akut, aber teilweise chronisch verlaufen kann. WHO zählt diese Krankheit zur häufigsten Viruserkrankungen weltweit. Nachweisbare spezifischen Antikörpern gegen Hepatitis B im Blut ist ein Zeugnis davon, dass die Person (wahrscheinlich ahnungslos) diese Erkrankung überlebt habe. Besonders gefährlich sind chronische Arten der Krankheit, die zur Leberzirrhose sowie zum Leberzellkarzinom (einem bösartigen Tumor) führen können. Die Infektion kann durch Blut und andere Körperflüssigkeiten übertragen werden. Die Eintrittspforten sind meist kleinste Verletzungen der Haut oder Schleimhaut. Daher gilt als Risikofaktor auch der ungeschützte Geschlechtsverkehr. Die Inkubationszeit dauert bis zu 6 Monaten und geht für die Mehrheit der Betroffenen ohne typische Hepatitis Symptome (wie z.B. Gelbfärbung der Haut und der Skleren, Übelkeit, dunklen Urin, Gliederschmerzen, Schmerzen im Oberbauch, Übelkeit, Durchfall vorüber.
Arzneien gegen Hepatitis B
Peginterferon alpha
Da der größte Anteil der akuten Formen der Hepatitis B ohne spezielle Arzneien geheilt werden kann, nutzt man Arzneien überwiegend gegen chronische Formen. Wie schon erwähnt wurde, ist Peginterferon α eine Abart des Interferons, wo der Wirkstoff mit dem hochmolekularen Kunststoff Polyethylenglykol (PEG) verbunden wird. Die Hauptfunktion PEG besteht darin, die

Freisetzung des Wirkstoffes erheblich zu verlängern. Interferon wird von weißen Blutkörperchen, Leukozyten, produziert. Es regt im Körper die Abwehrkräfte gegen Virusinfektionen. WHO ernannte Peginterferon für ihr unentbehrliches Arzneimittel.

Mögliche Nebenwirkungen
In manchen Fällen führt die Gabe des Peginterferons α zu Hautinfektionen, Lungen- und Schilddrüsenentzündung, Diabetes, Austrocknung, Bluthochdruck, Seh- und Gehörstörungen, Magen-Darm-Blutungen, Nervenstörungen in Armen und Beinen, Wahnvorstellungen und Selbstmordgedanken.

Lamivudin
Pharmaunternehmen GlaxoSmithKline produziert diese Arznei unter den Handelsnamen: Epivir und Zeffix. Lamivudin ist eine chemische Analogsubstanz des Nukleosids Cytidin. Seine zelluläre Aktivität besteht darin, dass es den Abbruch der DNA-Synthese des Virus fördert.

Mögliche Nebenwirkungen
Bei einigen Patienten wurde nach der Gabe Lamivudins bestimmte negative Nebenwirkungen festgestellt, z.B. Müdigkeit, Übelkeit, Erbrechen, Kopfschmerzen, Schlaflosigkeit und Muskelschmerzen.

Adefovir
Diese Arznei hemmt effizient bestimmte Virentypen der Hepatitis, unter anderen auch der Hepatitis B. Chemisch gesehen ähnelt es dem Nukleosid Adenin. Seine strukturelle Verwandtschaft lässt ihm, sich ungehindert an Virengestaltung binden, indem es die folgende Virusvermehrung verhindert. Nach der Abschätzung des Herstellers wird die überschüssige Menge der Arznei ziemlich schnell durch den Nieren-Blasen-Trakt ausgeschieden und kann deswegen keine großen Schäden für den Wirtkörper verursachen.

Mögliche Nebenwirkungen
Bei einzigen Patienten wurden Nierenfunktionsstörungen nach der dauernden Einnahme des Adefovirs bemerkt. Auch mit den Magen-Darm-Beschwerden sollten die Ärzte rechnen. Außerdem treten nicht selten Kopfschmerzen auf.

Entecavir
Das Medikament, das unter dem Handelsnamen Baraclude von Pharmafirma Bristol-Myers Squibb hergestellt wird, zeigt eine chemische Analogie mit dem Nukleosid Guanosin, was ihm die Beschaffenheit verleiht, in die Struktur des Hepatitis B Virus

einzudringen. Dort bindet es sich an richtige Stelle und beeinflusst stark negativ die Reproduktion des Krankheitserregers.

Mögliche Nebenwirkungen

Nach der Einnahme dieses Medikaments treten nicht selten Kopfschmerzen, Erschöpfung, Schlaflosigkeit, Schwindel, Übelkeit, Erbrechen, Verdauungsprobleme und Durchfall auf. Sehr selten wurden auch allergische Reaktionen bemerkt.

Telbivudin

Dieses Präparat wurde vom Pharmaunternehmen Novartis entwickelt und unter dem Handelsnamen Sebivo vermarkt. Es ähnelt dem Nukleosid Thymidin. Nach der bestimmten biochemischen Umwandlung in der Virusstruktur erwirbt es die Fähigkeit, das Enzym DNA-Polymerase zu unterdrücken und die Hepatitis B Virusfortpflanzung zu stoppen.

Mögliche Nebenwirkungen

Nach dem Einsetzen Telbivudins empfinden mehrere Betroffenen Muskelleiden, Verschlechterung der Nierenfunktion, Kopf- und Bauchschmerzen, Müdigkeit, Übelkeit und Erbrechen, Durchfall und Infektionen der oberen Luftwege.

Hepatitis C

Diese Art der Hepatitis, die von einem Virus mit dem Durchmesse 45 nm verursacht wird, zählt heute zu den gefährlichsten Erregern, denn es ist in der Lage, den Verlauf der Krankheit ziemlich einfach in chronische Formen umzuwandeln. Ihrerseits sind seine chronischen Varianten todesbedrohlich, weil sie nicht selten zu Leberzirrhose sowie zu Leberzellkarzinom führen können. Es war erst 1989 mithilfe moderner gentechnischer Methoden isoliert und untersucht. Mit dieser heimtückischen Erkrankung wurde eine traurige Periode der modernen Medizin verbunden, die über drei Jahrzehnte bis zu 1980-er Jahren dauerte und tausende Leben weltweit kostete. Eine ungeheuerliche Zählebigkeit der Hepatitis C Viren (HCV) sorgte dafür, dass eine Menge von Bevölkerung ahnungslos damit infiziert worden war. Später fanden mehrere Strafverfahren gegen nachlässigen Mediziner statt, die durch Injektionen mit den verseuchten Spritzen ihre Patienten schädigten.

Arzneien gegen Hepatitis C

Sofosbuvir

Diese hocheffiziente Substanz ist eine Analoge des Nukleosids Uridin, also eines Bestandteils der Ribonukleinsäure (RNA), der die starke Aktivität des Enzyms Nukleinsäure-Polymerase erheblich herabsetzen kann. Aufgrund dieser Wirkung verzögert sich stark die Vermehrung des HCV. Eine komplizierte gentechnische Prozedur der Herstellung Sofosbuvirs war für seine hohe Teuerung verantwortlich. So sollte eine Tablette des Präparats über 700. Euro kosten. Da die Standarttherapie eine 48 Wochen Behandlung vorbestimmt, soll die ganze Kur über 200 Tausend Euro zusammensetzen. Für die Krankenkassen wäre es ein unzulässiger Aufwand. Noch unwahrscheinlicher würden solche Summen für die armen Entwicklungsländer werden, wo die Zahl der Infizierten hunderte Tausende betragen. Auf diesen Grund wandte sich die Regierung Ägyptens, wo fast ein Viertel der Bevölkerung mit dem HCV infiziert worden war, an den Hersteller, Pharmaunternehmen Gilead, mit der Bitte, für jeden Patienten im kritischen Zustande (insgesamt 150 Tausend Patienten) den Preis bis zu 300 US-Dollar (statt 84 000 $) zu reduzieren. Sonst ist das Kostenproblem mit diesem Medikament bis heute nicht gelöst worden. Übrigens wurde auch Sofosbuvir als ein unentbehrliches Arzneimittel in der Liste der WHO aufgeführt.

Mögliche Nebenwirkungen
Ziemlich oft leiden die betroffenen nach der Einnahme Sofosbuvirs an Atemverschlechterung, Kopfschmerzen, Schwindel, Appetit- und Schlaflosigkeit, Gelenk- und Muskelschmerzen, Erschöpfung. Der Blutspiegel zeigt dabei eine deutliche Verminderung der Zahl der Lymphozyten, Thrombozyten und anderen Blutkörperchen.

Telaprevir
Telaprevir wurde in den USA unter dem Handelsnamen Incivek von Firma Vertex Pharmaceuticals im Jahre 2011 vermarkt. Im Unterschied zu Sofosbuvirs und anderen bekannten Anti-Hepatitis Präparaten weist es keine Analogie mit Nukleosiden auf. Diese Arznei soll als ein Gegenspieler des HCV Enzyms Protease auswirken, indem sie sich am aktiven Zentrum der Protease bindet. Diese Einmischung zwingt das HCV, dessen schnelle Vermehrung zu unterdrücken.

Mögliche Nebenwirkungen
Häufig treten nach der Gabe des Telaprevirs Übelkeit und Erbrechen, Durchfall, Hautentzündungen, Anämie sowie die Zahlverminderung von Lymphozyten, Thrombozyten und anderen Blutkörperchen auf.

Boceprevir
Ungeachtet seiner eigenartigen chemischen Struktur, wirkt das Boceprevir ähnlicherweise wie das Telaprevir, indem es das Enzym

Protease im HCV deaktiviert. Dieser Effekt sorgt dafür, dass das Virus an seine Fortpflanzungsvermögen großartig verliert. Diese Arznei wurde vom Pharmaunternehmen MSD Sharp & Dohme) unter dem Handelsnamen Victrelis in den USA hergestellt und vermarkt. Wie andere Mittel gegen HCV wird es häufig in Kombination mit anderen Medikamenten (z.B. Peginterferon, Ribavirin) verschrieben.
Mögliche Nebenwirkungen
Die ziemlich oft auftretenden Beschwerden nach der Einnahme Boceprevirs schließen Anämie, Übelkeit, Schwindel, Erschöpfung, Kopfschmerzen und Schlaflosigkeit ein.

Die Niere

Die Niere ist das Organ der Harnbereitung. Abgesehen von der Ausscheidung sogenannter harnpflichtigen Stoffe hat die Niere jedoch vor allem Bedeutung für die Osmosregulation: über die Beeinflussung des Wassers und Mineralhaushalts wird mithilfe der Niere die bedeutende Homöostasie (Konstanterhaltung des inneren Stoffwechselmilieus in einem physikalisch-chemischen Hinsicht) aufrechterhalten. Als Osmose versteht man der gerichtete Fluss von molekularen Teilchen durch eine selektiv- oder halbdurchlässige Trennschicht. Häufig wird Osmose als der spontane Durchgang von Wasser oder eines anderen Lösungsmittels durch eine halbdurchlässige Membran, die für das Lösungsmittel, jedoch nicht die darin gelösten Stoffe durchlässig ist. Also ist die Niere ein paarig angelegtes Organ des Harnsystems. Die linke Niere ist um ein geringeres größer als die rechte. Ihre Form ist einer Bohne ähnlich, der konvexe Rand zeigt nach hinten außen. Das Gewicht einer Niere beträgt 120-200 g, sie ist etwa 11-12 cm lang. Der Oberfläche der Niere ist glatt und nur wenig gebuckelt. In den beiden Nieren werden Blutanteile unterhalb einer gewissen Größe abfiltriert. Dabei werden die wichtigen für den Organismus Moleküle hauptsächlich wieder in die Blutbahn zurückgeschickt, andere zusätzlich absondern und die wässrige Lösung vor ihrer Ausscheidung konzentriert. Die lebenswesentlichen Nierenfunktionen bestehen grundsätzlich aus der Ausscheidung von Endprodukten des Stoffwechsels, und von Giftstoffen aus dem Körper durch die Bildung des Harns, welcher schließlich über die Harnwege aus dem Körper ausgeschieden wird, aus der ständigen Aufrechterhaltung des Wasserhaushaltes, aus der langfristigen Einstellung des Blutdrucks, aus der Steuerung und Prüfung der Harnzusammensetzung und des Elektrolyt- und Säure-Basenhaushalts. Außerdem produzieren die Niere Hormone, z.b. das Erythropoetin, das für Blutbildung unersetzlich wird. Gleichzeitig finden dort die Abbauvorgänge der Peptidhormone statt. Mehrere Nierenfunktionen werden selbst durch die Hormone geordnet. Bei jedem Abfall des Blutplasma Volumens setzen die Nieren ein Enzym namens Renin sofort frei, das eine spezifische Protease (also eiweißabbauendes Enzym) ist. Interessanterweise benutzt dabei die Niere wie ein Substrat ein in der Leber synthetisiertes Glykoprotein, das durch das Renin zu einem wichtigen Hormon namens Angiotensin II führt. Dieses Hormon wirkt blutdrucksteigend, was für die Filterfunktion der Niere besonders wichtig wird. So pressen die Nierenkörperchen aus dem Blut den Primärharn ab. Blutgefässknäuelchen der Nierenrinde, die Glomerula genannt, produzieren täglich etwa 180 Liter des Primärharns. Der Primärharn enthält zahlreiche Stoffe, die für den Körper sehr wichtig sind. Deswegen werden die wertvollen Stoffe wie Zucker, Aminosäuren und Mineralien in den Nierenkanälchen abgesondert und wieder präzis in den Blutkreislauf zurückgeholt. Das freigegebene Wasser wird überwiegend vom Körper weiter benutzt. Die Nierenkanälchen konzentrieren den Primärharn somit zum Endharn, der sich im Nierenbecken sammelt, dem Beginn der Harnwege. Nun wird der Harn ununterbrochen über den Harnleiter zur Harnblase geleitet. Aus der Blase wird er gelegentlich über die Harnröhre ausgeschieden. Die Filtrierleistung der Niere scheint großartig. So fließen dadurch bei einem erwachsenen Menschen pro Tag ca. 1800 Liter Blut, was etwa dem 300-fachen des Blutvolumens des Körpers entspricht.

<u>Nierenkrankheiten</u>

Meiste krankhaften Veränderungen des Nierengewebes können die Glomerula oder die Nierentubuli betreffen. Bei den Ersteren spielen mehr autoimmune Prozesse eine Rolle, bei den Letzteren finden die Vergiftungen und Infektionen statt. Außerdem können die beiden durch autoimmune oder metabolische Systemerkrankungen betroffen sein. Vererblich bedingte Erkrankungen betreffen meist die Funktion der Tubuli. Die verschiedenen Prozesse unterscheiden sich klinisch kaum, man unterscheidet zwischen akutem und chronischem Nierenversagen bzw. akuten und chronischen Blutgefäßknäuelchen der Nierenrinde. Sie führen unbehandelt zur so genannten Glomerulosklerose (Verhärtung der Blutgefäßknäuelchen) und zur

Niereninsuffizienz mit der Dialysepflichtigkeit. Es gibt auch Anlagefehler, Nierentumoren, Nierensteine.
Eine schwere Schädigung der Nieren hat andererseits Störungen der Blutdruck- und Hormonregulation des Organismus zur Folge. Es kommt zu renaler Hypertonie, renalem Vitamin-D-Mangel und sekundärem Hyperparathyreoidismus (eine starke Überfunktion der Nebenschilddrüsen mit Knochenentkalkung und Hyperkalzämie. Bei schwerer chronischer Niereninsuffizienz führt es zum urämischen Syndrom (Vergiftung des Körpers durch im Blut zurückgehaltene harnpflichtige Stoffe bei Niereninsuffizienz) mit den Organschäden und unter anderem mit dem Juckreiz. Die Schädigungen können eventuell durch salz- und eiweißarme Ernährung und viel Trinken verlangsamt werden, oder die Dialysetherapie wird notwendig.
Bei einer akuten Pyelonephritis handelt es sich um eine Nierenbeckenentzündung, die häufig durch bakterielle Infektionen verursacht wird. Sie kann ein- oder beidseitig auftreten. Unter Risikofaktoren nennt man die Störungen des Harnabflusses (wegen Prostatavergrößerung, Nierensteine oder Tumoren), geschwächtes Immunsystem (wegen Diabetes mellitus, HIV-Infektion oder Folgen der Transplantation), angeborene Fehlbildungen der Harnwege (mit Zystenniere, Blasenhalsverengung oder Hufeisenniere) oder Harnrückstrom aus der Blase in den Harnleiter.
Bei den bösartigen Tumoren handelt es sich gewöhnlich um das Nierenzellkarzinom, das die Epithelzelle angreift. Männer erkranken dreimal häufiger als Frauen. Unter Risikofaktoren bezeichnen Ärzte hohes Alter, Rauchen, dauerhafte Niereninsuffizienz, langjährige Schmerztherapie, Cadmium- und Bleibelastung und angeborene Nierenerkrankungen.

<u>Arzneien gegen Nierenerkrankungen</u>

Nierenpharmakologie wurde vor allem auf der Beseitigung der Ursachen der Erkrankung begründet. Das heißt, bei einem Bluthochdruck versucht man ihn zu normalisieren und aufrecht zu erhalten. Bei einer akuten oder chronischen Niereninsuffizienz soll man ein harntreibendes Mittel zum Einsatz bringen, das eine Ausschwemmung von Wasser aus dem Körper durch die Nieren bewirken sollte. Werden mit der gesteigerten Wasserausscheidung auch vermehrt Salze ausgeschieden, soll man den Salzverlust mit der Verabreichung der benötigten Mineralien den Verlust auszugleichen versuchen. Wenn es um die bakteriellen Infektionen geht, soll man schnell gewisse geeignete Antibiotika verwenden. Oft nehmen die

Nierenpatienten vergleichsweise mehr Arzneien als bei anderen Krankheiten. Viele Medikamente werden dabei im Körper angereicht, denn sie werden entweder langsamer abgebaut oder ausgeschieden. Zu solchen Arzneien zählen Antibiotika sowie schmerzlindernde Opiate. Einige Präparate, z.b. Thiaziddiuretika, zeigen sich allein bei den schweren Formen der Niereninsuffizienz nicht mehr effektiv und sollen durch andere Arzneien, z.b. Schleifendiuretika ersetzt werden. Es gibt auch Arzneimittel, die nicht bei den Nierenerkrankungen eingesetzt werden dürfen, weil sie für die Nieren selbst schädlich sind. Zu diesen gehören, z.b. nichtsteroidale Antirheumatika (NSAR) wie Ibuprofen oder Diclofenac.

ACE-Hemmer
Zu dieser Arzneigruppe gehören Benazepril, Captopril, Cilasapril, Lisinopril u. a., die die Bildung von Angeotensin II verhindern und dadurch den Blutdruck senken, Blutgefässe erweitern, Harn und Natrium treiben sowie Kalium zurückziehen.

Mögliche Nebenwirkungen
Nicht selten treten nach der dauernden Einnahme ACE-Hemmer Husten, niedrigen Blutdruck, erhöhten Kalium Blutspiegel und akutes Nierenversagen auf.

Schleifendiuretika
Zu dieser Gruppe gehören unter anderen Hydrochlorothiazid HCT, Chlothalidon, Xipamid, Indapamid u. a., die vorwiegend auf die so genannte Henleschen Schleife wirken, einen Teil des harnbildenden Systems der Nieren. Sie sind über kurze Zeit stark wirksam und werden auch als „high ceiling" (hoch begrenzte) Diuretika bezeichnet. Der Wirkmechanismus aller Arzneien dieser Gruppe wird dadurch gegründet, dass sie ein Transporteiweiß hemmen, das für die Wiederaufnahme der Ionen aus dem Primärharn zuständig ist. Diese Begleiterscheinung verändert stark den osmotischen Druck, was zu vermehrter Wasserausscheidung führt.

Mögliche Nebenwirkungen
Bei der langfristigen Einnahme der Arzneien dieser Gruppe entstehen bei manchen Betroffenen Schwindel, Kopfschmerzen, Schwächeanfälle, Hörschaden und allergische Reaktionen.

Phosphatsenker
Früher brachte man eine große Menge aluminiumhaltiger Phosphatsenker, deren Nachteile sich vor allem durch die höhen Bindungsenergien in Erscheinung treten. Praktisch bedeutet es, dass

Aluminium sehr effizient das Phosphat bindet, so dass ziemlich geringe Dosis Aluminium große Masse Phosphat aufnimmt. Allerdings speichert sich Aluminium im Organismus, was für den Letzten eine Gefahr bereitet, weil das Aluminium in großer Konzentrationen giftig ist. So schadet es das Nervensystem und andere physiologische Prozesse im Körper. Auf diesen Grund empfehlen Sachkundigen entweder die Einnahme dieses Phosphatsenkers einzustellen, oder seine Gabe zeitlich einzuschränken. Auch lanthanhaltige Phosphatsenker zeigten ihre ausreichende Kapazität, um diese Funktion zu erfüllen. Leider sind noch nicht alle mögliche Wirkungen Lanthans im Körper bekannt, was seine maßenhafte Anwendung begrenzen sollte. Ein Risiko, einen Überschuss des Kalziums im Körper zu schaffen, macht zweifelhaft auch die Anwendung seiner Verbindungen als Phosphatsenker. Letzte Zeit wurden zwei neue Präparate vorgestellt, die keine Metallionen beinhalten: Colestilan und Sevelamer

Colestilan

Dieses Mittel ist ein künstliches Ion Austausches Harz, das vom Körper nicht resorbiert werden kann. Seine positiv geladene Oberfläche sorgt dafür, dass es im Magen-Darm-Trakt aus der Nahrung freigesetzte negativ geladene Phosphatione bindet und ihre Blutwerte senkt. Das Präparat funktioniert gleichgut im weiten pH-Bereiche von 3 bis 11. Außerdem ist es in der Lage, auch andere Anione wie z.B. solche der Gallensäuren zu binden.

Mögliche Nebenwirkungen

Bei mehreren Patienten führt die Einnahme Colestilans zu Übelkeit, Erbrechen, Bauchschmerzen, Durchfall, Verstopfung und Verdauungsstörungen.

Sevelamer

Dieses Arzneimittel stellt ein vernetztes Polymer vor, dessen Struktur eine große Zahl an Aminogruppen beinhaltet. Eine wichtige Besonderheit dieser Substanz besteht darin, dass sie sich im Magen durch Salzsäure aktivieren lässt, indem seine Aminogruppen eine positive Ladung erwerben. Diese aktivierten Gruppen binden im Darm aus der Nahrung freigesetzte Phosphatione, was ihre Hauptaufgabe ist, damit den Phosphatblutspiegel stark reduziert wird.

Mögliche Nebenwirkungen

Bei manchen Betroffenen entstehen nach der Gabe Sevelamers Schmerzen im Oberbauch, Übelkeit, Erbrechen, Verstopfung, Blähungen und Verdauungsschwäche.

Vitamin-D und Vitamin-D-Analoga
Diese Arzneien werden für die Normalisierung des Kalzium- und Phosphatstoffwechsels eingesetzt.

Alfacalcidol
Diese Arznei ist eine chemische Vorstufe des Vitamins-D, dessen physiologische Wirkung dadurch von anderen Vitamin-D-Analoga unterscheidet, dass es nicht in den Nieren, sondern in der Leber in das wirksame Vitamin D3 überführt wird. Bei den Dialyse-Patienten mit schweren Nierenfunktionsstörungen wird es im Einschluss an die Blutwäsche intravenös eingespritzt.

Mögliche Nebenwirkungen
Unerwünschte Merkmale entstehen hauptsächlich nach einer unangepassten Dosierung der Arznei, was sich mit der Müdigkeit, Magen-Darm-Störungen, dem erhöhten Durst oder Juckreiz offenbaren lassen. Nach einem richtigen Korrigieren verschwinden gewohnt diese Merkmale.

Calcipotriol
Diese Medizin ist eine künstliche chemische Verbindung, die der Struktur mehrerer natürlichen Steroiden ähnelt. Im Körper bringt es bestimmte immunologischen Reaktionen in Ordnung, hemmt Entzündungsprozesse und steuert Wechselwirkungen etlicher Ionen.

Mögliche Nebenwirkungen
Bei manchen Patienten treten nach der Gabe Calcipotriols Juckreize, Hautausschläge, -rötungen, -brennen und -stechen auf.

Dihydrotachysterol
Dieser Regulator des Calciumstoffwechsels zählt auch zur Vitamin-D-Analogon. Bei einer erhöhten Freisetzung des Calciums aus den Knochengeweben fördert es Calciumabsorption im Darm, was für die größere Calcium Blutspiegel sorgt.

Mögliche Nebenwirkungen
Einige Betroffenen leiden nach der Einnahme Dihydrotachysterols an Appetitlosigkeit, Übelkeit, Erbrechen, Kopfschmerzen sowie allergischen Reaktionen.

Ergocalciferol
Dieser Heilstoff, auch Vitamin D_2 genannt, wurde erstmals 1927 vom deutschen Chemiker Adolf Windaus isoliert und untersucht geworden, was später die Herstellung einer antirachitischen Vitamin

D_2 durch Pharmaunternehmen E. Merck und Beier unter dem Handelsnamen Vigantol ermöglichte. Chemische Struktur des Vitamins D_2 lässt ihm eine gleichzeitige Reaktion in der Leber und in den Nieren fördern. Außerdem erregt es die Aufnahme Calciums aus dem Darm ins Blut und hemmt Calciumausscheidungen durch die Niere.

Mögliche Nebenwirkungen
Ziemlich selten entstehen nach der Gabe Ergocalciferols Ermüdung, Kopfschmerzen, Übelkeit, Erbrechen, Durchfall, Hautausschläge und Nesselsucht.

Die Lunge

Beim Menschen bestehen die Lungen aus zwei Lungenflügeln, die links in zwei und rechts in drei Lungenlappen unterteilt sind. Die Säugetierlunge besitzt keine Muskulatur. Die Luft wird stattdessen mit Hilfe des Zwerchfells und der Rippenmuskulatur eingesaugt. Der Brustkorb dehnt sich, dadurch wird das Volumen viel größer und es entsteht ein Unterdruck, der durch die einströmende Luft ausgeglichen wird. Die menschlichen Lungen bestehen aus einer rechten Lunge (rechtem Lungenflügel) und einer linken Lunge (linkem Lungenflügel). Jeder Lungenflügel wird durch Furchen in so genannte Lungenlappen unterteilt. Der rechte Lungenflügel teilt sich dabei in drei, der linke Lungenflügel in lediglich zwei Lappen auf. Die Lungenlappen wiederum werden in Lungensegmente unterteilt. Der linke Lungenflügel ist etwas kleiner als der rechte, da auf der linken Seite das Herz einigen Raum einnimmt. Das Gewebe der Lungen kann in einen luftführenden Teil und einen Teil, in dem der tatsächliche Gasaustausch stattfindet, unterteilt werden. Die luftführenden Bronchien enden in blinden Säckchen, den Lungenbläschen (Alveolen). In diesen findet der Gasaustausch statt. Zusammen mit den Bronchien verlaufen auch die Arterien und Venen des Lungenkreislaufs sowie die Nervenfasern des Plexus pulmonalis (lateinisch für „Lungengeflecht"). Es ist ein Geflecht aus Nervenfasern an den Lungenwurzeln zur vegetativen Steuerung des Organs. In den Alveolen findet die Oxydation des Blutes statt. Es handelt sich dabei um sackartige Erweiterungen mit einem Durchmesser von ca. 200 µm und einer grob geschätzten Anzahl beim erwachsenen Menschen von ca. 300 Millionen. Das Atmen beginnt beim Einatmen (Inspiration) in der Regel mit der zwischen

Rippen liegenden Muskulatur bzw. dem Zwerchfell. Das Zwerchfell ist der stärkste Inspirationsmuskel, bei seinem Zusammenziehen flacht es sich ab und drückt die Bauch- und Beckeneingeweide nach unten, wodurch sich das Brustkorbvolumen vergrößert.

Lungenerkrankungen

Obstruktive (verstopfende) Lungenerkrankungen. Bei den chronisch obstruktiven Lungenerkrankungen (COPD) behindert massiv eine Einengung der Atemwege den Luftstrom. Dies führt häufig zu Atemnot. Wichtigster Risikofaktor ist das Rauchen, aber auch Umweltverschmutzung, ein geringes Geburtsgewicht und genetische Faktoren werden dafür verantwortlich gemacht. Zu diesen Erkrankungen gehören die chronische Bronchitis und das Lungenemphysem. Ein Lungenemphysem kann sich auch aus einer erblich bedingten Stoffwechselstörung, dem Alpha-1-Antitrypsin-Mangel, entwickeln.

Restriktive (einschränkende) Lungenerkrankung. Im Gegensatz dazu ist bei dieser Lungenerkrankung die normale Flexibilität der Lunge eingeschränkt (im Sinne von Einschränkung der gesamten Lungenbeweglichkeit). Dadurch verringern sich das Lungenvolumen und die Dehnbarkeit relativ zum Druck. Hierzu gehören Sarkom ähnliche Pneumokoniose (Staublunge) und andere Erkrankungen, die eine Fibrose (Vermehrung) des Lungengewebes zur Folge haben, aber auch äußere Einflüsse wie Missbildungen des Brustkorbs (Kyphose, Skoliose).

Das Lungenödem bezeichnet die Ansammlung von Flüssigkeit im Lungengewebe. Dabei wird zwischen Permeabilitätsödemen (ARDS, toxisches Lungenödem), bei denen die Durchlässigkeit der Kapillaren erhöht ist, und hydrostatischen Lungenödemen (kardiales Ödem, Höhenödem), bei dem der Druck in den Kapillaren den Druck in den Alveolen so sehr übersteigt, dass die Flüssigkeit aus den Kapillaren hinaus „gepresst" wird, unterschieden.

Atelektase (eine unvollständige oder fehlerhafte Entfaltung der Lungenbläschen). Bei der Atelektase ist ein Lungenabschnitt verfällt, und die Alveolen enthalten keine oder nur noch sehr wenig Luft.

Tuberkulose. Das ist eine schwere Infektionskrankheit, deren Erreger Mycobacterium tuberculosis ist, wird durch Tröpfcheninfektion übertragen und offenbart sich zuerst in der Lunge. Auf dem Röntgenbild zeigen sich charakteristische mottenfraßartige Verletzungen, welche der Erkrankung auch den Beinamen „die Motten" einbrachten.

Entzündungen. Entzündungen in der Lunge werden unterschieden in Pneumonien (Lungenentzündungen), bei denen das Lungengewebe betroffen ist, Bronchitis als Entzündung der Bronchien und Bronchiolitis, die Entzündung der kleinen Bronchien.

Neubildungen. Krebserkrankungen der Lunge werden als Bronchialkarzinom bezeichnet, da sie als bösartige Neubildungen entarteter Zellen der Bronchien oder Bronchiolen entstehen. Es ist eine der häufigsten bösartigen Erkrankungen des Menschen. Laut WHO werden anhand der Histologie verschiedene Subtypen unterschieden: Plattenepithelkarzinome, Adenokarzinome, klein- und großzellige Karzinome und weitere, selten auftretende Typen. Außerdem finden sich in der Lunge durch ihre Filterfunktion häufig Metastasen anderer Tumore.

Arzneien gegen Lungenerkrankungen

Die Basis der COPD-Therapie bilden bronchialerweiternde Medikamente, die so genannten Bronchodilatatoren. Sie reduzieren Atemnot und Husten, indem sie eine Weitung der Atemwege bewirken.

Tiotropium

Diese Substanz zählt zu polycyclischen Ammoniumverbindungen, die als Antagonist des Enzyms Acetylholinesterase auswirken. Der Wirkstoff Tiotropiumbromid, der vom Pharmaunternehmen Boehringer Ingelheim entwickelt wurde, wurde später unter dem Handelsnamen Spiriva zum bekanntesten Anticholinergikum geworden. Die Arznei zeigte sich besonders hilfreich gegen COPD

Mögliche Nebenwirkungen

Einige Patienten beschweren nach der Einnahme Tiotropiums über den trockenen Mund, Schwindel, Kopfschmerzen, Husten, Heiserkeit, Verstopfung, Hautausschläge und Schwierigkeiten beim Wasserlassen.

Aclidinium

Diese schwefelhaltige polycyclische Verbindung, die unter dem Namen Eklira Genuair von Pharmafirma AstraZeneca hergestellt und verkauft wird, ist auch ein effizientes Mittel gegen COPD, das man zweimal täglich einzunehmen empfiehlt.

Mögliche Nebenwirkungen

Ziemlich selten treten nach der Gabe Aclidiniums Kopfschmerzen, Entzündung der Nasennebenhöhlen, Husten und Durchfall auf.

Indacaterol

Diese Arznei, die als Beta-2-Mimetikum auf dem Markt kommt, stimuliert die Adrenalin-Beta 2 Rezeptoren der Bronchialmuskulatur, was heilend bei Asthma, COPD und chronischer Bronchitis wirken kann. In Studien konnte bei Indacaterol eine erhöhte Dauer der Wirksamkeit gegenüber den älteren Beta-2-Mimetika (z.b. Salmeterol und Formoterol) erzielt werden.
Mögliche Nebenwirkungen
Manchmal leiden die Betroffenen an Kopfschmerzen, Husten, laufende Nase und Muskelkrämpfen.
Theophyllin
Dieser altbekannte Naturstoff aus der Gruppe Purinalkaloiden, der in Teeblättern, Kaffeebohnen und Kolanüssen vorkommt, bringt man gegen COPD, Asthma und Bronchitis zum Einsatz, wenn die Anticholinergika oder Beta-2-Mimetika aufgrund deren Nebenwirkungen nicht verabreicht werden könnten.
Mögliche Nebenwirkungen
Ziemlich selten führt die Einnahme Theophyllins zu Tremor, Kopfschmerzen, Unruhe und Schlaflosigkeit
Bei der restriktiven Lungenerkrankung helfen häufig nur chirurgische Methoden. Bis dahin verwendet man wie gewöhnlich die Anästhesie oder Narkose. Wie eine ausgeglichene Anästhesie nutzt man das Sevofluran als Inhalationsanästhetikum. In manchen Fällen bringt man auch die Zytostatika z.B. das Bleomycin zum Einsatz. Das Bleomycin ist ein Antibiotikum aus der Gruppe der Glykopeptide.
Bei dem Lungenodem kann man schon im häuslichen Umfeld mit lindernd wirkenden Maßnahmen beginnen: den Betroffenen sitzend lagern – dies lindert innerhalb von Minuten die Luftnot. Ist der Patient im Krankenhaus angekommen, verordnet der Arzt vor allem Medikamente, die die Harnausscheidung fördern, z. B. Fusoremid oder Lasix. Mit speziellen Medikamenten zur Herzkräftigung und Blutdrucksenkung sowie durch Sauerstoffgabe (eventuell auch durch künstliche Beatmung) wird versucht, die Lebensgefahr abzuwenden. Wurden Reizgase inhaliert, kommen Sprays mit Kortison zum Einsatz. Das Kortison ist ein Steroidhormon der Nebennierenrinde.
Bei einer Atelektase verwendet man am häufigsten die Sauerstofftherapie, die wegen die Überdosierungsgefahr unter der ärztlichen Kontrolle durchführen sein sollte.
Homöopathie empfiehlt gegen Atelektase auch das Strychninum phosphorikum.

Die Tuberkulosebehandlung zog letzte Jahrzehnten erneut eine Aufmerksamkeit an sich. Obwohl sie im Prinzip heilbar ist, braucht sie eine langwierige Arzneimittelkombinationstherapie. Schon wenn die Tuberkulosebakterien ziemlich empfindlich sind, das heißt keine Resistenzen gegen Antibiotika aufweisen, müssen ohne Unterbrechung drei Medikamente über sechs Monate angewendet werden. Noch viel schwieriger ist aber die Behandlung der mutierenden Tuberkulose-Stämme. Dann müssen Medikamente zum Einsatz kommen, die hinsichtlich ihrer Verträglichkeit nicht erste Wahl sind; und die Therapie dauert weit über ein Jahr. Viele Patienten halten diese Therapie nicht durch. Ein weiterer – leider nicht seltener – Sonderfall für die Therapie ist gegeben, wenn die Patienten sowohl gegen HIV als auch gegen TB behandelt werden müssen; ohne dass sich die dafür jeweils eingesetzten Medikamente gegenseitig stören.

Bedaquilin

Seit der letzten Jahrhundertwende haben forschende Pharma-Unternehmen und akademische Forschungseinrichtungen ihre Forschung auf diesem Gebiet wieder ausgeweitet. Als ein viel versprechendes Ergebnis wurden neue TB-Medikamente mit dem Wirkstoff Bedaquilin zugelassen und im Markt eingeführt. Bedaquilin stört die Energiegewinnung des Bakteriums, indem es ein energieschaffendes Enzym des Bakteriums ausschaltet.

Mögliche Nebenwirkungen

Manchmal entstehen nach der Einnahme Bedaquilins Schwindel, Übelkeit, Erbrechen sowie leichte Nierenfunktionsstörungen

Delamanid

Die Imidasolverbindung Delamanid blockiert die Synthese von Mykolsäuren, die ein wesenttlicher Bestandteil der Wand von Mycobacterium tuberculosis ist.

Mögliche Nebenwirkungen

Nach der Gabe des Delamanids entstehen bei einigen Betroffenen Appetit- und Schlaflosigkeit, Schwindel, Kopf-, Gelenk- und Muskelschmerzen, Herzklopfen, Übelkeit, Erbrechen und Durchfall.

Rifabutin

Dieser Wirkstoff verwendet man vorwiegend bei außergewöhnlichen Fällen, z.B. wenn die TB-Infektion von HIV-Virus begleitet wird. Die Arznei hemmt die Synthese der bakteriellen DNA. Gleichzeitig zeigt diese Arznei eine hohe Effizienz gegen mehrere TB-erregenden bakterielle Stämme.

Mögliche Nebenwrkungen
Bei vielen Patienten treten nach der Einnahme Rifabutins Übelkeit, Erbrechen, Kopf- und Muskelschmerzen auf.
Zu den allgemeinen Maßnahmen, die bei einer Lungenentzündung erforderlich sind, zählen Bettruhe, reichliche Zufuhr von Flüssigkeit und bei hohem Fieber Wärme entziehende Wickel, wie z. B. der bekannte Wadenwickel. Auch der Einsatz mehrerer einfachen fiebersenkenden Medikamente (z.b. Paracetamol) kann notwendig sein. Schleimlösende Medikamente (z.b. Acetylcystein) werden angewandt, um das Abhusten des Schleims zu erleichtern. Bei Sauerstoffmangel kann zusätzliche Sauerstoffzufuhr durch eine Nasensonde notwendig werden.
Außerdem hilft auf jeden Fall die Verwendung von Antibiotika, die aber von dem Erreger abhängig sein sollte. Das heißt, eine präzise Kenntnis der Erregerart lässt die Therapie viel zielgerichteter machen lassen.
Mittel der Wahl bei der ambulant erworbenen, typischen Pneumonie leichteren Grades, die zuhause behandelt werden kann, sind Penicilline (z.B. Amoxicillin). Alternativ werden auch Erythromycin und Cephalosporine angewandt. Der häufigste Krankheit Erreger, Pneumokokken ebenso Haemophilus influenzae sind empfindlich gegen diese Antibiotika. Bei Erwachsenen kann auch Doxycyclin, das zu den Tetrazyklinen gehört, angewandt werden.
Bei schweren ambulant erworbenen Pneumonien, die stationärer Behandlung bedürfen, wird zu Beginn der Behandlung das Antibiotikum immer über eine Vene (intravenös) verabreicht und erst später auf die Tabletteneinnahme umgestellt. Derzeit wird zumeist mit einer Kombinationstherapie aus einem Aminopenicillin mit Erythromycin oder einem neueren Makrolid (Clarythromycin, Azithromycin) begonnen. Makrolide sind moderne Antibiotika. Sie wirken zytostatisch gegen Bakterien durch Hemmung deren Proteinbiosynthese. Momentan wurde von ihnen nur das Telithromycin zugelassen. Daneben gibt es die so genannten Pneumokokken- aktiven Fluorchinolone, Moxifloxacin oder Levofloxacin, die allein benutzt werden. Diese neueren Antibiotika besitzen ein besonders breites Wirkungsspektrum und finden vor allem Anwendung bei Betroffenen mit Risikofaktoren für einen komplizierten Verlauf. Und noch einen wichtigen Gesichtspunkt darf man nicht außer Acht lassen. Bei einer langfristigen Bettruhe erhöht sich vor allem bei älteren Patienten das Risiko der Bildung von

Blutgerinnseln. Das heißt, sie können einen Thrombus innerhalb eines Blutgefässes durch eine Antibiotika Verabreichung bekommen. Eine erprobte Arznei gegen Thrombosen ist Heparin. Dabei ist das Heparin ein Mittel, das die wichtigen Eiweißstoffe verbindet, die für die Blutgerinnung aktuell sind. Es verhindert auch die Verklebung von Blutkomponenten und wirkt so unmittelbar gegen die Bildung der gefährlichen Blutgerinnsel. Bei der bereits bestehenden Thrombose verhindert Heparin, dass sich weitere Gerinnsel bilden. Leider ist es nicht imstande, die vorhandenen Thromben aufzulösen.

Bei der Behandlung der bösartigen Lungentumoren wurde es eine seltsame Gesetzmäßigkeit herausgestellt. Wenn die Rede von kleinzellulären Tumoren war, handelte es sich um im Abstand schlechtere Aussichten als im Falle nicht kleinzellulären Neubildungen. Solche Begleiterscheinung schien so universell zu sein, dass die Forscher sogar über zwei unterschiedliche Strategien der Behandlung sprechen könnten. Nach ihrer Auffassung sollten sich die kleinzellulären Arten, die viermal seltener als ihre nicht kleinzellulären Artgenossen vorkommen, besonders aggressiv sein. So aggressiv, dass ihre Bekämpfung nur auf ersten Entwicklungsstufen irgendwelchen Sinn haben könnte. Gleichzeitig wird ihre Aufdeckung auf diesen früheren Stadien mit großen Schwierigkeiten verbunden. Wenn es nicht der Fall wäre, würde man in der Lage sein, sie erfolgreich mit dem chirurgischen Eingriff zu beseitigen. Doch die Therapie lässt keinen Konjunktiv II anerkennen. Viel günstigere Prognose lassen sich die nicht kleinzellulären Tumoren machen, die sogar eine vollständige Heilung nicht ausschließen konnte. Selbstverständlich gibt die zelluläre „Kartographie" des Tumors den Anlass für die künftige Behandlung. Das bedeutet, dass es entweder eine dringliche chirurgische Methode sein sollte oder eine Chemotherapie, die unterschiedliche Zytostatika zur Auswahl bringt. Alle Individuen sind eigenartig, um ihnen ein bestimmtes Medikament vorzustellen. Eine wichtige Rolle dabei spielt auch das Geschlecht des Patienten. Dabei sind Frauen viel anfälliger zu Lungentumoren als die Männer. Sogar unter Nichtraucher (Rauchen zählt man zu größten Verursacher des Lungenkrebses) gibt es statistisch gesehen viel mehr Frauen mit Lungentumoren. Sollen dabei Hormone oder eine besondere Empfindlichkeit bei dem schönen Geschlecht eine entscheidende Rolle spielen, bleibt bis jetzt nicht klar.

Das Herz und der Blutkreislauf

Das Herz ist ein Hohlmuskel, der als der Motor des Blutkreislaufs dient. Es besteht beim Erwachsenen aus zwei völlig voneinander getrennten Abteilungen, dem rechten und dem linken Herzen, von denen jenes das Blut in den Kleinen (Lungen-) Kreislauf, dieses in den Großen (Körper-) Kreislauf pumpt. Dabei ziehen sich beide Herzhälften gleichzeitig zusammen und treiben jeweils die gleiche Menge Blut aus. Physikalischgesehen arbeitet das Herz ähnlich einer Saug- und Druckpumpe, innerhalb welcher Ventile, die so genannten Herzklappen, die Stromrichtung regeln. Die zusammenziehende Phase des Herzens wird als Systole, die Erschlaffungsphase als Diastole bezeichnet. Das Herz hat ungefähr die Größe einer geballten Faust des betreffenden Menschen. Die Herzgröße ist also abhängig von Alter, Geschlecht, Konstitution und von der Arbeitsleistung, an welche es sich bis zu einem gewissen Grade anpasst. Beide Herzhälften werden durch die dicke Kammerscheidewand und die ziemlich dünne Vorhofscheidewand voneinander getrennt. Die beiden Kammern sind äußerlich von den beiden Vorhöfen durch die Herzkranzfurche deutlich abgesetzt. In ihr verlaufen die Stämme der Herzkranzgefäße. Die Vorhöfe nehmen die zum Herzen strebenden großen Venen auf, sammeln deren Blut und leiten es den Kammern zu, die es ansaugen. Die Kammern, welche eine entsprechend dicke Muskelwand haben, sind die Motoren des Kreislaufs. Sie pumpen das während der Diastole aus den Vorhöfen eingeströmte Blut in den Körper- bzw. Lungenkreislauf. Der Rückfluss des Blutes in die Vorhöfe während der Systole wird durch die Arterientrikularklappen verhindert. Die beiden Herzkammern liegen, von vorne gesehen, nicht ganz nebeneinander, sondern die weiter vorne liegende rechte Kammer bedeckt größtenteils die hinten gelegene linke Kammer. Der rechte Vorhof sammelt das aus dem großen Kreislauf zurückströmende, kohlensäurebeladene „venösen" Blut. An der Vorhofscheidewand findet sich eine wohl abgegrenzte Stelle, wo die Scheidewand nur dünn oder gar durchlöchert ist. Während sich bei der Zusammenziehung der Systole der Herzmuskulatur die äußere Form des Herzens nur wenig verändert, verformt sich die Innere stark. Der rhythmische Formwandel vollzieht sich synchron in beiden Herzhälften. Wegen des hohen Sauerstoffbedarfs des Herzmuskels

ist dieser besonders stark kapillarisiert. Die Versorgung wird von vergleichsweise großkalibrigen Arterien übernommen. Die Herzgefäße heißen Kranzgefäße, weil sie in der Herzkranzfurche verlaufen, ehe sie sich aufzweigen. Die Venen des Herzens verlaufen in ihren kleineren Ästen gemeinsam mit den Arterien. Sie sammeln sich in der Sammelvene der Kranzadern, welche an der Rückwand des Herzens gelegen ist und in den rechten Vorhof mündet.
Die Blutgefäße des Organismus dienen nicht nur der Leitung des Blutes im Sinne eines geschlossenen Röhrensystems, sondern auch den feinsten Verzweigungen, den Kapillaren (Haargefäße). Die Letzten haben eine durchlässige Wand, welche einen Austausch von chemischen Stoffen und Blutzellen durch die Wand hindurch ermöglicht. Die mit bloßem Auge sichtbaren Blutgefäße tragen den größeren Anteil des Blutes über. Als Arterien (Schlagadern) werden alle Gefäße bezeichnet, welche Blut vom Herzen in die Peripherie leiten. Man nennt sie auch Hochdruckgefäße. Venen (Blutadern) sind Gefäße, welche Blut vom Herzen aus den Organen zum Herzen zurückführen. Man nennt sie auch Niederdruckgefäße. Beide sind durch das Netzwerk der Kapillaren miteinander verbunden. Der Bau der Gefäßwand entspricht der Aufgabe, die das Blutgefäß zu leisten hat. Nicht alle Schlagadern haben den gleichen Wand Bau. Gemeinsam ist ihnen nur der grundsätzliche Bauplan: ihre Wand besteht aus drei Schichten, der innersten Schicht, der mittleren und der äußeren. Die Wand der Venen ist bei entsprechenden Gefäßen dünner als die Wand der Arterien, während ihr Durchmesser größer ist. Meist begleiten zwei Venen eine Arterie, soweit es sich um mittlere und kleinere Gefäße handelt. Eine nur den Venen eigene Einrichtung sind die Venenklappen. Sie finden sich als halbmondförmige Taschenklappen im Verlauf der Venenstämme besonders der Gliedmassenvenen, wo sie z.B. am Vorderarm oft deutlich durch die Haut hindurch scheinen. Die Venenklappen verhindern die Rückströme des Blutes, z.B. beim Zusammenziehen der umgehenden Gliedmaßen Muskeln. Sie regulieren die Richtung des Blutes zur Herzseite, wenn durch Muskeltätigkeit die Vene zusammengedruckt wird. Durch die Muskeltätigkeit wird das Blut der Gliedmaßen geradezu zum Herzen zurückmassiert. Die Wände der großen herznahen Venen sind muskelarm. Sie werden durch die Nachbarschaft ausgespannt erhalten. Die Venen des Gehirns sind so gut wie muskelfrei. Die Pfortader ist dagegen auffallend muskelreich. In allen Organen bilden die Kapillaren den Übergang

zwischen Arterien und Venen. In den Kapillargebieten erreicht der Gesamtquerschnitt des Kreislaufsystems erstaunlicherweise sein Maximum. Dementsprechend ist die Strömungsgeschwindigkeit im Sinne der Austauschvorgänge verlangsamt. Die Kapillarwand ist auch für die Leukozyten passierbar. Der Durchmesser der Kapillaren beträgt 5 – 25 µm. In Funktionsruhe der betroffenen Organe sind viele Kapillaren geschlossen. Sie besitzen die Fähigkeit, ihren Durchmesser zu verändern. Zeitlebens werden Kapillaren durch Sprossung neu gebildet. Der Weg durch die Kapillaren ist nicht der einzige von den Arterien zu den Venen. In vielen Organen gibt es für das Blut Kurzschlusse die so genannten arteriovenösen Anastomosen (Querverbindungen). Sie ermöglichen, ein bestimmtes Kapilargebiet von der Blutversorgung vorübergehend auszuschalten. Der Verschluss der arteriovenösen Anastomosen erfolgt entweder durch eine besondere Muskelverstärkung an der Übergangsstrecke oder durch eine besondere Art von Zellen, die epitheloiden Zellen, welche den Verschluss durch Quellung herbeiführen.

Beim Menschen (und den höheren Wirbeltieren) wird das Blut in einer doppelt kreisförmigen Bahn bewegt. Die Strömung des Blutes wird durch die Herzpumpe aufrechterhalten. In den Gliedmaßen kann das Blut auch durch die Zusammenziehung der Muskeln des Bewegungsapparates vorwärtsgetrieben werden, welche die Venen „auspressen", während die Venenklappen den Strom in Herzrichtung lenken. Der Große oder Körperkreislauf wird vom linken Herzen angetrieben. Die Windkesselfunktion der herznahen elastischen Arterien verwandelt die rhythmische Blutförderung des Herzens in einen kontinuierlich fließenden Blutstrom. Die gesamte arterielle Versorgung des Großen Kreislaufs entstammt der Hauptkörperschlagader (Aorta). Dieses zentrale Versorgungsgefäß erstreckt sich vom oberen Mediastinum (Mittelfellraum) bis zur unteren Lendenwirbelsäule. Sie hat einen Durchmesser von ca. 25 – 35 mm. Wegen ihres dehnbaren Wandbaues ist sie der wesentliche Träger der Wandkesselfunktion im Bereich des großen Kreislaufs: ihre Wand wird während der Ventrikelsystole (das heißt, Herzkammer betreffend) gedehnt und kann während der Diastole durch elastische Zusammenziehung zur Peripherie gerichtete Blutbewegung aufrechterhalten. Ein Stehenbleiben der Blutsäule während der Diastole wäre hämodynamisch (also im Sinne der Blutbewegung) außerordentlich ungünstig. In den Kapillaren der „Peripherie" erfolgt der Stoffaustausch. Die Venen leiten das verbrauchte Blut zunächst zum rechten Herzen zurück. Der Kleine oder Lungenkreislauf beginnt im rechten Herzen und bildet den Weg des Blutes durch die Lungen, wo seine Beladung mit Sauerstoff und die CO_2-Abgabe erfolgen. Eine besondere Stellung nimmt der Pfortaderkreislauf ein, der ein Nebenschluss des Großen Kreislaufs ist. Die Venen des Magen-Darm-Kanals und der Milz werden nicht unmittelbar der unteren Hohlvene zugeleitet, sondern die Pfortader führt das hier mit Nährstoffen aus der Verdauung beladene „venöse" Blut mittels spontaner Wandzusammenziehung (peristaltisch) zunächst der Leber zu, wo es erneut ein Kapillarnetz durchströmt. Erst die aus der Leber austretenden Venen sind den übrigen Körpervenen gleichzusetzen. Ein weiterer Nebenschluss des großen Kreislaufs ist das Lymphgefäßsystem. Aus Gründen des Stoffwechsels erfolgt in den meisten Kapillargebieten ein ständiger Stoffstrom aus der Strombahn in die Zwischenzellularräume und umgekehrt. Jene Komponenten der Gewebsflüssigkeit, die aus physik-chemischen Gründen nicht durch die Kapillarwand aufgenommen werden können, werden durch das Drainagesystem der Lymphkapillaren abtransportiert. Diese sammeln sich massiv zu Leitgefäßen und schließlich zu Transportgefäßen, die in die großen Lymphstämme münden. In die Lymphwege sind Lymphknoten als Kontrollstationen eingeschaltet.

<u>Herzerkrankungen</u>
<u>Bluthochdruck (Hypertonie)</u>
Man nennt manchmal den Bluthochdruck wie eine „Volkskrankheit". Fast jeden fünften Einwohner über 50 Jahren in der Bundesrepublik hat einen erhöhten Blutdruck. Die Hinterlist des Bluthochdrucks besteht darin, dass er zuerst keine Beschwerden macht. Der Betroffene bemerkt ihn meist nicht einmal. Das Gefährliche an der Hypertonie ist, dass sie langfristig unbehandelt das Risiko der Schäden an lebenswichtigen Organen wie Herz, Gehirn, Nieren und Augen stark erhöhen kann. Die Ursachen sind gewöhnlich vielfältig. Nur eine wesentliche Umstellung des mangelhaften Lebensstils und Einnahme der Medikamente können meist helfen, den Blutdruck rechtzeitig zu senken.

<u>Herzinfarkt</u>
Als unmittelbare Ursache des Herzinfarkts nennt man gewöhnlich die anhaltende Durchblutungsstörung (Ischämie) von Teilen des Herzmuskels (Myokard). In meisten Fällen entsteht er durch das Blutgerinnsel in einer veränderten Engstelle eines Herzkranzgefäßes.

Die Fachleute bezeichnen solche Veränderung Arteriosklerose, die als eine Erkrankung der Schlagadern (Arterien), die zu Ablagerungen von Blutfetten, Thromben den Gefäßwänden führt. Das Hauptsymptom des Herzinfarktes ist ein plötzlich auftretender, anhaltender und meist starker Schmerz im Brustbereich, der vorwiegend linksseitig in die Schultern, Arme, Unterkiefer, Rücken und Oberbauch ausstrahlen kann. Der Betroffene erduldet dabei Schweißausbrüche, manchmal Übelkeit oder Erbrechen. Bei wenigen Patienten treten nur geringe oder keine Beschwerden auf. Nicht selten werden die genannten Kennzeichen mit den Herzrhythmusstörungen begleiten. Ein ziemlich großer Anteil der Todesfälle beim Herzinfarkt findet seltsamsweise vor der medizinischen Behandlung statt. Die Forschungserrungenschaften des letzten Jahrzehnts ließen viel besser die molekularen Mechanismen der Erkrankung verstehen, die zu prinzipiell neuen Therapien führen könnten. Die bedeutenden Merkmale der Krankheitsentwicklung sind die Schwere und Dauer der Durchblutungsstörung des Herzmuskels. Eine entzündlich veränderte fettreiche Gefäßwandablagerung kann nicht allein wegen Verengung der Schlagadern, sondern auch durch die Brüche der verwundbaren Ablagerungen zum Herzinfarkt bringen. In seltenen Fällen entsteht diese Erkrankung als eine Folge der anderen Leiden. Neben fetthaltigen Teilchen und dem Blutgerinnsel können auch die Luftblasen zu ähnlichen zupfropfenden Wirkungen führen. Ein großes Erkrankungsrisiko entsteht auch bei der Entzündung der herzinneren Haut (Endokarditis) sowie bei anderen krankhaften Änderungen der Herzgefäße. Ungünstig sind auch jene Blutungen oder Tumoren am Herzen sowie Verletzungen der Gefäß Innenwand. Bemerkenswert ist die Tatsache, dass eine vollständige Einstellung der Blutzufuhr schon nach 15-30 Minuten das Absterben der Herzmuskel verursachen lässt. Gewisse experimentelle Studien zeigten, dass dieser Prozess sich innen, in der den Herzkammern zugewandten Schicht entwickelt, um sich danach nach außen zum Herzbeutel zu verbreiten. Als andere Risikofaktoren wurden Tabaksowie übermäßiger Alkoholkonsum, Übergewicht, Diabetes mellitus, Bluthochdruck, hoher Blutcholesterinspiegel, klare Fehlernährung, Bewegungsmangel und eine erbliche Veranlagung genannt. Obwohl die Einwirkung der Stresshormone auf der Herzinfarktentwicklung widersprechende Diskussionen hervorrief, neigt sich die Mehrheit der Fachgelehrten dazu, diesen Faktor für bedeutsam zu halten. Ihr

Beweismaterial wurde auf den Kenntnissen gegründet worden, dass die Stresshormone unter anderen auch die Bluteigenschaften beeinflussen können, die seine Fließcharakteristik erheblich zu verschlechtern fähig sind. Das heißt, auch die Blutzufuhr zum Herzmuskel kann herabgesetzt werden. Mehrere Faktoren, die wir „nur" als emotional abschätzen, sind in der Lage, eine Reihe von physiologischen Reaktionen in Gang zu bringen. Unser Organismus ist ein sehr empfindliches Wesen, das auf winzigen negativen Reiz eigenartig erwidern kann. Ob es für die Auslösung des Herzinfarkts ausreichend wird, bleibt aber die Angelegenheit des Zufalls.

Durch das Hormon Adrenalin werden die so genannten Beta-Rezeptoren aktiviert. Diese Rezeptoren kommen in hoher Menge im Herzen, in der glatten Muskulatur und im Fettgewebe vor. Im Herzen führt eine Aktivierung dieser Rezeptoren zu einer Steigerung der Herzkraft und Herzfrequenz. In den Nieren fördert er die Ausschüttung eines spezifischen Enzyms Renins, das als Protease, also eiweißspaltendes Enzym fungiert. Im Herzbereich sind diese Rezeptoren in Sinusknoten und Arbeitsmuskulatur besonders wichtig. Der Sinusknoten ist der primäre elektrische Taktgeber der Herzaktion. Er liegt im rechten Vorhof des Herzens im Bereich der Mündung der oberen Hohlvene. Der Herzmuskel oder Myokard bildet den größten Teil der Wand des Herzens.

Eine wesentliche Untersuchung des Zustands der Koronararterien wird durch eine Koronarangiografie (Herzkathetermethode) durchgeführt. Zum Ausschluss einer Koronarerkrankung werden heute auch Computertomografie und Magnetresonanztomografie gesetzt.

<u>Herzschwäche</u>

Bei einer Herzschwäche (Herzinsuffizienz) ist das Herz nicht mehr in der Lage, ausreichend Blut zur Versorgung der Organe in den Körper zu pumpen. Eine Herzinsuffizienz kann aus verschiedenen Ursachen z. B. bei Bluthochdruck, durch Herzrhythmusstörungen, nach einem Herzinfarkt oder bei Herzklappenfehlern entstehen. Die Krankheit wird zunächst mit Medikamenten behandelt. In schweren Fällen kann eine Herztransplantation notwendig sein.

<u>Endokarditis</u>

Bei einer Endokarditis sind die Herzklappen oder die herzinnere Wand entzündet. Die Entzündung kann entweder direkt durch Bakterien verursacht werden (infektiöse oder bakterielle Endokarditis) oder als nichtinfektiöse rheumatische Spätreaktion (das rheumatische Fieber) nach dem voraus gegangenen

Streptokokkeninfekt. Bei einer infektiösen Endokarditis kann es im schlimmsten Fall zu einer Verbreitung der Bakterien über das Blut (Sepsis) kommen. Trotz optimaler Behandlung mit den Antibiotika sterben etwa 30% der Patienten mit bakterieller Endokarditis. Beim rheumatischen Fieber ist die Prognose deutlich besser als bei der bakteriellen Endokarditis.

Herzklappenfehler
Diese Erkrankung kann alle Klappen des Herzens betreffen. Die Klappen können entweder verengt oder undicht (insuffizient) werden. Im ersten Fall kann das Blut nicht richtig ausgetrieben werden, im zweiten Fall fließt das Blut wieder in die entsprechende Herzhöhle zurück. Leichte Herzklappenfehler verursachen wenige Beschwerden und brauchen meist keine spezielle Therapie. Schwere Fehler werden in der Regel mit einer Operation behandelt.

Herzrhythmusstörungen
Störungen des Herzrhythmus können sowohl bei gesunden Menschen auftreten als auch Zeichen einer Herzkrankheit sein. Es gibt verschiedene Arten von Herzrhythmusstörungen. Je nach Ursache werden die Störungen unterschiedlich behandelt, entweder mit Medikamenten oder mit einer Elektrotherapie.

Perikarditis
Bei manchen Krankheiten kann sich Flüssigkeit im Raum zwischen Epi- und Perikard (Herzbeutel) anfüllen. Dieser so genannte Perikarderguss verschwindet spontan oder durch medikamentöse Behandlung, manchmal muss der Arzt die Flüssigkeit absaugen. Ein Perikarderguss kann sehr gefährlich sein, wenn sich rasch viel Flüssigkeit ansammelt oder der Erguss nicht rechtzeitig erkannt wird. Denn dann kann das Herz sich nicht mehr richtig füllen und infolge dessen auch nicht mehr genügend Blut auswerfen. Der Herzbeutel kann sich durch verschiedene Gründe entzünden. Im Fachjargon heißt dies „Perikarditis".

Zu niedriger Blutdruck (Hypotonie)
Der Blutdruck kann ohne erklärbare Ursache geringer sein als gewöhnlich oder durch Herzkrankheiten, durch eine Störung des Nervensystems, durch gewisse Hormonerkrankungen, Blutverlust, Medikamente und andere Ursachen erniedrigt sein. Bei erkennbaren Ursachen wird man versuchen, diese zu beseitigen oder zu behandeln.

Arzneimittel gegen Herz-, Kreislauferkrankungen
ACE-Hemmer

ACE-Hemmer sind gefäßerweiternde Medikamente. Die Abkürzung ACE steht für ein bekanntes körpereigenes Enzym, das Angiotensin-Converting-Enzym, das für die Umwandlung von Angiotensin-I in Angiotensin-II verantwortlich ist. Ähnlich ist Angiotensin-II auch ein körpereigener Wirkstoff, der die Blutgefäße verengt und eine der stärksten blutdrucksteigernden Substanzen im Körper.
Durch die ACE-Hemmer verringert sich die Anspannung der Gefäßmuskulatur. So nimmt der Druck in den Blutgefäßen ab, d. h. der Blutdruck sinkt. Weil weniger Angiotensin-II zur Verfügung steht, wird auch weniger Aldosteron aus der Nebennierenrinde freigesetzt, was den Wasserhaushalt beeinflusst und zur Ausscheidung von Flüssigkeit führt. Das Herz wird entlastet und schlägt kräftiger. Bei Wasseransammlungen in der Lunge bessert sich die Luftnot. ACE-Hemmern werden u. a. bei Bluthochdruck, Herzinsuffizienz und nach einem Herzinfarkt eingesetzt. ACE-Hemmern sind günstig bei der Behandlung von Nierenerkrankungen durch Bluthochdruck oder Diabetes, denn sie verbessern die Nierendurchblutung und die Ausscheidung harnpflichtiger Stoffe.
<u>Mögliche Nebenwirkungen</u>
Eine relativ häufige Nebenwirkung ist ein Reizhusten. Er tritt etwa bei 10 Prozent der Patienten auf, die ACE-Hemmer einnehmen. Nach längerer Zeit (etwa 3 Monaten) kann der Husten von selbst verschwinden. Ist dies nicht der Fall oder kann der Betroffene den Husten nicht so lange ertragen, kann der Arzt ein anderes Medikament verschreiben, z. B. einen Angiotensinrezeptor-Blocker. Außerdem kann bei Einnahme eines ACE-Hemmers u. a. der Blutdruck abrupt abfallen. Deshalb verordnet der Arzt anfangs meist eine niedrige Dosis und steigert sie allmählich. Es kann auch u. a. zu Magen-Darm-Störungen, Kopfschmerzen und Schwindel kommen. Ein erhöhter Kaliumspiegel im Blut mit der Gefahr von Herzrhythmusstörungen ist eine weitere Nebenwirkung. Obwohl ACE-Hemmer sich bei Nierenerkrankungen oft günstig auswirken, können sie doch in seltenen Fällen zur Verschlechterung der Nierenfunktion führen.
Zu ACE-Hemmer gehören z.B. Captopril, Enalapril
<u>Aldosteron-Antagonisten</u>
Aldosteron-Antagonisten sind harntreibende Substanzen und gehören zur Gruppe der Diuretika. Aldosteron-Antagonisten können z. B. bei mehreren Herzschwächen (Herzinsuffizienz) eingesetzt werden. Sie werden in der Regel mit anderen Medikamenten

kombiniert und können die Lebenserwartung bei Herzinsuffizienz verbessern. Aldosteron ist ein natürliches Hormon aus der Nebennierenrinde. Es wirkt auf die Niere und reguliert den Mineralstoff- und Wasserhaushalt im Körper. Es wird auch als „Dursthormon" bezeichnet, weil es bei Flüssigkeitsmangel ausgeschieden wird. Aldosteron sorgt dafür, dass Wasser und Natrium im Körper zurückgehalten wird. Kalium wird dagegen vermehrt ausgeschieden. Bei einer Herzinsuffizienz kommt es zu einem Überschuss an Aldosteron als Folge einer Anpassungsreaktion des Körpers.

Aldosteron-Antagonisten binden an den Aldosteron-Rezeptor und verhindern dadurch die Bindung von Aldosteron an seinen Rezeptor. So kann Aldosteron seine Wirkung - nämlich Wasser zurück zu halten - nicht entfalten. Wasser und damit Ödeme werden vermehrt ausgeschieden. Der Körper reagiert auf diese Hemmung mit einer gesteigerten Produktion von Aldosteron, was zum Teil die Nebenwirkungen erklärt.

Mögliche Nebenwirkungen

Es kann unter anderen zu Magen-Darm-Störungen kommen. Die Fähigkeit zur aktiven Teilnahme am Straßenverkehr oder zum Bedienen von Maschinen kann beeinträchtigt werden. Im Extremfall ist auch eine Austrocknung möglich, Blutgerinnsel können sich bilden. Eine weitere mögliche Nebenwirkung ist eine Vergrößerung der Brust bei Männern, verbunden mit einem unangenehmen Spannungsgefühl. Falls dies auftritt, kann der Arzt eine gleichartig wirkende Substanz verordnen, bei der diese Nebenwirkung viel seltener auftritt. Ein erhöhter Kaliumspiegel im Blut mit der Gefahr von Herzrhythmusstörungen ist eine weitere Nebenwirkung.

Zur Gruppe der Aldosteron-Antagonisten zählen beispielsweise Spironolacton, Eplerenon. Diese Substanzen bewirken eine Natriumentfernung bei verminderter K^+ und H^+ - Ausscheidung (deshalb auch Bezeichnung Kaliumsparendes harntreibendes Mittel)

Angiotensinrezeptor-Blocker

Angiotensinrezeptor-Blocker werden AT1-Rezeptorantagonisten, Angiontensin-II-Antagonisten oder Sartane genannt. Sie können z. B. bei Bluthochdruck, Herzschwäche (Herzinsuffizienz) und nach einem Herzinfarkt eingesetzt werden. Sie sind eine Alternative für Herzinsuffizienz-Patienten, die ACE-Hemmer nicht vertragen, denn sie wirken ähnlicherweise wie diese Angiotensinrezeptor-Blocker. Angiotensin-II ist ein körpereigener Wirkstoff, der die Blutgefäße verengt. Angiotensinrezeptor-Blocker unterdrücken die Wirkung von Angiotensin-II am Angiotensin 1 (AT1) -Rezeptor an Herz, Nieren und Blutgefäßen. Dadurch kann Angiotensin-II seine Wirkung dort nicht entfalten. Die Salz- und Wasserausscheidung der Niere wird verbessert, der Widerstand in den Blutgefäßen nimmt ab. Dadurch sinkt der Blutdruck, und das Herz wird entlastet. Durch die Wirkung der Angiotensinrezeptor-Blocker werden außerdem die Blutgefäße geschützt. Es ist nachgewiesen, dass Angiotensinrezeptor-Blocker bei Patienten mit chronischer Herzschwäche die Lebenserwartung bessern. Die Behandlung beginnt meist mit einer sehr niedrigen Dosis, die über mehrere Wochen langsam gesteigert wird, um einen plötzlichen Blutdruckabfall zu vermeiden. Falls der Kranke zu Beginn der Behandlung ein Schwächegefühl spürt, sollte er daran denken: Allmählich wird die körperliche Belastbarkeit den ursprünglichen Stand deutlich überschreiten.

Mögliche Nebenwirkungen

Bei der Einnahme eines Angiotensinrezeptor-Blockers kann sich u. a. die Nieren- und Leberfunktion verschlechtern. Es kann zu Kopfschmerzen und Müdigkeit kommen. Übelkeit und Durchfall sind ebenfalls mögliche Nebenwirkungen.

Zu dieser Kategorie gehören z.B. Valsartan, Candesartan, Losartan, Telmisartan, Eprosartan, Irbesartan.

Beta-Blocker

Die Behandlung mehrerer Herzkrankheiten ist mit der Einnahme der Beta-Blocker verbunden. So hemmen die Beta-Blocker die aktivierende Wirkung von Adrenalin und Noradrenalin auf die Beta-Adrenozeptoren, wodurch der stimulierende Effekt des Hormons aufs Herz gedämpft wird. Bei der medikamentösen Therapie von Arterieller Hypertonie werden Beta-Blocker meist in Kombination mit anderen blutdrucksenkenden Präparaten angewendet. Unter Kardiologen ist es aber umstritten, ob dabei die Beta-Blocker die Arzneien der ersten Wahl sein sollten. In der Tat helfen sie eindeutig bei den Patienten mit der koronaren Herzkrankheit und mit der Herzinsuffizienz.

Mögliche Nebenwirkungen

Zu Nachteilen der Beta-Blocker zählt das Risiko einer Gewichtszunahme, den Lipid- und Glukosestoffwechselstörungen. Auf diesen Grund sollen diese Betroffenen, lieber auf Beta-Blocker verzichten. Es ist auch bemerkenswert, dass obwohl die Wirksamkeit der Beta-Blocker zur Blutdrucksenkung endgültig nachgewiesen wurde, bleiben deren Mechanismen noch nicht vollständig klar. Denn der Patient bekommt mehrere Arzneien zugleich und das Ergebnis kann von vielen Faktoren abhängig sein.

Selektive Beta-Blocker
Im Körper gibt es verschiedene Rezeptoren für Adrenalin: Die so genannten β1-Adrenorezeptoren wirken vor allem auf die Herzleistung. Andere, wie die β2-Adrenorezeptoren, wirken beispielsweise auf die Bronchialmuskulatur.
Unselektive Beta-Blocker wirken auf beide Rezeptoren. Selektive Beta-Blocker wirken nur auf den β1-Rezeptor und damit vor allem auf das Herz. Besonders hilfreich sind auch Beta-Blocker, die zusätzlich die Blutgefäße erweitern.

Mögliche Nebenwirkungen
Es kann anfangs zu einer vorübergehenden Verschlechterung der Beschwerden kommen, u. a. mit Müdigkeit, Leistungsminderung und Blutdruckabfall. Gelegentlich treten z. B. Schwindel, Kopfschmerzen, Magen-Darm-Beschwerden und Potenzstörungen auf. Seltene Nebenwirkungen sind u. a. ein zu langsamer Herzschlag und depressive Verstimmungen. Bei Asthma-Patienten können auch Asthma-Beschwerden auftreten.
β1-selektive Beta-Blocker sind z. B. Bisoprolol und Metoprolol.

Digitalis: Herzglykoside
Digitalis ist eines der ältesten Herzmittel überhaupt. Gewonnen wurde es früher aus dem Fingerhut. Glykoside sind Substanzen, die mit Zuckermolekülen verbunden sind. Digitalis Glykoside können z. B. bei Herzschwäche (Herzinsuffizienz) und bei bestimmten Herzrhythmusstörungen eingesetzt werden, bei denen das Herz zu schnell schlägt (Tachykardien) wie Vorhofflimmern. Herzglykoside binden an ein Membranprotein in den Herzmuskelzellen, dessen Funktion dadurch beeinträchtigt wird: In der Folge steigt die Menge von Natrium in der Zelle, Kalzium verbleibt in der Zelle. So steigert Digitalis die Zusammenziehens Kraft des Herzens, also die Leistung des Herzmuskels. Nun wird mit jedem Schlag mehr Blut ausgeworfen. Die Erregungsleitung wird verlangsamt, dadurch sinkt die Herzschlagfrequenz. Die Wirkung der Herzglykoside hängt stark von der eingesetzten Dosis ab. Auch die Mineralstoffhaushalts Störungen können die Wirkung von Herzglykosiden verändern.

Mögliche Nebenwirkungen
Digitalisglykoside können zu Störungen des Herzrhythmus führen. Vor allem bei Überdosierung kann es auch zu Übelkeit, Erbrechen,

Kopfschmerzen, Psychosen, starken Störungen des Farbsehens und allgemeinen Sehstörungen kommen.
Zu Herzglykosiden gehören z.b. Digoxin, Digitoxin
<u>Diuretika</u> (harntreibende Arzneien)
Die schon in anderen Kapiteln erörterte Diuretika können z. B. bei Bluthochdruck und Herzschwäche (Herzinsuffizienz) eingesetzt werden. Häufig werden Diuretika mit anderen Medikamenten kombiniert, z. B. mit ACE-Hemmern und mit Beta-Blockern.
Diuretika helfen den Nieren, mehr Wasser und Salz im Urin auszuscheiden. Viele Menschen mit einer Herzschwäche leiden an Flüssigkeitsansammlungen in den Füßen, an den Knöcheln und Unterschenkeln. Auch „Wasser in der Lunge", das zu Kurzatmigkeit führen kann, tritt häufig auf. Unter der Behandlung mit Diuretika gehen Flüssigkeitsansammlungen in Beinen und Füßen, aber auch in der Lunge, zurück, das Gewicht nimmt ab. Die Patienten bekommen wieder leichter Luft und können sich besser belasten. Zur Entlastung eines geschwächten Herzmuskels kann die Einnahme von Diuretika auch sinnvoll sein, wenn der Patient keine Ödeme bemerkt. Durch die verstärkte Ausscheidung von Flüssigkeit und Salz unter der Behandlung wird das Flüssigkeitsvolumen in den Blutgefäßen verringert. Der Gefäßwiderstand nimmt ab und der Blutdruck sinkt.
Es gibt verschiedene Arten von Diuretika, die sich in ihrer Wirksamkeit und ihrem Einfluss auf den Mineralstoffhaushalt unterscheiden. Dazu gehören die Schleifendiuretika, Aldosteron-Antagonisten, Kalium sparende Diuretika und Thiazide. Manche Diuretika können miteinander kombiniert werden, um die Wasserausscheidung zu verbessern und gleichzeitig auch die Nebenwirkungen zu vermindern.
<u>Mögliche Nebenwirkungen</u>
Diuretika können dazu führen, dass die Menge an Mineralien im Blut sich verändert - wie Kalium, Natrium oder Magnesium. Als sehr ungünstige Folge können u. a. Herzrhythmusstörungen auftreten, z. B. bei zu niedrigen Kaliumwerten. In diesem Fall kann der Arzt die Behandlung auf ein anderes Medikament umstellen oder Kalium in Tablettenform zuführen. Es gibt Diuretika, die nicht zu einer vermehrten Kaliumausscheidung führen. Man spricht hier von kaliumsparenden Diuretika.
Die meist angewendeten Diuretika schließt Furosemid, Torasemid sowie ähnliche Arzneien ein.

Homöopathie verwendet längst für die Behandlung Herzkrankheiten unterschiedliche Präparate, die nicht nur dem Leiden selbst, sondern auch den physischen und psychischen Besonderheiten des Patienten entsprechen können. U. a. nutzt man Weißdorn (Crataegus), Bergwohlverleih (Arnica montana) oder Königin der Nacht – mittelamerikanische Kakteenart (Cactus grandiflorus) kleinerer Potenzen oder das Gift der Buschotter (Lachesis), Wurmkraut (Spigelia), Sturmhut (Aconitum) oder Weißes Arsenik (Arsenicum album) mittlerer Potenzen.

Obwohl alle modernen Herzpräparate auf tiefen theoretischen Kenntnissen sowie auf einer langen klinischen Erfahrung gegründet sind, haben sie alle gewisse Gegenaussagen und Nebenwirkungen. Diese Tatsache sorgte dafür, dass einzelne Fachleute immer etwas Besonderes vorzustellen pflegen, um die Leiden der Patienten zu lindern. So entwickelte der Schweizer Arzt Maurice Fuchs eine Methode, die nach seiner Auffassung gegen eine Reihe Herzleiden sehr effizient helfen könnte. Er verwendete sein Gerät bei mehreren Kreislaufbeschwerden, besonders aber bei erheblichen peripheren Durchblutungsstörungen. Durch ein rhythmisches Zusammenpressen der Gefäße bewirkte seine Therapie eine verstärkte Blutzirkulation im Bereich der erkrankten Gliedmaßen. Er nannte sein Gerät Synkardon. Dr. Fuchs zog dabei eine wichtige Schlussfolgerung, dass die arterielle Durchblutung nur dann verstärkt wird, wenn die Zusammenpressung während der Phase der Gefäßverengung und in vollkommener Übereinstimmung mit dem Herzrhythmus erfolgt. Der Arbeitsrhythmus seines Apparats wurde vom Herzen selbst diktiert. Auf diesen Grund wählte er den Namen des Geräts, was auf den Griechischen „mit dem Herzen" bedeutet. Dr. Fuchs beschäftigte sich mit seiner Erfindung über zwei Jahrzehnt, bevor er seine Methode als ein zuverlässiges Behandlungsmittel vorgestellt habe. Die Hauptvoraussetzung Fuchs klang ziemlich sinnvoll. Das Herz als ein mächtiger Muskel, der eine enorme Arbeit leistet, muss gut ernährt werden. Wenn nun die für seine Ernährung verantwortlichen Herzkranzarterien ihre Aufgabe nicht einwandfrei erfüllen können, weil sie durch Arterienverkalkung verhärtet und verengt sind, so wird das Herz ermüden und schließlich zu schmerzen beginnt. Dr. Fuchs nannte eine Reihenfolge der Beschwerden, die allmählich zum Tode führten. Ein Gefühl des Unbehagens, das von den Beklemmungserscheinungen ersetzt werden sollte. Danach folgte heftige Schmerzen bei Angina pectoris (Herzbräune) und schließlich, wenn sich eine Kranzarterie Verstopft, der Herzinfarkt. Aber die Verkalkung schädigte nicht nur das Herz, sondern auch andere Arterien, so dass der Herzmuskel noch mehr angestrengt wird und daher noch stärker ermüdet. Das führt dazu, dass das strömende Blut dem größeren Widerstand begegnet, so dass es die Gliedmaßen nicht mehr in ausreichender Menge oder überhaupt nicht mehr erreicht werden. Je nach der Schwere dieser Zirkulationsbehinderung treten verschiedene Krankheitssymptome auf, so z.B. in den Beinen zuerst ein deutliches abendliches Schweregefühl mit oder ohne gewisse Begleiterscheinungen, wie Schwellung der Füße und Fesseln, rötliche Verfärbung im Sommer und bläuliche im Winter, Krämpfe und Kribbeln in der Wade, übermäßige und unangenehme Kälte- oder Hitzeempfindlichkeit in den Füßen. In einem weiter fortgeschrittenen Stadium stellt sich die nächste Beschwerde ein. Beim Gehen muss der Betroffene immer nach kürzerem Abschnitt stehen bleiben, um den plötzlichen und heftigen Krampf im Bein vorübergehen zu lassen. In dem nicht mehr durchbluteten Gewebe kommt es dann zur Geschwürbildung und schließlich zum Brand. Nun bringt man die Synkardon-Behandlung zum Einsatz, was zu einer Erweiterung der blockierten Gefäße herbeiführt und damit die normale, ausreichende Zirkulation bis zu einem gewissen Grade wiederherstellt. Diese Vorstellung lässt einem wichtigen Faktor außer Acht und zwar die Bildung eines parallellaufenden, stellvertretenden Kreislaufs, der zusätzlich arbeitet und auch nach Abschluss der Synkardon-Therapie bestehen bleibt. Was dabei tatsächlich passiert, ist bis jetzt nicht völlig klar. Nach einer Vermutung spielt dabei eine neurovegetative Reizung eine Rolle, die für die Bildung jenes Ersatzkreislaufs verantwortlich sein sollte. Auf diesen Grund übt das rhythmische Zusammenpressen der Gefäße eine Wirkung auf die vegetativen Neuronen in den Gefäßwänden aus, und diese sorgt für die Rückwirkungen auf das ganze Kreislaufsystem. Prinzipiell hört die Vermutung ganz plausibel an, denn viele physiologische Prozesse sind im menschlichen Organismus eng miteinander verbunden.

Venenerkrankungen

Varizen (Krampadern)

Diese Erkrankungen haben häufig gewisse erbliche Veranlagungen. Von sekundären Varizen spricht man, wenn sie sich vorwiegend infolge verstärkter Belastung bei Abfluss Störung in den tiefen Venen entwickelt. Es gibt auch das Vorliegen einer chronischen venösen Insuffizienz, die grundsätzlich zuerst beseitigt werden sollen. Das erste Stadium der Krankheit braucht eher eine prophylaktische Behandlung, um die weitere Varizenbildung, zunehmende venöse Stauung des Unterschenkels, schwere Gewebeveränderungen oder Entzündungen zu verhindern. Als Ursache gelten langes häufig ruhiges Stehen oder Sitzen, besonders bei warmer Umgebungstemperatur, heiße Vollbäder oder intensive Sonnenbäder. Lieber soll man öfter Beine hochlagern, täglich spazieren gehen, möglichst regelmäßig schwimmen, Übergewicht reduzieren. Ein Mittel der ersten Hilfe kann dabei auch eine Kompression von außen sein. Das heißt, bei einer leichten Varikose genügt oft schon ein Stützstrumpf, bei stärkerer Varizenbildung empfiehlt sich ein Gummistrumpf, vor allem während der Schwangerschaft und beistehendem Beruf. Eine erhebliche Kräftigung der sogenannten Muskelpumpe durch Belastung der Unterschenkelmuskulatur bei entsprechendem Schuhwerk (flacher Absatz) und Mobilisierung der Fußgelenke. Für eine Varizenausschaltung durch Verödung oder Operation kommen zuerst kleine netzartige Seitenastvarizen in Frage. Für eine operative Varizenentfernung stellen die Stammvarukose des großen Rosenaders und ihrer oberflächiger Äste die wichtigsten Merkmale dar. Auch bei ausgedehnten Varizen am Oberschenkel und großen Varizenbündeln entscheidet man eher für eine operative Entfernung als für eine Verödung. Zu komplizierten Varikosen zählt man die Varikophlebitis. Darunter verstehen Sachkundigen die Folgen der chronischen venösen Stauung (Ödemneigung, Verhärtung, Pigmentierung und Entzündung des Unterhautgewebes sowie entzündliche und ekzematöse Hautveränderungen). Ein längeres Hochlagern des Beines wie auch eine Kompressionstherapie kann viele diese Veränderungen zur Rückbildung bringen.

Bei Thrombophlebitis und Phlebothrombose ist es besonders aktuell aufzuklären, an welcher Art (z.B. oberflächiger oder tiefliegender Erkrankung) der Patient leidet. Diese Kenntnis ändert drastisch die vorstehende Therapie.

<u>Arzneien gegen Varizen</u>
<u>Rosskastanie</u>
Dieses Naturheilmittel, dessen Früchte ein Saponin namens Aescin mit gefässverengenden, gefässschützenden, entzündungshemmenden Fähigkeiten beinhalten, entspricht solchen Ansprüchen, die diese Erkrankung hervorrufen sollte. Zahlreiche klinische Studien ließen

es herausstellen, dass sich das Krankheitsbild nach der Einnahme des Extrakts der Rosskastanienfrüchte erheblich verbessert konnte. Dabei aktivierte sich die Blutzirkulation in betroffenen Venen. Außerdem heilten sich die Entzündungsstellen, so dass auch die Schwellungen herabfielen. Ärzte, die an diesen Studien beteiligten, sind der Auffassung, dass die heilende Wirkung des Aescins auch die Funktionsfähigkeit der Blutkapillare, die Dehnbarkeit der Gefäßwände erhöhen sollte. Zugleich hemmt es die Ausscheidung gewisser Enzyme, die schädlich die Blut Gefäße beeinflussen können.

Mögliche Nebenwirkungen
In manchen Fällen nach der Einnahme von Extrakten aus Rosskastanienfrüchten beschweren sich die Patienten über Magen-Darm-Störungen, Juckreiz und allergische Reaktionen.

Traubenkernextrakt
Eine ausführliche Untersuchung der feinen Zusammensetzung des Traubenkernextraktes zeigte die Anwesenheit darin einer bestimmten Klasse der biologisch aktiven Substanzen, Proanthocyanide, die man erfolgreich gegen chronische Venenunzulänglichkeit anwenden könnte. Zu Proanthocyaniden zählt auch das Resveratrol, ein sogenanntes Antioxidant, das sich in Weinbeerschale befindet. Proanthocyanide können außerdem auch hochkollagenhaltige Bindergewebeerkrankungen heilen. Ähnlicherweise bestehen Gefässwände aus kollagenreichen Bindegewebe, was den Wirkungsmechanismus dieser Arznei verständlich macht. Ein gemeinsamer Einsatz des Traubenkernextrakts und Vitamin C zeigt eine noch verstärkere Wirkung auf Varizen.
Nebenwirkungen der Arznei sind bis jetzt unbekannt.

Organisches Silicium
Im Grunde genommen verleiht das Silicium dem Bindegewebe seine Dehnbarkeit und Festigkeit. Sonst würde Bindegewebe brüchig und anfällig für winzige Verletzungen, was zur Entstehung von Varizen beitragen könnte. Ein Silicium Mangel wird auch für die Verschlechterung der fließenden Beschaffenheit des Bluts verantwortlich. Eine ausreichende Versorgung des Organismus mit dem Silicium ist besonders günstig mithilfe vom organischen Silicium. Diese Arznei kommt gewöhnlich in flüssiger Form zum Einsatz. Die Bioverfügbarkeit des Präparats kann 90% übersteigen, denn es wird gewohnt aus pflanzlichen Quellen gewonnen.

Bei therapeutischer Dosis der Arznei waren keine Nebenwirkungen beobachtet worden.

Die Muskulatur

Die Muskulatur ist ein Gewebesystem, das sich aus den Muskeln zusammensetzt. Dabei spricht man gewöhnlich über eine bestimmte Muskelgruppe des jeweiligen Körperabschnitts und über ihre Wechselwirkungen. Ein Muskel ist ein kompliziert aufgebautes zusammenziehendes Organ, welches durch die Abfolge von Zusammenziehen und Erschlaffen innere und äußere Strukturen des Organismus bewegen kann. Diese Bewegung ist sowohl die Grundlage der aktiven Fortbewegung des Individuums und der Formveränderung des Körpers als auch vieler inneren Körperfunktionen. Die grundlegende Einteilung der Muskulatur des Menschen (sowie der anderen Säugetiere) erfolgt über den Gewebeaufbau und den Mechanismus des Zusammenziehens. Demnach unterscheidet man glatte Muskulatur und quer gestreifte Muskulatur. Letztere lässt sich ihrerseits weiter in die unmittelbare Herzmuskulatur und die Skelettmuskulatur unterteilen. Weitere Unterscheidungsmöglichkeiten ergeben sich durch die Form, die Fasertypen und funktionelle Aspekte. Die quer gestreifte Muskulatur unterscheidet sich von der glatten Muskulatur dadurch, dass sie willkürlich gesteuert werden kann. Eine Ausnahme erweist der Herzmuskel, der nicht der willkürlichen Steuerung unterliegt. Das einem Muskel zugrundeliegende Gewebe ist das Muskelgewebe, welches aus charakteristischen Muskelzellen besteht. Beim Skelettmuskel werden die Muskelzellen als Muskelfasern bezeichnet.
<u>Erkrankungen und Verletzungen der Skelettmuskulatur</u>
<u>Botulismus</u> (auch Fleisch- oder Wurstvergiftung genannt) ist eine lebensbedrohliche Vergiftung, die vom Giftstoff Botulinum verursacht wird. Der wird vom Bakterium Clostridium botulinum produziert. Meist wird die Vergiftung durch verdorbenes Fleisch oder nicht fachgerecht eingekochtes Gemüse hervorgerufen. In der Herstellung von Lebensmittel wird das Wachstum des Bakteriums durch Pökeln oder Hitzesterilisation verhindert. Die Inkubationszeit der Erkrankung beträgt von 10 bis 36 Stunden, wenn die ersten Symptome (Sehkraftstörung, indem man die Gegenstände stark verschwommen oder doppelt sieht), Pupillenerweiterung,

Mundtrockenheit, Sprech- und Schluckstörungen, Erbrechen und Durchfall, später Verstopfung. Ohne eine rechtzeitige Behandlung entsteht die Lähmung der Herz- und Atemmuskulatur, was zum Tod durch Ersticken oder Herzstillstand führt.
Die Behandlung schließt Antitoxine (Antiserum), Magenspülung und Abführmittel. Im Falle der Lähmung von Atemmuskulatur verwendet der Arzt eine künstliche Beatmung.
Muskelatrophie (Muskelschwund) Als Muskelatrophie ist der Schwund (Atrophie) der Skelettmuskulatur bzw. die Verkleinerung des Muskelquerschnitts, die meist auf eine verminderte Beanspruchung zurückgeht.
Medikamentöse Behandlung der Muskelatrophie schließt Bergwohlverleih und Beinwell ein. Beim Vertragen kann man auch feuchtwarme Kompressen aus Heublumen oder Breiumschläge aus weißen Senfsamen machen.
Muskelbruch (Hernie) ist eine spontane, traumatische Zerreißung der Muskelbinde mit dem Hervortreten von Teilen des betroffenen Muskels. Bei Muskelbrüchen wird zwischen echten und falschen Hernien unterschieden: Bei einer echten Hernie wird der Durchschnitt von Muskulatur durch einen Defekt in der Muskelbinde sichtbar als Vorwölbung, die sich beim Zusammenziehen des Muskels verkleinert. Bei der falschen Hernie kann man die Vorwölbung eines Muskels im Bereich eines geschwächten Binden Abschnittes unabhängig von einer Muskelkontraktion sehen, eventuell auch ein leichtes Reibegeräusch hören.
Die chirurgische Therapie einer echten Hernie besteht meist in einem operativen Verschluss der betroffenen Binde. Doch auch nicht chirurgische, z.B. Physiotherapien, sind möglich.
Muskeldystrophien sind eine bekannte Gruppe von angeborenen Muskelerkrankungen, die durch Mutationen im Erbgut verursacht werden, welche meist zu Defekten oder zu einem Mangel von in der Muskulatur vorkommenden Proteinen führen. Als eine ungünstige Folge entstehen die Muskelschwäche und der Muskelschwund. Alle Muskeldystrophien sind durch fortschreitende Degeneration der Muskulatur, einhergehend mit Umbauprozessen, gekennzeichnet. Diese Erkrankung wurde zuerst 1891 von Wilhelm Erb beschrieben.
Translarna
Als eine extrem effiziente Gentherapie gegen Muskeldystrophien wurde in EU Ländern vor kurzem (für Kinder über 5 Jahre alt) das Medikament Translarna (Ataluren) der Firma PTC Therapeutics

zugelassen. Es handelt sich dabei um ein Medikament, das spezielle Mutationen im Dystrophien-Gen behandelt, die zu einem Stopp der Ablesung des Gens und der Proteinproduktion in der Muskelzelle führen. Somit wird bei den Betroffenen kein Dystrophien-Eiweiß in der Muskelzelle gebildet und es kommt zur Muskelschwäche.

Mögliche Nebenwirkungen
Bei vielen Patienten treten nach der Einnahme dieser Medizin Übelkeit, Erbrechen sowie Kopfschmerzen auf.

Muskelfaserriss ist eine Sportverletzung, bei der es nach einer stärkeren Belastung zum Zerreißen von Muskelgewebe kommt. Im Gegensatz zur Muskelzerrung lässt sich eine Veränderung der Struktur mit Zerstörung von Muskelzellen und eine Einblutung erkennen. Meistens sind Waden- und Oberschenkelmuskulatur betroffen.

Die erste Hilfe beim Muskelfaserriss besteht aus der so genannten PECH-Regel. PECH steht dabei für Pause, Eis, Compression, Hochlagern. Am wichtigsten ist die Schonung des Muskelgewebes und, nach Bedarf, die Schmerztherapie. Ruhigstellung ist nach einer operativen Rekonstruktion nötig. An der Wade ist eine Hochlagerung des Beines sinnvoll, da die Schwellung in der Umgebung des Einrisses weniger auftritt und weniger Schmerzen bereitet. Obwohl die Spontanheilungsrate beim Muskelfaserriss ziemlich hoch ist, findet ein chirurgischer Eingriff bei Verletzungen mit Funktionseinschränkung häufig statt, und er ist bei Sportlern notwendig, da sich der Muskel nicht rekonstruieren kann. Nach einer Operation erfolgt eine sechswöchige Ruhigstellung des betroffenen Muskels, um ein erneutes Zerreißen zu verhindern. In den USA hat man gute Erfahrungen mit einer begleitenden Testosteron-Therapie gemacht, um die während der Trainingspause eintretende Muskelatrophie zu minimieren.

Muskelhärte ist eine tastbare, meist druckschmerzhafte Verdickung eines Muskels mit zusammenziehbaren Muskelbündeln sowie Knoten- oder Wulstbildung. Die Muskelhärte ist ein häufiger Befund bei chronischen Schmerzzuständen.
Als eine Behandlung verwendet man örtliche Anästhesie sowie Physiotherapie.

Muskelkater ist ein Schmerz, der nach körperlicher Anstrengung, besonders bei hohen Belastungen der Muskelpartien, auftritt. Meistens macht sich dieser erst Stunden nach der jeweiligen Tätigkeit bemerkbar.

Als eine erprobte Behandlung des Muskelkaters nutzt man Wärmebehandlungen, wie z. B. die Naturschlämme, aber auch warme Bäder und Saunagänge, vor allem direkt nach der Belastung. Sie lindern den Schmerz und tragen zu einer schnelleren Genesung bei. Die Wärme steigert die Durchblutung, so dass die beschädigten Muskelfasern besser mit Mineralstoffen und Spurenelementen versorgt werden können. Außerdem soll der Betroffene vor und nach Belastung größere Mengen an eiweißhaltiger Nahrung verzehren. Dabei spielen die so genannten verzweigtkettige Aminosäuren, Valin, Leucin und Isoleucin, die in Nahrungseiweiß vorhanden sind, eine heilende Rolle.

Muskelkrampf ist eine Muskelanspannung mit den übertriebenen und schmerzhaften Folgen. Als eine häufige Ursache der Krankheit e nennen gewöhnlich die Sachkundigen den Magnesiummangel. Ähnlicher Weise halten sie einen Calciummangel im Blut für die Ursache von Muskelkrämpfen im Ruhezustand.

Die Heilung der Muskelkrämpfe wird mit den Medikamenten durchgeführt, die den Muskel zu verkürzen fähig sind. So verhindert der Arzt das Entstehen des Sehnenreflexes. Eine hemmende Wirkung auf den krampfenden Muskel erfolgt durch die zurückgehenden Neurone im Rückenmark.

Chininpräparaten

Zu solchen Medikamenten zählt unter anderen das Chinin, ein Alkaloid der Chinarinde. Pharmazeutisch verwendet man für diese Zwecke Chininsulfat. Sehr hilfreich können auch magnesiumhaltige Präparate auswirken. Bei älteren Personen treten oft nächtliche Wadenkrämpfe auf. Vorbeugend wirken eine ausreichende Flüssigkeitszufuhr, eine ausgewogene, magnesiumreiche Ernährung, leichte und regelmäßige Bewegung und Dehngymnastik.

Mögliche Nebenwirkungen

Nach der Gabe Chinins entstehen bei einigen Personen folgende unerwünschten Erscheinungen: Hautausschläge, Kopfschmerzen, Hör- und Sehstörungen, Verwirrtheitszustände, Schwindel, Ohrensausen, Nervenschäden, Magen-Darm-Beschwerden, Übelkeit und Erbrechen, Durchfall und Leberfunktionsstörungen.

Myalgie (Muskelschmerz) treten häufig als Symptom bei den verschiedensten Krankheiten auf. Sie ist ein typisches Symptom bei vielen Infektionen, z.B. Erkältungen, Grippe, durch den Zeckenstich übertragene Babesiose, Borreliose, Malaria u. a. Der Muskelschmerz ist dabei ein der ersten Symptome, der den Ernst der Lage bekunden sollte. Auf diesen Grund soll man die Behandlung entsprechend der Ursache anordnen.

Myoklonien sind rhythmische oder nicht rhythmische Zuckungen an lokalen Muskelgruppen. Die Bewegungsintensität variiert erheblich. Häufig sind rumpfnahe Arm- und Beinabschnitte, aber auch Mimik- und Rumpfmuskulatur betroffen. Die Behandlung der Ursache ist, wenn möglich die beste Therapie. Symptomatisch werden Clonazepam, Piracetam, Levetiracetam, Valproat, seltener Phenytoin, Carbamazepin und andere Antiepileptika eingesetzt. Bei peripheren Myoklonien helfen auch Botulinumtoxin Injektionen.

Parese ist eine unvollständige Lähmung. Empfindungsstörungen zählen nicht zu den Paresen. Paresen der Skelettmuskulatur offenbaren sich in einer Minderung der Muskelkraft. Sie haben ihre Ursache meistens in neurologischen Störungen, wobei man grundsätzlich zwei Formen unterscheidet: zentralen und peripheren Paresen.

Die Heilung der Parese zeigt sich häufig ziemlich kompliziert zu sein. Manchmal scheint es sinnvoll, zuerst darauf zu verzichten. Gleichzeitig sollten die Mediziner eine Parese, die durch eine Muskelentzündung oder einen Infekt verursacht worden war, möglichst schnell versuchen zu behandeln. In diesem Falle bringt man gewöhnlich Antibiotika zum Einsatz. Wenn die Ursache mit dem Tumor verbindet werden, kann auch den chirurgischen Eingriff notwendig sein. So wurde es herausgestellt, dass neben den Tumoren im Bereich des Gehirns auch Tumore im Bereich der Wirbelsäule immer wieder für das Auftreten einer Parese verantwortlich sein könnten. Sofern ein operativer Eingriff nicht möglich ist, kann auch eine Chemotherapie durchgeführt werden. Und sollte eine Behandlung der Parese nicht möglich sein, können jedoch spezielle Verfahren, etwa spezielle Arten Massagen, zur Linderung der Symptome eingesetzt werden.

Plegie (Paralyse) ist ein vollständiger Funktionsausfall von Skelettmuskeln. Paralysen können für einzelne Muskeln oder Muskelgruppen auftreten, wenn der sie versorgende Nerv oder dessen Wurzelzellen im Rückenmark zerstört sind. Plegien ganzer Gliedmaßen oder Gliedmaßen Abschnitte treten beispielsweise bei der spinalen Querschnittlähmung auf.

Die Effizienz einer Plegie Behandlung hängt vom allgemeinen Gesundheitszustand des Patienten ab. In manchen Fällen kann die funktionelle Elektrostimulation sehr nützlich sein. Diese Methode wirkt unmittelbar auf die betroffenen Muskeln ein, was auch die Muskelatrophie zu vermindern ermöglicht. Bei einer gewissen Halbseitenlähmung nach dem Schlaganfall sollte man so schnell wie möglich eine Physiotherapie einsetzen, denn es ist eine Chance, die betroffene Seite des Patienten zu aktivieren. Um den Heilungserfolg bei dieser Behandlung zu erhöhen, entwickelte das deutsch-englische Ehepaar Bobath ein sinnvolles Konzept ihres Namens, das eine 24-Stunden Patientenheilung durch medizinisches Personal in Gang brachte. Weiterhin wurde bei schlaffer Paralyse eine Ergotherapie wie eine Kombination von Beschäftigungstherapie und Krankengymnastik eingesetzt, die gegen eine Versteifung der Gelenke und totaler Unterversorgung entgegenwirken sollte.

Die Haut

Ein Teilgebiet der Medizin, das sich mit der Abklärung, Behandlung und Betreuung von Patienten mit nichtinfektiösen und infektiösen Erkrankungen der Haut sowie mit gut- und bösartigen Hauttumoren befasst, heißt Dermatologie. Die Haut ist das größte Organ des menschlichen Körpers, das funktionell viele Aufgaben erfüllen soll, vor allem aber eine schützende sowie stoffwechselnde Rolle spielen sollte. So dient die Haut der Abgrenzung von innen und außen (Hüllorgan), dem zuverlässigen Schutz vor schädlichen Umwelteinflüssen, sowie der Darstellung, Kommunikation und Wahrung des inneren Gleichgewichts. Menschliche Haut ist ziemlich komplex aufgebaut worden. Dabei gliedert sich die äußere Haut in drei wesentliche Schichten: Epidermis (Oberhaut), Dermis (Lederhaut) und Subcutis (Unterhaut). Die Epidermis gehört zu den Epithelgeweben. Es handelt sich hier um ein mehrschichtiges verhornendes Plattenepithel, das ungefähr die Dichte zwischen 0,03 und 0.05 Millimeter besitzt. Es ist aber nicht immer der Fall. Z.B. ist die Hornschicht an den Handinnenflächen und den Fußsohlen bis zu mehreren Millimeter dick. Umgangssprachlich nennt man sie „Hornhaut". Man teilt die Epidermis von außen nach unten in fünf weiterer Schichte auf: Hornschicht (Stratum corneum), Glanzschicht (Stratum lucidum) (ist nur an der Leistenhaut der Hand- und Fußinnenseiten vorhanden), Körnerzellenschicht (Stratum granulosum), Stachelzellschicht (Stratum spinosum) und Basalschicht (Stratum basale). Die Dermis besteht hauptsächlich aus Bindegewebsfasern und dient der Ernährung und Verankerung der

Epidermis. Hier befindet sich das fein mit Kapillaren gefüllte Blutgefäßsystem, das die Grenzzone zur Epidermis mit Nährstoffen versorgt. Der Ursprung der Talg- und Schweißdrüsen findet sich in der unteren Lederhaut. Diese enthält die für die Temperaturregelung wichtige glatte Muskulatur und Blutgefäße. Die Subcutis bildet die Unterlage für die darüber liegenden Hautschichten und enthält die größeren Blutgefäße und Nerven für die oberen Hautschichten sowie das subkutane Fett und lockeres Bindegewebe. In der Unterhaut liegen Sinneszellen für starke Druckreize, z.B. die Lamellen Körperchen.

Wie bei allen inneren Organen wurde es festgestellt, dass eine gesunde Physiologie der Haut nur bis einem bestimmten minimalen Feuchtigkeitswert gesichert wird. Darunter verschlechtern sich sowohl die Transport- als auch die Schutzfunktionen der Haut. Gleichzeitig wird die Haut für die Alterungsvorgänge sehr anfällig. Bei einer trockenen Haut handelt es sich nicht nur um die physikalische Entwässerung, sondern auch um komplizierte biochemischen Prozessen, die zu einem gestörten Stoffwechsel des Hautgewebes sowie zum vergrößerten Zellabsterben führen sollten. Dabei verändert sich die zarte dreidimensionale Struktur der fettartigen Bestandteile (Lipiden), so dass es überhaupt keine Wiederherstellung der Struktur möglich wird. Gewöhnlich kann man einfach die trockene Haut durch Rauhigkeit, Schuppung, Glanzlosigkeit und mangelnde Elastizität mit bloßem Auge bemerken. Solche Haut reagiert viel empfindlicher im Vergleich zur gesunden Haut auf äußerliche physikalische und chemische Reizfaktoren. Eigentlich sind Millionen Menschen davon betroffen, obwohl die Mehrheit keine Aufmerksamkeit darauf zu lenken scheint. Die trockene Haut ist bestimmt ein Warnungszeichen, das der Betroffene viel ernster als einer harmlosen Bemerkung auffassen sollte. Für die Menschen, die eine (häufig angeborene) Überempfindlichkeit gegen bestimmte Stoffe besitzen, liegt ein Defekt der Barrieren Funktion der Hornschicht vor, der einen fortschreitenden Wasserverlust zur Folge haben kann. Entweder fehlen es die notwendigen Lipide der Hornschicht oder es gibt eine verminderte Aktivität der Talgdrüsen. Wie gesagt kann die trockene Haut vererblich oder erworben sein, was im Prinzip zu ähnlichen Folgen führen sollte. In manchen Fällen erscheint sie infolge einer inneren Erkrankung, z.B. des Nierenleidens oder des Diabetes mellitus. Bekannt aber sind auch solche Fälle, wenn die Ursache der

trockenen Haut ein zu häufiges Duschen oder Baden wird unabhängig davon, ob es mit oder ohne Seifen stattfindet. Sie tritt auch bei gewissen Fachkrankheiten auf. Für die Diagnose dieser Hauterkrankung verwendet man unterschiedliche Messungen von Hautrauhigkeit, Feuchtigkeit, Hautwasserverluste, Fettgehalt und Schuppenbildung.
Behandlungsmethoden schließen unter anderen eine hautkosmetische Pflege ein, mithilfe zweier Emulsionsarten: Wasser im Öl (die so genannten W/O-Emulsionen) oder Öl im Wasser (O/W-Emulsionen). Die reichlichsten Zubereitungen beinhalten bis zu 40 wertvollen Komponenten inklusiv mehrere tierische und pflanzliche Fette, Glyzerin, Harnstoff, Tocopherol (Vitamin E) und Calciferol (Vitamin D), Adenosintriphosphat (ATP, ein unmittelbarer Energieträger in Zellen) u. a. Bei einer großen Auswahl der Bestandteile ist es natürlich nicht einfach, den echten Beitrag des Einzelnen abzuschätzen. Eher handelt es sich dabei um einen gemeinsamen Effekt, der üblicherweise erreicht werden sollte. Bei einem günstigen Verlauf der Therapie erhöht sich der Wasser- und Fettgehalt der Haut, was zu einer Hautglättung sowie zu einer Verminderung der Schuppenbildung führt. Die Schrankenfunktion der Haut verbessert sich erheblich, was mit modernen Methoden nachgewiesen werden könnten. Als ein besonders zuverlässiges Vergleichsmaterial kann man nicht nur die allgemein anerkannten Messergebnisse, sondern auch die von dem Patienten vor der Behandlung benutzen. Für die klinischen Studien der neuen Hautmedikamente wird es wünschenswert, eine große Zahl der Probanden heranzuziehen, um die statistischen Ergebnisse sicher zu stellen.
Eine viel versprechende Methode der Behandlung von Haut- sowie Innenkrankheiten heißt die Iontophorese. Sie wurde auf der Anwendung des elektrischen Stroms gegründet, der die elektrisch geladenen Moleküle durch die Haut mit einer erhöhten Geschwindigkeit passieren lässt. Solches durch die Haut übertragende Verfahren zeigte schon eine hohe Effizienz für ein präzises Verabreichen unterschiedlicher Arzneimitteln. Für die therapeutischen Zwecke verwendet man häufig große Moleküle von Peptiden oder kleinen Eiweißen, die gewöhnlich bei der Oralaufnahme nicht ausgenommen werden können oder die durch die körpereigenen Flüssigkeiten geschädigt werden sollten. Im Unterschied zu einer Einspritzung wirkt die Iontophorese schönend

auf die Haut und innere Geweben. Das Verfahren wendet die Stromstärke zwischen 10 und 30 mA an und wird anfangs langsam hoch geregelt und danach mit gleicher Geschwindigkeit heruntergeregelt. Die Iontophorese wird mit Gleichstrom oder Impulsstrom (unterbrochener Gleichstrom) betrieben. Das Medikament wird auf feuchtes Zellstoffpapier unter eine Elektrode gebracht. Elektrisch positiv geladene Arzneistoffe (Kationen) werden unter die positive Elektrode platziert, negativ geladene Arzneistoffe (Anionen) unter die negative Elektrode. Kationische Medikamente sind z. B. Procain, anionische Medikamente sind z. B. Salicylate. Eine örtliche Anwendung der Arzneien fürs Kurieren von Hauterkrankungen war schon längst wie einen allgemein eingerichteten Bestandteil der Medizin etabliert. Ein Verfahren, das bei der Verabreichung des Heilmittels keinen Schmerz im Haut- und Unterhautbereichen auslösen sollte, wurde besonders geschätzt. Iontophorese schien dabei ganz raffiniert und effizient, um die wichtigsten pharmazeutischen Ziele zu erreichen. Deswegen wurden es schon weltweit mehrere Medikamente inklusiv Scopolamin (ein Alkaloid aus den Nachtschattengewächsen), Nitroglyzerin, Clonidin (Blutdruck senkende Arznei), Östradiol (weibliche Sexualhormon), Fentanyl (schmerzlinderndes Arzneimittel), Testosteron (männliche Sexualhormon) u. a. Für viele andere Medikamente brauchte aber die Iontophorese spezielle Vorbereitungen, um die Hautschränke (vor allem des Stratum corneums) zu überwinden. Die Struktur des Stratum corneums wurde sehr vernünftig aufgebaut worden, um den unempfindlichen Wasserverlust aus dem Körper (z.B. bei der verminderten Aktivität der Schweißdrüsen) zu verhindern. Ein hautübertragener Transport der Moleküle findet durch die komplizierten gekrümmten zwischenzellulären Räume statt, die mit fettartigen Matrizensubstanzen gefüllt wird. Mithilfe der zusätzlichen elektrischen Ladungen ändert sich einigermaßen die genannte Struktur der Matrize, was entschieden die Aufnahme der Arznei verbessern sollte. Da der isoelektrische Punkt der Haut (also der pH-Wert, mit dem die elektrische Ladung der Null gleicht) zwischen 4 und 5 liegt, haben die Kationen (positiv geladene Ionen) günstigere Aussichten für die Iontophorese. Letzte Zeit wurde es herausgestellt, dass man mit diesem Verfahren erfolgreich nicht nur einzelne Komponente, sondern auch mehrere Arzneien gleichzeitig übertragen könnte. Die wichtige Voraussetzung dafür war die gesamte elektrische Ladung der Mischung. Solche systemische

Einstellung zeigte sich vielversprechend, weil der Arzt selbst ziemlich komplizierte Mischungen zusammensetzen konnte. Bemerkenswert dabei ist die Tatsache, dass die per oral Einnahme ähnlicher Mischungen wegen einer zerstörerischen Wirkung der Enzyme nicht möglich ist.

Hauterkrankungen

Hautkrankheiten zählen zum Wesen der Dermatologie. Da mehrere schwere Erkrankungen wie HIV oder Syphilis auffällige Spüren auf der Haut hinterlassen können, sollen Hautärzte auch diese Fälle übernehmen.

Dermatitis

Unter dieser Krankheit verstehen Dermatologen eine entzündliche Reaktion der Haut, die vorwiegend die Dermis (Lederhaut) betrifft. Häufig nennen Patienten damit auch das Ekzem, obwohl die Dermatitis ein weit breiterer Begriff aufweisen sollte. Für eine genaue Diagnostik brauchen Fachleute eine Vielfalt von form- und farbartigen Merkmale untersuchen, deren Gesamtheit die entscheidende Schlussfolgerung herausziehen lässt. Das Vorhandensein der Papeln (Verhärtungen), Quaddeln (Erhebungen) oder Bläschen kann dabei von großer Bedeutung werden. Viele Erreger können in den Körper durch den Mund, Darm oder andere Wege (z.B. durch kontaminierte Injektionen) eindringen.

Arzneien gegen Dermatitis

Eine allgemein anerkannte Behandlungsmethode konzentriert ihre Aufmerksamkeit auf der sogenannten Lokaltherapeutika, die eine hohe Dosis der Medizin auf die betroffene Stelle eintragen lässt. Moderne Medizin schließt die meistverwendeten Formen der Lokaltherapeutika wie Salben, Cremen und Schüttelmixturen ein. Falls die Erregernatur festgestellt wird, soll die ärztliche Verordung ein spezifisches Medikament dagegen aufweisen, z.B. ein Antibiotikum gegen bakterielle Erreger, Antimykotika gegen Pilzinfektionen oder antihistamine Arzneien gegen allergische Reaktionen.

Einige Dermatitis Arten, z.B. periorale Dermatitis, die durch keine Infekte übertragen wird und keine ansteckende Krankheit aufweist, kann man manchmal gar ohne Medikamente auskurieren lassen. Dieses dauerhafte Leiden, das man auch Stewardessenkrankheit oder Mund Rose nennt, entsteht eher von einer Überpflegung mit Kosmetika. Bei vielen Frauen, die geschäftlich ständig reisen sollen, entsteht die Gefahr, die Kosmetikprodukte stets wechseln zu müssen, was für die Haut immer neue Probleme schafft. Bei der periorale Dermatitis wird die Haut an den befallenen Stellen, gewohnt um den Mund und neben den Nasenflügeln, gerötet, gejuckt und gespannt. Später kommen Bläschen, Pusteln und Krusten auf. Nicht selten helfen dabei einfache Hausmitteln wie kalte Schwarzteeumschläge. Darauf kann die Patientin auch leichte Creme auftragen, aber auf keinen Fall fette Creme.

Allergische Kontaktdermatitis ist eine Krankheit, die grundsätzlich wegen einer verzögerten Immunreaktion zustande kommt. Wie der Name verrät, entsteht sie durch den Kontakt mit der Substanz, die bei dieser Person ein spezifisches Krankheitsbild hervorrufen kann. Es gibt eine Reihe von natürlichen und künstlichen Verbindungen, die für solche unangenehmen Erkrankung verantwortlich sein sollten. Zu sehr wesentlichen Merkmalen zählen Rötungen, Schwellungen, Bläschen, Papeln (Knötchen) und Schuppungen. Die Arzneien der ersten Wahl sind Glycocortikoide wie Cortisol und Corticosteron, die schon bei anderen Krankheiten beschrieben worden waren.

Psoriasis
Dieses Leiden gehört auch zu nichtansteckenden entzündlichen Hautkrankheiten, die prinzipiell auch andere Körperorgane (z.B. Gelenke und zugehörige Bände, Gefäße und Augen) befallen kann. Der andere Name dieser Erkrankung ist Schuppenflechte. Sie offenbart sich durch stark schuppende, von kleinen Punkten bis zu sehr großen Arealen verbreitete Stellen auf unterschiedlichen Hautregionen. Obwohl die genauen Ursachen der Krankheit noch nicht eindeutig geklärt waren, vermuten die Hautärzte ein Zusammenspiel erblicher, autoimmunologischer und ökologischer Faktoren für plausibel.

Arzneien gegen Psoriasis
Lange Zeit gab es keine effektiven Medikamente gegen Psoriasis, obwohl allein in EU-Ländern davon fast 4 Millionen Menschen betroffen sind. Vor kurzem wurden aber zwei moderne Präparate von EU-Gesundheitsbehörde zugelassen, die fast gleichzeitig auf den Markt gebracht worden waren.

Secukinumab
Diese vom Pharmaunternehmen Novartis entwickelte und unter dem Namen Cosentyx vermarkte Arznei stellt einen monoklonalen Antikörper vor. Sie unterdrückt im Körper das Interleukin-17A, das

heißt, ein körpereigener Botenstoff der Immunsystemzellen, was zur Hemmung der Überempfindlichkeit des Immunsystems führen sollte.
Mögliche Nebenwirkungen
Eine dauernde Einnahme Secukinumabs kann schwere Infektionen verursachen, was den Einsatz sofort einzustellen zwingen muss. Außerdem entstehen nicht selten Schwellungen von Gesicht, Lippen oder Zunge, niedriger Blutdruck, der Schwindel oder Benommenheit verursachen kann, rote Hautausschäge oder erhabene Papeln.
Apremilast
Dieses Arzneimittel wurde von Pharmafirma Celgene unter dem Namen Otezla entwickelt und verkauft. Es ist ein Hemmer des Enzyms Phosphodiesterase-4. Bemerkenswert zählt auch das Koffein zu Phosphodiesterasehemmer. Mit dieser Aktivität fördert Apremilast eine moderate Wirkung des Immunsystems, was für die Behandlung Psoriasis sehr hilfreich sein sollte.
Mögliche Nebenwirkungen
Nach der Gabe Apremilasts treten bei mehreren Patienten Übelkeit, Erbrechen, Durchfall, Kopfschmerzen und Depressionen auf.
Urtikaria
Diese Krankheit, die auch Nesselsucht genannt wird, kann unterschiedliche Ursache haben. So gibt es eine physikalische Urtikaria, die von Wärme, Kälte, Druck ausgelöst werden kann. Daneben existieren zahlreiche Autoimmunformen, die von körpereigenen Substanzen den Anstoß dazu geben können. Ziemlich weit verbreitet sind auch Urtikaria Arten, die vom psychischen Stress verursacht werden können. Es gibt auch schwere chronische Varianten, die durch Infekte entstehen sollten. Ursprünglich kommen bei mehreren Formen der Erkrankung rote Hauterhebungen, die allmählich größer bis zur Quaddeln Bildung werden, auf. Die Quaddeln können vom Durchmesser weniger Millimeter bis zu Größen der Körperteile erreichen. Das Jucken ist dabei so stark wie beim Brennesselbrand.
Arzneien gegen Urtikaria
Omalizumab
Dieser Arzneistoff wurde vom Pharmaunternehmen Novartis hergestellt und unter dem Handelsnamen Xolair auf den Markt gebracht. Die Substanz erweist ein rekonbinanter menschlicher monoklonaler Antikörper gegen Immunglobulin E. Rekombinante Antikörper sind grundsätzlich Eiweiße mit immunologischer Aktivität, die mithilfe der Gentechnik erzeugt werden. Eine

komplizierte Antikörperproduktion erfolgt mit speziellen Klonverfahren in den Wirtzellen. Im Falle des Omalizumabs fand die Herstellung einer Zelllinie aus den Eizellen des chinesischen Hamsters. Das Omalizumab zeigte eine hohe Wirkung nicht nur gegen chronisches Asthma, sondern auch gegen viele Arten der Urtikaria.

Mögliche Nebenwirkungen
Bei manchen Patienten treten nach der Gabe Omalizumab Kopfschmerzen, Schwellungen, Hausausschläre und Juckreize auf.

Dapson
Diese wirksame Heilsubstanz zählt zur Zytostatika, also zu Hemmer der Zellvermehrung. Dank dieser Beschaffenheit war das Dapson in der Behandlung der Urtikaria angewendet, wo es die Fortpflanzung entzündender Zellen erheblich hemmen sollte.

Mögliche Nebenwirkungen
Bei mehreren Betroffenen führt die Einnahme Dapsons zu Kopfschmerzen, Schwindel, Geschmacksveränderungen, Fieber und Hautausschläge.

Tacrolimus
Diese Medizin ist ein aus dem Bakteriumstamm Streptomyces tsukubaensis gewonnener Wirkstoff, der eine unerwünschte Aktivität des Immunsystems unterdrücken kann. Bei der Urtikaria fungiert das Tacrolimis als eine günstige Alternative der Glycocorticoide. Es wurde erstmal von japanischen Wissenschaftlern isoliert und untersucht.

Mögliche Nebenwirkungen
Bei einer systemischen Anwendung Tacrolimus beobachteten Ärzte Kopfschmerzen, Übelkeit, Durchfall, hohen Blutdruck und Schlaflosigkeit.

Naturheilkunde empfiehlt bei mehreren Urtikaria Abarten Aufgüsse aus den Heilpflanzen Hamamelis, Eichenrinde, Kamille, Zistrose, Ringelblume oder schwarzem Tee (ohne Aroma) für Kompressen zubereiten, die etwa 20 Minuten lang aufgelegt werden. Bei der Nesselsuchtform, die durch Kälte, Nässe oder Druck entsteht, hilft der Bittersüßstängel, der sowohl innerlich als auch äußerlich angewendet werden kann. So behaupten diese Fachleute, dass er aufgrund seiner entzündungshemmenden, antiallergischen Eigenschaften sogar die schweren Formen der Urtikaria auskurieren kann.

Homöopathie rät bei starkem Brennschmerz und Verschlechterung durch Wärme Urtica urens (kleine Brennnessel) oder Apis mellifica (westliche Honigbiene) an.

Akne

Der ganz kurze Begriff „Akne" ist eine Sammelbezeichnung für Erkrankunge des Talgdrüsenapparates und der Haarfollikel, die zunächst nichtentzündliche Mitesser hervorbringen, später aber eine Reihe entzündlicher Hautveränderungen, wie Pusteln, Pappeln und Knoten, verursachen lässt. Neben einer Klassifizierung nach dem Lebensalter, die Neugeborenen, Kinder und Erwachsene unterscheiden sollte, gibt es eine äußere Abschätzung, die eine genaue Ursache herausstellen lässt. So nennt man eine Akne Art Mallorca-Akne oder Sommerakne, die durch eine Überdosis UV-Strahlen zustande kommt. Man vermutet dabei eine starke Reaktion freier Radikale mit den Lipiden aus den fetthaltigen Kosmetika, Sonnenschutzmitteln und körpereigenem Talg, was für einen entzündlichen Prozess verantwortlich sein könnte. Der Name Acne medicamentosa spricht für sich selbst, denn sie wird in der Tat durch Schlafmittel, Kortikosteroide, Anabolikamissbrauch sowie eine Neigung zu hoch dosierten Vitaminen verursacht.

Die Kontaktakne ensteht gewohnt nach den Kontakten mit giftigen Stoffen, was in der Präzisierung des Namens, z.B. Chlor- oder Ölakne widerspiegelt werden kann. Die Bezeichnung Acne inversa steht für eine schwere Talgdrüsenentzündung sowie die Entzündung der tiefen Haarfolikeln.

<u>Arzneien gegen Akne</u>

<u>Akneroxid</u>

Dieses Medikament wird in Gelform von Firma Almirall Hermal GmbH produziert. Der Hauptwirkstoff, Benzoylperoxid, ist besonders gegen Akne Bakterien aktiv, was vom Hersteller als eine Basistherapie gegen alle Formen Akne vulgaris angezeigt wurde.

<u>Mögliche Nebenwirkungen</u>

Bei wenigen Patienten kann die Anwendung Akneroxids zu einer stärkeren Austrocknung der Haut führen. Auch allergische Hautreaktionen sind nicht ausgeschlossen.

<u>Marduk</u>

Dieses Medikament, das von Firma S & K Pharma GmbH in Gelform produziert wird, schließt auch als die wichtigste Komponente Benzoylperoxid, dessen Eigenschaften und Nebenwirkungen wir schon oben erwähnt haben.

Louis Widmer Akne Plus
Diese Arznei von Louis Widmer GmbH verwendet man in einer Cremeform. Die drei wichtigen Wirkstoffe sind Benzoylperoxid, Miconazol und Miconazol nitrat. Chemisch gesehen zählt sich Miconazon zu Imidazolverbindungen, die gegen viele Pilzinfekte aktiv sind. Das heist, diese Arznei verfügt über eine breite Palette antibakteriellen und pilzunterdrückenden Beschaffenheiten.
Mögliche Nebenwirkungen
Mehrere Patienten beschweren sich nach der dauernden Anwendung der Creme über Austrocknung der Haut sowie über eine Überempfindlichkeit.
Aknederm
Dieser Heilstoff von Firma Gepepharm GmbH wird in einer Salbenform hergestellt. Zwei Bestandteile der Salbe sind Zinkoxid und Ammoniumbituminosulfonat. Zinloxid, auch Zinkweiß genannt, ist als ein hauttrockende und pilzhemmende Arzneimittel bekannt. Ammoniumbituminosulfonat, das unter dem Handelsnamen Ichthammol oder Ichthyol bekannt ist, kommt häufig bei der Behandlung der Akne und anderen Hauterkrankungen zum Einsatz.
Mögliche Nebenwirkungen
Bei einigen Betroffenen nach der Nutzung der Salbe entstehen unerwünschte Erscheinungen wie Austrocknung, Rauhehaut, Jucken und Brennen.
Hans Karrer Hydrocreme Mikrosilber
Dieses Erzeugnis von Firma Hans Karrer GmbH beinhaltet eine Vielfalt von bioaktiven Stoffen, die nicht nur für eine hautheilende, sondern auch für -pflegende Wirkung sorgen sollte. Gleichzeitig, wie es schon aus seinem Namen verständlich wird, gibt es auch Mikrosilber dabei, was ihm besonders wertvolle kurierende Fähigkeiten verleiht. So tötet es eine Reihe von krankheiterregenden Bakterien, Pilzen und anderen Mikroorganismen, was seine Rolle in der Heilung unterschiedlicher Akmeformen nicht hoch genug einschätzen kann. Zurzeit sind die auffallenden Nebenwirkungen der Hydrocreme nicht bekannt.
Vitiligo
Vitiligo oder Weißflechenkrankheit ist eine chronische, nicht ansteckende Hauterkrankung, die bis zu 2% der Weltbevölkerung betrifft. Das Hauptmerkmal des Leidens besteht in der Störung der Pigmentierung, so dass eine Menge von farblosen Hautzonen entsteht. Obwohl die Ursachen der Vitiligo noch nicht bekannt sind,

vermuten die Fachkräfte eine bestimmte Art der Autoimmunreaktion, indem die Melanozyten, Farbzellen, zerstört werden sollten. Zugunsten solcher Hypothese spricht die Tatsache, dass die Vitiligo andere Autoimmunkrankheiten begleiten kann. Bekannt ist auch, dass Stress den Ausbruch der Krankheit fördern kann. Die Erktankung ist alterunabhängig und kaum erblich bedingt. Allerdings entsteht ein drittel der Vitiligofälle unter nahen Verwandten. Prinzipiell können sich die betroffenen Stellen weit verbreiten, aber oft ändern sie ihr Ausmass nicht. Es gibt auch gewisse Fälle der vollständigen unmittelbaren Heilung.

Therapiefördernde Arzneien gegen Vitiligo

Eine der effizienten Heilmethoden gegen Vitiligo besteht aus einer UV-Strahlung mit einer genaen Wellenlänge 311nm. Als Lichtempfindlichkeit vergrößerte Präparate verwendet man u. a. Khellin oder Phenylalanin.

Khellin

Das Khellin ist eine aus der Naturheilkunde stammende pflanzliche Substanz, die aus dem Bischofskraut gewonnen wird. Man verwendet dieses Heilmittel seit der Antik gegen verschiede Krankheiten (inklusiv Vitiligo).

Mögliche Nebenwirkungen

Bei manchen Patienten entstehen nach der Gabe Khellins ziemlich schwere Leberschaden, Schlaflosigkeit und allergische Reaktionen.

Phenylalanin

Phenylalanin ist eine essentielle Aminosäure, die an der Synthese lebenswichtiger Eiweiße teilnimmt.

Mögliche Nebenwirkungen

Bei wenigen Patienten treten nach der Einnahme Phenylalanins Müdigkeit, Schwindel, Pigmentstörungen sowie Nierenunterfunktion auf.

Unter anderen Arzneien gegen Vitiligo sind schon genannte Medikamente wie Cyclosporin, Tacrolimus, Everolimus und auch Glycocorticoide zum Einsatz gekommen werden.

Furunkel ist gewöhnlich eine tiefe, schmerzhafte Entzündung des Haarbalgs und des umliegenden Gewebes, die meist durch Staphylokokken oder eine Misch Flora entsteht.

Als eine radikale therapeutische Methode sollte ein Furunkel operativ aufgeschnitten werden, um durch die entstehende Druckentlastung dem weiteren Vordringen der Erreger in das umliegende Gewebe entgegenzuwirken. Beim „unreifen" Furunkel

kann man gewisse gefäßerweiternde Salben (die so genannten Zugsalben) ausnutzen. Antibiotika können dabei helfen, die Gewebszerstörung bei dem nachfolgenden chirurgischen Eingriff zu minimieren.
Wenn eine Furunkulose eine chronische Form aufnimmt, wird die Anwendung der Autovakzine, also dem Impfstoff, der aus Bakterien gewonnen wird, die aus dem Organismus des Kranken stammen, unentbehrlich.
Rhinophym ist eine Hauterkrankung, die üblicherweise im Bereich des Mittelgesichts auftritt, meist im Alter zwischen 30 und 40 Jahren beginnt und sich oft zwischen dem 40. und 50. Lebensjahr deutlich verstärkt. Sie kann Ähnlichkeiten zur Akne zeigen, aber die zugrundeliegenden Erkrankungen sind verschieden. Die Rhinophym äußert sich durch fleckförmige, teils schuppende Rötungen, aber auch Schwellungen der Gesichtshaut sowie durch entzündliche Papeln und Pusteln.
Da die Rhinophym - Haut äußerst empfindlich auf chemische und physikalische Reize reagiert, sollte den Kontakt des Patienten mit allen irritierenden Substanzen, seien sie die Seifen, Alkohole, Menthol, Kampfer, Peelings usw. entfernt werden. Ebenso sollen die Reibungen und Sonneneinstrahlung gemieden werden. Das Gleiche gilt für alle anderen Auslöser der plötzlich auftretenden Rötungen des Gesichts für die Faktoren, die zur Gefäßerweiterung führen (z.B. Alkohol, scharf gewürzte Speisen, heiße Getränke, Saunabesuche usw.)
Tumoren: Basalzellkarzinom, Spinaliom, selten Sarkom und Melanom. Diese bösartigen Neubildungen haben unterschiedliche Ursachen und schaden verschiedene Gewebe und Gefäße.
Für die Bekämpfung solcher heimtückischen Tumoren soll man eine Reihe von modernen Methoden verwenden, einschließlich chirurgischer Entfernung der Neubildung sowie benötigter Strahlungs- oder Chemotherapie.

Das Haar

Die Haare sind lange Hornfäden. Sie bestehen im Wesentlichen aus dem Keratin, einem schwefelhaltigen Eiweiß, das sonst in Haut und Nägeln vorhanden ist. Haare kommen grundsätzlich bei Säugetieren vor, die alle auf ihrer Haut zumindest teilweise Haare tragen. Bei Menschen ist die gesamte äußere Haut mit wenigen

Ausnahmen (etwa Handflächen, Fußsohlen u. a.) behaart. Das Haar ist grob in drei Schichten aufgebaut: Cuticula, dünnes Häutchen über der äußeren Zellschicht, Cortex, äußere Zellschicht und Medulla, das Haar Mark. Cutikula besteht aus flachen, übereinander greifenden, verhornten, abgestorbenen Zellen, ähnlich zur Haarspitze orientiert wie bei einem Tannenzapfen. Sie besteht aus sechs bis zehn solcher Zelllagen. Sie zeigt den Gesundheitszustand des Haares an. Beim gesunden Haar liegt die Schuppenschicht flach an und ergibt so eine glatte, durchscheinende Oberfläche. Das Licht wird optimal reflektiert und ergibt so den gesunden Glanz des Haares. Alkalisches Milieu öffnet die Schuppen, saure Umgebung verschließt sie. Der Cortex macht ca. 80% des Haaranteils aus. Dort passieren alle für den Friseur relevanten chemischen Prozesse. Der Cortex besteht aus Faserbündeln, die aus einer großen Zahl feinster Keratinfasern, den Fibrillen, bestehen. Die Reißfestigkeit und Elastizität des Haares sind auf die Verkittung mit den Fettstoffen zurückzuführen. In der Längsrichtung des Haars zeigt sich eine kanalförmig verlaufende, unregelmäßig angeordnete Masse. Teilweise sind Hohlräume zu erkennen. Diesen Bereich des Haares nennt man die Medulla oder das Mark. Ein wichtiger Bestandteil der Haare sind die Haarwurzel, die sehr stoffwechselaktiv sein sollen. So produzieren sie pausenlos neue Zellen für das wachsende Haar. Die Zellen der Haarwurzel haben eine enorm hohe Zellteilungsrate mit kurzer Zellzykluszeit und gehören auch mit zu den am schnellsten teilenden Geweben. Beim gesunden Haar nehmen die neu entstehenden Zellen den Platz der vorherigen Zellen ein und schieben diese im Haarwurzelkanal nach oben. Dabei wurde es festgestellt, dass je weiter die Zellen im Haar (Haarschaft) nach oben geschoben werden, umso mehr Keratin in den Zellen gebildet wird. Man nennt diesen Prozess Keratinisierung, der zur Aushärtung des Haares sowie zum Verhornen der Zellen führt. Die verhornten Zellen werden weiter nach oben geschoben und bilden so oberhalb der Kopfhaut das sichtbare Haar.
Die Einsicht, dass die Haare wie die eigenartige pflanzliche Gewächse ein gewisses Schutzsystem besitzen sollten, kam den Gelehrten in den Kopf schon längst, doch der Spanierin Perez-Montano, die das Immunsystem der Haut erforschte, gelang es, die Existenz des Schutzsystems der Haare nachzuweisen. Sie versuchte damals, ihre Labormäuse mit unterschiedlichen Arzneien von Hautentzündungen auszukurieren. Plötzlich entdeckte sie, dass die

betroffenen Abschnitte der Hautfläche (die zuerst kahl blieben) mit dichten Pelzen bedeckt waren. Allerdings stellte sich dieser Prozess viel komplizierter heraus, als man es zuerst vermuten könnte. Es handelte sich um Makrophagen, großen Zellen des Immunsystems, die schon bei den Neugeborenen für die Beseitigung aller kleinen Eindringlinge wie Bakterien oder Pilzen sorgen. Bei den genannten Mäusen war die Funktion dieser Zelle etwas ungewöhnlich gewesen: sie trieben sich in einen programmierten Zelltod, indem sie der tierischen Natur neue Kraft verliehen. Wie in anderen Körperteilen gibt es auch in der Haut bestimmte Stammzellen, deren Entwicklung sich infolge unterschiedlicher Umstände ändern kann. In diesem Falle verwandelten sie sich in Haarzellen. Es war noch ein Zeugnis davon, dass die Stammzellen sich gewöhnlich in einem „schlafenden" Zustand befinden, der aber bei Notsituationen zu höher Entwicklungsaktivität der Stammzelle zu bringen vermöge. Diese wesentliche Entdeckung öffnet eine viel versprechende Aussicht auch für uns Menschen, die deren Glatze bekommenen Kopf willkommen mit den neuen dicken Haaren ansehen wollten.

Haarerkrankungen
Spröde Haare
Bei dieser Erkrankung sehen die Haare glanzlos, stumpf. Sie erinnern sich beim Anfassen an Stroh. Eine ausführliche Untersuchung zeigt aber, dass alle oben beschriebene Haarschichten unversehrt sind. Der Grund dafür ist die äußere Schuppenschicht, die aufgeraut und angegriffen ist. Diese Begleiterscheinung macht die Haare widerstandsunfähig, sie werden mit der Zeit immer brüchiger. Bemerkenswert hängt das Auftreten der spröden Haare von der Haarlänge ab. Physiologen haben herausgefunden, dass bei langen Haaren die Drüsen viel mehr Talg produzieren sollen, um die Haare feucht zu erhalten. Darüber hinaus gibt es wahrscheinlich eine optimale Länge für jede Person, deren Überschreitung nicht mehr in den Haarspitzen ausreichend Talg aufbewaren lässt. Die betroffenen Haare sollen sich allmählich austrocknen. Gleichzeitig soll man die spröden Haare von den strapazierenden Haaren unterscheiden. Die Letzten zeichnen sich dadurch aus, dass sie ständig funktionsunfähiger werden sollten. Es bedeutet, dass die ganze Haarstruktur inklusiv Cortex verändert wird, z.B. porös und abgenutzt. Die Ursachen der spröden Haare sind grundsätzlich umweltbedingt. Heiße Temperaturen und niedrige Luftfeuchtigkeit begünstigen diese Situation. Außerdem leiden die Haare unter dem

Vitaminmangel, vor allem brauchen sie Vitamine Gruppe B und Biotin (Vitamin H). Auch ein Mangel an Mikroelementen, z.B. Eisen, Zink und Kupfer, kann zu spröden Haaren führen.
Arzneien gegen spröde Haare
Feuchtigkeitsspendende Shampoos und Rückfette
Solche inhaltstoffreichen Heilmittel versorgen die geschädigten Haare mit allen notwendigen Komponenten, um die Hauptursache der Erkrankung zu beseitigen.
Naturheilkunde bietet für diese Zwecke Argan-, Kokos-, Jojoba- und Olivenöl an. Außerdem empfiehlt sie regelmäßige Baden mit Honig, Eiern, Avocado und Zitronen.
Haarausfall
Die Ursachen dieser Erkrankung können verschiedene Faktoren sein. Eine erbliche Veranlagung ist nicht selten für das Leiden verantwortlich. Die Sachkundigen machen auch ein Zusammenspiel der hormonalen und immunologischen Beschaffenheit des Individuums dafür verantwortlich. Allerdings können sie keine konkreten Substanzen, die dabei schuldig sind, nennen. Ernährungsspezialisten sind davon überzeugt, dass ein falsches Essen sowie ein Übergewicht dazu bringen sollten. Ihre Kollegen versuchen, gefährliche Gewöhnheiten wie Rauchen oder Alkoholismus dafür zu bezichtigen. Wenn man alle möglichen verdächtige Umstände wie Stress, Depressionen, alternde Prozesse, Medikamente, Krankheiten, Umweltbedingungen usw. aufzuzählen sucht, wird es sicher eine lange Liste geworden. Trotz dieses Kenntnismangels verwenden Ärzte gewisse Arzneimittel, um den Haarausfall auszukurieren pflegen.
Arzneien gegen Haarausfall
Vital Fluid Forte
Dieses starke Haarwuchsmittel enthält wertvolle natürliche Substanzen wie Sango Koralle, Perlen- und Amethystessenzen, die nach den Angaben des Herstellers schon tausenden Patienten geholfen haben. Mögliche Nebenwirkungen sind momentan nicht bekannt.
Basische Haarbodenpackung
Diese Haarwuchsarznei von Firma Vicopura schließt über 20 biologisch aktive Naturkomponenten ein, die eine haarernährende und stimulierende Wirkung machen sollen. So erhöht sie auch die Durchblutung im Kopfhautbereich. Die Nebenwirkungen wurden noch nicht angezeigt.

Brennnesselsamen
Dieses vom Altertum bekannte Heilmittel enthält eine Palette hoch nährhaften Eiweiße, die eine ausreichende Versorgung des Organismus mit allen notwendigen Aminosäuren ermöglichen. Ein reicher Gehalt an wertvollen Vitaminen A, B, C und E lässt, unterschiedliche physiologischen Reaktionen im Körper aktivieren, die für das Wohlbefinden des Menschen unentbehrlich werden. Wertvolle Mineralien wie Eisen, Silizium, Kalium, Kalzium u. a. verbessern den Blutspiegel und mehrere Körperfunktionen. Nicht weniger nüzlich ist diese Arznei für das Haarwachstum, was auch mehrere klinische Studien bestätigt haben.

Mögliche Nebenwirkungen
In seltenen Fällen entstehen nach der Gabe dieser Arznei Sodbrennen, Völlegefühl, Übelkeit, Durchfall, Hautausschläge und Nesselsucht.

Das Auge

Das Auge ist ein wichtigstes Sinnesorgan zur Wahrnehmung von unterschiedlichen Lichtreizen. Es ist Teil des visuellen Systems und ermöglicht Tieren das Sehen. Die sofortige Aufnahme der Reize geschieht mithilfe der Fotorezeptoren, extrem lichtempfindlichen Nervenzellen (Neuronen). Seine Empfindlichkeit zum Licht ist so groß, dass es im Bereich des sichtbaren Spektrums das einzelne kleinste Energieteilchen, Photone, zu registrieren vermöge. Bei seiner Aufnahme verändert sich der Erregungszustand Nervenzellen unterschiedlich durch den Einfluss der Lichtwellenlänge. Bei dem Menschen und anderen Wirbeltieren gelangen diese Nervenimpulse über die Sehnervenbahnen zum Sehzentrum des Gehirns, wo sie schließlich zu einer optischen Wahrnehmung verarbeitet werden. Das zweiäugige oder binokulare Gesichtsfeld ist deutlich größer als das monokulare. Es ist aber nicht doppelt so groß, weil sich die beiden monokularen Gesichtsfelder in der Mitte zu einem großen Teil überlappen. Das binokulare Sehvermögen ist für das dreidimensionale Sehen verantwortlich. Die Evolution ließ dem menschlichen Auge, sich gut zur Dunkelheit anzupassen. Es dauert aber einige Minuten und unterscheidet sich für verschiedene Lichtwellenlängen. Das Auge ermöglicht auch ein deutliches Kontrastsehen der haltenden und beweglichen Objekte. Wenn das Zusammenspiel der Augenstellung und Konzentration gestört wird,

zerfällt die binokulare Einigkeit und es werden Doppelbilder wahrgenommen. Solche Doppelbilder treten auch bei Lähmungen der äußeren Augenmuskeln auf, wobei aus der Art ihres Auftretens diagnostische Schlüsse auf die Schädigung gezogen werden können. Wenn infolge der Koordinationsstörungen der Augenbewegungen schon in früher Kindheit die beiden Augachsen nicht auf dem fixierten Punkt zur Deckung gebracht werden können, so dass das Kind schielt, wird zur Vermeidung von Doppelbildern die Information des einen Auges weitgehend unterdrückt. Das Kind braucht eine dringende Schieltherapie, um die weitere Sehstörung auszuschließen. Eine aus der 17.-18. Jahrhundertwende stammende Theorie von Thomas Young besagte, dass man für eine normale Farbenwahrnehmung nur drei Primärfarben braucht. Eine wichtige Schlussfolgerung dieser Theorie bestand darin, dass die Netzhaut des Auges über drei unterschiedlich farbempfindliche Sensoren Typen verfügt. Das heißt, unser Farbensehen wurde erst auf der unterschiedlichen Aktivierung und der anschließenden gemeinsamen Verrechnung der Erregung dieser Dreifarbensysteme im visuellen System aufgebaut. Später wurde die Young-Theorie durch die Gegenfarben-Theorie von E. Hering ergänzt. Hering fand dabei heraus, dass bestimmte Farbenpaare, z.B. Rot-Grün, Blau-Gelb oder Schwarz-Weiß gegeneinander antagonistisch verhalten sollten. Es war eine Grundlage der Einstellung, dass daran unmittelbar die Neurone der Netzhaut teilnehmen. Viele Augenfarbenanomalien kommen aus solchen Wahrnehmungsstörungen vor. Die häufigste Farbsinnstörung ist die Verwechslung von Rot und Grün. Im Alltag macht sich diese Störung wenig bemerkbar, weil viele Objekte nicht nur aufgrund ihrer Farbe anerkannt werden können. Die Verwechslung von Rot und Grün beruht entweder auf einer verringerten oder fehlenden Rot-Empfindlichkeit des Auges oder auf einer entsprechenden Störung im Grünbereich. Bei völligem Ausfall der Farbneuronen Funktion kann die Welt nur wie in einem Schwarz-Weiß-Film wahrgenommen werden. Dabei bleibt das Sehen in der Dämmerung normal. Am Tage müssen starke Sonnenbrillen getragen werden, um Blendungseffekte zu vermeiden. Die Sehschärfe in der optischen Achse des Auges ist auf ein Zehntel des Normalwertes reduziert.
Die lichtempfindliche Schicht des Augenhintergrundes, auf die der optische Apparat das Bild der Umwelt projiziert, ist die Netzhaut oder Retina. Die Netzhaut entspricht also dem lichtempfindlichen

Speichermedium in der Digitalkamera. Die Retina enthält zwei Typen von Photosensoren, die Stäbchen und Zapfen, sowie ein Netzwerk nach geschalteter Neuronen, deren letzte Schicht die Ganglienzellen (neurophysiologische Fortsätze) bilden. Der Sehfarbstoff der Stäbchen heißt Rhodopsin („Sehpurpur"), denn eine im Dunkeln hergestellte Lösung dieses Stoffes sieht rot aus. Rhodopsin besteht aus einem Eiweiß (Opsin) Retinal 1, einer Verbindung des Vitamins A. Bei Belichtung zerfällt Rhodopsin über mehrere Zwischenstufen in das farblose Opsin und Vitamin A, aus denen es anschließend unter Energieaufwand wiederaufgebaut werden muss. Für eine gegebene Belichtungsstärke stellt sich ein Gleichgewicht zwischen diesen beiden Prozessen, Zerfall und Wiederaufbau ein: in großer Helligkeit ist der Sehpurpur nahezu „ausgebleicht" (die Stäbchen sind also kaum noch lichtempfindlich), in Dunkelheit regeneriert sich aktiv der Sehpurpur zu seiner Maximalkonzentration. Je mehr Sehfarbstoff vorhanden ist, umso größer ist die Chance, dass ein Lichtteilchen (Photon) absorbiert wird. Mit anderen Worten bekommt man die größte Lichtempfindlichkeit. Das Reaktionsgleichgewicht zwischen dem Sehpurpur und seinen Zerfall Produkten ist also die physikalisch-chemische Grundlage der Hell-Dunkel-Adaption. Mangel an Vitamin A behindert den Aufbau des Rhodopsins und führt deswegen zu Nachtblindheit. Paradoxerweise ist die Netzhaut so aufgebaut, dass die Lichtstrahlen, die von der Linse und durch den klaren gallertartigen Glaskörper auf sie treffen, zunächst durch die gesamte Neuronen Schicht laufen müssen, bevor sie die Photosensoren treffen. Es ist vielleicht ein der wenigen Naturfehler, die für die eher bescheidene Leistung des „Geräts" Auges verantwortlich ist. Bei gesunden Menschen beträgt der Abstand zwischen der Vorderfläche der Hornhaut und der Oberfläche der Netzhaut 24,4 mm. Bei vielen Menschen ist aber diese Entfernung nicht eingehalten. Die auf ihre Netzhaut projizierten Bilder sind genauso unscharf wie die Fotos, die mit einer falschen Entfernungseinstellung gemacht wurden. Wenn der Augapfel zu lang ist, dann treffen sich die Lichtstrahlen schon vor der Netzhaut, was die Kurzsichtigkeit bestimmt. Um in die Ferne scharf zu sehen, muss man dem Auge eine Zerstreuungslinse vorsetzen. Ist der Augapfel zu kurz, dann sind die Lichtstrahlen beim Auftreten auf die Netzhaut noch nicht zu einem scharfen Bild vereinigt, was zu einer Weitsichtigkeit führt. Im Alter wird die Linse unelastisch. Auch wenn Ziliarmuskel (Akkommodationmuskel) sich noch so anstrengt, bleibt die Linse in der nur für das Sehen in die Ferne geeigneten flachen Form. Der Mensch wird alterssichtig. Das heißt, der Normalsichtige kann weiterhin gut in die Ferne sehen. Aber für die Nähe braucht er eine Brille mit Sammellinsen, um die fehlende Zusatz-Brechkraft der Linse zu kompensieren. Bei manchen Menschen ist die Hornhaut in einer Richtung, meist in der senkrechten, stärker gekrümmt als in der anderen. Ein wenig ist dies schon im normalen Auge der Fall. Wenn die Differenz aber 0,5 dpt (Dioptrie) überschreitet, muss dieser Astigmatismus korrigiert werden (Dioptrie ist die Einheit der optischen Brechkraft einer Linse). Diese Gläser sind dann nur in derjenigen Achse geschliffen, die auf der Hornhaut eine zu starke oder zu schwache Krümmung aufweist. Die Gläser werden daher Zylindergläser genannt. Häufig kommt ein Astigmatismus mit anderer Fehlsichtigkeit vor. Sie alle können gleichzeitig durch eine entsprechend geschliffene Brille (oder durch Kontaktlinsen) kompensiert werden.

<u>Augenkrankheiten</u>

Eine der häufigsten Augenerkrankungen ist der Grüne Star oder Glaukom, dessen Entstehung man durch eine schädliche Steigerung des Augeninnerendrucks erklären könnte. Der Letzte wird durch das Kammerwasser geregelt, wovon im Normalfall genau so viel produziert wird, wie abfließt. Beim Glaukom ist diese Steigerung fast immer darauf zurückzuführen, dass der Abfluss des Kammerwassers beeinträchtigt ist. Dies liegt meist daran, dass das sogenannte Abflusssieb mit zunehmendem Lebensalter verfilzt. Auch eine Minderdurchblutung des Auges kann ein Grund sein. Der resultierende erhöhte Augeninnerendruck schädigt den Sehnerv des Auges dauerhaft.

<u>Makuladegeneration</u>

Ein vorwiegend altersbedingter Funktionsverlust bestimmter Augenregionen, der so genannten Makula ist eine bis dahin fast unheilbare Erkrankung, die unter dem Namen Makuladegeneration (AMD) letzte Jahrzehnten die Aufmerksamkeit der Augenforscher und -ärzte an sich gezogen habe.

Die Sehzellen sind auf unserer Netzhaut unterschiedlich verteilt. Ungefähr in der Mitte der Netzhaut liegt die Makula, auch der gelbe Fleck genannt. Dieses gelb gefärbte Netzhautareal filtert effizient energiereiches (UV-)Licht und schützt die Netzhautzellen vor Schäden. Man verwendet die Makula zum Fixieren eines Objektes.

Die Ursache der Makuladegeneration ist nicht bekannt. Man unterscheidet zwei Formen. In den meisten Fällen handelt es sich um die trockene Form. Durch die erhebliche Ablagerung von Stoffwechselprodukten kommt es zur Rückbildung der Zapfen in der Makula. Bei der feuchten Form wachsen abnorme Blutgefäße in die Makula ein. Aus diesen undichten Gefäßen tritt Flüssigkeit in die Netzhaut aus.
Die Makuladegeneration ist heutzutage die häufigste Ursache für Sehbehinderung und Erblindung bei älteren Menschen. In aller Regel sind beide Augen betroffen. Die Betroffenen bemerken eine langsame Sehverschlechterung, besonders des zentralen Sehens. Die flüssigkeitsbedingte Schwellung der Makula bei der feuchten Form führt zu einer Verzerrung des Sehens: gerade Linien erscheinen gewellt oder verbogen.

Moderne Arzneien gegen AMD
Ranibizumab
Seit einigen Jahren setzen Augenärzte den Wirkstoff Ranibizumab unter dem Handelsnamen Lucentis, das vom Pharmaunternehmen Novartis produziert und vermarkt wurde, ein, um eine schnell fortgeschrittene feuchten (exsudativen) Makuladegeneration zu behandeln. Dieses hochtechnologische Präparat aus den monoklonalen Antikörpern soll ein Eiweiß unterdrucken, das bei der Ausbildung kleiner Blutgefäße eine wichtige Rolle spielt. Dabei lassen die Injektionen (einmal monatlich) von Medikamenten in den Augapfel einen raschen Sehverlust verhindern. Oft verbessern sie sogar die Sehstärke. Der Augenärzte erwarte eine baldige Zulassung eines weiteren Wirkstoffs: Aflibercept. Auch er wird in den Augapfel gespritzt. Die Behandlung erfolgt anfangs alle vier, später nur alle acht Wochen.

Mögliche Nebenwirkungen
Bei wenigen Patienten entstehen nach der Gabe Ranibizumabs Augen Innendruck - Erhöhung, dauerhafte Kopfschmerzen, Glaskörperentzündung, Sehfähigkeitsverminderung, Netzhaut-Einblutung, Augenschmerzen, Bindehautblutung, Augenreizung, Fremdkörpergefühl im Auge, Tränenfluss-Verstärkung, nicht selten trockenes Auge, Augenrötung, Augenjucken, Gelenkschmerzen, Nasen-Rachen-Entzündung.
Auf einem Stadium der klinischen Forschung befindet sich auch eine Methode der Strahlentherapie, deren Effizienz man ständig zu verbessern pflegt.

Außerdem zeigte eine Erforschung in den USA, dass die Betroffene im Anfangsstadium der AMD durch eine gezielte Nahrungsergänzung mit der Kombination aus den Vitaminen C und E, Betakarotin, Zink und Kupfer eine gewisse Schutzwirkung erleben konnten. In dieser Richtung müssen Wissenschaftler weiterarbeiten.

Das Ohr

Mithilfe des Ohrs, des Sinnesorgans des Gehörs kann man unterschiedliche Schallen, also Töne, Klänge oder Geräusche aufnehmen. Die Umsetzung der Schallschwingungen in nervöse Impulsmuster des Hörnervens ist ein viel stufiger Vorgang, dessen wichtigste Schritte man schon aus dessen Aufbau verstehen kann. Als äußeres Ohr treten die Ohrmuschel und der äußere Gehörgang hervor, die durch das Trommelfell gegenüber dem Mittelohr abgegrenzt werden. Das Mittelohr ist dabei aus der ausreichend luftgefüllten Paukenhöhle mit der darin einsichtig enthaltenen Gehörknöchelchenkette aufgebaut. Die Paukenhöhle steht durch eine enge Röhre (die so genannte Eustachi Röhre) mit dem Rachen hinter der Mundhöhle in Verbindung. Sie wird von dort beim Schlucken, das die Eustachi Röhre jeweils kurz öffnet, belüftet. Rasche Luftdruckschwankungen, z.B. beim Steig- oder Sinkflug, führen zum Druck auf den Ohren. Es handelt sich dabei um subjektiv unangenehme Spannungen des Trommelfells, die durch den Luftdruckunterschied zwischen Außenwelt und Paukenhöhle entstehen. Schlucken, also das Öffnen der Röhre, stellt den Druckausgleich her. Die in den äußeren Gehörgang eintretenden Schallwellen treffen zunächst auf die Gehörknöchelchenkette übertragen. Das erste Knöchelchen, der Hammer, ist am Trommelfell angewachsen und schwingt mit diesem mit. Über das zweite, den Amboss, werden diese Schwingungen an das dritte, den Steigbügel, weitergegeben. Dieser bildet mit seiner Fußplatte die deutliche Grenze zum flüssigkeitsgefüllten Innenohr, das die eigentlichen Sinneszellen enthält. Die aufwendige Gehörknöchelchenkette weist eine „Naturerfindung", da normalerweise aus der Luft auf Wasser auftretende Schallwellen größtenteils zurückgeworfen werden und nicht ins Wasser übertreten. Die Gehörknöchelchenkette vermindert die zurückwerfenden Verluste dadurch, dass, erstens, die Druckfläche des Trommelfells erheblich größer ist als die der

Steigbügelfußplatte: der über eine große Fläche aufgenommene Druck wird auf eine kleine Fläche gebündelt. Zum zweiten bewirken die Hebelarme der Kette eine weitere Druckerhöhung. Und zum dritten wird bei der Übertragung des Schalls vom Steigbügel auf das ovale Fenster des Innenohres ebenfalls über Hebelwirkung eine zusätzliche Druckerhöhung erzielt. Das System arbeitet also ähnlich wie ein Transformator, indem es die schnellen, aber kraftlosen Schallwellen in langsamere, aber kraftvollere Druckwellen umsetzt. Der wichtigste Faktor dabei ist die „Bündelung" der Schallwellen von der großen Fläche des Trommelfells auf die Steigbügelplatte, da sich diese beiden Flächen ca. wie 35:1 verhalten. Füllt sich die Paukenhölle mit der Flüssigkeit, z.b. mit dem Eiter bei einer akuten Mittelohrentzündung, verschlechtert sich die Hörleistung durch die starke Dämpfung der Gehörknöchelchenkette erheblich. Durch einen Einschnitt am Rande des Trommelfells muss daher diese Flüssigkeit entfernt werden. Die Übertragung des Schalls vom äußeren Gehörgang über das Trommelfell und Gehörknöchelchenkette auf das Innenohr bezeichnet man als Luftleitung. Sie ist der normale Weg der Schallaufnahme in das Innenohr. Eine Schallempfindung entsteht aber auch dann, wenn man einen schwingenden Körper, etwa eine Stimmgabel, direkt auf den Schädel aufsetzt und damit die Schädelknochen zu Schwingungen anregt. Diese Form der Schallübertragung wird Knochenleitung genannt. Messungen der Knochenleitung werden zur Diagnostik von Hörstörungen eingesetzt. Das Hörorgan im Innenohr wird wegen seiner Form auch Schnecke genannt. Jede Windung der Schnecke besteht aus drei „Etagen", die alle mit Flüssigkeit gefüllt sind. Auf dem Boden der mittleren Etage sitzt der eigentliche sensorische Apparat, das Corti Organ. Es enthält, eingebettet in Stützzellen, die Hörsensorzellen, die als Haarzellen bezeichnet werden, weil sie submikroskopische haarförmige Fortsätze tragen. Drei Reihen von äußeren Haarzellen steht eine einzelne Reihe innerer Haarzellen gegenüber.

<u>Ohrenkrankheiten</u>
Unter Tinnitus versteht man im Allgemeinen die anhaltende oder wiederkehrende subjektive Wahrnehmung eines Tons oder Geräuschs. Andere Personen können den Ton oder das Geräusch dabei nicht hören – der fachliche Begriff hierfür lautet "subjektiver Tinnitus". Allerdings gibt es auch solche Ohrgeräusche, die nicht nur der Patient hört, sondern auch der Arzt mit speziellen Geräten wahrnehmen kann. In diesem Falle spricht man von einem

„objektiven Tinnitus". Viele HNO-Ärzte halten den Tinnitus nicht für eine Erkrankung, sondern für ein Symptom. Gleichzeitig sind sie damit einig, dass das Risiko des subjektiven Tinnitus durch den Stress und die Lärmbelastung erhöhen werden kann. Vor allem soll der Arzt aber andere möglichen Ursachen der Ohrgeräusche ausschließen.

Eine Zeitlang erhielten Betroffene zur Behandlung eines akuten Tinnitus anfangs meist Durchblutungsfördernde Wirkstoffe in Form von Infusionen oder Tabletten, da man Durchblutungsstörungen des Innenohrs für die häufigste Ursache der Ohrgeräusche hielt. Wie man inzwischen weiß, sind Durchblutungsstörungen jedoch eher selten die Ursache – deswegen kommen Durchblutung fördernde Wirkstoffe mittlerweile nicht mehr so oft zum Einsatz.

Die tägliche Einnahme von Magnesium kann sich sowohl bei akutem als auch bei chronischem Tinnitus positiv auswirken. Denn der Mineralstoff wirkt auf bestimmte Rezeptoren ein, die einen übermäßigen Einstrom von Calcium in die Haarzellen im Innenohr verhindern. Ein übermäßiger Calciumeinstrom gilt als schädigender Faktor für die Haarzellen.

Gehörgangsentzündung (lateinisch Otitis externa) entsteht häufig wegen kleiner Verletzungen der Haut des Gehörgangs (z.B. durch eine falsch durchgeführte Ohrreinigung). Durch diese Verletzungen können Bakterien eindringen und eine Entzündung verursachen. Auch verunreinigtes Badewasser oder Wasser in Schwimmbädern kann eine Gehörgangsentzündung hervorrufen. Ein Kennzeichen dafür können starke Ohrenschmerzen sein. Das erste Symptom einer Otitis externa ist allerdings meist ein heftiger Juckreiz. Die Schmerzen setzen erst danach ein und nehmen durch Kaubewegungen oder Ziehen an der Ohrmuschel noch zu. Oft tritt Flüssigkeit aus dem Ohr aus und der Gehörgang schwillt zu, weshalb Betroffene mit einer Gehörgangsentzündung möglicherweise auch schlechter hören.

Die Therapie einer Gehörgangsentzündung umfasst sorgfältiges Reinigen des Gehörgangs und lokal angewendete Medikamente, die der Arzt je nach genauer Ursache der Otitis externa verordnet. Dies können z.B. Antibiotika, Glukokortikoide (Kortison) oder Antipilzmittel (Antimykotika) sein.

Um einer Gehörgangsentzündung vorzubeugen, sollte man die Ohren nicht mit Wattestäbchen oder anderen Instrumenten reinigen. Das Ohrenschmalz ist für den Selbstschutz und die Selbstreinigung des

Ohrs verantwortlich. Ständiges Säubern des Ohrs stört diese Funktion und schafft eine Basis für eine Gehörgangsentzündung.
Neben dem Tinnitus gibt es noch zwei besondere Leiden, die mit dem Innenohr verbunden sind. Sie sind die Otosklerose mit einer fortschreitenden Schwerhörigkeit und der Menière Symptomkomplex.
<u>Bei Otosklerose</u> handelt es sich um eine Erkrankung, bei der sich das knöcherne Innenohr unregelmäßig verändert. Gewöhnlich kommt es zu einer fortschreitenden Verfestigung des dünnen Steigbügels am ovalen Fenster, so dass die Schwingungen nicht mehr übertragen werden können. Das erste Anzeichen ist Klingen im Ohr, aber schlimmer ist die fortschreitende Schwerhörigkeit bis zur völligen Taubheit. Frauen werden davon doppelt so häufig betroffen wie Männer. Die Ursache der Otosklerose ist bis jetzt unbekannt. Ihre Erblichkeit ist aber erwiesen. Verschlechterung des Gehörs über eine Zeitspanne von Monaten oder Jahren hinweg lässt immer den Verdacht auf eine Otosklerose aufkommen. Typisch für diesen Zustand ist, dass höhere Töne meist besser gehört werden als tiefere Töne. Gewöhnlich beginnt die Otosklerose in einem Ohr, befällt aber schließlich auch das andere. Es gibt keine spezielle und wirkungsvolle Behandlung der Otosklerose. Um der fortschreitenden Schwerhörigkeit zu begegnen, kann man den Menschen meist durch einen elektronischen Hörapparat helfen. Bei einer gewissen Anzahl von sorgfältig ausgesuchten Fällen konnte ein beachtenswerter Erfolg durch einen operativen Eingriff erreicht werden, der sogenannten Fensterungsoperation. Eine andere Operation versucht, den Steigbügel zu mobilisieren.
<u>Die Menièresche Erkrankung</u>, die nach dem französischen Arzt Menière, der sie 1861 beschrieb, benannt worden war, ist ein extrm unangenehmer und qualvoller Beschwerden Komplex, der auf Störungen des Innenohrs zurückzuführen ist. Zu den Beschwerden gehören: wiederholt auftretende Schwindelanfälle, Drehschwindel, Übelkeit, Erbrechen, Klingen in den Ohren, Augenzittern und fortschreitende Schwerhörigkeit. Diese Krankheit befällt selten Menschen unter 30 oder über 60 Jahren. Ist es erst einmal zu Anfällen gekommen, so scheinen sie immer häufiger aufzutreten. Manchmal werden die Anfälle auch ohne Behandlung geringer. Bei einigen Fällen kommt es abwechselnd zu heftigen und weniger heftigen Anfällen. Die genaue Ursache ist rätselhaft und wahrscheinlich vielfältig. Es gibt eine Reihe von Behandlungsarten,

die den erkrankten Menschen auch geholfen haben, aber man kann nicht in jedem Fall. mit Sicherheit sagen, dass überhaupt eine Behandlung einen bleibenden Erfolg für den Patienten haben wird. Zu den Behandlungen gehören Salz arme Diät (nach der Theorie, dass der Wasserhaushalt gestört ist), Antihistamine (der Theorie entsprechend, dass die Krankheit eine Allergie sei), ein komplizierter chirurgischer Eingriff am Hörnerv und mehrere Arten von Hals und Nebenhöhlenoperationen sowie eine Reihe von Medikamenten.

Taubheit Gehörverlust, der durch eine Reihe von Faktoren verursacht werden kann; im Anfang schleichend oder auch plötzlich. Es können Veränderungen des äußeren Ohrkanals sein, die die Fortleitung der Schallwellen zum Innenohr verhindern, so z. B. die Verstopfung durch zufälligen Fremdkörper, Ohrenschmalz oder Furunkel, eine Perforation, eine Entzündung oder Narbenbildung des Trommelfells, Versteifung der Gehörknöchelchen, chronische Entzündung oder Geschwulstbildung am Mittelohr, ferner Prozesse am ovalen Fenster, die die Schwingung des Steigbügels behindern, schließlich Verschluss der Eustachi Röhre durch Entzündung oder Wucherungen.

Die Otosklerose ist eine häufige Taubheitsursache. Andere Formen von Taubheit beruhen auf Schädigung des Innenohres, des Gehörnervens oder des Hörzentrums. Die Schädigungen können durch Infektionskrankheiten, durch Geschwülste am Schläfenlappen, an den Gehörnerven oder der Schnecke, durch Trauma in diesen Bereichen, auch durch Gifte wie Arsen, Quecksilber, Chinin u. a., ferner durch verschiedene seelische Störungen und schließlich durch Begleiterscheinungen von Allgemeinerkrankungen und gewissen starken Medikamenten verursacht werden. Angeborene Taubheit kann durch erbliche Veranlagung bedingt sein oder durch Schädigung des Fetus. Immerhin setzte sich erst im 16. Jahrhundert die Erkenntnis durch, dass Stummsein meist lediglich die Folge einer Taubheit ist. Beachten muss man, dass erhebliche Gehörschäden nach lang dauernder starker Lärmeinwirkung vorkommen und so als Berufserkrankung aufgefasst werden können.

Homöopathie behandelt die Otosklerose mit den Schüsslersalzen sowie mit dem Natriumfluorid.

Arzneien gegen Ohrenerkrankungen

Otovowen

Dieses Medikament von Weber & Weber GmbH ist ein homöopathisches Heilmittel gegen Mittelohrentzündung und andere schmerzhafte Ohrenentzündungen. Es enthält 7 pflanzliche Komponenten, die gegen unterschiedliche Krankbilder effizient wirken können. Keine Nebenwirkungen wurden bis jetzt angezeigt.

Aconit
Diese Ohrentropfen von WALA Heilmittel GmbH enthält mehrere wertvolle natürliche Stoffe, die entzündliche Prozesse in Ohren zu unterdrücken fähig sind. Nebenwirkungen sind noch nicht bekannt.

Otalgan
Diese Ohrentropfen von Südmedica GmbH normalisieren durch ihr saures Milieu die entzündeten Hautbereiche und beugt die weitere Verbreitung der Infektionskeime vor. Keine Nebenwirkungen wurden bis jetzt angezeigt.

Die Nase

Die Nase bildet den obersten Teil der Atmungswege. Die beiden Nasenlöcher führen ins Innere der Nase jeweils zuerst in den Nasenvorhof, der von behaarter äußerer Haut ausgekleidet ist, dann in die eigentliche Nasenhöhle. Die Nasenhöhle ist durch die Nasenscheidewand in zwei getrennte Abteilungen gegliedert und von einer Schleimhaut mit dem Flimmerepithel ausgekleidet. Die linke und rechte Nasenhöhle sind jeweils durch die knöchern gestützten Nasenmuscheln untergliedert. Zwischen den Nasenmuscheln liegen drei Nasengänge. Als die Nasenklappe wurde eine natürliche Enge des Naseneingangs genannt. Die Enge entsteht zwischen dem unteren Rand des Dreieckknorpels und der Nasenscheidewand. Die Letzte befindet sich oberhalb der Flügelknorpel, die den äußeren Naseneingang stabilisieren.
Die Nase lässt die Atemluft ein- und ausatmen. Bei der Atmung wird die kalte Luft an der Oberfläche der Nasenschleimhaut erwärmt und die trockene Luft angefeuchtet. Die dabei abgekühlte und getrocknete Schleimhaut gewinnt beim Ausatmen einen großen Teil der Wärme und Feuchtigkeit zurück. Die Nasenhaare fangen grobe und das Nasensekret feine Fremdpartikel ab. Das Nasensekret wird dauernd durch die Bewegung der Flimmerhärchen in Richtung Rachen transportiert. Dank der Nase kann man auch mit geschlossenem Mund atmen. Dies wird bei der zirkulären Atmung ausgenutzt. Die Nasenmuscheln stellen so genannte unechte Schwellkörper dar, die ihre Größe erheblich ändern können.

Die Riechschleimhaut der mittleren Nasenmuschel (lateinisch Regio olfactoria) ist Sitz des Geruchsorgans und damit der Riechwahrnehmung.

Nasenerkrankungen

Rhinitis ist eine Entzündung der Nasenhöhle. Es handelt sich dabei häufig um einen harmlosen Infekt, der durch eine Vielzahl von Viren (vor allem Rhinoviren und Adenoviren) ausgelöst werden kann. Das Hauptmerkmal ist eine laufende Nase und die Verstopfung der Nase durch die Anschwellung der Schleimhäute. Ähnlicher Weise entsteht die Erkältung mit Schnupfen.

Als Arzneien gegen die akute Rhinitis werden Tramasolin und Xylometazolin als Nasenspray oder Nasentropfen verwendet.

Tramasolin

Dieses Arzneimittel, das chemisch zu mehrcyclischen Verbindungen der Imidazolinen gehört, wirkt stark Schleimhaut abschwellend.

Mögliche Nebenwirkungen

Ziemlich selten entstehen bei Betroffenen nach der Gabe Tramasolins Herzklopfen, Pulsbeschleunigung, Blutdruckanstieg, Kopfschmerzen und Schlaflosigkeit.

Xylometazolin

Dieses effiziente Medikament aus der Gruppe Imidazol-Verbindungen bewirkt die Zusammenziehung der glatten Muskulatur. Dadurch werden die lokal gelegenen Blutgefäße in der Nase verengt, die geringere Durchblutung lässt die Schleimhäute abschwellen.

Mögliche Nebenwirkungen

Nach der Einnahme Xylometazolins leiden einige Patienten an Trockenheit der Schleimhaut, Kopfschmerzen, Schlaflosigkeit, Müdigkeit. Es gibt auch die Vorfälle der Abhängigkeit.

Allergische Rhinitis ist eine allergisch bedingte Entzündung der Nasenschleimhaut. Diese wird oft von weiteren Erkrankungen der Atemwege begleitet wie Entzündungen der Nasennebenhöhlen und Asthma. Dabei werden die saisonale allergische Rhinitis (Heuschnupfen), die nur während der Frühlings-, Sommer- und (nach Region) Herbstmonate vorkommt, die ganzjährige allergische Rhinitis (Hausstauballergie) und die berufsbedingte allergische Rhinitis zusammengefasst.

Nach der Verlaufsform der Krankheit bringt man unterschiedliche Medikamenten zum Einsatz. So stehen beispielsweise als örtlich wirksame Arzneien Cromone wie Cromoglicinsäure zur Verfügung, die schwächer sind als übliche Antihistaminika und Glukokortikoide (Cortison). Das Histamin ist ein gefäßerweitertes Hormon, das zugleich ein Zusammenziehen der glatten Muskulatur verursacht. Außerdem ist es für die besondere Überempfindlichkeit zu bestimmten chemischen Verbindungen verantwortlich. Die Antihistaminika verhindern dagegen die letzte Wirkung von Histamin. Sie können lokal als Nasenspray eingebracht werden (wie etwa Levocabastin) oder zur innerlichen Anwendung in Tablettenform (wie Levocetirizin, Loratadin oder Fexofenadin). Vor einigen Jahrzehnten angewendete Arznein hatten eine unangenehme Nebenwirkung, indem sie eine starke Ermüdung hervorriefen. Heutige Präparate sind bar davon. Gebildete in der Nebenniere Corticosteroide (z.b. Cortison) (z.b. Flunisolid, Budesonid, Mometason und Fluticason) stellen die wohl effektivste Arznei zur Behandlung der allergischen Rhinitis dar. Die Behandlung kann auch regelmäßig erfolgen, wobei auch Kinder davon profitieren können.

In der Pflanzenheilkunde und in der Homöopathie finden einige aus Heilpflanzen gewonnene Präparate zur Behandlung der Symptome Anwendung. Allerdings konnte bei homöopathischen Präparaten die Wirksamkeit nicht immer nachgewiesen werden. Verwendung finden hierbei z.b. Pfahlrohr (Arundo mauritanica) und Indisches Lungenkraut (Adhatoda vasica).

<u>Nasenbluten</u> (Epistaxis) ist in den meisten Fällen nicht gefährlich. Bei manchen Patienten kann es jedoch auch lebensbedrohlich und kaum zu beherrschen sein. Gefährliche Blutungen stammen meist aus den hinteren Nasenabschnitten und werden mit den lokalen Gefäßverletzungen verbunden. Effiziente Möglichkeiten der Blutstillung stehen eher in Kliniken zur Verfügung. Unter anderen nutzen Ärzte eine Ätzung mit Silbernitrat bei geringem Nasenbluten und die vordere oder hintere Nasentamponade. Viel versprechend scheinen eine Elektro- oder Laserkoagulation sowie Gefäßunterbindung zu sein. Außerdem müssen insbesondere systemische und auch lokale Ursachen des Nasenblutens behandelt werden, um ein erneutes Auftreten des Nasenblutens zu vermeiden.

Der Kehlkopf

Die natürlich biologische Hauptfunktion des Kehlkopfs ist seine Fähigkeit zum reflektorischen Verschluss der Atemwege. Die

Bedeutung dieser lebenswichtigen Sicherung gegen das Eindringen von Fremdkörpern kommt darin zum Ausdruck, dass dieser Reflex bei der Narkose besonders spät erlischt. Der Verschlussapparat des Kehlkopfs wird (und darin liegt seine zweite wichtige Aufgabe) zu ausreichend regulierbaren Stimmbildung (durch das Anblasen schwingungsfähigen Lippen durch die Ausatmungsluft) verwendet. Er hat auch Bedeutung für die Bauchpresse. An der Oberfläche des Halses ist der Kehlkopf, besonders bei Männern, ein auffallend gestaltendes Merkmal: Prominentia laryngea (der so genannte Adamsapfel). Der Name Adamsapfel zählt eher zu einer klaren Kuriosität und weist auf einen Übersetzungsfehler aus dem Hebräischen hin. Ursprünglich nannten die Hebräen den beim Manne sichtbaren Vorsprung am Halse „Apfel des Mannes", und da Mann im hebräischen Adam heißt, machten die übersetzenden Mönche aus dem ungewöhnlichen Pomum viri Pomum adami. Die Schöpfungsgeschichte, nach welcher Adam auf den Ruf Gottes: Wo bist du? Ein Teil der verbotenen Frucht im Halse stecken blieb (eben der Adamsapfel), was die Ursache für den Irrtum der mittelalterlichen Übersetzer werden sollte.

Das so genannte Kehlkopfskelett besteht aus drei unpaaren und einem paarigen Knorpel: Ring-, Schild-, Kehldeckknorpel und den beiden Stellknorpeln. Der Ringknorpel ist dabei die Basis, auf der die anderen Knorpel ruhen. Dieses knorpelige Kehlkopfgerüst (das von der Pubertät an regelmäßig teilweise verknöchert) ist durch Bänder so miteinander verbunden, das der Kehlkopf im Ganzen der Röhrenform der Trachea nahekommt, deren oberes Ende er darstellt. Eine besonders wichtige Rolle im Hinblick auf Stimmbildung spielen die Kehlkopfmuskeln, fast ein Dutzend von denen dabei beteiligt wird.

<u>Kehlkopfkrankheiten</u>

Die meistbefallene für die Krankheiten Bestandteile des Kehlkopfs sind die Schleim- und Knorpelhaut sowie die Muskeln.

<u>Laryngitis</u>

Diese häufige Krankheit, auch Kehlkopfkatarrh genannt, ist eine Entzündung der Kehlkopfschleimhaut, die durch Infekte der oberen Luftwege, Überbeanspruchung der Stimmbänder, Reizung durch Staub, Gase (Rauchen ist keine Ausnahme) oder Kälte, manchmal durch den Rückfluss des Magensaftes und durch eine Behinderung der Nasenatmung entsteht. Man nennt als ein typisches Symptom Heiserkeit, die bis Stimmlosigkeit fortschreiten kann. Nicht selten

wird sie von einem trockenen quälenden Husten begleitet. In einigen Fällen leidet der Betroffene an starken Halsschmerzen oder am Fieber.
Arzneien gegen Laryngitis
Neben der Stimmschonung und Dampfinhalationen mit ätherischen Ölen benutzt man Steroidepräparaten
Hydrocortison
Einige Ärzte empfehlen hydrocortisonhaltige Inhalationen als eine stützende Medizin für die Schleimhäute.
Die Homöopathie empfiehlt unter anderen Belladonna, Bromium, Euphorbium, Pulsatilla, Sepia und Thuja zur Akutbehandlung.
Kehlkopfpolypen gehören zu gutartigen Neubildungen, die eine Heiserkeit und später die Atemnot zu verursachen fähig sind. Die effizienteste Behandlung der Kehlkopfpolypen besteht aus einem chirurgischen Eingriff, bei dem sehr feine Instrumente im Einsatz kommen sollten.
Eine dazwischenliegende Position zwischen gut- und bösartigen Tumoren nehmen Papillome ein. Sie treten sich gewöhnlich in der Form der Knoten nicht selten bei Kindern hervor. Die Ursachen sind mehrere ansteckenden Varianten der Papillomaviren, die mehrere Luftweginfektionen begleiten können. Eine heimtückische Beschaffenheit dieser Neubildungen besteht darin, dass sie sich ziemlich einfach zu entarten fähig sind. Eine erkannte Therapie dieser Krankheit ist die chirurgische Entfernung der gefährlichen Knoten.
Krebserkrankungen
Unter den bösartigen Tumoren ist der Kehlkopfkrebs die häufigste Erkrankung. Betroffen sind üblicherweise die Zellen, die den Kehlkopf von innen auskleiden. Die Ursache der Entwicklung dieser Krankheit ist bis heute nicht aufgeklärt. Man kann aber als Risikofaktoren eine gesamte Wirkung des Rauchens und Alkohols vermuten. Aber auch bestimmte virale Erkrankungen können wahrscheinlich eine negative Rolle spielen. Unter den Symptomen stehen ein Fremdkörpergefühl, ein ständiger Räusperzwang sowie ein Hustenreiz im Vordergrund. Als eine aktuelle Behandlung des Kehlkopfkrebses verwenden Ärzte neben der chirurgischen Entfernung der befallenen Stelle, eine Kombination der Strahlen- und Chemotherapie.

Die Wirbelsäule und Knochen

Die Wirbelsäule ist zweifellos der wichtigste Bestandteil des tragenden Systems menschlichen Körpers. Dies knöcherne Gerippe unseres Organismus dient wie ein verbundenes Glied, das die Teile des Skelettes miteinander bindet. Gleichzeitig hüllt sie das im Wirbelkanal liegende Rückenmark um. Beim Menschen besteht die Wirbelsäule aus 24 freien Wirbeln, die über 23 Bandscheiben beweglich verbunden sind, sowie 8 bis 10 Wirbeln, die zu Kreuz- und Steißbein verwachsen sind. Da sie fast das gesamte Körpergewicht tragen und auf die Beine verteilen muss, ist die Wirbelsäule unten dicker als oben. Ein Wirbel besteht üblicherweise aus einem dichten Wirbelkörper, an den sich der knöcherne Wirbelbogen anschließt. Eine Ausnahme weist der erste Halswirbel auf, der keinen dicken Wirbelkörper besitzt. Mit wenigen Ausnahmen liegt zwischen zwei benachbarten Wirbelkörpern eine verbindende Bandscheibe, die aus Faserknorpel mit einem festen äußeren Ring aus Bindegewebe und einem weichen inneren Kern besteht. Aufgaben der Bandscheiben sind das Abdämpfen von Stößen und Erschütterungen und die bewegliche Verbindung der einzelnen Wirbel miteinander.
Wirbelsäuleerkrankungen
Wirbelsäulenbrüchen können u. a. zur Wirbelsäulenverkrümmung (Buckel) führen. Wenn dabei das Rückenmark geschädigt wird, führt das zur Querschnittlähmung.
Die anderen häufigsten Erkrankungen sind: degenerative Veränderungen der Funktionsgruppe aus Bandscheibe (der Bandscheibenvorfall) und den beiden angrenzenden Wirbeln, erhebliche Instabilitäten bis zum Wirbelgleiten, dem rheumatischen Formenkreis zugehörige entzündliche Erkrankungen sowie Deformationen wie die Skoliose, seitliche Verkrümmung der Wirbelsäule. Die häufigste Wachstumsstörung der Wirbelsäule ist die Scheuermann-Krankheit (jugendliche Verkrümmungen).
Chordome sind Geschwülste an der Wirbelsäule. Tuberkulose und andere Infektionskrankheiten können sich auch an der Wirbelsäule entstehen.
Das Cervicobrachialsyndrom ist ein von der Halswirbelsäule stammender Schmerzzustand, der in den Arm einstrahlt.
Spina bifida occulta
Eine häufige Fehlbildung, die bei fast jeden Fünften der Bevölkerung auftritt, ist die so genannte Spina bifida occulta, der fehlende Schluss

des Wirbelbogens, die am häufigsten am Kreuzbein und der Lendenwirbelsäule auftritt. Dieser Körperfehler hat für den Betroffenen jedoch in der Regel keine Folgen und bleibt daher unbemerkt. Fehlbildungen können auch die Wirbelkörper betreffen: Blockwirbel sind zwei zusammengewachsene Wirbel, bei Halbwirbeln sind obere und untere Hälfte eines Wirbelkörpers nicht miteinander verwachsen. Blockwirbel bedeuten eine Einschränkung der Beweglichkeit der Wirbelsäule, während Halbwirbel zu Skoliose führen.

<u>Die Knochen</u>
Knochen sind druck- und zugfeste Organe, aus denen das Innenskelett besteht. Das menschliche Skelett besteht aus etwa 205 Knochen. Die Anzahl variiert, da unterschiedlich viele Kleinknochen in Fuß und Wirbelsäule vorhanden sein können. Knochen sind Teil des Stütz- und Bewegungsapparats, dabei sehen die einzelnen Knochen je nach Lage und Funktion unterschiedlich aus. Gleichzeitig schützen die Knochen innere Organe, wie die Schädelknochen das Gehirn und der Brustkorb das Herz und die Lunge. Außerdem bilden sich im roten Knochenmark die roten Blutkörperchen, die Blutplättchen und die weißen Blutkörperchen.

Das Knochengewebe weist neben den Zähnen den festesten Baubestandteil des Körpers auf. Seine Zugfestigkeit beträgt 10, seine Druckfestigkeit 15 kg/mm2. Seine Funktionen umfassen das Gerüst des Körpers, also das Skelett mit langen Röhrenknochen, kurzen und platten Knochen, Bildung von Gelenkkörpern und Hebeln für den Muskelansatz, die Schutzhülle für Gehirn, Rückenmark, Sinnesorgane und Knochenmark. Die Entwicklung der Knochen fand durch die kleine Körner (Kristallaggregate) oder durch embryonale Bindegewebe des wachsenden Knochengewebes. Man unterscheidet die Knochenhaut, Knochensubstanz mit äußerer und innerer Zellschicht (das schwammartige Gerüstwerk feiner Knochenbälkchen), das Knochenmark in der Markhölle zwischen den Bälkchen des Schwamms. Das Knochengewebe besteht aus gewissen eigenartigen Knochenzellen, Zwischenzellulärsubstanz aus kleinen Kollagenfasern, und verkalkter Kittsubstanz (vorwiegend phosphorsauer und kohlensauer Kalk). Die strukturelle Anordnung der Zwischensubstanz ist schichtartig.

<u>Knochenerkrankungen</u>

Achondroplasie ist eine häufig wegen der Mutation vorkommende Krankheit, die das Wachstum des Skelettsystems erheblich beeinträchtigt.

Fibrodysplasia ossificans progressiva ist eine fortschreitende Verknöcherung des Binde- und Stützgewebes. Beim Ausbruch der Krankheit werden Bereiche des Körpers aufgebläht und erhitzen sich stark. Schon nach wenigen Tagen kann man solche Veränderungen auf dem Röntgenbild deutlich bemerken.

Hypophosphatasie ist eine seltene, vererbliche, bis heute nicht heilbare Störung im Knochenstoffwechsel, die sich vor allem im Skelettaufbau aufweist. Das sehr benötigte für die Knochengewebe Enzym, die sogenannte alkalische Phosphatase, das gewohnt zum Knochenmarködem führt, wird dabei in zu geringeren Konzentrationen oder mit der verminderten Aktivität produziert. Das Enzym spielt beim Aufbau der Knochen eine wesentliche Rolle, indem es ein anorganisches Pyrophosphat spaltet und das Phosphat für die Knochen gewinnt.

Morbus Ahlbäck ist eine Knochenuntergang (Nekrose), die sich meist an der inneren Knochenrolle des Kniegelenks bildenden Anteils des Oberschenkelknochens befindet. Wegen zahlreichen Durchblutungsstörungen kommen starke Schmerzen vor. Häufiger erkranken Frauen über 60 Jahren. Es gibt heutzutage keine Medikamente, die das Krankheitsbild radikal verbessern könnte. Eine zugängliche Alternative besteht aus der schmerzstillenden sowie entzündungshemmenden Therapie.

Osteodystrophia deformans ist eine Erkrankung des Skelettsystems mit einem oder mehreren Arealen erhöhten und unorganisierten Knochenumbaus, bei der es allmählich zu einer Verdickung kommt. Betroffen sind dabei meist Wirbelsäule, Becken, Extremitäten und Schädel. Es handelt sich um eine chronische, langsam fortschreitende Krankheit, an der hauptsächlich ältere Menschen leiden. Sie kann sich auf ein Knochenareal beschränken oder zwei oder mehr Knochenareale betreffen.

Die Behandlung der Osteodystrophia deformans ist vorwiegend symptomatisch mit schmerzlindernden und entzündungshemmenden Medikamenten wie nicht steroidalen Antirheumatika, Entlastung des Knochens, Krankengymnastik und gegebenenfalls operativer Stabilisierung von Knochenbrüchen. Tritt keine Besserung der Symptome ein, können Medikamente den Verlust der Knochenmasse verhindern und Schmerzen lindern. So hemmen z.B. Bisphosphonate und Calcitonin den schnellen Knochenabbau und können bei rechtzeitiger, regelmäßiger Einnahme Deformierungen verhindern. Neuerdings stehen auch bestimmte Bisphosphonate (Handelsnamen Zoledronat, Aclasta, Pamidronat, Aredia) zur intravenösen Infusion zur Verfügung. Sie ersetzen die tägliche Tabletteneinnahme. Die einmalige Infusion von Zoledronat hat eine Wirkungsdauer von über einem Jahr. Ergänzend werden Vitamin D und Calcium verschrieben. Bei einer besonders schweren Schädigung der Hüfte kann auch ein Hüftgelenkersatz erforderlich sein.

Osteoporose, auch Knochenschwund genannt, ist eine häufige Alterserkrankung des Knochens, die ihn anfällig für Brüche macht. Sie wird durch eine Abnahme der Knochendichte infolge eines Abbaus von Knochengewebe gekennzeichnet, der die Produktion neuen Knochengewebes stark übersteigt. Eine erhöhte Bruchanfälligkeit kann bei dieser Erkrankung das ganze Skelett betreffen. Die Hauptursache der Osteoporose ist eine beträchtliche Stoffwechselverschlechterung mit dem Alter. So passiert es u. a. mit dem Hormonhaushalt, was häufig bei den Frauen nach der Menopause der Fall ist.

Nach den Leitlinien des Dachverband Osteologie (DVO) wird, unter Berücksichtigung der Knochendichte, des Lebensalters, stattgehabter Wirbelkörperbrüchen und anderer Risikofaktoren, folgende medikamentöse Therapie empfohlen:

Bisphosphonate (Handelsnamen Alendronsäure, Ibandronsäure, Risedronsäure und Zoledronsäure). Eine Standard-Therapie hemmt die Knochenresorption,

Selektive Östrogen-Rezeptor-Modulatoren (SERM): Raloxifen (nur zur Verhinderung von Wirbelkörperbrüchen) hemmen ebenfalls die Knochenresorption

Parathormon und sein Analogon Teriparatid Strontiumranelat. Dabei zeigen die Knochendichtemessungen durch die Einlagerung von Strontium höhere Werte.

Östrogene werden, ungeachtet dessen, dass sie als eine starke Hormonersatztherapie mit mehreren ziemlich unangenehmen Nebenwirkungen rechnen sollte, zweifelsfrei bei einer Post Menopausen Frau im Sinne der Osteoporose-Prävention und Behandlung gut wirksam ist.

Einige Vitamin D Stoffwechselprodukte wie Calcitriol sind wirksam und helfen bei bestimmten Osteoporose Formen, z.B. bei den schweren Nierenerkrankungen.

Denosunab
Ein ziemlich neues Wort der Osteoporose-Behandlungsmöglichkeit stellt Denosumab (Handelsname Prolia) dar. Dabei handelt es sich um einen monoklonalen Antikörper, der einmal halbjährlich als Spritze unter die Haut verabreicht wird. Neben der Heilung post Menopausenfrauen wurde Prolia auch zur Behandlung eines Knochendichteverlustes bei Männern mit Prostatakarzinom und erhöhtem Knochenbruchrisiko in den EU-Ländern zugelassen.

Odanacatib
Letzte Jahre wurden nicht zuletzt durch das Verständnis der Knochenschwundmechanismen neue Medikamente entwickelt, die die Resorption der wichtigen Bestandteile des Knochengewebes hemmen ließen. So wurde durch Jacques Gauthier u. a. einen neuen Wirkstoff namens Odanacatib (ODN) vorgestellt, der nach der Auffassung der Forscher eine starke Hemmung der Resorption ohne Beeinträchtigung des Aufbaus des neuen Knochengewebes ermöglicht.

Solcher Anabolie (das heißt der Aufbaustoffwechsel) entsprechende Vorgänge des Knochenaufbaus versprechen einen nächsten Fortschritt in der molekularen anabolischen Therapie. Darüber hinaus ebnen sie den Weg für die Methode der Behandlung, die eine enge Verbindung zwischen einer beständigen Entfernung der alten und zerbrochenen Knochengewebe und einer neuen Knochenbildung gewährleistet. Ein biochemischer Prozess beginnt mit der Resorption der Menge Knochenzelle bei der Knochenzerstörung, die durch das ganze Skelett stattfindet. Dann folgt die Bildung neuer Knochenzellen beim Knochenaufbau. Der Prozess geht in mehrzellulären Einheiten (MZE) nicht gleichzeitig überall im Skelett vonstatten. Wenn die Menge des Resorptionsknochengewebes schreitet die Menge der neu gebildeten Knochenzellen über, bedeutet es einen Knochenverlust, was zu Knochenbrüchen und Empfänglichkeit zu Knochenfrakturen führt. Zwischenzelluläre Verbindungen sind entscheidend, um den Ausgleich in MZE durchs Skelett zu gewährleisten. Genau gesagt sollte das Gleichgewicht zwischen der Bildung und Zerstörung der Knochengewebe durch feine biochemische Mechanismen aufrechterhalten. Gerade das oben genannte Odanacatib blockiert selektiv das Enzym Cathepsin K. Dieses Enzym spielt seinerseits bei dem Abbau der Knochenmatrix durch Knochenschwund eine Schlüsselrolle. Cathepsin K wird vorwiegend bei der Knochenzerstörung und -entfernung aktiv, indem es sich in Extrazellulärraum in einem Bläschen platziert. Beim Verschmelzen des Bläschens mit der Zellmembran befreit sich das Enzym, um das Kollagen des Knochengewebes zu zerstören. Das Kollagen ist ein wichtiges bindendes Eiweiß, das die Knochenzellen zusammenhält. Bei einer gesunden Person ist dieser biochemische Vorgang ganz sinnvoll, denn bei ihr sorgt Cathepsin K dabei für die Synthese neuer Bestandteile für den Knochenaufbau. Bei einem krankhaften Ungleichgewicht fördert Cathepsin K dagegen eher den Zerstörungsprozess. Wenn Cathepsin K als die Zielscheibe des Eingriffs ausgewählt wird, unterstützt man unmittelbar die Hemmung der Knochenzerstörung ohne entweder die Zellbildung oder das -überleben zu beeinflussen. Diese Schlussfolgerung war auf keinen Fall unbegründet. Ganz im Gegenteil war sie auf einem Mausmodell bestätigt, dem künstlich Cathepsin K entzogen worden war. Wenn Cathepsin K Hemmung effizient den Knochenschwund verhindern könnte, eröffnet es eine Möglichkeit der gemeinsamen Anwendung solcher Hemmstoffe mit der anabolischen Therapie. Obwohl Cathepsin K bei den Knochen in großer Menge vorhanden ist, wird seine Konzentration in anderen Geweben nur sehr niedrig angewiesen. Gleichzeitig entsteht es erheblich in Brust- und Prostatatumoren, die oft Metastasen in Knochen bilden. Das heißt, die Hemmung des Cathepsin K kann auch günstig für die Krebsbehandlung wirken.

<u>Osteochondrosis dissecans</u> (OCD) ist eine besonders schwere Knochenverletzung unterhalb des Gelenkknorpels, die mit der Abstoßung des betroffenen Knochenareals mit dem darüber liegenden Knorpel als freier Gelenkkörper enden kann. Es verbleibt dann ein Gelenkflächendefekt. Die OCD kann die meisten Gelenke des menschlichen Körpers betreffen, sie tritt aber vor allem im Kniegelenk, im oberen Sprunggelenk und im Ellbogengelenk auf. Die Erkrankung entsteht möglicherweise auf dem Boden einer knöchernen Strukturstörung unterhalb des Gelenkknorpels. Der dem OSD -Herd aufliegende Gelenkknorpel zeigt anfänglich keinerlei Veränderungen, er ist vital und mechanisch stabil, weil seine normale Ernährung durch die Gelenkflüssigkeit unverändert sichergestellt ist. Später kommt es aufgrund der instabiler werdenden knöchernen Unterlage und einer Volumenzunahme durch lockeres, wasserreiches Gewebe im Grenzbereich zwischen Trennenden- und Lagerknochen zu sekundären Knorpel Veränderungen.

Neben einer konservativen Therapie, die auf der verminderten Bewegung des betroffenen Knorpels und Ruhe des umringenden Gewebes gegründet ist, soll sich der Kranke einer medikamentösen Behandlung unterziehen. So gibt es unabhängig von den chirurgischen Aspekten eine Therapie des allfälligen Vitamin D3 Mangels angezeigt. Nach der vorläufigen Laboruntersuchung des Calcium-Stoffwechsels wird es als die Therapie bei bestehender OSD mindestens 2000 E des Vitamins D3 pro Tag verabreicht werden. Alternativ können auch einfacher nach der ärztlichen Empfehlung 20.000 E pro Woche angesetzt werden. Außerdem verwendet man Jurnista, Gabapentin, Oxygesic u. a. wie das Schmerzmittel.

Osteomyelitis ist eine infektiöse Entzündung des Knochenmarks. Der Begriff der Osteomyelitis wird zunehmend durch den Begriff Osteitis („Knochenentzündung") ersetzt, da es sich in der Mehrheit der Fälle nicht nur um eine Entzündung des Knochenmarkes, sondern aller Anteile des Knochens handelt. Ursachen sind in den meisten Fällen offene Knochenbrüche und Operationen am Skelett, die zur Verseuchung mit Bakterien führen. Neben bakteriellen Osteomyelitiden treten in seltenen Fällen auch solche auf, die von Pilzen und Viren verursacht sind. Die akute Erkrankung kann bei unangemessener Therapie chronisch werden und zu sehr langwierigen Verläufen führen. Die Therapie soll fast immer chirurgisch-operativ werden. Als wirksame Antibiotika verwendet man Amoxicillin, Ciprofloxacin, Ofloxacin, Cefalexin oder Ampicillin.

Die Gelenke

Gelenke sind bewegliche Verbindungen zwischen zwei oder mehreren Knochen. An jedem Gelenk unterscheidet man: 1. die artikulierenden Gelenkflächen, die meist mit hyalinem (glasartige Eiweißmasse) Knorpel überzogen sind, 2. die Gelenkkapsel, bestehende aus einer äußeren Faserschicht aus straffem Kollagenbindegewebe Substanz, die sich am Rand der überknorpelten Flächen der Knochenhaut fortsetzt und aus der Gelenksinnenhaut, welche die Gelenkschmiere absondert, 3. die Gelenkhölle, ein spaltförmiger, kapillärer Raum, 4. eine große Zahl von besonderen Einrichtungen: Verstärkungsbänder zur Verstärkung der bindegeweblichen Kapsel, zur Führung und Hemmung von

Bewegungen, Binnenbänder im Innern des Gelenks. Zwischenscheiben sind verschiebbare Gelenkflächen, die als Puffer wirken und nicht übereinstimmende Gelenkfläche ausgleichen, der Schleimbeutel, ein kleines flüssigkeitsgefülltes Säckchen, das im Bereich des Bewegungsapparats an Stellen mit erhöhter mechanischer Druckbelastung vorkommt. Werden Gewebe starkem Zug oder Druck ausgesetzt, dient der Schleimbeutel dazu, den Druck und die Reibung zwischen Sehne, Muskel, Knochen und Haut zu reduzieren.

Gelenkerkrankungen
Arthritis
Arthritis ist eine entzündliche Gelenkerkrankung, die gewohnt spontan oder nach einem Trauma entsteht. Nicht selten ist diese Entzündung mit Überwärmung, Flüssigkeitssammlung in Gelenken, Schwellung und Rötung verbunden. Von der eitrigen bakteriellen Arthritis unterscheiden sich die nichtbakterielle Arthritis bei rheumatischen Erkrankungen, die begleitende Arthritis (z. B. bei der Erkrankung des Hüftgelenks durch andere gelegentlichen Infektionskrankheiten), die Arthritis bei Stoffwechselerkrankungen (z. B. Gicht). Üblicherweise dringen die bakteriellne Keime die Gelenkoberfläche durch und vermehren sich bis die Entzündungsherde unangenehme oder schmerzhafte Empfindungen auslösen könnte. Als mögliche Erreger gelten unterschiedliche Bakterienarten, einschließend Staphylo-, Strepto-, Gono-, Pneumo-, Meningokokken u. a. Bei einer früheren Diagnose ist eine erfolgreiche Behandlung sehr wahrscheinlich. Dabei zeigen sich besonders hilfreich unterschiedliche Antibiotika, die gegen obengenannte Infekten rechtzeitig verwendet werden sollte. Zusätzlich zur Antibiotika sollte der Eiter durch wiederholte Punktionen und auch durch Drainage entfernt werden.

Andere Arzneien gegen Arthritis
Methotrexat
Diese Arznei (Abkürzung MTX) ist ein Analogon der Folsäure (Vitamin B9). Ihre Wirkung wird auf die Unterdrückung des Enzyms Dihydrofolat-Reduktase begründet, indem die normale Bakterienentwicklung stark gehemmt wird. Diese nützliche Aktion erregt die eigenen Abwehrkräfte des Organismus und hilft, die heimtückische Infektion zu besiegen.

Mögliche Nebenwirkungen

Nach der Gabe Methotrexats treten ziemlich oft Übelkeit, Erbrechen, Durchfall, Nieren- und Blasenstörungen, Schleimhautentzündungen und Anämie auf.

Sulfasalazin
Dieses Medikament aus der chemischen Verbindung Sulfapyridins wirkt entzündungshemmend und wird gegen chronische Formen der Arthritis eingesetzt.

Mögliche Nebenwirkungen
Die Einnahme dieses Arzneimittels führt häufig zu deutlicher Übelkeit, Erbrechen, Appetitlosigkeit, Kopfschmerzen, Anämie sowie zur Verminderung der Zahl der weißen Blutkörperchen.

Azathioprin
Diese schwefelhaltige Verbindung des Purins (also der Basen der Nukleinsäuren) blockiert durch ihre Stoffwechselprodukte die Synthese von DNA und RNA und sorgt für die Hemmung der entzündlichen Prozesse der Arthritis.

Mögliche Nebenwirkungen
Bei manchen Patienten entstehen nach der Gabe Azathioprins Übelkeit, Erbrechen, Durchfall, Kopf- und Gelenkschmerzen und Entzündung der Bauchspeicheldrüse.

Chloroquin
Dieser synthetische Stoff ist eine chemische Analoge der natürlichen Substanz Chinin. Das Medikament wirkt hemmend auf die Vermehrung bestimmter Bakterienarten, die bei der Arthritis eine wichtige Rolle spielen können.

Mögliche Nebenwirkungen
Die Einnahme des Chloroquins löst bei mehreren Betroffenen die Magen-Darm-Beschwerden, Leber- und Nierenschädigungen, Schlafprobleme sowie Hautrötungen.

Arthrose
Diese degenerative Gelenkerkrankung entsteht vorwiegend aus Missverhältnis zwischen Beanspruchung und Beschaffenheit, bzw. Leistungsfähigkeit der einzelnen Gelenkanteile und -gewebe. Man nennt solches Missverhältnis Form-Funktions-Problem, was der individuellen Gewebsqualität entspricht. Dabei spielen die Bindegewebe eine entscheidende Rolle. Wichtig ist auch die Funktionstüchtigkeit der Gelenkkapsel, wo die Gelenkflüssigkeit produziert wird, durch welche die oberflächlichen Knorpelschichten mittels Diffusion ernährt werden. Wahrscheinlich sind dabei auch die Durchblutungsstörungen der Gelenkkapsel und des

Knochenmarkes von großer Bedeutung. Als häufige Ursache der Arthrose nennen Sachkundigen die Abnutzungsschäden bei lang dauernden Störungen der Leistungsbeanspruchungsbilanz, die in direkte und indirekte Störungen unterteilt werden kann. So zählt zu direkten Schäden schwere körperliche Arbeit, Leistungssport, hohes Körpergewicht. Indirekte Schäden löst eine Verminderung der Leistungsfähigkeit der verlangsamten Gewebsernährung des Gelenks durch innere Störungen bei Alterung oder Stoffwechsel Veränderungen aus. Außerdem sind auch angeborene Missbildungen unterschiedlicher Bestandteile der Gelenke sehr wichtig für die Entstehung komplizierter Formen der Arthrose.

Arthrosetherapie

Behandlungsmethoden für die Arthrosebekämpfung schließen chirurgische Eingriffe sowie für die Entfernung der beschädigten Stelle des Gelenks, als auch eine Transplantation der Knorpelsubstanz ein. Ziemlich populär wurden letzte Zeit die Operationen, die dem Betroffenen ein künstliches Gelenk anzubieten vermögen. Allein in Deutschland macht man schon über anderthalb Hunderttausend Gelenkersatzoperationen an der Hüfte und fast Hunderttausend an dem Knie.

Arzneien gegen Arthrose

Chondroitin

Dieser Arzneistoff ist eine chemische Analoge des natürlichen Bestandteils des Knorpelgewebes. So produzieren die soganennten Chondroblasten, eine Gruppe der Bindegewebezelle, die wichtigsten Komponenten der Knorpelgrundsubstanz. Die Chondroitinstruktur ähnelt sich an diese Grundsubstanz. Auf diesen Grund erfüllt diese Arznei im Körper mehrere wichtige Funktionen, unter denen regenerierende die wichtigste Rolle spielen. Teilweise hilft sie dem Patienten, die geschädigten Knorpelmasse zu reparieren.

Mögliche Nebenwirkungen

Bei einigen Patienten verursacht die Einnahme Chondroitins Übelkeit, Verstopfung, allergische Reaktionen, Haarausfall und Knöchelödeme.

Glycosamin

Dieses Heilmittel ist chemischgesehen ein Aminozucker, der im menschlichen Körper natürlich vorkommt. Es ist ein bedeutender Bestandteil des Bindegewebes, des Knorpels und der Gelenkflüssigkeit. Die Verträglichkeit dieser Substanz für den menschlichen Organismus wird schon dadurch nachgewiesen, dass mehrere Lebensmittelhersteller sie als Nahrungsergänzungsmittel anbieten. Mehrere therapeutische Studien zeigten eine knorpelschützende Wirkung dieser Arznei, was für die Arthrosepatienten sehr nützlich sein sollte.

Mögliche Nebenwirkungen
In seltenen Fällen treten nach der Gabe des Glycosamins Kopfschmerzen, Müdigkeit, Bauchschmerzen, Übelkeit, Durchfall und Verstopfung auf.

Diacerein
Diese Arznei ähnelt einem Heilmittel aus der Rhabarberwurzel. Ihre positive Wirkung gegen Arthrose wurde in vielen klinischen Studien geprüft. Neben ihrer entzündungs- und schmerzstillenden Fähigkeit fördert sie die Synthese der wichtigen Bestandteile des Knorpels.

Mögliche Nebenwirkungen
Ähnliche der Rhabarberwurzel Beschaffenheiten verleihen dieser Arznei abführende Wirkung, was nicht selten zu Bauchschmerzen, Durchfall und Blähungen führen kann. Seltenerweise entstehen spezifische Verfärbungen der Dickdarmschleimhaut, was eine Dickdarmspiegelung unbedingt erschweren kann, sowie die Leberunterfunktionen.

Hyaluronsäure
Dieses Arzneimittel, das chemisch gesehen ein Glycosaminglykan ist, stellt einen wichtigen Bestandteil der Bindegewebe dar. Es erfüllt im Organismus mehrere Funktionen, unter anderen in der Zellvermehrung und -übertragung. Außerdem speichert es eine große Menge Wasser an sich, was für viele physiologische Prozesse von hoher Bedeutung sein sollte. Die Hyaluronsäure ist der Hauptbestandteil der Gelenkflüssigkeit, die eine gesunde Beweglichkeit der Gelenke bestimmt. Auf diesen Grund zeigt sich dieses Medikament sehr hilfreich bei der Arthrose.

Mögliche Nebenwirkungen
Zu ziemlich seltenen Nebenwirkungen der Hyaluronsäure gehören Hautausschläge, Ergussbildung am Gelenk, Juckreiz sowie Muskelkrämpfe.

Gicht
Diese Erkrankung, auch Podagra genannt, bezeichnet sich teils in akuten Schüben, teils von vornherein chronisch verlaufende Störung des Purinstoffwechsels. Sie ist durch Abscheidung von harnsauren Salzen an verschiedenen Körperteilen, besonders in den Gelenken, charakterisiert. Man unterscheidet dabei eine primäre Gicht, ein

angeborener Stoffwechseldefekt, der wahrscheinlich durch eine Nierenausscheidungsstörung oder vermehrten Harnsäurebildung als Ausdruck einer vererbten Enzymanomalie verursacht wird. Merkwürdigerweise ist über ein Viertel der Verwanden von Gichtkranken davon betroffen, obwohl sonst nur 1 bis 8 Tausendstel der Gesamtbevölkerung damit erkrankt wird. Eine sekundäre Gicht entsteht bei den Erkrankungen des blutbildenden Systems, z.B. bei Nierenfunktionsstörungen oder myeloischer Leukämie. Bei den akuten Fällen wird ein Gelenk ohne eine Verletzung oder eine andere nachvollziehbare Ursache hochschmerzhaft, massenhaft geschwollen und heiß. Wenn die Rede vom Großzehengrundgelenk ist, nennt man die Erkrankung das Podagra. Dagegen sind Chiragra gichtbedingte Schmerzen im Handgelenk. Gewohnt sollte der Gichtanfall unbehandelt zwei bis drei Wochen anhalten. Chronische Gicht wird bei gehäuften Anfällen am gleichen Gelenk festgestellt oder die Krankheit nimmt von vornherein den chronischen Verlauf an. Die Ärzte können dabei unumkehrbare Deformierungen an den Gelenken oder sehr schmerzhafte weiche Schwellungen beobachten. In einigen Fällen sind sichtbare Kristalle von Harnsäure und deren Salzen, Cholesterin (selten Fistelbildungen und Geschwüre) zu sehen.

Arzneien gegen Gicht

NSAR - Unter dieser Abkürzung meint man die nichtsteroidalen Antirheumatika. Diese Medikamente unterdrücken erheblich die Synthese von Gewebshormonen Prostaglandinen, was zu Entzündungs- und Schmerzlinderung führen sollte. Zu dieser Gruppe gehören uns schon bekannte Ibuprofen und Diclofenac sowie Indometacin.

Indometacin

Diese Arznei hilft effizient bei akuter Gicht und wird nur selten bei chronischen Formen der Krankheit empfehlen.

Mögliche Nebenwirkungen

Bei mehreren Patienten führt die Einnahme des Indometacins zu Magen-Darm-Störungen, Kopfschmerzen, Appetitlosigkeit Übelkeit sowie Erbrechen und Schwindelgefühle.

Colchicin

Dieses Arzneimittel, das früher vollständig aus den Samen und anderen Teilen der Pflanze Herbst-Zeitlose gewonnen worden war, hindert Leukozyten daran, Harnsäurekristalle aufzunehmen und mindert deswegen die von diesen Zellen unterhaltene Entzündungsreaktionen.

Mögliche Nebenwirkungen
Bei manchen Betroffenen entstehen nach der dauernden Einnahme Colchicins schwere Durchfälle, die man im Sinne der hohen Empfindlichkeit der Darmschleimhaut auf diesen Heilstoff erklären könnte. auch Übelkeit, Erbrechen, Juckreiz, Nerven- und Muskelschwäche, Nierenschäden und Haarausfall sind nicht ausgeschlossen.

Cortisol
Diese uns schon bekannte Medizin ist ein körpereigenes Hormon, das eine starke entzündungshemmende Wirkung aufweist. Letzte Zeit wurde das Cortisol häufig gegen akute Gichtanfälle verordnet.

Mögliche Nebenwirkungen
Bei dauerhafter Gabe Cortisols können manche Patienten das Gewicht zunehmen. Außerdem ist die Osteoporose eine mögliche Folge der Cortisol - Behandlung. Zu einer Eigenartigkeit der langfristigen Einnahme dieses Medikaments gehört die Tatsache, dass der Kranke diese Therapie nicht abrupt abgesetzt soll, denn sonst kehren alle Symptome der Krankheit zurück.

Für die Heilung von chronischen Gichtformen verwendet man zwei Arzneiklassen: Urikosurika und Urikostatika.

Die Hauptfunktion der Urikosurika besteht darin, dass sie die Rückresorption der Harnsäure in die Nieren hemmen, und sie unterstützen damit deren Ausscheidung. Zu Vertreter dieser Klasse gehören Benzbromaron und Probenecid.

Benzbromaron
Diese Arznei senkt die Harnsäurekonzentration im Blut und sorgt damit für deren minimale Ablagerung an den Gelenkgeweben.

Mögliche Nebenwirkungen
Zu Nebenwirkungen des Benzbromarons gehören Übelkeit, Brechreiz, Völlegefühl und Durchfall. Eine andauernde Therapie mit diesem Medikament erhöht das Risiko der Harnsäureablagerungen in den Nieren und den Harnwegen.

Probenecid
Diese chemische Verbindung der Benzoesäure wirkt hemmend auf die Resorption der Harnsäure in die Nieren und wird für diese Zwecke in der Behandlung chronischer Gicht eingesetzt.

Mögliche Nebenwirkungen
Eine langfristige Einnahme Probenecids kann in vielen Fällen zu Appetitlosigkeit, Übelkeit, Erbrechen, Völlegefühl, Nesselsucht und Haarausfall bringen.

Urikostatika führen durch die Unterdrückung des Enzyms Xanthinoxidase, die Hypoxanthin in Xanthin und weiter in Harnsäure oxidiert, zu einer verzögerten Harnsäurebildung. Zugleich erhöht sich stark die Konzentration des Hypoxanthins, was eine Hemmung der Purinsynthese verursachen sollte. Zu Urikostatika zählen Allopurinol und Febuxostat.
Allopurinol
Der chemische Stoff dieser Arznei ist eine Pyrimidinverbindung. Die positive Wirkung der Arznei auf den Gicht Patienten war so auffällig, dass sie schon im Jahre 1977 in die Liste der unentbehrlichen Arzneimittel der WHO aufgenommen worden war.
Mögliche Nebenwirkungen
Zu ziemlich seltenen unerwünschten Wirkungen des Allopurinols gehören Übelkeit, Brechreiz und Durchfall. Ebenso sind allergische Hautreaktionen wie Juckreiz, Rötungen und Schwellungen möglich.

Das Immunsystem

In vorigen Kapiteln haben wir schon einige Aspekten des Abwehrsystems diskutiert. Wie es aus den Erkrankungen mehrerer Organe und Geweben verstänlich wurde, entstehen viele von ihnen nicht zuletzt wegen der Versagen der beteiligten Immunreaktionen. Diese Begleiterscheinung macht es ziemlich rechtzeitig, diesem wichtigen System noch einmal eine konzentrierte Ansicht zu überlassen. Wie gesagt scheint das Immunsystem als ein lebenswichtiger Abwehrmechanismus gegen Feinde, Krankheiten und Umweltbedrohungen allen Lebewesen eigentümlich zu sein. Gleichzeitig besitzen höhere Organismen ein viel mehr kompliziertes Immunsystem als die einzelligen und andere primitiven Lebewesen. Das biologische Abwehrsystem der Menschen verfügt über Tausenden von Substanzen, die die fremdartigen Zellen, Geweben und Organismen anzuerkennen, zu bekunden und an ihre Beseitigung teilzuhaben bereit werden. Sie sind in der Lage, schwere Krankheiten vorzubeugen sowie an Heilungsvorgängen zu beteiligen. Das ganze Immunsystem weist ein spezifisches Netzwerk aus Molekülen, Zellen und Organen auf, das nach dem Unterordnungsprinzip organisiert wird. Nicht allein die fremden Substanzen und Organismen, sondern die eigenen physiologischen und biochemischen Störungen im Körper zu lebensbedrohlichen Folgen führen, wo die Einmischung des Immunsystems unentbehrlich sein sollte. Das gleiche passiert ständig mit den absterbenden Zellen, die auch mit dem Immunsystem schnell und vernünftig entsorgt werden sollten. Alle krankhaften Behinderungen dieser Prozesse können zu bösartigen Entartungen und Tumoren bringen.

Ein Teil der Immunität ist angeboren und unspezifisch. Zu diesem Teil gehören Phagozyten, gewisse Fresszellen, die die eingedrungenen Fremdstoffe oder -organismen, z.b. Bakterien, aufnehmen, durch Enzyme auflösen und unschädlich machen. Außerdem gibt es mehrere Stoffe im Blut, die sich an Fremdkörper anheften und sie effizient zu zerstören. Ähnlicherweise werden heruntergeschluckte Bakterien durch die Salzsäure des Magens vernichten oder durch die Darmenzyme zerlegen. Noch wichtiger als die angeborene Immunität sind die erworbenen Formen, die dadurch zustande kommen, dass in den Körper eingedrungene Bakterien und Giftstoffe, oder entartete körpereigene Zellen, diesen zur Bildung spezieller Abwehrstoffe veranlassen. Diese Abwehrstoffe, Antikörper genannt, schwimmen entweder im Blut (was spezifische humorale Immunität genannt wurde) oder sind den Lymphozyten (spezifische zelluläre Immunität) gebunden. Humoral bedeutet dabei, dass sie den Körperflüssigkeiten angehören. Stoffe, die den Körper zur Bildung von Antikörpern anregen, bezeichnet man als Antigene. Die Antigene (Krankheitserreger, fremde Stoffe) sind häufig große Moleküle mit der komplizierten Struktur. Bestimmte Teile dieser Struktur sind für die immunologische Antwort besonders wichtig. Deswegen nennt man sie Determinanten. Determinanten bestimmen die Bildung neuer Antikörper, was in den Lymphozyten stattfindet. Lymphozyten reifen sich in der Thymusdrüse (T-Lymphozyten) oder im Knochenmark (B-Lymphozyten, vom englischen Namen „bone marrow" fürs Knochenmark). Tritt nun ein Antigen im Körper auf, auf das eine spezielle Form der B-Lymphozyten reagiert, so wachen diese Zellen aus ihrem Dornröschenschlaf in den Lymphknoten auf, vermehren sich und produzieren innerhalb weniger Tage große Mengen Antikörper, jede Zelle bis zu 2000 Moleküle pro Sekunde. Diese Antikörper sind Eiweiße, die als Immunglobuline bezeichnet werden. Die Bindung zwischen Antigen und zugehörigem Antikörper ist so spezifisch wie zwischen einem modernen Sicherheitsschlüssel und dem zugehörigen Schlosszylinder. Die Antigen-Antikörper-Reaktion macht das Antigen unschädlich und führt zu seiner Zerstörung. Dabei hilft eine Reihe von im Blut gelösten Enzymen, die als Komplement bezeichnet werden. Das Komplement ist normalerweise wirkungslos, wird aber durch die Antigen-Antikörper-Reaktion aktiviert und beteiligt sich dann am Abbau des Antigens. Bei der zellulären Immunität ist die Antigen-Antikörper-Reaktion mit der eben geschilderten völlig vergleichbar. Der wichtigste Unterschied zwischen beiden Formen der Immunität ist ihr Zeitverlauf. Die Antikörper der humoralen Immunität halten sich einige Monate, höchstens wenige Jahre im Blut auf, während die zelluläre Immunität viele Jahre, sogar lebenslang. anhalten kann. Außerdem ist die humorale Immunität besonders wirkungsvoll gegen akute bakterielle Infektionen, während sich die zelluläre Immunität besonders gegen langsam verlaufenden Infektionen (wie z.B. Tuberkulose) und gegen Viren, aber auch gegen Krebszellen des eigenen Körpers und bei der Organtransplantation gegen fremde Zellen verwendet. Gegen eigenes Körpergewebe wird normalerweise keine Immunität erworben. Der Mechanismus dieser Immuntoleranz ist noch nicht vollkommen klar. Es kommt aber vor, dass im Laufe des Lebens die Immuntoleranz gegen das eine oder andere Körpergewebe verloren geht und der Organismus Antikörper gegen sein eigenes Gewebe entwickelt. Die daraus resultierenden Krankheiten sind als Autoimmunkrankheiten bekannt. Dazu gehören z.B. Chronische Gastritis, Diabetes mellitus Typ 1, Granulomatose mit Polyangiitis (Entzündung der Blutgefäße), Basedow-Erkrankung, Bechterew-Erkrankung, Multiple Sklerose.

Der Vorgang der Antikörperbildung benötigt einige Tage. In dieser Zeit können in den Körper eingedrungene Bakterien, Viren oder Gifte bereits erhebliche Schaden verursachen. Durch eine Impfung ist es aber möglich, die Antikörperbildung anzuregen und dadurch den Körper gegen die betreffenden Krankheitserreger zu schützen. Zur Impfung können z.B. abgetötete Erreger benutz werden, die keine Krankheit mehr auslösen können, deren Antigene aber noch erhalten sind. Auch chemisch vorbehandelte Toxine, die nicht mehr giftig sind, aber noch Antigenwirkung besitzen, können zur Impfung herangezogen werden. Das bekannteste Beispiel dafür ist die Impfung gegen Tetanus (Wundstarrkrampf). Schließlich geschieht bei Viren meist die Impfung durch Gabe lebender, aber durch entsprechende Kultivierung „abgeschwächter" Stämme, die nicht mehr zur Erkrankung führen, aber eine volle Antikörperbildung anregen. Auf diese Weise wird gegen Poliomyelitis (spinale Kinderlähmung), Masern, Pocken und viele andere Viruskrankheiten geimpft. Eine wiederholte Impfung ist oft notwendig, um einen optimalen Schutz zu erzielen oder eine vorhandene Immunität wiederaufzufrischen.

Das ZNS beeinflusst in vielfältiger Weise die immunologischen Reaktionen. So interagiert das ZNS mit Immunvorgängen vor allem über das autonome Nervensystem und über die Hormone der Hypophyse, deren Ausschüttung vom Hypothalamus gesteuert wird. Der hormonelle Einfluss ist dabei von großer Bedeutung. Das Lymphgewebe wird sowohl durch das autonome Nervensystem wie durch alle Ganglien aktiviert. Ganglien sind die Anhäufungen von Nervenzellkörpern (Nervenknoten) im peripheren Nervensystem. Elektrische Reizung des Hypothalamus verändert zelluläre und humorale Immunantworten. Umgekehrt wird die Aktivität einzelner Regionen des Hypothalamus von Immunreaktionen beeinflusst. Hormone und Neuroimpulsüberträger können die Aktivität von Lymphozyten direkt verändern. Lymphozyten besitzen Rezeptoren für eine Reihe von Hormonen und Überträgerstoffen.

Bei manchen Menschen führt die Antigen-Antikörper-Reaktion unter besonderen Umständen zu lokalen oder allgemeinen Reaktionen des Organismus, die als Allergien zusammengefasst werden. Die Ursache bestehen meist darin, dass gleichzeitig zur Antigen-Antikörper-Reaktion eine Zerstörung bestimmter Leukozyten stattfindet, wodurch große Mengen chemischer Substanzen, besonders Histamin, freigesetzt werden. Histamin ist gefäßaktives Amin, das in den Granula (körnchenförmige Einlagerungen in Zellen, die meist Speicher- oder Sekretstoffe enthalten) von Mastzellen gespeichert wird. Mastzellen sind große Zellen, die über ganzen Körper verteilt im Bindegewebe vorkommen. Das Histamin wird freigesetzt, wenn Antigene an Antikörpern (den so genannten Immunglobulin E, IgE) auf Mastzellen binden und verursacht eine lokale Erweiterung der Blutgefäße und ein Zusammenziehen der glatten Muskulatur. Die Überempfindlichkeit, die zugrunde der Allergien liegt, entsteht hauptsächlich gerade wegen der Histaminfreisetzung. Eine allgemeine Blutgefäßerweiterung sorgt dafür, dass der Betroffene an der lebensbedrohlichen Blutdrucksenkung, an juckenden Anschwellungen und Hautrötungen (Nesselsucht), an starken Absonderungen der Nasenschleimhaut (beim Heuschnupfen) oder am Atembeschwerden (beim Asthma) leidet. Die Histaminwirkungen kann man durch entsprechende Arzneien (Antihistaminika) lindern. Auch die chronischen allergischen Reaktionen werden mithilfe bestimmter Medikamente erfolgreich bekämpfen (Desensibilisierung). Eine unangenehme Form erweist die Lebensmittelallergie, die sich wie eine Unverträglichkeit zu bestimmter Nahrung offenbart. Das Ausmaß der allergischen Reaktion kann zwischen unterschiedlichen Personen stark variieren. So äußern sich Nahrungsmittelallergien in Reaktionen der Schleimhaut, z.B. in Form von auffälligen Schleimhautschwellungen im gesamten Mund-, Nasen- (allergische Rhinitis) und Rachenraum und Anschwellen der Zunge. Symptome im Magen-Darm-Bereich sind oft Übelkeit, Erbrechen, Blähungen und Durchfall. Nahrungsmittelallergien können aber auch zu Reaktionen der Atemwege mit Verengung der Bronchien (allergisches Asthma) und der Haut (atopisches Ekzem, Juckreiz und Nesselsucht) sowie selten zu Gelenkerkrankungen (Arthritis) führen. Im Extremfall kann es zu einem lebensbedrohlichen anaphylaktischen (überempfindlichen) Schock kommen.

Im Grunde genommen kann jedes Nahrungsmittel eine Allergie auslösen. Bei Kindern bereiten Kuhmilch, Hühnerei, Soja, Weizen und Erdnuss am häufigsten Probleme. Bei Erwachsenen sind es oft Haselnuss, Sellerie, Obst und Fisch. In zunehmender Zahl werden auch Allergien auf Hülsenfrüchte oder Soja beobachtet.

Bei den pollenassoziierten Nahrungsmittelallergien richten sich die IgE-Antikörper primär gegen Antigene in den Pollen. Diese Antigene ähneln jedoch manchmal denen in bestimmten Nahrungsmitteln (z. B. in Obst und Gemüse), so dass die IgE-Antikörper auch an diese binden – man spricht von einer Kreuzreaktion. Eine pollenassoziierte Lebensmittelallergie kann daher schon beim ersten Kontakt mit einem Nahrungsmittel auftreten und auch zu lebensbedrohlichen Zwischenfällen führen. Häufiger treten allerdings Reaktionen im Mundbereich, als orales Allergiesyndrom bezeichnet, auf. Wer etwa gegen Baumpollen allergisch ist, könnte auch empfindlich auf Apfel, Haselnuss, Karotte, Kirsche, Kiwi, Nektarine, Pfirsich, Sellerie und Soja reagieren. Bei einer Sensibilisierung gegen Beifußpollen beobachtet man gehäuft eine Kreuzallergie gegen bestimmte Gewürze, Karotte, Sellerie oder Sonnenblumensamen. Nicht selten entsteht die Lebensmittelallergie gegenüber der meist gebrauchten in der umliegenden Gegend Nahrung, etwa Mais in vielen Orten der USA oder Erdnussallergie in mehreren europäischen Standorten. Einer Hypothese zufolge liegen solchen Leiden in westlichen Ländern einer übertriebenen Hygiene zugrunde, die den menschlichen Körper überempfindlich zu mehreren natürlichen Antigenen macht.

Arzneien gegen Allergien

Antihistaminika

Diese weitverbreitete Gruppe der Arzneimittel wurde schon in mehreren Kapiteln dieses Buches diskutiert.

Cortison

Dieses Arzneimittel haben wir schon bei vielen Erkrankungen erwähnt. Bei der Allergie hilft es deutlich gegen Heuschnupfen, Pollen-, Hausstaubmilben- und Tierhaarallergien. Grundsätzlich sollt dieses Präparat nicht länder als zwei Wochen eingenommen werden.

Mögliche Nebenwirkungen

Nach der dauernden Einnahme Cortisons bekommen einige Patienten den Anstieg des Blutdrucks, die Erhöhung des Blutzuckers, eine gesteigerte Infektanfälligkeit, eine Gewichtszunahme sowie Wassereinlagerung in Geweben.

Theophyllin

Diese ziemlich alte Medizin nutzt man bei asthmaähnlichen Formen der Allergie mit großer Effizienz.

Mögliche Nebenwirkungen

Bei wenigen Patienten führt die Einnahme Theophyllins zu Kopfschmerzen, Schlaflosigkeit und Magen-Darm-Störungen.

Montelukast

Diese Arznei hemmt die Wirkung von Leukotrienen, also bestimmten körpereigenen Stoffen, die wie die Histamine starke Entzündungen fördern.

Mögliche Nebenwirkungen

Ziemlich selten treten nach der Gabe Montelukasts Schlaflosigkeit, Schwindel, Herzklopfen, Übelkeit, Erbrechen sowie örtliche Blutungen.

Ciclosporin

Dieses Medikament gewinnt man aus einem norwegischen Schlauchpilz. Es ist sehr hilfreich für die Unterdrückung der Überempfindlichkeit des Immunsystems.

Mögliche Nebenwirkungen

Bei mehreren Betroffenen kann diese Einnahme zu Leber- und Nierenunterfunktionen, Zahnfleischentzündungen, Magen-Darm-Trakt-Störungen führen.

Mehrere Beispiele zeugen davon, dass die wichtigsten Probleme des Immunsystems gegensätzlich sind, indem einerseits eine schwache

Immunantwort und andererseits – eine Überempfindlichkeit offenbart werden sollten. Schon längst wurden zahlreiche Versuche unternommen, die darauf gezielt worden, das Immunsystem Krebszellen erkennen sowie beseitigen zu lehren. Bis vor kurzem waren alle diese Versuche erfolglos, denn die bösartigen Zellen besitzen eine unglaubliche Fähigkeit, sich vor den Immunzellen zu tarnen. Auf diesen Grund erkennen die Lymphozyten den größten Feind nicht mehr oder, noch genauer gesagt, sie unterscheiden diese tödlichen fremden Zellen nicht von ihren eigenen. Welche Hilfe kann man tatsächlich den Lymphozyten leisten, damit sie mit dieser Aufgabe funktionsfähig werden könnten? Heute wissen die Forscher, dass der Weg dazu bestimmte notwendige Schritte umfassen sollte. Vor allem wäre es von großer Bedeutung, solche Hilfssubstanzen herauszufinden, die einer angemessenen Immunantwort auf die Entstehung Krebszellen den Abstoß geben. Die Rede ist dabei vom Niveau, das die Lymphozyten erreichen sollten, um die Feindzellen zu erkennen. Das heißt, diese zusätzlichen Substanzen sollen den Immunzellen helfen, ihre Toleranz gegenüber Krebszellen zu überwinden. Es ist besonders anziehend, weil die Einführung des krebsspezifischen immunologischen Andenkens zu einer lang dauerten Rückkehr des Tumors oder zu einer Vorbeugung bei Krebskranken führen könnte. Heutzutage hielt man solche Methode für die vierte Art und Weise der Krebsbekämpfung nach dem chirurgischen Eingriff, Strahlung- und Chemotherapie. Schon im Jahre 2010 wurde einen ersten Impfstoff aufgrund der dendritischen Zellen für die Behandlung der Prostatakrebs zugelassen worden. Dendritische Zellen findet man in den Bereichen der lymphatischen Gewebe, die viele T-Zellen erhalten. Sie sind verzweigt und erweisen dem stärksten Anregen der T-Zell-Reaktion. Nach diesem Erfolg wurde eine Reihe der aktivierenden Substanze vorgeschlagen worden, die die Effizienz der Immunzellen gegen verschiedenen Krebszellen erhöhen konnten.

Eine andere Richtung der Erregung Immunzellen gegen bösartige Tumoren war mit den Bakterien verbunden. Dabei nutzt man eine der aufschlussreichen Eigenschaften der Einzelligen – die Fähigkeit, deren Erbgut leicht zu ändern. Man arbeitet oft mit einem weit verbreiteten Darmbakterium. Das Bakterium ließ mit einer Methode der Gentechnologie einen kurzen Abschnitt seiner DNA ändern, indem der genveränderte Mikroorganismus ein Enzym zu produzieren beginnt, das die lebenswichtigen Teile des Tumors abspaltet. Diese Aktion führt schließlich dazu, dass der Tumor schrumpft. Es gibt aber auch Studien, die zeigten, dass die genmanipulierten Bakterien die Immunzellen so anzuregen fähig sind, dass die Letzten die Tumorzellen wie feindliches Antigen anerkennen und vernichten. Die onkologische Forscher ließen sich sicher nicht nur bakterielle Zellen unter, um die Krebszellen für das Immunsystem sichtbar zu machen. Sie nutzen für diesen Zweck alle mögliche Mittel. So gelang es einer Gruppe aus Boston T-Zellen durch ein spezielles Verfahren gegen Nierenkrebszellen zu aktivieren. Die Forscher entnahmen T-Zellen aus dem Körper der Patienten, um sie mit tumorspezifischen T-Zellrezeptoren auszustatten. Nachdem wurden diese veränderte T-Zellen den Patienten zurückgegeben, was eine tumorzerstörerische Wirkung zeigte. In anderen Studien wurden die den Patienten entnommenen T-Zellen so gentechnisch modifiziert worden, dass sie ein typisches für die Erkrankung Antigen fehlerfrei erkannten und zu zerstören begannen. Mit einem ähnlichen Verfahren gelang es auch, eine chronisch lymphatische Leukämie mit einem erheblichen Rückgang der Krankheit zu behandeln.

Solche hochmodernen Technologien rücken die Zeit näher, wenn der Krebspatient eine individuelle, für seinen eigenen Organismus passende Therapie bekommen könnte. Bis dahin wäre es ziemlich sinnvoll, die genannte Immuntherapie mit den konventionellen Behandlungsmethoden, wie der Strahlen- und Chemotherapie zu kombinieren, um das beste Ergebnis zu erreichen. Mit einer richtigen Auswahl der medizinischen Methoden wird es in nahe Zukunft möglich, eine rapide Krebsverbreitung Einhalt zu gebieten und den Krebs von einer tödlichen Krankheit in eine chronische heilbare Erkrankung umzuwandeln. Für Millionen Leidenden weltweit soll dieser Stillstand eine große Hoffnung bedeuten. Es gibt schon mehrere Arzneien, die gegen spezifische Krebsarten aktiv sind. Unter anderen nennt man gewöhnlich Nivolumab, Cabozantinib, Sunitinib, Pasopanib unter anderen, die am meisten für die Lebensverlängerung der Patienten sorgten. Darüber hinaus verwendet man unterschiedliche körpereigene Substanzen, die irgendwelche positive Wirkung auf den Zustand der onkologischen Patienten erweisen. Zu diesen zählen Cytokine, Eiweße, die von Lymphozyten produziert werden und das Verhalten anderer Zellen beeinflussen. Zu Cytokinen gehören Interleukine und uns schon bekannte Interferone. Die Letzten zeigen eine besondere Leistung

gegen Viren. In manchen Fällen sind diese funktionstüchtigen Eiweiße aggressiv auch gegen Tumorzellen.
Letzte Jahre wurde es durch zahlreiche Studien nachgewiesen, dass infolge einer Infektion oder Vakzination auch die angeborenen Immunzellen, die für die unspezifische Immunität verantwortlich sind, gewisse extrem lang dauernde Veränderungen ihrer Funktionsprogramme zeigen. Diese Veränderungen führen zu einer erhöhten Immunantwort gegenüber bakteriellen Pathogenen. Sie verstärken die Produktion entzündungshemmenden Vermittler und vergrößern die Fähigkeit, die Infektionen auszumerzen. Weitere Studien bewiesen, dass eine trainierte Immunität auf einer nachträglichen Umprogrammierung gegründet wurde, die die aufrechterhaltenen Änderungen des Programms und der Zellphysiologie fördert. Der wichtigste Vorgang für die trainierte Immunität betrifft feine Strukturen des Erbschatzes, einschließlich chemischer Modifizierung der DNA. Diese Prozesse schalten eine neue genetische Programmierung ein, die zu einer intrazellulären Mitteilung für die angeborene Immunzellen führt. Im Grunde genommen war die trainierte Immunität im Sinne der verbesserten Anpassung des Organismus zur Abwehr gegen Infektionen und Giftstoffen entwickelt. Sonst hätten die Neugeborenen viel weniger Chancen, in unserer Umwelt zu überleben.

Das Fasten

Das Fasten wurde der Menschheit zeitlich weit zurückliegend bekannt. Bei Urmenschen war es eng mit dem Hunger verbunden, der wie einem Damoklesschwert darüber ständig gehängt habe. Die ständige Nahrungsknappheit sorgte dafür, dass das kärgliche Essen den Energieverbrauch kaum auszugleichen vermochte. In späteren Epochen bemühten sich Religionen um die Enthaltsamkeit, und das Fasten war ein wichtiger Teil dieses Verhaltens. Die Gegenwart brachte dem Fasten ein neues Ansehen, denn sowohl die Schulmedizin als auch die moderne Heilkunde bevorzugen das Fasten wie eine Gesundungsmethode, die man ziemlich einfach selbst durchführen könnte. Mehrere wissenschaftliche Studien haben eindeutig nachgewiesen, dass das Heilfasten einen umfangreichen Einfluss auf Körper, Geist und Seele ausüben sollte. So zeigte sich eine Fastenkur wie ein allheilendes Mittel gegen das Übergewicht, Herz- und Kreislauf-, Magen-Darm-, Atmungs-, Knochen- und

Knorpel-, Haut- und viele andere leiblichen Erkrankungen. Außerdem half sie wesentlich bei Neuralgie und Neurasthenie und auch bei Depression, Persönlichkeitsstörungen und andere psychische Leiden. Die Einwohner zahlreichen asiatischen Länder sind der Überzeugung, dass das Fasten alle geistige Kräfte des Menschen steigt, was für eine religiöse Praxis und Meditation von großer Bedeutung sein sollte. Den Westlern hören gewöhnlich die unterschiedlichen Berichte über Fasten- und Hungerübungen nicht besonders zu. Denn ihnen wäre es nicht einfach vorzustellen, wie man durch Meditation und Atemgymnastik monatelang auf die Nahrung versichten könnte. Mythologie nennt die alten Völker, die ihre ganze Lebensenergie aus der Luft schöpften. Obwohl solche Einstellung dem heutigen Wissensstand widerspricht, sind auch heute zahlreiche Fälle, wenn Menschen unter außerordentlichen Bedingungen einige Monate überhaupt ohne Essen zu überstehen fähig sind. Wie wir schon in diesem Buch bemerkt haben, entwickelt sich ein menschlicher Organismus beim Hunger eine eigenartige katabolische, also dem Abbaustoffwechsel entsprechende Lebensweise, die alle Körperteile mit einem extrem sparsamen Essprogramm dauerhaft ernähren kann. Wenn man zusätzlich eine tief in die Seele vordringende Meditation betreibt, ermuntert sich auch der Spannungszustand der Gewebe, die gar ohne Nahrung funktionsfähig bleiben können. Allerdings sind der Hunger und das Fasten ganz verschiedener Natur. Wenn beim Hunger es gewöhnlich um einen zwanghaften Verzicht aufs Essen handelt, bekommt man eine Fastenkur eher freiwillig. Der Fastende verfolgt dabei seine eigenen Ziele, die mit der Genesung oder Gesundung verbunden sind. Selbstverständlich kann er von Anfang an unter der Aufsicht des erfahrenen Ernährungstherapeuts die Fastenkur ausüben, um viele große Fehler zu vermeiden. Der Sachkundige berücksichtigt sorgfältig alle möglichen persönlichen körperlichen und geistig-seelischen Besonderheiten des Patienten und findet die günstigste Variante. Außerdem schafft der Arzt eine angenehme Situation für den Betroffenen, was den erwünschten Zweck schneller erreichen lässt. Meistens sehen Menschen den Sinn des Fastens im Verlust des Übergewichts. Andere Gesundheitsprobleme, die man damit lösen kann, ziehen sie selten in Betracht. Der Organismus „versteht" diese Angelegenheit allerdings ganz anders, indem er immer nach einem Kompensationsmechanismus sucht, um den ursprünglichen Körpergewicht zurückzubekommen. Diese Begleiterscheinung kann die Behandlung erheblich verschlimmern. Zuerst versucht der Patient, seine Aufgabe mutig zu erfüllen. Er empfindet sich auf dem richtigen Weg, wenn die Waage fünf oder sieben Kilo weniger bekundet. Es ist ein Stadium der Euphorie, das üblicherweise einige Wochen, manchmal Monate dauert. Dann kann man bemerken, dass die Gewichtsabnahme sich verzögerte oder die Waage sogar einen entgegengesetzten Vorgang aufdecken lassen. Diese betrübte Neuigkeit löst gerade eine Enttäuschung aus, die auch mit Neurosen und anderen physiologischen Störungen begleitet werden konnte. Die Ursache besteht darin, dass die Person übermäßig ernst ihre Lage versteht. Ihr scheint nicht selten ihre Unfähigkeit, gleich das Ziel zu erreichen, aufschlussreich zu sein. In der Tat sieht es aber gar nicht schlimm aus. Der Betroffene zeigte sich eine prinzipielle Möglichkeit, abzunehmen. Er verbesserte zweifellos mehrere Kennzeichen seiner Gesundheit, die zu seinem Wohlbefinden beitragen sollten. Diese ersten Ergebnisse zeugen davon, dass man einen gelegentlichen Versuch durch ein systematisches Fasten ersetzen sollte. Da die Heilfastengeschichte keine zuverlässigen Fälle kennt, wenn man schon nach dem ersten Versuch mit dem Übergewicht fertig wurde, sollte sein System viel mehr beinhalten. Jede Fastenkur soll vor allem die Grundidee verfolgen, den Organismus von unnötiger Bürde zu entlasten. Ein erhebliches Übergewicht spricht viel davon, dass auch die wichtigsten inneren Organe wie das Herz, die Nieren oder die Leber mit einer Fettablagerung umhüllen sind, was die richtige Funktionierung dieser Organe bemerkenswert stören sollte. Außerdem drücken die überflüssigen Kilogramme auf den Körper und zwingen alle seine Teile, unter extrem belastenden Bedingungen zu arbeiten. Ein auf die Gesundung gerichtete Fasten unterstellt sich den allgemeinen physikalisch-chemischen Gesetzten, indem eine verminderte Zufuhr vom Lebensmittel den Verbrauch der körpereigenen Vorräte fordert. Das heißt, man bekommt seine Lebensenergie aus seinen Fettstoffablagerungen und verstärkt damit seinen Körper. Und der gesunde Leib unterstützt seinen Geist und seine Seele. Mit dieser einfachen Denkweise kann der Fastende seine Gesundung durch Fasten weit viel tiefer und umfassender machen. Alle großen Religionen sehen im Fasten nicht nur ein Mittel, menschliches Allzuviel zu ermäßigen, sondern geistig und seelisch gesund zu bleiben. Eigentlich sollte jede Person für sich selbst entscheiden, wie oft eine Fastenkur für sie passend wäre. Ein Prüfstein dafür soll das individuelle Wohlbefinden sein, das jene Person für sich selbst auswählen könnte. Manche Menschen bevorzugen ein ziemlich strenges Fasten, wenn man sich nur den Kräutertee oder das Mineralwasser gestattet. Dabei verwendet man gewöhnlich Kamillen-, Melissen- oder Pfefferminztee ohne Zucker, die durch Eichenrinden-, Thymian- oder Blutwurz Tee ergänzt werden können. Eine mildere Prozedur lässt dazu auch Fruchtsäfte hinzufügen. Ausführliche medizinischen Beobachtungen stellten eine wichtige Begleiterscheinung der regelmäßigen Fasten heraus, dass sie das Herz und andere inneren Organe zu stärken fähig sind. Noch wichtiger scheint ihre deutliche Wirkung auf den Hochblutdruck, der sich im Laufe der Fasten zu normalisieren vermöge. Die langjährige Erfahrung mit dieser Gesundungsmethode zeugte davon, dass allein die kurzfristigen Fasten von 2-3 Tagen die Leistung mehrerer Systeme des Organismus zu steigen fördern. Neben der ganzen Reinigung des Leibes, was mit Blutanalysen nachgewiesen worden war, verbessern sich die Verdauung und der Stoffwechsel. Zahlreiche Magen-Darm-Erkrankungen verlangen wesentlich weniger Arzneien oder verschwinden manchmal sogar ohne Medikamente. Trotzdem empfehlen die Sachkundigen, die Kur nach einer Verschlechterung des Zustandes, was bei schweren Krankheiten der Fall sein könnte, sofort zu unterbrechen. Im Großen und Ganzen gehört eine übliche Saftfastenkur nicht zur so genannten Nulldiät, denn die Säfte Zucker und andere Kohlenhydraten, also gewisse kalorienhaltige Stoffe, einschließen sollen. Aber diese Methode ist auch ganz volkstümlich, weil viele Säfte nur eine geringe Menge Kalorien haben. Zugunsten der Saftfastenkur spricht die Tatsache, dass die flüssige Nahrung leichter als das feste Essen verdaulich ist. Deswegen entlasten sich massiv die Verdauungs- und Stoffwechselorgane. Darüber hinaus sind unter den Zutaten der Frucht- und Gemüsesafte unterschiedliche Vitamine und Mineralstoffe, einschließlich, Kalium, Magnesium, Eisen u. a. vorhanden. Auf diesen Grund verbessern sie die Arbeit der Nieren, Leber sowie des Herz-Kreislaufsystems. Man schreibt ihr auch die Fähigkeit, den wichtigen Säure-Basen-Haushalt des Körpers richtig kontrollieren zu können. Zu aufrichtigen Vorteilen der Saftfastenkur gehört unter anderen auch die Möglichkeit, sie länger im Vergleich mit der Teefastenkur durchzuführen. Dabei spielt das Vorhandensein der Kalorien in Säften eine gewisse Rolle. Selbstverständlich sollte jeder Fastende den Saft nach seinem eigenen Geschmack auswählen.

Allerdings empfehlen Mediziner, den Saft den Erkrankungen gegenüberzustellen, um die zahlreichen unerwünschten Folgen oder Nebenwirkungen zu vermeiden. Gleichzeitig raten sie, lieber verschiedene Säfte ausnutzen, die einander zu ergänzen vermögen. Obwohl Säfte allerseits gesund scheinen, soll ihren täglichen Gebrauch mit höchsten ein Liter begrenzt werden. Häufig verordnen die Sachkundigen eine 8-10 Tage Kur. Aber in seltenen Fällen verlängern sie diese Zeitspanne bis zu einem Monat oder noch länger. Solche Maßnahme muss man aber nur in speziellen Kliniken unter ständiger Aufsicht des erfahrenen Personals unternehmen lassen.

Seit hunderten Jahren verkehren sich unglaubliche Legende über indischen Joga-Betreiber, die angeblich viele Monate lang ohne jene Kost am Leben bleiben könnten. Ob es tatsächlich möglich ist, bleibt umstritten. Auf jeden Fall löst es noch heute eine tiefe Angst bei den Westlern die Vorstellung aus, dass man freiwillig für Monate auf alle Essarten zu verzichten bereit werden sollte. Das Hauptunbehagen bei ihnen besteht aber darin, wie man in der Tat imstande wird, mit dem Bärenhunger zu ringen. Diese Ansicht kommt aber von einem Laien vor, denn die erfahrenen Fastenden wissen schon Bescheid, dass dieser „entsetzliche" Hunger schon nach drei Tagen nachlässt. Solche anpassende Reaktion des Organismus zeugt sicher davon, dass der Körper und Geist einen ausgleichenden Mechanismus entwickeln haben, der die gegebene Situation zweifellos zu überwinden verhilft. Merkwürdigerweise empfindet man solche Überwindung gutgelaunt, als ob es um die Befreiung von fesselnden Ketten handelte. So stimmt eine gute seelische Verfassung mit den physiologischen Vorgängen überein. Der Körper verliert allmählich an Gewicht und für die kranken Menschen steigt die Hoffnung, dass zusammen mit diesen Kilogrammen auch ihre Krankheit verloren gehen sollte. Man kann ohne Atemluft nur wenige Minuten und ohne Wasser (oder wasserhaltigen Getränke) nur wenige Tage überleben. Ohne feste Nahrung kann man dagegen einige Wochen lang leben und sogar die Schönheit der Umgebung genießen. Man verbessert dabei seine geistige Leistung und ist in der Lage, seine ungewöhnliche Kreativität zu offenbaren. Mehrere Patienten ziehen ihr erstes Fasten im Frühjahr vor. Sie meinen dabei, dass die ungünstigen Lebensbedingungen im Winter im Körper solch unangenehme Spüren hinterlassen sollten, die man nur mit der regelmässig gründlichen Körperreinigung beseitigen könnte. Einige

Forschungsstudien haben wirklich gezeigt, dass ihre Vermutung nicht weit von der Wahrheit entfernt ist. Tatsächlich aktiviert sich das Abwehrsystem im Laufe und nach der Fastenkur erheblich. Man bekommt eine Empfindung des Verschonens von allen Krankheiten. Dieses innere Gefühl spiegelt aber ganz angemessen den wirklichen Zustand des Patienten wider, was die Ergebnisse seiner Blutanalyse im großen Maße bestätigen. Es gibt nur wenige Abweihungen von normalen Werten. Doch vielleicht noch ein wichtigeres Ergebnis bekommt man aus seinem Verstand, der ihm mit klaren Worten erklärt, dass seine Gesundheit von seiner Zielsetzung und Willenskraft abhängig ist. Diese anscheinend einfache und gleichzeitig ganz komplizierte Schlussfolgerung kann im Prinzip den Anstoß für die Änderung des Lebensstils geben, indem man seine Wünsche und Emotionen geschickt zu steuern vermöge. Die Alten sagten: „Die Krankheit vermeidet Willensstarken". Wahrscheinlich schwebte ihnen damit die Person vor, die die Krankheit durch die dauerhafte Fastenkur auszukurieren bereit war. Moderne Medizin hielt auch das Übergewicht für einen Vorläufer der schweren Krankheiten, vor allem des Herzes und Kreislaufs (etwa Herzinfarkt oder Schlaganfall) oder Diabetes mellitus. Es ist bemerkenswert, dass eine Heilfastenkur das Problem des Übergewichts erstaunlich positiv beeinflussen kann. Dadurch wird das Risiko der genannten Volkserkrankungen stark reduziert werden. Der Fastende beobachtet gewöhnlich sein äußeres Aussehen. Er soll aber auch vorstellen, was dabei mit seinen inneren Organen passiert. Mehrere von ihnen befreien sich von Fett-, Kalk- und sonstigen Ablagerungen, die die Ausgangspunkte für die gefährlichen Neubildungen werden könnten. Teilweise lassen sich auch mehrere Arterien deren Wände vom kalziumhaltigen Belag befreien. Sogar wenn die begleitenden Krankheiten mithilfe des Fastens nicht vollständig geheilt werden könnten, wird ihre Behandlung nach dem Fettabbau viel effizienter als zuvor geworden. Außerdem entlastet diese Methode das schwache Herz, so dass der Herzmuskel wieder erholen und kräftigen kann. Es verhindert massiv die Entwicklung von Angina-pectoris-Anfällen und kann sogar die Herzarhythmie wieder normalisieren. Die Fastenkur sorgt auch dafür, eine bessere Durchblutung der Gewebe, vor allem der Beine zu ermöglichen. Der Betroffene spricht oft vom Erwärmen früher immer kalten Füßen sowie von der Beseitigung der Krampfadergeschwüre, was üblicherweise mit dem chirurgischen Eingriff (nicht selten durch die

Beinamputation) geheilt werden könnte. Mit anderen Worten lässt diese ziemlich milde Methode des Fastens schwere Operationen vermeiden. Natürlich dürfen alle ersten Zeichen der Erkrankung aufgedeckt werden, um das Leiden nicht zu vernachlässigen. Auf ersten Stadien ist es mit dem Fasten sogar unheilbare Krankheiten zu kurieren. Später wird es leider unmöglich gewesen. Fachleute schreiben dem Fasten auch die Fähigkeit zu, viele Erkrankungen der Verdauungsorgane zu heilen. Dabei spricht man über die falsche Ernährung, die als Hauptursache dieser Beschwerden hervorgehen sollte. Man verübt diesen Fehler jahre- und jahrzehntelang und verursacht kleine Störungen des Magendarmtraktes, die sich aber ständig ansammeln bis ein schweres Leiden sich mit häufigen Schmerzen offenkündigt. Wie es oben schon erwähnt worden, erweist die Verdauung einen extrem komplizierten physiologischen Prozess, der mithilfe unterschiedlicher Enzymen und Hormonen verwirklichen sollte. Jede Veränderung der Wechselbeziehungen dieser „klugen" Stoffe, die durch eine überflüssige oder unausgewogene Ernährung stattfindet, führt zur Störung des Gleichgewichts des genannten Prozesses, was schließlich zur klaren Entstehung unverdauter Bestandteile des Essens beitragen kann. Es ist aber nur eine Seite der Münze. Die andere besteht darin, dass Darmflora, die einen wesentlichen Anteil der Verdauung auf sich nimmt, nicht weiter richtig zu funktionieren vermöge, was die Lage des Betroffenen nur weiter verschlimmern sollte. Der Organismus braucht dringend eine Unterstützung, die üblicherweise von Immunsystem geleistet werden sollte. Doch auch seine Abwehrmechanismen sind durch die falsche Ernährung stark geschädigt, um ihre Aufgabe vollständig zu erfüllen. Aus dieser Erwägung wird es klagewordеn, dass der gestörte Körper sich zuerst entlasten und reinigen musste, um alle biochemischen Reaktionen wieder in Ordnung bringen zu können. Das Fasten ist dabei eine gute Auswahl im Vergleich mit medikamentösen Verfahren, die eine Reihe von zusätzlichen Leiden mitbringen könnten. Praktisch gesehen lässt die Fastenkur den Körpergeweben und -organen sich selbst in Ordnung zu bringen. Das Gleiche gilt auch für die Darmbakterien, die die Flora auf dessen langen (bis 8 Meter) Weg bestimmen. Ein Fasten - Regime verhilft perfekt den unzähligen Bakterienstämme, sich wieder gesund zu machen. Die Fastenkur bewährte sich als besonders nützlich beim chronischen Katarrh des Dickdarmes. Außerdem verwenden die die Ärzte und Heilpraktiker

das Fasten bei Leber- und Bauchspeicheldrüseleiden, einschließlich der Pankreatitis und Leberzirrhose. Bei Diabetes mellitus ist es ausschließlich unter der ärztlichen Aufsicht erlaubt, die bei allen Verwicklungen die qualifizierte Hilfe leisten sollen.
Wegen ihrer entschlackenden Wirkung verwendet man die Fastenkur bei Gicht. Zusammen mit dem Verlust des Körpergewichts beobachtet man die Entfernung von Harnsäureablagerungen aus den Geweben. Diese Krankheit zeichnet sich aber dadurch aus, dass nach der Fastenkur bald wiedererscheinen kann, wenn der Betroffene keine benötigte Diät aufrechterhielt. Die Letzte schließt des Verzichts auf Alkohol, Schokolade und andere Süßigkeiten ein. Außerdem darf man nur sehr wenig Fleisch und Wurstwaren essen. Am liebsten soll sich der Kranke vegetarisch ernähren. Jene Verletzung der Vorschriften droht ihm mit den Nierensteinen und der erheblichen Zerstörung der Gelenke bis zur vollständigen Gebrauchsunfähigkeit. Typischerweise spielt auch bei den häufigen rheumatischen Gelenkerkrankungen starke Schlackenablagerung eine wesentliche Rolle. Dabei führt sie zu chronischen Entzündungen und schafft die günstigen Bedingungen für die vorzeitige Abnutzung des Gelenkknorpels. Dies Leiden, das mit den starken Schmerzen begleitet wird, nennt man Arthrose. Dagegen sorgt die Fastenkur dafür, dass die Ablagerungen in den Geweben wieder abgebaut werden, was die bedeutende Voraussetzung für die endgültige Heilung werden sollte. Im Großen und Ganzen lassen sich viele rheumatische Erkrankungen nur schwer auskurieren. Die meisten Betroffenen leiden dabei an einer weitgehenden Bewegungsunfähigkeit. Solche Behinderung muss man mit dem Fasten sehr sorgfältig behandeln lassen. Die Kur dauert gewöhnlich mehrere Wochen und wird mit den häufigen Blut- und Harnanalysen kontrolliert.
Bei mehreren Infektionen hilft die Fastenkur vor allem wegen ihren Einfluss auf das Immunsystem. Sie dauert fünf Tage und mehr bis die Symptome der Krankheit merklich nachlassen. So einfach behandelt man Grippe, Erkältung sowie verschiedene Magen-Darm-Infektionen. Darüber hinaus verwendet man Fasten – Therapie bei schweren Folgekrankheiten, die die anderen Organe betreffen. Es sieht so aus, als ob diese Methode irgendwelchen tiefliegenden Mechanismus der menschlichen Natur beeinflusst, der für die Gesundung zuständig ist. Wenn es tatsächlich der Fall ist, wird es verständlich, dass das Fasten auch bei den schwerheilbaren

Erkrankungen der Harn- und Geschlechtsorgane hilfreich sein sollte. Für diese Leiden wird aber eine gemeinsame Einwirkung mit anderen Methoden erforderlich. So behandelt man z.b. unangenehme Nieren-Blasen-Entzündungen, die bei vielen älteren Personen häufig neben anderen schlimmen körperlichen Problemen eintreten. In einigen Fällen führte die Fastenkur auch zur Auflösung der Nieren- und Blasensteine, die allmählich zum Grieß verkleinert worden waren, der leicht mit dem Harn ausgeschieden werden könnte. Gewisse Heilpraktiker behaupten, dass mit der Fastenkurmethode auch die anscheinend unheilbare weibliche und männliche Unfruchtbarkeit geheilt werden könnte. Wenn es stimmt, wird es nicht mehr erstaunlich, dass auch die Myome (gutartige Tumoren des Muskels) an der Gebärmutter vollständig durch das Fasten verschwinden können.

Nicht weniger effizient zeigte sich das Fasten in Bekämpfung der Hauterkrankungen. Wie schon erwähnt wurde, ist die Haut das größte Organ unseres Körpers mit mehreren Funktionen, deren Störungen zu schweren Erkrankungen führen können. Gleichzeitig kann man die Haut durchs Fasten so ausreichend entlasten, dass sie ihre eigenen Kräfte gegen die Krankheiten zu konzentrieren ermöglicht. Solche fabelhafte Befreiung der eigenen Schutzfähigkeit wird mit der Produktion von unterschiedlichen Gattungen Antikörper verbunden, die sehr spezifisch auf die Erreger der Krankheit reagieren. Die Ursachen vieler Hauterkrankungen sind die Stoffwechselstörungen, die mit der Schädigung der Struktur äußeren und inneren Schichten der Haut verknüpft sind. Nach der Fastenkur herstellt sich die beschädigte Struktur der genannten Schichten wieder, was auch mit bloßem Auge merklich werden könnte. Die Haut scheint dabei verjüngt, elastisch und eben. Sie blutet sich viel besser durch, was für viel besseren Gasaustausch der Haut sorgen sollte. Mithilfe des Fastens werden auch viele allergische Erkrankungen der Haut geheilt. Die Kur dauert bis zu zwei Wochen und kann nach Bedarf jedes Jahr wiederholt werden.

Dennoch schätzt man das Fasten am Besten deswegen, weil es sich nützlich bei allen solchen Umständen zeigt, wenn der Betroffene sich unpässlich fühlt und es keinen Grund davon gefunden worden war. Solche verborgenen Leiden erweise die komplizierten Probleme der Medizin. Unter anderen nennt man chronische Kopfschmerzen und Migräneanfälle, die vermutlich von Verschlackung und Vergiftung der Gewebe verursacht werden können. Viele unangenehme Gefühle

bekommt auch der Patient mit dem Bronchialasthma, bei der häufig belastende allergische Reaktionen mit den psychischen Störungen gemeinsam wirken. In manchen Fällen zeigt sich die Fastenkur sehr nützlich und lässt die Krankheit vollständig auskurieren. Bekannt sind aber die Situationen, wenn die Erkrankung nach einer Zeitspanne zurückkehrt, obwohl der Heilungseffekt unbedingt angewiesen worden war. Dabei spielen vielleicht die neuen psychischen Probleme eine wichtige Rolle.
Bekannt sind auch mehrere Gelegenheiten, wenn die Fasten - Therapie das Glaukom, eine schwere Augenkrankheit, die ohne Behandlung zur Blindheit führt, heilen ließ. Der unheilvolle hohe Innendruck der Augen wurde wieder normalisiert worden und die Sehkraft verbesserte sich. Bis jetzt kann man keine vernünftige Erklärung dieses Heilvorganges herausfinden.
Gewisse Streitigkeit ruft die Verwendung der Fastenkur für die Behandlung von Krebspatienten hervor. Viele Onkologen sind der Auffassung, dass der Organismus deren Patienten schon von den Leiden gänzlich erschöpft ist. Deswegen darf der Arzt anscheinend nicht, ihm eine neue Heimsuchung überlassen. Sie meinen dabei, dass das Risiko der Verschlechterung zu groß wird. Wenn die Rede von früheren Stadien der Krankheit ist, riskieren die Sachkundigen sicher weit viel weniger, was zahlreiche Beispiele bestätigen können. Es gibt auch eine Reihe von Kranken, die mit dieser Methode ihr Leiden vollkommen geheilt hatten. Auf jeden Fall sollten diese Küre die traditionelle Behandlungsmethoden begünstigen.

Apotheke der Nebenwirkungen

Eine Betrachtung der obengeschriebenen Arzneimittel lässt eine wichtige Schlussfolgerung herausziehen, dass die absolute Mehrheit von ihnen mit wesentlichen Nebenwirkungen begleitet werden sollte. Einige von ihnen sind sogar so stark, dass man schon von Verschlechterung der Lebensqualität sprechen sollte. Moderne Pharmakologie entwickelt sogar die neuen Richtungen, die zielstrebig gegen gewissen Nebenwirkungen orientiert werden.
<u>Antimietika</u>
Diese Klasse der Arzneistoffe beschäftigt sich vor allem mit den schädlichen Folgen der Anwendung von Medikamenten, die die Übelkeit und den Brechreiz auszulösen fähig sind. Außerdem entsteht eine dringende Notwendigkeit dieser Arzneigruppe sowie

bei see- oder luftreisenden Menschen oder schwangeren Frauen, als auch nach den schweren chirurgischen Eingrifen oder nach der Chemotherapie. Es gibt aber mehrere Beschränkungen, etwa bei Vergiftungen oder Magen-Darm-Infektionen, die diese Arzneigruppe nicht anwenden lassen. Zur Gruppe der Antimietika gehören einige Dopamin-Gegenspieler, z.b. Phenothiasine wie Thiethylperasin oder Butyrphenone wie Haloperidol und Droperidol.

Thiethylperasin
Außer dessen Hauptfunktion, die Dopamin-Rezeptoren zu besetzen und Dopamin zu hemmen, zeigte dieses Arzneimittel in Tierversuchen eine deutliche säuberliche Wirkung gegen Amyloid beta, also die Substanz, die im Gehirn der Alzheimer-Patienten entdeckt worden war und eine wichtige Rolle in der Entwicklung dieser Krankheit spielen sollte.

Mögliche Nebenwirkungen
Bei manchen Betroffenen entstehen nach der Einnahme dieses „klugen" Präparats Benommenheit, Mundtrockeheit, Schläfrigkeit und Leberfunktionsstörungen.

Haloperidol
Dieses starke Medikament wurde schon 1958 vom belgischen Pharmaunternehmen Janssenpharmaceutica patentiert und vermarkt. Es kommt heute bei mehreren psychischen Störungen zum Einsatz. Außerdem nutzen es Kriminelle als K-o-Tropfchen.

Mögliche Nebenwirkungen
Bei vielen Verbraucher treten nach der Einnahme Haloperidols die Müdigkeit, Sprachstörung, Bewegungsunruhe, niedrigen Blutdruck und Depressionen auf.

Droperidol
Dieser Stoff war auch durch das Unternehmen Janssenpharmaceutika entwickelt und patentiert. Es hemmt präzis die Aktivität des Dopamins im Brechzentrum des Gehirns.

Mögliche Nebenwirkungen
Bei etlichen Betroffenen führt die Gabe Droperidols zu Verwirrtheit, Depressionen, Nervosität sowie Störungen des Gedächtnisses.
Die zweite Gattung der Antimietika setzten Antihistaminika zusammen, zu der Dimenhydrinat (Handelsname Trawell), Meclozin (Itinarol), Cyclizin (Marzine) und Dimetindenmaleat gehören.

Dimenhydrinat

Zwei reaktionsfähige Bestandteile der Arznei sorgen für die übelkeit- und erbrechenlindernde Wirkung sowie für die Verminderung der Müdigkeit

Mögliche Nebenwirkungen

Bei vielen Betroffenen wurden nach der Einnahme Dimenhydrinats Schläfrigkeit, Benommenheit, Sehstörungen, Muskelschwäche und Beschleunigung des Herzrhythmus beobachtet.

Meclozin

Diese histaminhemmende Substanz zeigt sich effizient gegen Übelkeit und Erbrechen verschiedener Herkunft.

Mögliche Nebenwirkungen

In seltenen Fällen wird die Meclozinbehandlung von Schwindel, Mundtrockenheit, Ruhelosigkeit, Hyperaktivität, Schlaflosigkeit und Angstzustände begleitet.

Cyclizin

Diese Arznei wurde zuerst wegen seiner histaminhemmenden Wirkung für die Heilung allergischen Reaktionen vorbestimmt. Jahre danach verwendete man es auch für die Behandlung von Übelkeit und Erbrechen medikamentoser Abstammung.

Mögliche Nebenwirkungen

Nicht selten entsteht nach der Gabe Cyclizins Schlaflosigkeit, Unruhe, Sehstörungen, Trockenheit im Mund-Rachen-Bereiche sowie Appetitverminderung.

Dimetindenmaleat

Diese Substanz gehört zur histaminhemmenden Stoffen mit den anticholinergen Wirkungen. Prinzipiell wurde sie ursprünglich für die Behandlung allergischen Erkrankungen vorbestimmt.

Mögliche Nebenwirkungen

Häufig beschwerden sich die Kranken nach der Gabe des Dimetindenmaleats über Kopfschmerzen, Schwindel, Müdigkeit, Wärmegefühle, Verdauungsstörungen und Reaktionsverminderung.

Anxiolytika

Diese wichtige Gruppe von medikamentösen Stoffen kommt bei Angstzuständen zum Einsatz, die als Folge der stark wirkenden Arzneien entstehen können. In diesen Fällen versucht der Arzt, übermäßige oder pathologische Ängste zu verringern. Es stellt sich dabei heraus, dass die effektivsten Medikamente dagegen Benzodiazepine sind, die wir schon bei den Erkrankungen des VNS, Suchterkrankungen oder Schlafstörungen diskutiert haben. Es lohnt sich nochmal zu wiederholen, dass die Benzodiazepine bei den

Betroffenen auch ein Angewöhnen auslösen können. Die zweitwichtigen Arzneimittel dieser Gruppe sind Thienodiazepine wie Bentazepam, Brotizolam, Ciclotizolam, Clotiazolam oder Deschloroetizolam, die auch bei den Schlafstörungen im Einsatz kommen. Etliche Neurologen bevorzugen, den Patienten mit den Angstanfällen mit den Antihistaminika zu behandeln. Das heißt, Gegenspieler des Histamins besitzen neben antiallergischer und antimietischer, auch eine beruhigende und angstauflösende Wirkung. Zu vierter Klasse dieser Gruppe gehören antidepressive Arzneien, die wir schon früher betrachtet haben, die auch gegen Angst und seelische Erregung ganz effektiv zu helfen vermögen. Die fünfte Klasse Anxiolytika setzen die sogenannten niederpotente Antipsychotika zusammen. Man bringt diese starkwirkenden Substanzen üblicherweise gegen den Realitätsverlust im Einsatz, was nicht selten bei den pathologisch beänstigten Kranken der Fall ist. Wahnvorstellungen und Halluzinationen, die viele psychischen Störungen begleiten, lassen sich mithilfe dieser Antipschotika erheblich schwächen. Deswegen verwenden sie Ärzte nicht nur bei Erwachsenen, sondern auch bei mehreren kindlichen psychischen Störungen. Beispiele dieser Klasse sind Promethazin, Melperon und Piramperon.

Promethazin

Dieses Medikament zeigt seine physiologische Aktivität durch die Besetzung der Histaminrezeptoren im Gehirn, was von selbst eine beruhigende und angststillende Wirkung haben sollte. Man wendet Promethazin auch als ein mildes Schlafmittel an.

Mögliche Nebenwirkungen

Bei manchen Patienten entstehen nach der Einnahme Promethazins Verstopfungen, Harnlassungsstörungen sowie Einschränkungen der Motorik.

Melperon

Ein antipsychotischer Einfluss dieser Arznei zeigt sich viel geringer zu sein, als ihr beruhigender und angstverminderter Effekt. Außerdem schreibt man ihr viel kleinere im Vergleich mit ähnlichen Präparaten Störung des Herz-Kreislauf-Systems zu. Auf diesen Grund verwenden Ärzte Melperon häufiger in Behandlung der älteren Persone.

Mögliche Nebenwirkungen

In seltenen Fällen treten nach der Gabe Melperon Müdigkeit, Hautreaktionen, Leberwerterhöhung sowie kleine Gewichtzunahme auf.

Piramperon
Dieser Heilstoff wirkt komplex auf mehrere Regionen der Großhirnrinde, was seine ziemlich breite Anwendung gegen Unruhe, Schlafstörungen, Aggressivität. Stimmungsverschlechterung und Angst rechtfertigen kann.

Mögliche Nebenwirkungen
Bei wenigen Betroffenen wurden nach der Einnahme Piramperons Übelkeit, Erbrechen, Appetitlosigkeit, Müdigkeit und Schwindel beobachtet.

Außer obengenannten Klassen verschreiben Fachärzte auch einige Medikamente, z.B. Buspiron, Opipramol oder Pregabalin, die ihre Wirkung im Körper des Kranken nur nach einigen Tagen oder Wochen entfalten.

Buspiron
Diese besonders aktive gegen Angstzustände und Unruhe Substanz unterscheidet sich günstig von Benzodiazepinen dadurch, dass sie keine Abhängigkeit auslöst.

Mögliche Nebenwirkungen
Bei mehreren Patienten wurden nach der Gabe Buspirons Müdigkeit, Übelkeit, Kopfschmerzen und Schwindel bemerkt.

Opipramol
Dieses Arzneimittel kommt bei den Verstimmungszuständen mit Angst, Unruhe und Schlafstörungen zum Einsatz.

Mögliche Nebenwirkungen
Ziemlich selten beschweren sich die Kranken nach der Gabe Opipramols über Müdigkeit, Schwindel, motorische Störungen und Verdauungsprobleme.

Pregabalin
Diese chemische Analoge der Gammaaminobutilsäure (GABA) wurde von Pharmaunternehmen Pfizer unter dem Handelsnamen Lyrica hergestellt und vermarktet. Trotz dieser Ähnlichkeit wirkt Pregabalin auf Neuronen ganz anders aus als es bei der GABA der Fall ist. Dank diesem eigenartigen physiologischen Mechanismus bewirkt es stark neben den Angstzuständen auch epileptische Anfälle sowie neuropathische Schmerzen. Außerdem vermindert es Entzugsymptome von Opiatabhängigkeit.

Mögliche Nebenwirkungen

Ziemlich oft leiden die Kranken nach der Einnahme Pregabalins an Benommenheit, Ödemen, Aufmerksamkeits-, Gleichgewichts- und Erektionsstörungen, Müdigkeit und Schwindel.
Die Heilkunde empfählt bei Angstzuständen und Unruhe Lavendel, Baldrian, Passionsblume, Kamille, Incensol und Johanniskraut.

Antivertiginosa
Zu dieser zahlreichen Gruppe gehören Arzneimittel gegen Schwindel und Gleichgewichtsstörungen. Solche häufigen Nebenwirkungen von starken Medikamenten treten bestimmt auch von anderen Ursachen auf. Man sagt, dass diese krankhaften Merkmale bei mehreren älteren Personen wegen Herz-Kreislauf-, Augen-, Innenohr-, Virus- sowie Gehirnerkrankungen passieren können. Eine große Gefahr bei diesen Zuständen, die nur wenigen Minuten dauern können, besteht darin, dass der Betroffene ohne Selbstkontrolle lebensbedrohlich stürzen kann. Deswegen ist es besonders wichtig, rechtzeitig die Herkunft des Leidens aufzuklären, was für die folgende Behandlung zielgerichtet sorgen sollte. In manchen Fällen bemühen sich Mediziner um die Beseitigung der unangenehmen Symptome. Diese Therapie wird gewöhnlich für die kurzfristige Einnahme vorbestimmt. Man nutzt z.B. antihistamine Präparate wie Dimenhydrinat oder Anticholinergika wie Scopolamin.

Dimenhydrinat
Diese chemische Verbindung zweier Substanzen: Diphenhydramin und chlorhaltiger Ableitung des Theophyllins wirkt effizient auf Histaminrezeptoren des ZNS, was seine Anwendung bei Schwindel und Übelkeit erklären könnte.

Mögliche Nebenwirkungen
Bei etlichen Patienten entstehen nach der Gabe Dimenhydrinats Schäfrigkeit, Benommenheit, beschleunigter Herzschlagrhythmus und Sehstörungen.

Scopolamin
Das ist ein Alkaloid aus den Nachschattengewachsen wie Stechapfel, Bilsenkraut oder Alraune. Heute produziert man dieses Arzneimittel auch künstlich. Scopolamin unterdrückt Acetylcholinrezeptoren, was zu Beruhigung und schwindellösende Wirkung führen kann.

Mögliche Nebenwirkungen
Bei manchen Patienten wurden nach der Einnahme Scopolamins Sehproblemen, Blasenentleerungs- sowie Gedächtnisstörungen beobachtet.

Wenn die Ärzte aber die Ursache der Krankheit auszurotten versuchen, nutzen sie bestimmte starkwirkende chemischen Stoffe wie Glucocorticoide, z.b. bei der akuten Nervenentzündung des Vestibularapparates. Damit fördert man die Erholung der peripheren vestibulären Funktion. Beim Drehschwindel verwendet man Betahistin, bei den anfallartigen Störungen des Vestibularapparates kommt das Carbamazepin zum Einsatz. Für die profilaktische Behandlung der vestibulären Migräne verschreiben die Fachärzte Betablocker, die wir schon bei der Behandlung von Hochblutdruck sowie Stressbekämpfung geschildert haben, Topiramat oder Valproinsäure.

Betahistin
Dieser Heilstoff gehört zu Gegenspieler der Histaminrezeptoren. Außer Schwindel behandelt man mit dem Betahistin Ohrgeräusche, Kopfschmerzen und Übelkeit.

Mögliche Nebenwirkungen
Die Einnahme von Betahistins führt in einigen Fällen zu starken Benommenheit, Hautausschlägen, Herzklopfen, Hitzegefühl, Magen-Darm-Unverträglichkeit.

Carbamazepin
Diese Medizin blockiert die Natriumkanäle in den Axonen der Nervenzellen, was sie neben den Schwindelanfällen selbst als Stimmungsstabilisator bei verschiedenen psychischen Erkrankungen verwenden lässt.

Mögliche Nebenwirkungen
Mehrere unerwünschten Wirkungen verschwinden vollständig nach einigen Tagen oder nach dem Dosisherabsetzen.
Bei manchen Patienten entstehen nach der Gabe Carbamazepins Schläfrigkeit, Gleichgewichts-, Appetit- und Salzhaushalsstörungen, Herzrhythmusverzögerung und Kopfschmerzen.

Topiramat
Dieses Arzneimittel beeinflusst durch zahlreiche Mechanismen feine zellulären Vorgänge des ZNS, indem es eine übermäßige Erregung der Nervenzellen zu verhindern vermöge. Unter anderen inaktiviert es die spannungsabhängigen Natriumkanäle, bindet sich an GABA-Rezeptoren und verstärkt deren hemmenden Effekt. Außerdem vermindert es die Freisetzung des Dopamins, was auch zu Beruhigung und zu Verkleinerung der Wahrscheinlichkeit von Schwindelanfällen.

Mögliche Nebenwirkungen

Bei mehreren Betroffenen führt die Gabe von Topiramat zu Wutanfällen, Ohrengeräuschen und -schmerzen, Sehstörungen, erhöhter Reizbarkeit, Konzentrations- und Schlafstörungen und Halluzinationen.

Valproinsäure
Diese chemische Verbindung war erst von Beverly Burton 1881 für rein praktische Zwecke (als Lösungsmittel für wasserunlöslichen Substanzen) synthetisiert. Zufälligerweise entdeckte Pierre Eynmand 1962, der nach den gewissen physiologischen Eigenschaften der in dieser Säure gelösten Substanzen suchte, dass solche Eigenschaften gerade dem Lösungsmittel selbst gehörten. Jahrzehnte danach fanden die Forscher heraus, dass die Valproinsäure mit mehreren Rezeptoren und Ionenkanälen wechselwirken kann. Ihre biochemischen Reaktionen lassen sie sogar bei Krebsbekämpfung vielversprechend vorstellen. Ihre Fähigkeit, bei den Schwindel- und Epilepsieanfällen den Zustand der Kranken zu verbessern und zu stabilisieren, macht sie unersetzlich bei bestimmten Krankheiten.

Mögliche Nebenwirkungen
Bei einigen Patienten wurden nach der Einnahme Valproinsäure Kopfschmerzen, Sehstörungen, Appetitlosigkeit, Juckreiz und Hautausschläge sowie Aggressivität bemerkt.

Arzneien gegen Benommenheit
Obwohl viele Neurologen dieses Leiden für die leichteste Form der quantitativen Bewusstseinstörungen halten, scheint solche Ansicht etwas beschönigt zu sein. Die Fachleute gehen dabei davon aus, dass der gewöhnliche Benommenheitzustand bei vielen Personen auch beim Aufwachen, Hypnose oder Meditation vorkommen kann. Im Grunde bedeutet sie eine Einschränkung des Wachheitsniveaus des Kranken. Innerlich gesehen sollten hinter solchem Krankheitsbild gewisse kognitive, Verhaltensweise und Konzentrationsstörungen vorliegen. Nicht selten beobachten Ärzte ziemlich einfache Ursachen der Benommenheit wie starke Medikamente, Drogen, Alkohol, Vergiftungen oder Flüssigkeitsverlust. Auch Stoffwechselstörungen wie Diabetes mellitus oder Gehirnverletzungen oder -erkrankungen zählen dazu. Manchmal ist sie eine Folge des Herzinfarkts oder Schlaganfalls.
Als eine Grundbehandlung der Benommenheit, auch wenn sie von den Arzneimitteln verursacht worden war, wählen gewohnt die Fachärzte eine Vitamintherapie, die eine Gruppe von 8 wichtigsten Vitaminen beinhaltet, deren deutliche Wirkung auf unterschiedliche

physiologischen Prozessen für die Aktivierung der ZNS und VNS sowie das Immunsystem sorgen sollte. Nicht selten können die starkwirkenden Arzneien zum bemerkenswerten Magnesiummangel führen. In diesen Fällen helfen auch Magnesiumpräparate, um die Benommenheitsanfälle zu verringern. In manchen schweren Angelegenheiten wählen die Mediziner ein passendes Medikament aus den Antidepressiva.

Homöopathie empfählt bei der Benommenheit folgende Heilmittel: Acidum phosphoricum (Phosphorsäure), Antimonium tartaricum (weinsäurige Antimon) und Kalium phosphoricum, Kaliumphosphat.

Arzneimittel gegen Müdigkeit

Die Müdigkeit tritt bei vielen organischen Dysfunktionen und auch nach der Einnahme verschiedener Medikamente auf. Wenn sie infolge einer Erkrankung entsteht, soll man vor allem versuchen, diese Erkrankung genau zu diagnostizieren und auszukurieren. Üblicherweise verschwinden diese Symptome nach der Genesung vollständig. Viel komplizierter scheint es bei der Müdigkeit zu sein, die als eine Nebenwirkung der Medizin vorkommt. Trotzdem lassen manchmal auch in solchen Situationen gewisse Arzneien behilflich werden. Die Suche nach dem passenden Mittel sollte man mit der Ergänzung der mangelden Mineralien und Mikroelementen anfangen, z.B. schon genannten Magnesium oder Eisen (bei Anämien). Behilflich können auch Vitaminpräparate sein (z.B. Gruppe B). Bei niedrigem Blutdruck kann man kurzfristig Coffein bekommen. Nicht weniger effizient ist auch Nicethamid.

Nicethamid

Dieses Arzneimittel war schon 1924 in den Ciba-Laboratorien synthetisiert. Es ist ein Derivat des Nicotinamids, des Amids von Niacin (Vitamin B3). Die Substanz hat deutliche stimulierende, atmungsanregende und kreislauffördernde Eigenschaften. Sie steht in der verbotenen Dopingliste der WADA.

Mögliche Nebenwirkungen

Bei einigen Kranken führt die dauerhafte Einnahme Nicethamids zu Angstanfälle, Übelkeit, Erbrechen, Herzrhythmusstörungen, Unruhe. Außerdem verwendet man häufig bei der Müdigkeitbehandlung Antidepressiva oder blutdruckerhöhende Medikamente wie Etilefrin.

Etilefrin

Diese Arznei bindet sich hauptsächlich an Adrenalinrezeptoren der Blutgefäße. Diese ganz effiziente Aktion soll die Letzten erheblich

zusammenziehen. Als eine andere Beschaffenheit der Arznei kann man seine anregende Wirkung nennen.
Mögliche Nebenwirkungen
Mehrere Betroffenen beschweren sich nach der Gabe Etilefrins über Herzklopfen, Schlaflosigkeit sowie Blasenentleerungsstörungen.
Homöopathie stellt auch bestimmte Mittel gegen Müdigkeit vor, z.B. Arnika. Argentum nitricum (Silbernitrat), Gelsemium (Carolina Jasmin), Silicea (Kieselsäure), Arsenicum album (Arsenoxid oder weißes Arsen), Zinkum metallicum (metallisches Zink) oder Ambra (ein Stoff aus der Verdauungsdrüse des Pottwals). Alle diese Arzneien sollen die Betroffenen in der Potenz D12 einnehmen.
Arzneien gegen Blasenentleerungsstörungen
Anwendung mehrerer modernen Atzneien führt nicht selten zur Verschlechterung (Verschlafung) der Harnblasenfunktion, indem die Blase nicht vollständig entleert werden kann. Diese unangenehme Nebenwirkung setzt nicht nur die Lebensqualität des Patienten enorm herab, sondern verändert auch die normalen physiologischen Reaktionen der Nieren. Denn der Harn aus der übergefüllten Blase fließt regelmäßig zurück in die Nieren, was im Grunde zu den Störungen anderer Organe bringen kann. Deswegen ist es von großer Bedeutung, ein effektives Medikament auszuwählen, das bei der Blasenentleerung behilflich sein könnte. Unter solchen Heilmitteln befinden sich z.B. Oxybutinin, Propiverin, Darifenacin, Solifenacin und Fesoterodin.
Oxybutynin
Der Wirkstoff dieser Arznei gehört zur Parasympatholytika. Er entspannt die glatte Muskulatur der Blase, senkt den Harndrang und die Häufigkeit der Blasenentleerung.
Mögliche Nebenwirkungen
Bei etlichen Patienten tretten nach der Einnahme Oxybutynins Kopfschmerzen, Schläfrigkeit, Schwindel, Übelkeit, Durchfall und Herzrhythmusstörungen auf.
Propiverin
Diese Medizin zählt zu effizienten krampflösenden Substanzen der Nerven- und Muskulaturgeweben. Sie wirkt hemmend auf die Acetylcholinrezeptoren und verhindert den Kalziumioneneinstrom in den Kalziumkanälen. Diese molekulären Reaktionen sorgen für die Entspannung der Muskulatur der Blase und für die Normalisierung deren Entleerung.
Mögliche Nebenwirkungen

Die Betroffenen beobachten manchmal nach der Gabe Propiverins Blutdruckabfall, Müdigkeit, Wärmestau, Hautrötungen und Magen-Darm-Störungen.

Darifenacin

Diese komplizierte polyzyklische organische Verbindung wurde vom Pharmaunternehmen Novartis synthetisiert und unter dem Handelsnamen Emselex vermarkt. Sie fungiert im Körper als einem Gegenspieler der Acetylcholinrezeptoren. Im Einzelnen wirkt sie beruhigend auf die Harnblasemuskulatur, was bei deren Entleerung positiv beeinflussen kann,

Mögliche Nebenwirkungen

Nicht selten beschweren sich die Kranken nach der Einnahme Darifenacins über erhebliche Verstopfung, Übelkeit, Erbrechen, Verdauungsschwäche, Bauch- und Kopfschmerzen.

Solifenacin

Diese urologische krampflösende Substanz wurde zuerst für die Behandlung der Blasenüberaktivität vorbestimmt. Die glatte Blasenmuskulatur wird stark mit den cholinergen Nerven verseht, indem das Acetylcholin über die sogenannten Muskarinrezeptoren bewirkt. Diese Rezeptoren bekamen ihren Namen vom Muskarin, einer giftigen Substanz des Fliegenpilzes. Eigentlich wirkt Muskarin an den muskarinischen Acetylcholinrezeptoren der Synapsen (also Nervenfortsätzungen) wie Acetylcholin. Sein Unterschied mit dem Acetylcholin besteht aber darin, dass es von dem Enzym Acetylcholinesterase nicht abgebaut werden kann. Es ist die Ursache seiner hohen Giftigkeit. Als ein starker Gegenspieler des Rezeptors hemmt Solifenacin den Muskarinrezeptor konkurrenzfähig und spezifisch, denn es habe vielleicht keine große Neigung zu anderen Rezeptoren und Ionenkanälen.

Mögliche Nebenwirkungen

Bei mehreren Betroffenen treten nach der Einnahme Solifenacins Mundtrockenheit auf. Sehr selten hören Ärzte die Klagen über Übelkeit, Verstopfung, Bauchschmerzen oder Sehstörungen.

Fesoterodin

Dieses Medikament wurde vom Unternehmen Schwarz Pharma AG als ein effektiver Heilstoff gegen die Blasenentleerungsstörungen entwickelt und unter dem Handelsnamen Toviaz vermarkt. Chemisch gesehen ist es eine Ableitung der Fumarsäure. Es ist auch ein Gegenspieler der Muskarinrezeptoren, unterscheidet sich aber von seinen Analogen dadurch, dass es viel anpassungsfähiger im Sinne

der präzisen Dosierung ist. Diese Beschaffenheit sorgt auch für die Verminderung der unangenehmen Nebenwirkungen.
Mögliche Nebenwirkungen
Bei manchen Patienten entstehen nach der Gabe Fesoterodins Mundtrockenheit, Schwindel, Schlaflosigkeit, Kopfschmerzen und Verdauungsstörungen. Wie es aus dem Obengeschilderten folgt, lösen leider mehrere Medikamente selbst, die für die Beseitigung der unerwünschten Nebebwirkungen anderer Arzneien prädestiniert worden waren, auch ziemlich schwerwiegende Nebenwirkungen aus. Es wäre sicher unvorstellbar, wenn man folgerichtig auch sie zu beseitigen suchte. Gleichzeitig beschäftigen sich Pharmakologieforscher weiter, um neue effizienten Stoffe gegen die schlimmen Nebenwirkungen zu entwickeln. So passiert es z.b. mit den erheblichen Gehörstörungen, die von Arzneimitteln verursacht worden. Ein weitverbreitetes Pilzmittel namens Terbinafin (Lamisil) wurde zuerst für seine starke geschmackbeeinflussende Wirkung bekannt, die bei den Betroffenen manchmal zum totalen Verlust der Empfindung führen könnte. Später erfuhren die Mediziner, dass es auch die Augeneigenschaften stark herabsetzen sollte, indem man teilweise den Farbsinn verlor. Noch später kamen die Mitteilungen, dass es auch die Hörminderung mitzubringen fähig war. Bisher schrieb man solche Nebenwirkungen ausschließlich der Zytostatika (Krebschemotherapie), Chinin und einigen Arten der Antibiotika, z.B. Amidoglykoside, zu. Die ähnliche Hörverschlechterung verursachte auch das Furosemid, das weltbekannte Entwässerungsmittel, das häufig bei den erheblichen Herzschwächen verschrieben worden war. Auch eine bekannte Hormonerzatztherapie, die mehrere Frauen weltweit während der Wechseljahre einnehmen, zeigte die ähnliche Nebenwirkung. Die momentan meistverwendeten Arzneien gegen arzneiverursachte Hörstörungen schließen Prednisolon, Pentoxifyllin und Betahistin (das schon oben als ein Antivertiginosum beschrieben wurde) ein.
Prednisolon
Das ist ein synthetisches Glucocorticoid mit der klaren Immunität unterdrückenden, Entzündung hemmenden und antiallergischen Wirkung, das bei verschiedenen Erkrankungen zum Einsatz kommt.
Mögliche Nebenwirkungen
Bei vielen Kranken führt eine dauernde Einnahme Prednisolons zu erhöhter Diabetes mellitus, Infektanfälligkeit, Gewichtzunahme,

Knochenbauschädigungen und Nachlassen der Keimdrüsentätigkeit.
Pentoxifyllin
Dieser Stoff gehört zur chemischen Ableitung des Xanthins und hat eine starke entzündungshemmende Wirkung. Er hilft bei den trophischen Verletzungen, z.b. beim Unterschenkelgeschwür oder beim Gangrän. Außerdem fördert er Durchblutung in Gehirn-, Augen- und Gehörbereichen.
Mögliche Nebenwirkungen
Manche Patienten leiden nach der Gabe Pentoxifyllins an Schwindel, Kopfschmerzen, Unruhe, Schlaflosigkeit, Herzrhythmus- und Sehstörungen sowie Hautausschläge.

Pharmazeutische Bedeutung der Lebensmittel

Im Großen und Ganzen versorgen uns Lebensmittel nicht nur mit allen unentbehrlichen Bestandteilen, damit unser Organismus vollkommen zur Ausübung der Lebensfunktionen fähig war, etwa mit allen notwendigen Aminosäuren aus den Eiweißen, Kohlhydraten und Fetten, sondern auch mit allen Vitaminen und Mikroelementen. Sowohl mehrere bekannte Aminosäuren als auch Vitamine und Mikroelemente zählt man zu pharmazeutischen Präparaten, die man sonst in Apotheke abkaufen kann. Diese einfache Erwägung macht es klar, dass eine richtig organisierte Ernährung alle wichtigen Funktionen der Arzneimittel übernehmen könnte. Deswegen schrieben nicht ohne Grund Geistliche aller Religionen der Kost seit undenklichen Zeiten besondere heilenden Eigenschaften zu. Annalen bewahren viele Erzählungen, wie Mönche in Kloster schwere Krankheiten mit der primitiven Nahrung und Kräuterteen vollständig auszukurieren vermochten. So empfahl ein von ihnen seinem „Patienten", eine große Menge des Weizenbreis langsam zu essen. Seine aktive Beteiligung bestand darin, dass er selbst das Gericht kochte und währenddessen das Gebet vorlas. Daraufhin setzte er das gleiche Gebetvorlesen fort die ganze Zeit als sein Patient aß. Nach dem Bericht des Chronisten half diese Behandlung gleichermaßen allen anderen Kranken. Wir können bestimmt an die Glaubwürdigkeit solcher Erscheinung zweifeln, zugleich hört die Äußerung über die heilende Wirkung der richtigen Nahrung ganz vernünftig an. Seit Mensch sich zivilisierte und mit der Viehzucht beschäftigt wurde, war das Tierfleisch der wertvollste Teil seiner Kost. Neben einem vollwertigen Satz der

Aminosäuren, enthält es Vitamine A, B1, B2, B6, B12 und auch Eisen, Kalium, Kalzium, Phosphor sowie zahlreiche Mikroelemente, einschließlich Kobalt, Chrom, Selen, Zink. Außerdem brachte die Viehzucht Milch und Milchprodukte dar, deren Inhalt noch reicher als Fleisch mit lebensessentiellen Komponenten gefüllt worden war. Nicht selten übten Leute auch den Fischfang aus, so dass der Fisch ihre Nahrungsvielfalt weiter ergänzen konnte. Zu alten Zeiten gehörte auch die Zucht der Getreide, die der Menschheit das Brot mitgebracht hatte, das bis heute als ein Symbol der Welternährung gilt. Beim größten Anteil der Weltbevölkerung gehört das Brot immer noch zum Grundnahrungsmittel. Es wird überall (mit kleinen örtlichen Besonderheiten) durch Kneten, Formen, Lockern und Backen des Brotteiges hergestellt. Mit wenigen Prozent Fett und Zucker besteht es auf über neunzig Prozent aus dem Getreide. Die prozessbedingte Teiglockerung erfolg durch massive Kohlensäure Gasentwicklung mittels Hefe. Der Teig wird bei 200-250o C gebacken, wobei sich eine gebräunte Kruste bildet. Mit dem Getreide ist auch der oben genannte Brei verbunden, der nicht nur eine energiereiche, sondern für die Verdauung heilsame Ernährung aufweisen lässt. Tatsächlich beinhalten Getreideerzeugnisse eine Reihe gesundheitsfördernden Substanzen, die (wie der alte Mönch verkündete) auch gewisse Krankheiten zu heilen fähig sind. Moderne Pharmaindustrie gewinnt ihre zahlreichen Produkte aus pflanzlichen und tierischen Rohstoffen, die durch technologische Verarbeitung in die Tabletten und Kapseln verwandelt werden. So bekommt man unzählige Hormone, Enzyme, Vitamine und andere bioaktive Substanzen, die kranken Menschen weltweit zum Einsatz bringen können. Etwas Ähnliches passiert ständig im menschlichen Körper mit den Lebensmitteln, die mithilfe Enzymen und Hormonen des Verdauungssystems in körpereigene Zelle und Gewebe umgestalten werden sollen. Dynamik der Verbreitung oder der Schrumpfung bestimmter Lebensmittelarten spiegelt globale Prozesse der Gesellschaft und Umwelt wider. So waren vor fünf-sechs Jahrzehnten einige Fischarten und Meeresfrüchte, etwa Barsch, Kabeljau, Spierling oder Krabben, wie volkstümliche Nahrung geschätzt. Nun gehen sie immer stärker in die Kategorie der Leckerbissen, die weit nicht allen zugänglich wird. Das gleiche Schicksal traf den Hering. Allgemeine Verschmutzung der Ökologie sowie starkes Überfischen sorgten für die Begrenzung des Fischfangs sowie für die wesentliche Preissteigerung früher sehr preisgünstigen volktümlichen Fisch- und Meeresfrüchtearten. Ein Walfangverbotabkommen, das die Tierschutzverbände weltweit für die dringende Maßnahme der Rettung dieser Tierart vor Sterben initiierten, stieß unerwartet auf einen Widerstand der Japaner, für die Walfleisch traditionell der wichtigste Bestandteil der Verpflegung war. Das Geschick anderer Wasserbewohner sah dagegen ganz anders aus. So schätzte Verbraucher sehr hoch alle Arten des Lachs ab bis deren Biologie so ausführlich untersucht worden war, dass ihre künstliche Züchtung ganz realistisch und günstig sein könnte. Mit dem Wachstum der Produzentenzahl verwandelt sich dieser Fisch von der Feinkost zum Tafelessen. Seit Jahrhunderten war kaspische Stör und sein Kaviar der Gegenstand der Begierde aller Feinschmecker der Welt, die große Gelder dafür auszugeben bereit waren. Dann schrumpfte die Zahl des Störs so dramatisch, dass seinen Fang streng verboten wurde. Allerdings nutzten diese zweifelhafte Situation korrupte Beamten, um die eigene Finanzlage zu verbessern. Sie verbanden sich mit den arbeitlosen Fischern, die ihre gerne Bereitschaft gezeigt hatten. So wurde eine illegale Produktion gegründet, die ohne Kontrolle die Herstellung des kostspieligen Kaviars unternommen hatte. Nur eine nachfolgende Qualitätsuntersuchung stellte es heraus, dass die hygienischen Normen bei der Produktion nicht beachten worden waren. Anders ausgedrückt sollte dieser Feinkost ungenießbar sein. Diese ungünstige Begleiterscheinung spornte einige europäische Unternehmer an, eine künstliche Zucht des Störs anzufangen. Trotz einer eigenartigen Biologie dieser Fischart sowie harter Ansprüche zur Wasser- und Luftqualität zeigte sich das Unterfangen realisierbar zu sein. Selbstverständlich dürfen ihre hygienischen Bedingungen den chirurgischen Abteilungen der Krankenhäuser nicht nachstehen. Von alters her schrieben Ärzte und Apotheker dem Kaviar ungewöhnliche heilende Eigenschaften zu. Auf diesen Grund empfahlen sie dessen Verzehr bei allen schweren Erkrankungen. Er enthielt eine Vielfalt wertvollen Bestandteilen, die bestimmt für die Gesundung sorgen sollten. Zu Nachteilen dieser Kostbarkeit gehört einen großen Salzinhalt, der bei vielen schweren Erkrankungen schädlich wirken sollte.

Eine besondere Vorliebe zur Exotik zwingt mehrere Kranke in westlichen Ländern immer wieder, in traditioneller fernöstlicher Pharmakologie das Allheilmittel zu suchen. So wurden gerüchtweise die Tigerkörperanteile als solches Wundermittel verkündigt. Diese

Nachricht reizte tausende Menschen an, nach China und dessen Nachbarländer zu reisen, um das täure Medikament abzukaufen versuchen. Seit Mitte der 80-er Jahren des vorigen Jahrhunderts wurde im China eine große staatliche Forschungseinrichtung gegründet wurde, die sich ausschließlich auf der Tigerzucht gezielte. Sie begannen mit wenigen Einzelwesen und erfolgten, schon zwei Jahrzehnt diese Zahl über acht hundert zu vergrößern. Die Volksrepublik besaß damals ein Vorrecht, das sie angeblich vom Tierschutzabkommen befreien sollte. Gerade diese Zeitspanne wurde ausreichend benutzt, um eine Menge von Tigerarzneien auf den schwarzen Markt zu liefern. Leidende Menschen aus Europa und USA waren bereit, tausende Dollar auszugeben, um das erwünschte Medikament zu bekommen. Später erklärte chinesischer Staat seine Unterstützung des Abkommens, indem der Verkauf Tigerheilmittel streng verboten war. Offiziell! Illegal kann man bis heute diese Wundermittel erwerben. Sicher sollen verbotene Produkte viel teurer kosten. Ein der populärsten Erzeugnisse bleibt der so genannte „Tigerwein", dem verbreitete Volksgerede märchenhafte Heilfähigkeiten zuschreibt. Ob es tatsächlich der Fall ist, kann man wieder nur aus Gerüchten erkennen. Die Situation ähnelt an einem Teufelkreis. Einerseits gibt es einige unbewährte Kenntnisse, die irgendwas vermuten lassen. Andererseits haben die Ärzte und Pharmakologen keine Chance, diese vage Kenntnisse mit den wissenschaftlichen Methoden zu überprüfen. Denn diese Heilsubstanzen sind verboten. Gleichzeitig kämpfen die Tierschützer weiter gegen alle Versuche mit Tiger. Sogar in genetischen Studien mit dieser Tierart sehen sie einen Einbruch in deren Biologie, weil Genetiker künstlich die nahen Verwandten zu kreuzen suchen, was vermeintlich der Natur der Tiere widerspricht. Dagegensprechen aber die Studien chinesischer Forscher, die nachgewiesen haben, dass im Wildleben Tiger häufig Inzucht treiben. Menschen beherrschen das Tigerleben in Zoos, wo eine gute Möglichkeit entsteht, sie wissenschaftlich zu beobachten und zu pflegen. Moderne Fortpflanzung lässt mithilfe Computer Software die günstigsten Paaren auszuwählen, die den gesunden Nachwuchs bekommen, der später zum Wildleben gut angepasst werden könnte. Seit dem Anfang des 20. Jh. schrumpfte die Zahl dieser Tierart auf Erde von 100 bis 3 tausend Einzelwesen. Mit der ursprünglichen Zahl wäre es vielleicht möglich, sogar die Tigerarzneien für die

Rettung menschlichen Lebens herzustellen. Doch momentan scheint solche Menge unvorstellbar.

Nicht weniger dramatisch sieht bestimmt die Geschichte mit den Haifischarzneien aus. Vor dreißig Jahren fingen amerikanische Forscher ihre Versuche mit den Extrakten aus dem Haifischfleisch an, die darauf zur Herstellung einer Reihe Medikamenten brachte, deren Hauptbestanteil Haifischknorpel war. Obwohl das Präparat keine Zulassung bei nationalen Gesundheitsbehörden europäischen Staaten und USA bekommen habe, produzierte es mehrere Pharmafirmen in großer Menge. Der Mann, der dazu Anstoß gegeben habe, amerikanische Biochemiker William Lane, behauptete, dass die Arznei nicht nur bei schweren Krankheiten wie Arthritis, Psoriasis oder Glaukom heilend wirken könnten, sondern das Wachstum von bösartigen Tumoren stark verlangsamen sollte. Seine eigenen Studien zeigten, dass die Arznei das Wachstum der neuen Blutgefäße so stark unterdrückte, dass die bösartigen Neubildungen, die für ihr Überleben eine erhebliche Blutzufuhr benötigen, stark zu hungern begannen. Sein festes Beweismaterial wurde anscheinend mit der Tatsache bestätigt worden, dass der Haifisch gegen Krebs absolut immun war. Viele praktische Ärzte nahmen diese Auskünfte aber misstrauisch auf. Gleichermaßen reagierten auch einige Apotheker, die von ihren Kunden, die die genannten Medikamente längst probierten, ungünstige Äußerungen gehört hatten. Der Höhepunkt dieses Einwands wurde etwas später erreicht, als die USA Lebens- und Arzneimittelbehörde von William Lane wegen unlauterer Werbung mit falschen Aussagen bezüglich des Präparats mit dem Haifischknorpel eine Strafe in Summe von 1 Million Dollar verlangte. Darüber hinaus wurden mittlerweile mehrere Einzelwesen Haifisch mit den Krebsgeschwülsten herausgefunden, die das Beweismaterial Lanes stark herabsetzen sollten.

Bei vielen Völkern der Welt wird besonders Hammelhoden geschätzt, der nicht nur ganz sättigend und schmackhaft ist, sondern wegen seines Inhalts verschiedene heilenden Eigenschaften besitzt. Obwohl er bei einigen Metzgern als ein Nebenerzeugnis aufgenommen werden kann, zeugen seine allgemein hohe Preise von seiner augenscheinlichen Nützlichkeit. In gewissen autoritären Ländern war er seit jeher eine Elitenkost. Die Kenner wählen gewöhnlich nur frischen Hoden, der man nach seiner Rosenfarbe und seinen violetten Aderchen erkennt. Außerdem ist er elastisch.

Der Hammelhoden enthält unter anderen Cholin, Vitamine B1, B2, B5, B6, B9, E, H und PP sowie unersetzliche Mineralien Kalium, Natrium, Kalzium, Magnesium, Zink, Kupfer, Mangan, Eisen, Molybdän, Kobalt, Nickel, Phosphor. Seine Eiweiße sind leicht verdaulich, sie erhalten alle notwendigen Aminosäuren. Er ist reich an wichtigen Hormonen. Alte Tradition der südeuropäischen und asiatischen Völker schrieb dieser Kostbarkeit erstaunliche heilende Fähigkeiten gegen schwere Leiden zu, die allerdings wegen seiner Knappheit nicht durch große klinische Studien überprüft werden könnten. Aus gleichem Grund wurden keine Versuche unternommen, alle wertvollen Substanzen abzusondern, um ihre individuellen Heilwirkungen zu untersuchen. Man konnte aber schon jetzt vorhersagen, dass mehrere von ihnen als potentielle Arzneimittel dienen könnten.

Kehrseite der Münze

Mehrere der genannten in diesem Buch wertvolle Substanzen erwerben absolut entgegengesetzten Eigenschaften, wenn sie unaufgefordert aus der Umwelt in unsere Lebensmittel gelangen. Die tiefe Bedeutung dieser Erscheinung verstehen Wissenschaftler noch nicht, allerdings ist es schon heute verständlich, dass die Rede von einer globalen Schädigung der Gesundheit sein sollte. Dabei ändern sich gewöhnlich keinen Geschmack, kein Geruch, Aussehen keine Farbe sowie sonstige Merkmale, davon wir sofort Notiz nehmen könnten. Sie alle halten uns gewohnte Qualität aufrecht. Und nichtsdestotrotz verheimlichen sie etwas ganz Gefährliches. Wir haben schon mehrfach erwähnt, dass Hormone ihren verdienten Platz als zuverlässige Arzneimittel eingenommen haben. Sie sind in der Lage, unterschiedliche biochemische Reaktionen in unserem Körper zu beeinflussen und anzuregen. Sie korrigieren nicht richtig laufende Vorgänge und verbessern unser Wohlbefinden. Zugleich sollen wir im Sinne haben, dass alle physiologischen Prozesse, in denen Hormone teilhaben, mit ihren sehr niedrigen Konzentrationen stattfinden. Das heißt, große Hormonmengen können extrem gefährlich bis tödlich sein. Viele Frauen nehmen nach der Menopause Östrogene, weibliche Sexualhormone, um ihre Wallungen und Osteoporose (Entstehung von porösen Knochen) zu verhindern. Diese wertvollen Arzneien machen ihre wohlwollende Wirkung und werden im großen Masse ausgeschieden. Deren darauffolgender Weg liegt in die biologischen Kläranlagen, wo sie allerdings keine Zerstörung oder Entsorgung erleiden. Ganz im Gegenteil gelangen sie vollständig in Flüssen und Seen und werden von deren Bewohner aufgenommen. Für Fische und andere Wassertiere sind diese (für uns kleine) Mengen verhängnisvoll groß. So groß, dass die Männchen ihr Geschlecht ändern können, was stark zu Homosexualität zu bringen vermöge. Diese für das irdische Leben tragische Erscheinung trifft aber nicht allein die Wassereinwohner. Mensch ist der weltgrößte Verbraucher der Fische und Meeresfrüchten. Unglücklicherweise verließen Hormone tierischen Organismus nur schwerlich, weil sie fettlöslich sind und das Fischfleisch einen hohen Fettgehalt besitzt. Es bedeutet, dass Fischprodukte uns mit deren Fett große Menge an Hormonen zurückbringen. Kann solche Begleiterscheinung auch die festgestellte Verminderung männlicher Potenz verursachen? Wissenschaft gibt heute keine zuverlässige Antwort auf diese Frage. Wir wissen aber, dass Fette nicht nur Hormon-, sondern auch Vitamin-, Farbstoff- und Gallensäureträger sind. Ähnlicherweise wie es die Hormone trifft, benehmen sich die anderen fettlöslichen Bestandteile unserer Kost. Wir sollen aufmerksam diese Tatsache überlegen. Als ein Beispiel können wir an eine Überdosierung von Vitamin A erinnern, die bei Forschern in der Arktis durch Genuss von Eisbären- oder Robbenleber aufgetreten worden war. Schwere Vergiftungen mit Vitamin A bringen Kopfschmerzen, Erbrechen sowie schwere Hautkrankheiten, was tödliche Folgen haben können. Bei hiesigen Eingeborenen gehören diese tierischen Körperteile zur verbotenen fürs Essen Produkten. Weniger bekannt ist, dass auch eine Neigung zum Rinderleberverzehr zur allgemeinen Schwäche, Kopfschmerzen und Apathie führen können. Auch ein großer Anteil der Pestizide ist fettlöslich. Auf diesen Grund sind sie in Kuh- und nicht selten in Muttermilch vorhanden, deren Fettgehalt ziemlich hoch ist. Das Gelangen von Pestiziden in Flüssen und Seen über das Felddränagensystem ist eine weit verbreitete Angelegenheit. Deswegen findet man Pestizide auch in Fischen und anderen Wasserorganismen. Diese Schädlingsbekämpfungsmittel schwächen erheblich Abwehrkräfte, bringen Fortpflanzungsstörungen, Diabetes, Autismus, Asthma, Geburtsfehlern, Parkinson, Alzheimer und bösartige Tumoren mit. Allerdings macht es schnell wachsende Weltbevölkerung unmöglich, eine garantierte Menschheiternährung ohne Pestizide zu schaffen. Deswegen fassen Regierungen vielen

Industriestaaten den Entschluss, die Verwendung des meist benutzten Breitbandpestizids Glyphosat immer wieder zu verlängern. Vor kurzem wurde es aber bekannt geworden, dass das Glyphosat krebserregend auswirken könnte. Ohne eine gefahrlose Alternative gibt es leider keine Chance, auf diese Substanz zu verzichten.
Menschlicher Organismus beinhaltet, obwohl in extrem niedrigen Mengen, viele Schwermetalle, die für den Aufbau mehrerer physiologisch wichtigen Substanzen unentbehrlich werden sollten.
Schwermetalle in der Homöopathie
Arsenverbindungen, z.b. Arsenicum album, wirkt nach der Ansicht der Homöopathen vernichtend für mehrere Krankheitserreger. Auf diesen Grund stellen sie vor allem vor, das Mittel gegen Syphilis anzuwenden. Gleichzeitig ordnen sie es gegen unterschiedliche Entzündungen der Knochen, Atemwege, HNO-Erkrankungen, Mundentzündungen und Magen-Darm-Beschwerden. Sie finden es ganz sinnvoll, arsenhaltige Heilmittel als eine effiziente Arznei gegen Multiple Sklerose sowie Schizophrenie, die sie vollständig auszukurieren hoffen.
Gold und seine Verbindungen nutzt man bei Neigungen zum Selbstmord, gegen unruhige Zustände, Arteriosklerose und Bluthochdruck.
Silberverbindungen, z.B. Silbernitrat, verwendet man bei einer grundlosen Angst und Furcht sowie bei der Nervosität. Sie sind auch gegen Magenschmerzen behilflich. Metallisches Silber hilft bei sämtlichen Knorpelverletzungen sowie bei Knorpelveränderungen, z.B. Auftreibungen der Knorpel.
Kupfer in metallischer Form nutzen diese Sachkundigen gegen krampfartige Asthmaanfälle sowie alle sonstige Krämpfe und Muskelzuckungen.
Eisen wird als Eisenphosphat bei den Schwächegefühlen, schwere Neigung zu Zornausbrüchen, hysterischen Hypochondrie eingesetzt. Auch bei den Entzündungen der Atemwege, die mit Husten und Schnupfen begleitet werden, wird es behilflich sein.
Quecksilber verschreibt man bei schmerzenden und brennenden Geschwüren in Hals, Nase, Mund und der Beine.
Antimon verwendet man häufig bei dem Verlust des psychischen Gleichgewichts, bei chronischen Schnupfen mit Kopfschmerzen sowie bei den Entzündungen der Nasenschleimhaut. Auch gegen einen schlechten Mund- und Körpergeruch soll Antimon gut helfen.

Zinn in Form des Zinnjodids verwendet man bei lange dauerndem oder chronischem Husten mit großer Schwäche. Metallisches Zinn hilft bei Kopfschmerzen in Schläfen und Stirn, die typischerweise langsam kommen und gehen

Chrom benutzen gründlich die zahlreichen Homöopathiepatienten als Kaliumbichromat gegen besonders schneidende Schmerzen in der Lendengegend, am Kreuz- und Steißbein, die nach oben und unten ausstrahlen. Dabei kann man nicht oder kaum gehen.

Ganz anderes Bild entwickelt sich bei der gelegentlichen Zufuhr von Schwermetallverbindungen durch die Haut, Atemwege sowie mit den Lebensmitteln. Mit der Blutbahn werden diese giftigen Stoffe an alle Organe und Gewebe transportiert, wo sie entweder teilweise durch die Nieren und Harnwege ausgeschieden oder stark an verschiedenen Körperteilen absorbiert werden sollten. Da die Absorptionskräfte mit chemischen Verbindungen verglichen werden können, sind solche Ablagerungen jahre-, und jahrzehntelang existieren und ihre verderbliche Wirkung ausüben. So verändern sie irreversibel die Leberstruktur, was stark ihre Fähigkeit verhindern, Enzyme zu produzieren. Sie inaktivieren auch die Enzyme selbst, die eine bedeutende Rolle beim Stoffwechsel des Organismus spielen sollten. Sie drucken die Produktion der Antikörper unter, was die Möglichkeit des Immunsystems, fremde Körper und Infektionserreger zu bekämpfen, scharf einschränkt. Auch bei der Entwicklung Autoimmunkrankheiten spielt Schwermetallbelastung eine große Rolle. Ein Überfluss an diese Verbindungen führt zu Störungen vielen weiteren Funktionen, z.B. bei der Übertragung Nervenimpulsen, die für die Muskel Zusammenziehung und Erschlaffung besonders wichtig ist. Wie auch andere Zellen erweisen Neuronen kleine chemischen Fabriken, die gewisse Stoffe produzieren und Verbindungen mit ihren Nachbar- sowie weit entfernten Zellen organisieren. Solche präzise Kommunikation geht mit einzelnen kleinen Ionen vonstatten. Jede Störung dieser zärtlichen Reaktion kann schwere Leiden verursachen. Die Einmischung von Schwermetallen in diesen Vorgang zerstört nicht allein eine Reaktion, sondern ein Netzwerk, das falsche Erzeugnisse herzustellen beginnt und falsche Kenntnisse verbreitet. Wie bei Geisteskranken funktioniert etwas weiter, doch es entspricht nicht mehr irgendwelchen sinnvollen Zwecken. Denn Schwermetalle gehören nicht hierher, sie befanden sich auf dieser Stelle wegen der zufälligen Zusammentreffen der Umstände. Auf diesen Grund begünstigen sie Depressionen, Demenz und Multiple Sklerose (MS). Sie beeinflussen erheblich den Gefäßzustand und fördern ihre Verkalkung. Sie setzen die Seh- und Hörkraft herab und schädigen wesentlich das Reproduktionssystem. Man kann natürlich bestimmte Lebensmittel auswählen, die relativ weniger Schwermetalle beinhalten. Diese Erzeugnisse kosten üblicherweise teuerer als die mit mittleren Werten. Es gibt aber keine Möglichkeit, sie vollständig zu entfernen. Und sogar die kleinsten Konzentrationen reichen ganz aus, um ihre heimtückische Rolle für menschliche Gesundheit spielen zu können.

Noch komplizierter scheint es, den Eintritt der vielen Schwermetalle durch die Haut, Schleimhaut oder Atmungswege zu verhindern. Und wenn unter den genannten Schwermetallen auch die radioaktiven Isotope zusammenkommen, sieht es noch schlimmer aus.

Wie wirken einzelne Schwermetalle auf menschlichen Organismus

Das flüssige Quecksilber ist dadurch bekannt geworden, dass es nach dem Gelangen in Organismus nicht entfernt wird und sammelt sich ständig weiter, um seine Vergiftung ständig zu stärken. Es kommt durch die Haut oder Atemwege. Merkwürdigerweise wurde es im Mittelalter nichtdestotrotz als ein wertvolles Arzneimittel, z.B. gegen Darmverschluss oder Syphilis angewendet. Nun kann man alle „nützliche" Seite solcher „Medizin" vorstellen. Doch noch viel giftiger sind mehrere Quecksilberverbindungen, besonders tödliche Hg^{2+} - Ionen und seine organischen Verbindungen. Sie lassen sich einfach durch die Blut-Hirn-Schranke passieren und sind in der Lage, fatale Veränderungen des Gehirns zu verursachen. Noch eine ungünstige Begleiterscheinung besteht darin, dass diese Substanz leicht in die Kette der körpereigenen physiologischen Prozesse verwickelt werden kann, z.B. ein Enzym namens Methyltransferase, das aus Quecksilber zwei hochgiftige Stoffe, Mono- und Dimethylquecksilber synthetisiert. Die nächste Stelle, wo dieses besondere Metall zu absorbieren bevorzugt, sind schwefelhaltige Eiweiße, von denen es Schwefel abnimmt und sie funktionsunfähig macht. Da die Eiweiße bei dem Stoffwechsel eine wichtige Rolle spielen, soll diese Schädigung sehr schwerwiegend sein.

Das Blei wirkt auf mehrere Organe und Gewebe des Organismus ausschließlich schädlich schon bei seinen kleinen Konzentrationen im Blut. Dabei lässt es die glatte Muskulatur zusammenziehen, was z.B. zu Darmkrämpfen führt. Es verengt die kleinen Blutgefäße, was die Haut blass macht und den Blutdruck steigt. Es reagiert chemisch mit Enzymen, was die Störung der Blutbildung mitbringt. Bei Kindern verursacht diese Erscheinung die Blutarmut. Seine chronischen Vergiftungen sind für die blass-grau-gelbe Färbung der Haut verantwortlich. Es mischt sich gewaltig in die Arbeit des Herzkreislaufsystems ein, indem es Herzrhythmusstörungen veranlasst. Es schadet auch erheblich viele neurophysiologischen Vorgänge, was sich auf das ganze ZNS widerspiegeln sollte. Ähnlicherweise setzt das Blei die einzelnen Funktionen des Verdauungstraktes und wie das Ergebnis – das ganze Magen-Darm-System herab. Besonders gefährliche Einflüsse erleiden wegen Bleivergiftungen die Leber und Nieren, deren Gewebe enorm belastet werden. Vom Blei sollen auch die Neugeborenen leiden, die früher und kleiner geboren zu werden riskieren.

<u>Das Cadmium</u> schadet dem Körper vielfach. Es zerstört gewisse Nierenzelle, was zu starken Funktionsstörungen führen soll. Es deaktiviert mehrere Enzyme, die beim Stoffwechsel eine wichtige Rolle spielen müssen. Es schädigt die feine Struktur der Knochen, indem es Calcium ersetzt und zur Brüchigkeit der Knochen führt. Etwas Ähnliches passiert auch mit den calciumhaltigen Eiweißen der Darmschleimhaut, die durch Cadmiumersatz ihre spezifischen biochemischen Eigenschaften vollkommen verlieren können. Cadmiumverbindungen sind im Körper sehr langlebig und können im Laufe der Lebenszeit große Konzentrationen in Geweben erreichen.

<u>Beim Arsen</u> sind besonders die dreiwertigen löslichen Verbindungen giftig. Im menschlichen Körper stört es drastisch unterschiedliche Mechanismen des zellulären Stoffwechsels, der Reparatur der fehlerhaften Produktion von Eiweißen sowie die Signalübertragung zwischen Neuronen. Außerdem ersetzt es Zink-Ionen im extrem physiologisch wichtigen so genannten Zinkfingerprotein, das für die Unterdrückung der Tumoren verantwortlich ist. Eine akute Arsenvergiftung bringt Krämpfe, Übelkeit, Erbrechen, innere Blutungen, Koliken und Durchfall mit. Sie sind imstande, Nieren- und Kreislaufinsuffizienz zu verursachen. Der Betroffene kann ins Koma fallen. Nicht seltene Todesfälle werden außerdem von starken Schmerzen begleitet. Chronische Arsenwirkungen lösen schwere Hauterkrankungen sowie Schäden an den Blutgefäßen aus. In manchen Fällen entstehen bösartige Tumoren in Lungen, Leber, Harnblase und auf der Haut. Man nennt dieses Leiden Reichensteiner Krankheit, nach dem Ort in Schlesien, dessen Trinkwasser eine

enorm hohe Arsenkonzentration enthielt. Vergleichsweise besitzt metallisches Arsen viel geringere giftige Wirkung als seine Verbindungen. In der Luftatmosphäre oxidiert es bald, so dass sich sehr giftige Oxide bilden. Arsentrioxid, das Arsenik genannt wurde, wurde in Antik von Gelehrten zum Einsatz gebracht, um einer Arsenvergiftung zu vermeiden. Ob es in der Tat solche Immunisierung stattfand, bleibt umstritten. Was aber fest dokumentiert worden war, betrifft die Werke Hippokrates und Plinius, die als die ersten arsenhaltigen Mineralien als Arzneien gegen Fieber, Migräne, Malaria, Tuberkulose, Rheumatismus und Diabetes eingesetzt hatten. Noch im 18. Jh. war eine heilende Mischung aus dem Kaliumarsenit und Lavendelwasser, die lange als Wundermittel gegen mehrere Beschwerden im Umlauf war. Allein Kaliumarsenit war noch in 1960er Jahre in Deutschland als Mittel zur Behandlung der Psoriasis im Einsatz. Die verschiedenen Arsensulfide sind Bestandteil von Arzneimitteln der chinesischen Medizin. Seit über viertausend Jahren war Arsen in chinesischer Heilkunst gegen Zahnschmerzen angewendet worden. Arabische Medizin nutzte Arsenik im 10. Jh. für die Abtötung der Pulpa, was bis in die Neuzeit in zahnärztlicher Praxis angewendet wurde. Nur die Kenntnis, dass es eine krebserregende Wirkung und auch starke Entzündungen der umringenden Stelle, den Verlust weiterer Zähne bis zur Abtötung des Alveolarknochens, Allergien u. a. führen könnte, brachte die Verzicht darauf mit. Die folgende Entwicklung arsenhaltiger Arzneimittel war mit dem Nahmen Paul Ehrlich verbunden, der ein Präparat gegen Syphilis entwickelt habe, das er Salvarsan nannte. Mit dieser Erforschung ebnete er den Weg der Chemotherapie. Längst war Salvarsan auch für die Behandlung von Dysenterie angewendet. Das letzte arsenhaltige Heilmittel wurde in den USA unter den Namen Trisenox gegen bestimmte Arten Leukämie zugelassen worden. Seine Aktivität gegen bösartige Tumoren wurde auf die Neubildungshemmung von Blutgefäßen gegründet.
<u>Das Chrom</u> ist ein unentbehrliches Spurenelement, das in unserem Körper in Leber, Milz, Knochen, Fett und Muskeln vorhanden und für eine Reihe wichtiger Funktionen zuständig ist. Sein Gehalt verringert sich aber im Alter. Es nimmt an den wichtigen Kohlenhydratstoffwechsel teil, indem die Kohlenhydrate von den Zellen besser aufgenommen werden könnten. In diesem Vorgang spielt auch das Bauchspeicheldrüsehormon Insulin eine bedeutende

Rolle. Ein gesunder Organismus unterscheidet sich dadurch, dass er sehr präzis das Absinken des Blutzuckerspiegels mit der angepassten Menge Insulin zu regulieren vermöge. Es sinkt nebenbei den Cholesterinspiegel und steuert den Stoffwechsel der Aminosäuren. Außerdem verbessert es die Funktionen des Fortpflanzungssystems. Obwohl viele Lebensmittel ausreichende Menge Chrom für menschlichen Bedarf beinhalten, sind häufig die modernen technologischen Verfahren damit beschäftigt, diese Menge zehnfach und mehr zu reduzieren. Diese unbestreitbare Wichtigkeit des Chroms fürs menschliche Leben bedeutet aber auf keinen Fall, dass es in bestimmten Formen und Konzentrationen nicht gefährlich oder sogar tödlich sein könnte. Vergiftungen durch Chrom sind vor allem aus dem Bereich der Arbeitsmedizin bekannt. Zu Chromvergiftungen kommt es z. B. bei Personen, die beruflich häufig Kontakt zu Chromsäure und ihren Salzen haben. Bei der Herstellung von Edelstahl oder Leder entsteht üblicherweise das besonders giftige sechswertige Chrom. Dieses kann über die Lunge – etwa durch das Einatmen von Chromstaub – oder den Magen-Darm-Trakt in den menschlichen Körper gelangen. Schwere Magen-Darm-Verätzungen, Leber- und Nierenschäden und allergische Hautreaktionen sind einige der möglichen Folgen. Zudem kann sich das Risiko für Lungenkrebs erhöhen. Eine akute Chromvergiftung kann unbedingt vonstattengehen, wenn man einen chromhaltigen Staub über mehrere Stunden lang einatmet, was zu Nasenbluten, wässrigem Nasensekret, Bronchitis, Veränderungen der Lunge und Asthma führen kann. Außerdem können übermäßige Mengen sechswertiger Chromsalze auch mit verunreinigtem Wasser aufgenommen werden. Solch zufälliges falsches Handeln kann zu heftigen Magen-Darm-Beschwerden mit Erbrechen, starke Schmerzen und Durchfall führen. Tödliche Folgen sind auch nicht ausgeschlossen. Ein langfristiger Gebrauch den großen Maßen hochchromhaltigen Flüssigkeiten oder anderen Kostbestandteilen kann auch chronische Chromvergiftung verursachen. Die häufigsten Folgen dieser ungünstigen Erscheinung sind Bindehautentzündung des Auges sowie Magenschleimhautentzündungen und Magengeschwüren. Bei bestimmtem Kraftpersonal, z.B. Bauarbeitern, die dauerhaft mit chromhaltigem Zement arbeiten, können sich Allergien und Kontaktekzeme entwickeln. Aufgrund der krebserregenden Wirkung von Chromverbindungen treten bei Personen auf, die beruflich

Chrom ausgesetzt sind, vermehren erheblich Krebserkrankungen, wie etwa das Bronchialkarzinom.

Neben „gewöhnlichen" Schwermetallen gehören zu dieser Gruppe auch solche Vertreter, die durch ihre hohe Radioaktivität bekannt sind. Allein mehrere irdischen Gesteine enthalten „natürliche" Radioaktivität, die gering genug ist, um schwerwiegende Schaden der Gesundheit auszulösen. Das Gleiche gilt auch fürs Trinkwasser, dessen radioaktive Strahlung üblicherweise unter den Normgrenzen liegt. Mit der Verbreitung der Kernkraftwerke änderte sich stark diese Situation. Der Grund dafür ist die Erzeugung in Kernreaktoren großen Mengen künstlichen radioaktiven Elementen, die unvermeidlich in die Luft und in Trinkwasser zu gelangen hinstreben. Große Maßen hochradioaktiven Stoffen entstehen auch in radiologischen Abteilungen der Krankenhäuser. Die wichtigste Beschaffenheit dieser Stoffe besteht darin, dass sie sogar bei sehr niedrigen Konzentrationen wegen ihrer harten Strahlung extrem gefährlich sein sollten. Plutonium, Americium und andere so genannten Actinoide strahlen schon in Mikrogrammbereiche (eine Millionste der Gramm) pro Liter Wasser oder Luft die Krebs erregende Radioaktivität.

Ungeachtet die SuperGAU wie bei Tschernobyl oder Fukushima, scheiden alle sonstige „normal funktionierende" Kernkraftwerke große Quantität genannten radioaktiven Metallen, die durch Luft- und Wassermedien auf hunderte und tausende Kilometer verbreiten können. Selbstverständlich können auch Getreidefelder, Gemüse- und Obstgarten nicht davon abseits bleiben. Alle künftigen Lebensmittel (Nutztiere sind auch keine Ausnahme) sind davon betroffen. Übrigens verwenden Nuklearmediziner Radionuklide Jod-131, Technetium-99 und Thallium-201, die nach der Verabreichung vom Patienten teilweise wieder ausgeschieden werden und über die Kläranlagen praktisch unverändert in die Gewässer gelangen, aus denen die Wasserwerke das Trinkwasser gewinnen. Iod-131 hat eine geringe Halbwertszeit von nur acht Tagen, es reichert sich aber in der Schilddrüse 5000mal so stark wie im übrigen Körper an und stellt daher für dieses Organ eine Gefahr dar. Technetium-99 wird seine Strahlung erst nach 200000 Jahren auf die Hälfte abgeklungen. Thallium-201 scheint mit seiner Halbwertszeit 3 Tage völlig gefahrlos zu sein. In der Tat ist es aber nicht so, denn es besitzt ursprünglich ein großes Radioaktivitätspotenzial, das bei seinem Zerfall große Schaden mitbringen kann. Die obengenannten radioaktiven Metalle Plutonium und Americium haben riesige Halbwertzeiten entsprechend 6561 und 432 Jahre.

Arzneimittel mit Radionukliden

Die Entwicklung der neuen Heilmittel mit radioaktiv strahlenden Bestandteilen sollte verbindlich bestimmte strenge Forderungen ausfüllen. So benötigt man dafür ausschließlich solche Substanzen, die milde α- und β-Strahlungen erzeugen, die aufgrund ihrer kurzen Reichweite nur örtlich begrenzt wirken sollen und keine umliegende gesunde Geweben zu schädigen fähig sind. Entsprechend darf die immer vorhandene harte und tief eindringliche γ-Strahlung nur in kleiner Menge stattfinden. Auf diesen Grund wählt man üblicherweise für jedes Organ und Gewebe gewisse Materialien aus, die besonders für ihn anpassend sind. So behandelt man z.B. die gut- und bösartigen Neubildungen der Schilddrüse mit Iod-131, dessen Halbwertzeit 8 Tage beträgt. Praktisch gesehen, nimmt man eine Kapsel durch den Mund. Der Sachkundige misst dabei den Anteil der Arznei, der in der Schilddrüse gespeichert wird. Als ein Überprüfungskennzeichen nutzt man dabei die Veränderung der Schilddrüsegröße, die für die nächste Arzneidosis entscheidend wird. Bemerkenswert darf diese Prozedur in Deutschland (im Unterschied zu vielen anderen europäischen Ländern) ausschließlich stationär durchgeführt werden. Mit dieser Verordnung wurde es gemeint, dass der Radiologiepatient selbst ein strahlender Gegenstand ist, der mindestens zwei Tage in Klinik verbleiben soll und nur mit einer bestimmten Restaktivität entlassen wird. Es bedeutet aber nicht, dass mit der Entlassung der Heilungsprozess beendet wird. Er dauert mehrere Wochen oder Monate, denn das strahlende Objekt wird in Schilddrüse festgehalten, wo es seine Therapie fortsetzen sollte.

Eine nächste wichtige Aufgabe der strahlenden Arzneimittel ist mit der Behandlung späteren Formen der bösartigen Prostata- und Brusttumoren verbunden. Diese beiden Krebsarten bilden häufig sehr schmerzhafte Metastasen im Skelettbereiche. Da die traditionellen Analgetika in diesen Fällen nicht mehr helfen, bringt man mehrere β - strahlenden Arzneien zum Einsatz. Besonders wirksam bewährten sich dabei das Chlorid des Strontiums-89, das Citrat des Yttriums-90 und das Phosphonat des Samariums-153. Mit diesen radioaktiven Arzneimitteln erlebten bei den Testen bis zu 90% Patienten eine Schmerzschwächung, 20% davon empfand sich völlig schmerzfrei.

Die Bechterewsche Krankheit, eine chronische Wirbelsäulen Versteifung, die auch verschiedene Gelenke betrifft, zeigt oft einen schmerzhaften Verlauf und kann zu Versteifungen der Gelenke führen. Bis zu letzten Jahren zählte man diese Beschwerden zu unbehandelbaren Leiden zu. Nur vor kurzem wurde eine effiziente Radiotherapie entwickelt, die den Leidenden wirklich zu helfen versprach. Man verwendete dabei einen α-strahlende Stoff, das Chlorid des Radiums-224. In diesem Falle spritzt man das Präparat intravenös zehnmal innerhalb von zehn Wochen. Schon die ersten Ergebnisse waren ziemlich aufschlussreich und brachten eine wesentliche Erleichterung den Patienten mit.

Letzte Zeit benutzten Radiologen auch eine Zusammenwirkung der Radionuklide mit den schon etablierten Arzneien, die z.B. bestimmte Lymphomaarten zu kurieren verhelfen. Gewöhnlich verwendet man für diese Zwecke monoklonale Antikörper, die speziell gegen ein typisches Antigen produziert werden. Eine Verbindung mit Yttrium-90 sorgte für den verstärkten Heilungseffekt, der auch einen allgemeinen Zustand der Patienten zu verbessern fähig war. Onkologen verknüpfen ihre Hoffnungen auf Krebsbekämpfung mit der radioimmunologischen Behandlung.

Wenn der Leser sich über die unterschiedlichen Wege des Gelangens von gefährlichen und giftigen Schwermetallen, pharmazeutischen Resten, Pestiziden u. a. erkundigt habe, wird er oder sie wahrscheinlich ein überzeugender Anhänger der Bio-Lebensmittel. Ob diese Kategorie tatsächlich ihre Vorbestimmung erfüllt, bleibt aber umstritten. Vor allem deswegen, weil man alle Möglichkeiten der Verunreinigung der Lebensmittelquellen nicht ausschließen kann. Ziemlich seltsam klingen z.B. die Behauptungen, dass der Bienenhonig zu dieser Bioart gehören konnte. Eine Biene fliegt im Laufe des Tages Dutzende oder sogar Hunderte von Kilometer, um ihre Nektar zu sammeln. Ungeachtet dessen, dass es viele hoch giftige Pflanzen gibt, die den Honig nicht nur ungenießbar, sondern todgefährlich machen, verschlingen Bienen alle möglichen Substanzen, die wir schon erwähnt haben. Außerdem bekommt ihr mit feinen Härchen bedecktes kleines Körperchen alle Luftverunreinigungen, die später in den Honig übertragen werden können. Eine andere Problemstelle ist mit dem Transport der sogenannten Bio-Produkten verbunden. Tausende und Übertausende Kilometer der Zulieferung machen aus diesen Lebensmitteln etwas absolut Unvorhersagbare. Schimmelpilze und andere Verseuchungen mit schädlichen, manchmal radioaktiven Stoffen, sind heutzutage schon ziemlich gewöhnliche Begleiter auch der Bio-Produkten. Man züchtet der größte Teil der Soja- und Maispflanzen mit der Gentechnik veränderten Erbgut, was ursprünglich der Bio-Einstellung widerspricht. Nicht selten beinhalten auch große Sackverpackungen massive Mineralölreste, die mehrere schädliche Bestandteile einschließen, die man als gesundheitsgefährlich gestuft habe. Allerdings wird die Verteilung dieser Gifte im Lebensmittel nicht gleichmäßig sein sollte. Das heißt, einzelne Exemplare können viel größere Menge als die andere auf sich tragen. Da die chemische Analyse der Lebensmittel extrem kostspielig wird, haben Chemiker keine Chance, jedes Exemplar zu überprüfen. Auch ist bis heute nicht klar, wer für die Verunreinigung zuständig sein sollte – Hersteller, Fährmänner oder Verkäufer. Letztendlich kann solche Sache nur ein spezieller Ermittler aufklären. Was aber uns, den Verbraucher, betrifft, sollen wir wahrscheinlich nicht ein übermäßiges Vertrauen auf Bioprodukte aufweisen.

Arzneimittel und Alkohol

Schon in Antik genossen Menschen alkoholische Getränke, die man wegen ihrer besonderen Fähigkeiten, die Stimmung zu ermuntern und Freude zu erleben, überall hochschätzte. Manchmal war es genug, um eine Erkrankung zu besiegen. Deswegen zählte man diese Getränke zu Medikamenten. Sogar Ärzte und Geistliche empfohlen berauschende Säfte für die Heilung unterschiedlicher Beschwerden. Anscheinend vergrößerten sie auch die Liebeslust und Potenz, was mit sonstigen Mitteln kaum zu erreichen möglich war. Gleichzeitig besaß dieser Liebestrank eine gewisse heimtückische Beschaffenheit: je mehr man ihn gebrauchte, desto weniger er seine Vorbestimmung erfüllen konnte. Einerseits war es etwas seltsam, andererseits – entsprach es allen anderen Arzneien, die in erheblichen Mengen zur Vergiftung oder sogar zum Tod bringen könnten. Viel später deckten Gelehrten noch eine unangenehme Eigenschaft dieses listigen Rausches auf – er schaffte Sucht, die Menschen abhängig und nicht mehr freimachen sollte. Deswegen musste der Betroffene zeit seines Lebens den Sklaven seiner Leidenschaft bleiben. Die folgende Geschichte der Pharmakologie wurde mit unterschiedlichen Pflanzen und Mineralien verbunden, die oft als alkoholische Auszüge aus dem pflanzlichen Material sein sollten. Darüber hinaus sorgte dieser alkoholische Anteil dafür, dass die Kranken sich an der Arznei gewöhnen. Merkwürdigerweise setzte der Alkohol in solchem Medikament 80% und noch mehr zusammen. Solche hochprozentigen alkoholischen Auszüge wurden nicht nur sehr populär geworden, sondern sie gehorchen der alten Tradition, was eine Umgestaltung besonders schwierig machte. Nur die Neuzeit machte es klar, dass wer während einer Behandlung mit Medikamenten auf alkoholische Getränke verzichtet, geht in jedem Fall in richtige Richtung. Denn Alkohol kann die Wirkung zahlreicher kräftigen Arzneimittel unvorhersehbar verstärken oder abschwächen. So verwandelte, z. B. das effizienteste Potenzmittel Viagra in Verbindung mit Alkohol in einen Risikofaktor des Herzinfarktes oder Schlaganfalls. Tatsächlich macht Alkohol unkonzentriert und müde, was die Wirkung von Schlaf- und Beruhigungstabletten enorm verstärken kann, bis man den Ohnmachtsanfall erleiden kann.

Die unvorhersagbaren Folgen können auch die gemeinsamen Wirkungen von Alkohol und starken opiathaltigen Schmerzmittel haben. In einigen Fällen entstanden daraus lebensbedrohliche Atmungsstörungen. Nicht harmloser ist auch Zusammenspielen der mehreren antiallergischen Präparate mit Alkohol, die zu vollem Konzentrationsverlust führen können. Außerdem entstehen aus den Wechselwirkungen von Arzneien und Alkohol bestimmte Magen- und Darmschleimhaut erheblich reizende Verbindungen, z.B. bei Acetylsalicylsäure (ASS), Ibuprofen und anderen Schmerzmittel, was häufig zu Magen-Darm-Blutungen und Magengeschwüren führen sollte. Ungünstig werden auch andere Zusammenstellungen der Heilmittel, einschließlich solchen gegen Diabetes und Hochblutdruck, mit alkoholischen Getränken.

Besondere Verhältnisse hat Alkohol mit Hormonen, die wichtige Aufgaben im Organismus zu erfüllen pflegen. Unter anderen sorgen sie dafür, dass ein Individuum ein bestimmtes Geschlecht aufrechtzuerhalten vermöge. Da sowie männlich als auch weibliche Hormone bei allen Menschen vorhanden sind, sollen z.B. bei Männern die weiblichen Hormone, Östrogene, abgebaut werden. Diese Aufgabe nimmt die Leber über. Allerdings mischt sich der Alkohol in diesen Vorgang ein, so dass er den Abbau stark verzögert. Es führt zu gewissen sekundären Geschlechtsmerkmalen, etwa Brust- und Hüftenvergrößerung bei Männern oder Brustschrumpfung und Behaarung bei Frauen. Auf diesen Grund lässt sich die Fortpflanzungsfähigkeit erheblich nach. Von diesem Blickwinkel sehen fragwürdig mehrere Tierversuche aus, die aus diesen kaum angemessenen Modellen wichtige Schlussfolgerungen für Menschen heraus zu ziehen versuchen. Als den häufigsten Modellorganismus verwendet man die Laborratten, die gewöhnlich für die Untersuchung der Arzneimittel im Einsatz gebracht werden sollten. Der Rattenkörper bezieht sich aber auf den Alkohol ausnahmsweise. So haben mehrere Versuche gezeigt, dass Ratten dank deren perfekt funktionierender Leber extrem Große Menge Alkohol verarbeiten können oder sogar mit diesem einzelnen Stoff ohne sonstige Nahrung lange Zeit leben. So nutzen sie den Alkohol als die Energiequelle sowie für die richtige Unterstützung aller Lebensfunktionen. Wenn man die verlässigen Ergebnisse solcher Tierexperimente auf Menschen zu übertragen sucht, können absolut falsche Ableitungen gemacht werden. Im Allgemeinen sind Tierversuche nur für ziemlich annähernde Ergebnisse geeignet. Der Grund dafür liegt in der tierischen Natur. In Freiheit leiden Tiere nur an wenigen menschlichen Krankheiten. Krebs oder viele andere schwere menschliche Gesundheitsstörungen bleiben ihnen bestimmt unbekannt. Es bedeutet, dass eine zuverlässige „Ansteckung" der Tiere nur dadurch erreicht werden kann, dass deren Immunsystem zuerst künstlich stark geschwächt wird. Als eine weltweitbeste Variante solchen Wesens war die Nacktmaus anerkannt. Mithilfe Gentechnik wurde eine Maus geschöpft, deren Thymus gezielt fehlerhaft entwickelt worden war. Sie wurde vollständig ohne Körperbehaarung geboren (daraus kommt ihr Namen vor), und sie hat wegen eines erheblichen Mangels an T-Lymphozyten ein stark eingeschränktes Immunsystem. Solche im Grunde vernünftige Technik verwandelt die Maus in ein passendes Forschungsobjekt für die Transplantationsstudien (denn sie zeigt keine Abstoßreaktionen gegenüber den fremden Organen und Gewebe) und für Untersuchung unterschiedlichen Krankheiten, einschließlich Krebs, die ihr wegen ihres künstlichen Immundefizits „eingepflanzt" werden können. Da ihr Immunsystem fast keine Rolle spielt, bekommen Forscher eine gute Chance, unterschiedliche Arten der neuen Arzneien auf diese Maus zu überprüfen. Wie gesagt, entstehen bei den Tierversuchen an Alkoholismus bestimmte Probleme, die eher darauf zu verzichten zwingen. Die Ansicht auf Alkoholismus wie eine Krankheit entstand Ende des 18. Jh. durch den amerikanischen Arzt Benjamin Rush (einen der Gründerväter der USA), der als eine effiziente Behandlung die Abstinenz empfahl. Schon Mitte des 19. Jh. war der Begriff im Umlauf. Allgemein wurde diese Erkrankung eher noch

hundert Jahre später anerkannt. Heute helfen Entzuganstalten überall, die Alkoholsucht zu bekämpfen. Als eine Ursache sehen Sachkundigen den Verlust der Selbstkontrolle, der von mehreren Faktoren abhängig ist. Neurologen schreiben eine bedeutende Rolle bei der Entwicklung des Alkoholismus den Endorphinen, die wie körpereigene opiumähnliche Verbindungen in der Hypophyse und im Hypothalamus des menschlichen (und wirbeltierischen) Gehirns produziert werden. Nach ihrer Auffassung befreien sich Endorphine nach jedem Alkoholkonsum, so dass der Betroffene sehr angenehme Empfindungen erlebt, die vom Gehirn gespeichert werden. Ein tiefes Verlangen, diesen Zustand wieder zu erfahren, zwingt den Patient, sooft wie möglich, Alkohol zu genießen. Mit dieser wohlwollenden Laune soll er besonders gesellig werden, indem er neue Kontakte mit seinen Mitmenschen verknüpft und neue Freunde zu finden fähig wird. Er erinnert sich aber an vorigen Jahren, wenn jede neue Bekanntschaft für ihn in eine Qual zu verwandeln drohte. Solche standfesten Assoziationen im Kopf werden zum vorherrschenden Gedanken seiner aktuellen Existenz umformen. Der Erfolg des befreiten Verhaltens wird einen kräftigen Antrieb für das alkoholisierte Leben. Man befindet sich in einer Gemeinschaft der Gleichgesinnten, die im Grunde genommen in einer erdichteten Welt existieren. Die Verbindung mit der „echten" Realität wird immer vergänglicher, die Wahrheit und Lüge tauschen gegenseitig bis ein persönliches (oder gemeinsames) Verhängnis alle Einbildungen zerstört. Es gab eine Reihe von wissenschaftlichen Verfahren, mit denen ein Betroffener einen Weg aus der Sucht zu finden vermöge. Alle von ihnen sind mehr oder weniger effizient und konnten, „theoretisch gesehen", auf allen Stufen der Erkrankung nützlich werden. In der Tat kostet der Kampf dem Süchtigen zu viel Kraft, um nach dem Sieg stabil zu bleiben. Es gibt auch eine Gruppe physisch und psychisch sehr kraftvollen Menschen, die nicht allein das Übel zu überwinden vermochten, sondern in einen erhabenen Beruf zurückkehren konnten. Es dauerte sogar einige Jahre oder noch länger bis ein großer Misserfolg alles in Trümmer geschlagen habe. Schließlich fand der Pechvogel die Tröstung wieder in einer Flasche.
Die nächste Frage wird, ob es überhaupt Menschen auf der Erde gibt, die gegen Alkoholismus immun sind? Die Ethnologen haben die Antwort auf diese Frage parat. Es gibt nicht nur einzelne Personen, sondern auch ganze Völker, die vom Herrgott oder der Mutternatur

damit beschert worden waren. Sie behaupten, dass viele asiatische Völker keine Neigung zu diesem Elend in sich zu entwickeln fähig sind. Und nicht dank ihren unbesiegbaren Willen, sondern wegen ihrer eigenartigen Physiologie. In Wirklichkeit erleiden sie nach einer Dosis Alkohol entsetzliche Qualen, die mit schlimmster Übelkeit und dem Erbrechen begleitet wird. Ähnlicherweise wie bei den Alkoholikern, die eine freudige Laune nach dem Alkoholgenuss in ihrem Gehirn gespeichert haben, werden diese Qualen und Übelkeit im Gehirn dieser Asiaten gespeichert werden, so dass jene Erinnerung daran einen Strom der unangenehmen vorherigen Empfindungen momentan herauszurufen bereit wird. Lag diese Begleiterscheinung auch im Grunde des Korans, der den Konsum der alkoholischen Getränke streng verbot? Eindeutig können wir auf diese Frage keine Antwort finden. Allerdings gelang es den Gelehrten, eine Ursache der asiatischen Immunität gegen Alkohol herauszufinden. Es handelt sich eigentlich darum, dass der Ethylalkohol (ein chemischer Name unseres gewöhnlichen Alkohols) erheblich im menschlichen Verdauungssystem durch bestimmte Enzyme verarbeitet wird. Sonst sollte er ein starkes Gift für unsere Leber sein. Vernünftigerweise fand die Leber selbst den Weg heraus, den Alkohol harmlos zu machen. Für diesen Zweck verwandelte sie ihn mithilfe des Enzyms Alkoholdehydrogenase (diese ziemlich kompliziert klingende Bezeichnung bedeutet in der Tat nur Entfernung des Wasserstoffatoms aus dem Molekül) in ein Zwischenprodukt, den Acetaldehyd, das aber noch giftiger als Alkohol selbst erschien. Deswegen nutzt die Leber ein nächstes wirksames Enzym, Aldehyddehydrogenase, um den Acetaldehyd in die Essigsäure umzuwandeln. Mit der Essigsäure beendet dieser Alkoholumwandlungsprozess aber nicht. Im Laufe des so genannten Zitratzyklus zerfällt sich Essigsäure in Kohlendioxid and Wasser. Das Problem mit den Asiaten besteht aber darin, dass ihnen das Enzym Aldehyddehydrogenase überwiegend fehlt. Also hält der Vorgang auf der ersten Stufe des Acetaldehyds an, der wie gesagt noch stärkeres Gift als Alkohol ist.

Geheimnisse der Homöopathie

Wie schon im Abschnitt „Chemische Wurzeln der Pharmazie" erwähnt wurde, unternahm der deutsche Arzt und Chemiker Christian Friedrich Samuel Hahnemann den Versuch, eine allgemeine Grundlage der Suche nach neuen Arzneimitteln zu erfinden. Zu seiner Zeit änderten sich die Kenntnisse in der Pharmazie kaum stark im Vergleich zu Hippokrateszeiten. Als Arzt fühlte er sich nicht berechtigt zu sein, neue Heilmittel auf kranken Menschen ausprobieren zu dürfen. Sein eigener Körper konnte er einfach, allen Gefahren auszusetzen. Deswegen testete er in einem Selbstversuch die Chinarinde. Dieses bekannte in tropischen Ländern Mittel gegen Malariafieber sollte nach seiner Auffassung bestimmt auch gewisse andere Erkrankungen heilen lassen. Mit diesem Gedanken nahm er mehrmals täglich kleine Menge Chinarinde ein. Er beobachtete jedes Mal nach der Einnahme ein Auftreten der Symptome, die typisch für die Malaria waren. Nach der Beendung des Versuchs verschwanden die Symptome ziemlich bald. Die Ergebnisse dieses Selbstversuchs brachten ihn auf den Gedanken, dass die Arzneien bei den gesunden Menschen bestimmte Krankheitssymptome hervorrufen können, die typisch für dieses Leiden waren. Er prüfte mehrere bekannten Heilmittel auf sich und zog die Schlussfolgerung, dass seine Vermutung richtig war. Das Grundlagenprinzip der vermeintlich neuen medizinischen Richtung „Homöopathie" wurde als Ähnlichkeitsprinzip, denn die traditionelle Heilkunst mit dem Gegensatzprinzip zu kurieren suchte. Beispielsweise behandelten Ärzte die Blutfülle mit Aderlass, Stuhlverstopfung mit Abführmittel, Durchfall mit verstopfenden Stoffen oder Schlaffstörungen mit den betäubenden Mitteln. Diese traditionelle Methode wurde im Unterschied zu Homöopathie Allopathie genannt, da „Allos" „das andere" bedeuten sollte. Moderne Homöopathie schränkt die Heilung der Krankheit nicht ausschließlich auf ihren eigenen Verfahren ein. Sie zieht alle wirksame Methode für das wohlwollende Ergebnis der Heilung ein. Darüber hinaus lässt sie dem Patienten selbst, die beste (nach seiner Meinung) Methode auszuwählen. Denn in mehreren Fällen helfen Antibiotika, Hormone oder chirurgische Eingriffe ganz effizient, die Ursache des Leidens zuverlässig zu beseitigen. Allerdings verteilte sich die Menschheit der Homöopathie gegenüber auf zwei ungefähr gleiche Teile der Befürworten und Gegner. Die Ersten genießen ihre Vorteile und versuchen, deren Bekanntenkreis auf ihre Seite anzuziehen. Die Letzten wollen dagegen, neue Begründungen der Sinnlosigkeit der Methode zu beweisen. Ob diese Gegenüberstellung vernünftig sein konnte, bleibt aber umstritten. Die lange Geschichte der Medizin zeigt, dass die Methode Hahnemanns, die auf dem

Ähnlichkeitsprinzip gegründet worden war, seit Hippokrates viele menschliche Leben zu retten vermochte. Sie nutzt praktisch alle pflanzlichen Quellen sowie Mineralien, die ihre Anwendung seit Jahrtausenden in Pharmakologie gefunden haben. Gegenwärtige Forschung bestätigte die hohe physiologische Aktivität mehreren diesen Präparaten, die man bis heute zum Einsatz bringt. Bemerkenswert sind sogar die Beschaffenheiten der Arzneien häufig wichtig, die uns auf ersten Blick lächerlich scheinen, etwa die gelbe Farbe des Pflanzensaftes, der gegen die Gelbsucht hilfreich sein sollte. Solches Zusammenfallen kann sicher zufällig sein, obwohl es nicht selten eintritt. Eine starke Verdünnung des heilenden Wirkungsstoffes, die Hahnemann als sein grundliegendes Verfahren gewählt hatte, nutzte auch Paracelsus fast vor drei Jahrhundert vor der Etablierung der Homöopathie. Er war der Überzeugung, dass sich die Arznei vom Gift nur durch die Dosis unterscheiden sollte. Als Verdünstmittel verwendete Hahnemann den Weingeist, als Trägerstoffe nutzte er entweder den Weingeist oder Milchzucker. Er zweifelte nicht daran, dass diese Bestandteile die heilende Wirkung der Arznei kräftigen sollten. Was in der Lehre Hahnemanns bestimmt prinzipiell Neues war, betraf die Idee, dass mit der Verdünnungsvergrößerung die Heilwirkung sich vielfach verstärken sollte. Zuvor wurden Ärzte im etwas ganz Gegenteiligen überzeugt und zwar, dass die Wirkung sich mit der Verdünnung schwächen sollte. Nach seiner eigenartigen Theorie sorgte die höhere Verdünnung dafür, dass der Wirkstoff viel Tiefer in die Zellen des kranken Organs durchzudringen vermochte, damit das Ergebnis der Therapie viel günstiger sein könnte. Außerdem teilte Hahnemann die Meinung, dass viele Faktoren wie das Wetter, die Ernährung, das Verhalten des Patienten oder die Jahreszeit einen bedeutenden Einfluss auf den Verlauf der Heilung nehmen sollten. Diese Umstände wurden auch von modernen Ärzten für wichtig gehalten werden.
Hahnemann führte einen absolut neuen Begriff der Potenz ein, bei der er den Verdünnungsgrad verstehen sollte. So werden Dezimal-Potenzen im Verhältnis 1:10 verdünnt. Z.B. wird ein Teil der Urtinktur mit neun Teilen Weingeist vermischt, bekommt man die erste Dezimalpotenz, die D1 bezeichnet wird. In diesem Sinne bedeutet D4 einen Verdünnungsgrad 1: 10000. Centesimal-Potenz (die viel seltener benutzt wird) bedeutet eine Verhältnis 1:100. Das heißt die Potenz D2 entspricht C1, D4 – C2 usw. Wenn die Rede von

der Potenz D30 wird, soll man die Verdünnung eins mit dreißig Nullen vorstellen. Chemiker behaupten, dass es mit solchen Verdünnungsgrad im Kugelchen des homöopathischen Mittels kein einzelnes Molekül der Arznei mehr gibt. Es entsteht deswegen eine logische Frage, wie ein Medikament ohne Wirkstoff heilen sollte. Mit dem heutigen Stand der Wissenschaft klingt es eher absurd, mit solchem Mittel etwas kurieren zu lassen. Allerdings wurden gewisse Studien unternommen, die den extrem verdünnten Lösungen irgendwelche besondere Eigenschaften zuzuschreiben suchten. So fand ein Forschungsteam um Jacques Benveniste die eigenartigen Beschaffenheiten des Wassermolüküls, die ihm die Fähigkeit verleiht, nicht nur die Ereignisse, die im Wasser stattfanden, sondern auch die Erinnerung an alle Stoffen in seiner Struktur zu speichern. Dieses vermeintliche Gedächtnis besitzt, nach der Meinung der Forscher, die Kraft, die Eigenschaften der Stoffe sogar in deren Abwesenheit zu übermitteln. Klingt ein Bisschen phantastisch, doch wir sind schon gewöhnt, dass die Science-Fiction früher oder später in die Wirklichkeit umzuwandeln fähig wird. Kann es sein, dass auch bei der Homöopathie es der Fall ist? Dann wäre eine plausible Erläuterung der Hahnemanns Vermutung gefunden, dass auch die extrem größen Potenzen (also D30 und mehr) zu hoher Heilungswirksamkeit führt, die bei niedrigeren Potenzen kaum zu erreichen schien. Bis jetzt wurde die genannte Forschungsreihe mit dem IG-Nobelpreis ausgezeichnet worden, der man eher für unglaubliche oder lachenerregende Forschungsarbeiten verleiht. Vielleicht beeilte sich die Jury des Preisausschusses bei ihrer Entscheidung. Die Unglaubwürdigkeit ist ein wichtiger Bestandteil der Wissenschaft. Alle Forschungsergebnisse sollen mehrfach überprüft und wiederholt werden. Man darf auch der Homöopathie kein Vertrauen schenken. Es gibt aber eine zuverlässige Statistik aus der Zeit Hahnemanns, die während der entsetzlichen Choleraepidemie in Europa 1830 zusammengestellt worden war. Hahnemann selbst behandelte homöopathisch über 14000 kranke Menschen. Die Sterblichkeit zwischen ihnen betrug etwa 4-7 Prozent. Die Sterblichkeit bei 450 tausend Patienten, die in anderen Krankenhäusern mit herkömmlichen Methoden behandelt worden, lag bei 49%. Wir haben schon über den Placeboeffekt gesprochen, der immer an Vertrauen gewinnt. Er ist in der Tat ein mächtiges psychologisches Mittel, um schwere Erkrankungen zu besiegen. Deswegen dürfen wir ihn auch bei der Anwendung homöopathischen

Arzneien nicht ausschließen. Menschen können daran glauben, dass ein Stückchen Zucker ein gerade entwickeltes Heilmittel gegen deren Leiden ist. Aber bei Tierversuchen, die vor einigen Jahren durchgeführt worden, war jeder Fall des Placebos vollkommen ausgeschlossen. So war es z.B. bei den Schweinen, die an Wehenschwächen litten, gelang es durch die Gabe von Blauem Hahnenfuß (Caulophyllum thalictroides) in der Hochpotenz D30 die Erkrankung bei trächtigen Einzelwesen vollkommen zu beseitigen. Es gibt eine Reihe anderen Beispielen, wenn die homöopathischen Arzneien mit der Hochpotenz bei unterschiedlichen Erkrankungen sehr behilflich sein könnten. Heutige Wissenschaft ist aber nicht mehr bereit, auf die Einstellung Hahnemanns der gewissen „feinstofflichen, geistig-dynamischen Wirkung der höheren Potenzen auf unsere Lebenskraft" einzugehen. Denn er war absolut überzeugt, dass in uns eine Lebenskraft „regiert", die den grobstofflichen Körper beherrscht. Diese Vermutung ähnelt dem Begriff „Prana" in der indischen und dem „Ki" in der chinesischen Geistlehre. Erschöpft sich die Lebenskraft, dann tritt der Tod ein. Diese Absicht vertritt die Meinung, dass solange diese Lebenskraft stark genug ist, um die gefährlichen äußeren Einflüsse zur Strecke zu bringen, sind wir gesund und ausgeglichen. Diese Gesundheitsphilosophie ist auf den Hauptprinzipien gegründet, dass menschlicher Organismus lebenslang mit unzähligen Krankheitserreger (also Bakterien, Pilzen, Viren usw. im Kontakt steht. Ungeachtet dessen, dass sie extrem schädlich sein könnten, bringen sie uns nicht in Verlegenheit. Dafür sind vielleicht unsere Selbstheilungs- und Widerstandsfähigkeit verantwortlich, die anscheinend von der Lebenskraft abhängig sind. Eine echte Krankheit tritt nur dann ein, wenn man eine erbliche Veranlagung, toxische oder ansteckende Einflusse der Umwelt, eine ungünstige Lebensweise oder geistige Einstellung bekommt. In diesem Sinne war die Homöopathie von Anfang an, eine Methode der komplexen Betrachtung der menschlichen Gesundheit und Krankheiten, die viel Aufmerksamkeit ans Vorkommen des Leidens zieht. Sie ist lieber nach der Beseitigung der Ursachen bestrebt, als nur die Symptome zu bekämpfen. Sie sucht immer nach dem Weg, den Kranken wieder ins Gleichgewicht zu bringen verhelfen. Der Organismus soll dabei in einen aktiven Zustand geführt werden, in dem er seine eigenen Abwehrkräfte zu entwickeln fähig wird. Die Sachkundigen nennen diesen wohltätigen Antrieb homöopathischen Reiz, der bei einem richtig ausgewählten Heilmittel besonders effizient wirken muss. So versteht der Arzt, dass eine Schlaffstörung sowie die Psyche als auch das vegetative Nervensystem betrifft, die gleichzeitig behandelt werden sollen. Bei der Schul- oder jeder anderen Art der allopathischen Medizin werden die Schafstörungen je nach dem Niveau der Erkrankung mit schwächeren oder kräftigeren Beruhigungsmittel auskuriert. Der Betroffene kriegt den erwünschten Schlaf, doch das geschädigte Nervensystem ändert sich dabei kaum. Die Symptome, die man zu beseitigen probiert, kehren in Wochen oder Monaten zurück und werden mit noch leistungsfähiger Mitteln behandelt. Nicht anders passiert es beim Kurieren der Erkältung, die bei vielen Personen (besonders in Winter – Frühling –Zeit) zu einem ständigen Leiden werden kann. Das trübe Wetter und schlechte Laune schwächen das Immunsystem und machen die Depressionen viel wahrscheinlicher. Der Arzt verschreibt Antibiotika, die wieder gegen Symptome gerichtet werden. Das Abwehrsystem bekommt keine Chance, sich richtig zu erholen. Deswegen bleibt die Anfälligkeit zur Erkältung bestehen. Jeder neue Ausbruch der Krankheit braucht mehr Zeit und Arzneidosis, um sie abermals zu heilen. Dazu kommen Komplikationen sowie Nebenwirkungen von Medikamenten, die man mit zusätzlichen Arzneien zu beseitigen versucht. Solche auswegslose Situation kann jahrelang dauern, sie bringt immer neue Probleme mit. Es werden große Menge Geld und Muhe darin eingesetzt, um die allopathischen Heilmittel zu vervollkommnen. Diese kostspieligen Maßnahmen können aber den wichtigen Mangel der genannten Arzneien nicht ausmerzen, denn die Ursachen der Krankheit verschwinden nicht von selbst. Zweifellos wollen Allopathieanhänger alles Mögliches unternehmen, um den Kranken in kürzester Zeit wieder gesund zu machen. Es bleibt aber eine unerreichbare Hoffnung. Die Homöopathen behaupten dagegen, dass ihr Medizinbereich in der Lage seid, alle nützliche Beschaffenheiten der Heilkunde auf einen gemeinsamen Nenner zu bringen. Die homöopathische Arznei wird nach einer ausführlichen Befragung des Patienten ausgewählt. Sie soll in der Tat in deren Heilungsvermögen möglichst viele Bereiche des Kranken, einschließlich gewissen Gewohnheiten und psychisch-seelische Eigenschaften, umfassen. Bemerkenswert sieht ein typisches homöopathisches Heilmittelbild folgendermaßen aus, indem das Mittel mit der Person gleichgesetzt wird. Für den gelben Jasmin (Gelsemium D10) ist Fieber mit Schüttelfrost ohne Durst charakteristisch, auch Zerschlagenheit und

Müdigkeit in allen Gliedern. Gelsenium ist entkräftet, matt, wie betäubt und zittert. Arme und Beine sind kalt. Gelsenium hat das Gefühl, sein Herz schlage unregelmäßig und es sei nötig, in Bewegung zu bleiben, sonst könnte es zu schlagen aufhören. Gelsenium empfindet Verschlimmerung bei jeder Erregung, bei Angst, Schreck, schlechten Neuigkeiten, durch Sonne, Wärme und Bewegung. Das heißt, in den verschiedenen homöopathischen Arzneibildern spielen nicht nur die körperlichen, sondern auch die psychischen Beschwerden (etwa Reizbarkeit, Erregbarkeit usw.), die Lebensgewohnheiten (etwa Essensvorliebe oder -abneigungen u. ä.), äußere Erscheinung (der Körperbau, Geste u. ä.), Reaktionen auf die Umwelt (etwa kaltes Klima oder Ähnliches) eine Rolle. Der Arzt sollte auch die Orte und Jahrzeiten der Verschlimmerung oder Verbesserung der Symptome in Betracht ziehen. Der Sachkundige versucht, die Behandlung des ausgewählten Patienten möglichst persönlichkeitsnahe zu organisieren. Dafür braucht er, eine Vielfalt von Kennzeichen nebeneinander zu setzen und mehrere Faktoren zu vergleichen. Die Aufmerksamkeit des Arztes muss dabei mit der präzisen Erklärung des Patientenleidens und der Lebensumstände ergänzt werden.

Im Großen und Ganzen kann man einige homöopathische Arzneien in seiner Hausapotheke für alle einfachen Beschwerden wie Schnupfen, Husten, Durchfall usw. bewahren und bei einer Notwendigkeit benutzen zu können. Man braucht dafür keine spezielle Ausbildung zu haben oder sich von einem erfahrenen Homöopathen beraten zu lassen. In allen mehr oder weniger ernsten Fällen wird die Hilfe eines Sachkundigen erforderlich. Besonders wichtig ist dieser Umstand bei der Verwendung eines tief greifenden homöopathischen Heilmittels, das im Prinzip den ganzen Körper zu beeinflussen fähig ist. Denn (wie oben schon erwähnt wurde) es ist eine ziemlich schwierige Aufgabe, ein richtig anpassendes Medikament auszusuchen. Ehrlich gesagt gleicht diese feine Prozedur einer Kunst, die nur einem Meister den Kräften angemessen wird. Der Hauptvorteil homöopathischer Arznei besteht darin, dass sie keine Nebenwirkungen haben sollte. Für einen Laien kann die Vielfalt der Komplikationen, die vor dem Homöopathen steht, zu überflüssig scheinen. Der Arzt versteht aber viel tiefer alle Seiten der Behandlung sowie ihre Folgen für den physischen und psychischen Zustand des Patienten. Man wendet sich an die Unterstützung von Homöopathen, wenn seine Beschwerden ständig

wiederkehren, wenn die Schultherapie nach bestimmter Zeit ohne Erfolg bleibt, bei chronischen Krankheiten sowie bei besonders ernsthaftem Leiden. Homöopathie misst eine wichtige Rolle der Einnahme der Arznei bei. So verwendet man bei niedrigen Potenzen bis zur D8, die gewöhnlich bei akuten Angelegenheiten eingesetzt werden, dreimal täglich. In besonders schweren Fällen wird es auch sinnvoll, nach ein oder zwei Stunden das Mittel einzunehmen. Mittlere Potenzen (z.b. D14) nimmt man ein- bis zweimal täglich ein. Für die Hochpotenzen ab der D30 verlängert sich dieser Zeitabschnitt bis zu einmal wöchentlich. Unter einer Gabe versteht man 5 Tropfen der Flüssigkeit, 5 Globuli (Milchzuckerkugelchen) oder 1 Tablette. Bei ernsten Beschwerden löst man eine Dosis in einem Glas Wasser auf und trinkt die Lösung mit gleichen Abständen verteilt schluckweise über eine Stunde. Man darf die Gabe nur mit einem Plastiklöffel nehmen (auf keinen Fall Metalllöffel verwenden). Die beste Form der Gabe schließt einen ein bis zwei Minuten Aufenthalt der Medizin im Munde ein, währenddessen der Wirkstoff durch die Schleimhaut unmittelbar in Blutbahn gerät. Außerdem empfehlen die Ärzte, eine halbe Stunde vor und nach der Einnahme des homöopathischen Mittels auf Essen und Trinken sowie auf Kaugummikauen, Zähneputzen und Rauchen zu verzichten. Bei einer deutlichen Besserung der Beschwerden soll man die Arzneieinnahme zweimalig herabsetzen. Bei vollständigem Verschwinden der Beschwerden setzt man das Medikament ab. Eine Besserung akuter Beschwerden kommt bei einer richtigen Auswahl der homöopathischen Arznei schon nach ein-zwei Tagen. Nicht selten empfindet der Betroffene schon nach der ersten Gabe eine klare Besserung. Bei überempfindlichen Personen kann die erste Einnahme des Heilmittels zu gewisser Verschlechterung führen, was aber von der Genauigkeit der Arzneiauswahl zeugen sollte. Man setzt in solchen Fällen die Arznei ab und versucht, erneut besonders aufmerksam zu beobachten, ob die früheren Krankheitssymptome verschwinden und man sich wieder gesund fühlen kann. Wenn nach der Überreaktion keine Besserung eintritt, soll es auf eine falsche Auswahl des Medikaments hinweisen. Man muss die Suche nach dem anpassenden Arzneimittel fortsetzen. Seit diesen Jahrhunderten stellte man einige Faustregeln des Umgangs mit den wertvollen homöopathischen Präparaten heraus:
Bei akuten Krankheiten nimmt man eine höhere Dosis einer niedrigen Potenz ein. Chronische Krankheiten erfordern eine

niedrige Dosis einer höheren Potenz. Je älter ein Leiden wird, desto höher soll die Potenz sein. Je höher die Potenz, um so größer der Abstand zwischen den einzelnen Gaben des Heilmittels. Fläschchen mit homöopathischen Präparaten sollen dunkel und geschlossen gelagert werden. Alle homöopathischen Arzneien benötigen kein ärztliches Rezept. Die einzelne Ausnahme ist selbstverständlich mit den opiumhaltigen Heilmitteln verbunden, die in jeder Potenz verschreibungspflichtig sind. Häufig wurde eine viel schwächere Wirkung homöopathischer Arzneien auf Menschen beobachtet, die sich an Genussmittel wie Alkohol, Tabak, Kaffee usw. gewöhnt sind. Als eine Alternative schlägt man vor, während der Behandlung mit homöopathischen Präparaten auf alle Genussmittel zu verzichten. Diese einfache Maßnahme kann in einigen Fällen die Wirkung der Arzneien wesentlich erhöhen. Den ähnlichen herabsetzenden Einfluss zeigt auch der Gebrauch größerer Mengen von Gewürzen, Heilkräuterpastillen und -teens sowie von Stärkungsmitteln.

Bei der Suche nach dem passenden Arzneimittel muss man jedes Symptom auf drei klaren Kriterien: Hauptcharakteristik, Allgemeinbefinden und Begleiterscheinungen untersuchen. Die Hauptcharakteristik kann mit der genauen Stelle, woher das Symptom vorkommt, verknüpft sein. Wichtig wird auch, wie man es empfindet und unter welchen Umständen es sich verbessern oder verschlechtern lässt. Das Allgemeinbefinden ist oft mit den Empfindungen und Bedürfnissen verbindet. Ob man stark schwitzt, erschöpft oder besonders reizbar wurde, ob er oder sie auf bestimmte Kost verzichten sollte, ob immer frische Luft benötigt wird – alle diese Begleiterscheinungen sind für den erfahrenen Homöopathen von großer Bedeutung. Alle seelischen und geistigen Besonderheiten sowie Gewohnheiten und Vorlieben gehören sicher dazu. Als Begleiterscheinungen versteht man unterschiedliche unangenehmen Gefühle und Empfindungen, die das gegebene Symptom noch zu verschlimmern fähig sind. Der Kranke sollte auch hier auf vier „w": wo, wie, warum und wodurch eine präzise Beschreibung zur Verfügung stellen. Solche narrative Form gibt dem Homöopathen eine Chance, eine Hierarchie der Symptome aufzubauen, indem die wichtigen und unwichtigen deren festen Platz zu bekommen vermögen. Z.B. eine Weinerlichkeit bei Depressionen kann von mehreren Störungen zeugen, deren Aufklärung das Einzelne Arzneimittel aus den mehreren Dutzenden herauszufinden ermöglicht. Sogar wenn der Betroffene bei freudigen Ereignissen

weint, kann der Arzt zwischen drei Medikamenten entscheiden: Coffea, Lachesis und Platina. Wenn man aber bei der Lesung seiner eigenen Krankheitsgeschichte zu weinen beginnt, soll der Sachkundige aus vier potenziellen Arzneien auswählen: Kalium carbonicum, Medorhinum, Pulsatilla und Sepia. Auf diesen Grund fühlt sich der Mediziner viel erleichtert, wenn er irgendwelche ungewöhnlichen Symptome zu sehen vermöge. Genau genommen steht der Mensch in seiner Eigenart im Vordergrund der homöopathischen Behandlung. Diese Tatsache antwortet auch auf die wichtige Frage, warum für absolut verschiedene Personen unterschiedliche Mittel herausgefunden und angewendet werden, sogar wenn es sich um die gleiche Krankheit handelt. Manchmal beschweren sich Homöopathen über die verhältnismäßige Knappheit des homöopathischen Arzneimittelschatzes (ungefähr 300 Namen), was unwillkürlich zu Übereinstimmungen in der Therapie von mehreren Erkrankungen führen sollte. Glücklicherweise besitzen viele von diesen 300 Heilmittel einen breiten Anwendungsbereich oder ein ausreichendes Wirkungsspektrum. Man nennt dabei die so genannten „große Heilmittel". Für ihre breite kurierende Wirkung wurden sie zur Gruppe Polychresten (griechisch „zu vielem nützlich") zugeschrieben. Zu klaren Beispielen homöopathischer Polychreste zählen: Calcium carbonicum (Calciumcarbonat), das man historisch aus der mediteranen Austernschale gewann. Zur diesen Medizin werden über 8000 Einzelsymptome angeordnet. Lycopodium (Sporen des Keulen-Bärlapps) wird bei über 8600 Einzelsymptomen verschrieben werden. Das Natrium muriatikum (Natriumchlorid, Kochsalz) wird mit über 7700 Einzelsymptomen zum Einsatz gebracht. Nux vomica (Strychnos nux-vomica, gewöhnliche Brechnuss) findet bei über 7300 Einzelsymptomen eine erfolgreiche Anwendung. Phosphorus (Gelber Phosphor) ist für über 9000 Einzelsymptome bekannt. Sepia (Tinte des Tintenfisches) verwendet man bei über 8400 Einzelsymptomen. Sulfur (Schwefel) empfehlen Ärzte bei über 11000 Einzelsymptomen.
Neben den „großen Mitteln" gibt es auch viele „kleine Mittel", die vor allem in den extrem tiefen Potenzen für ganz bestimmte Anwendungsbereiche genutzt werden.
Einstig verwendeten Homöopathen die wichtige Bescheinigung deren Zunft, eine gewisse Checkliste, den so genannten Repertorisationsbogen, wo alle wichtigen und „scheinbar" unwichtigen Blickwinkel der Krankheit und des Umfeldes

festgehalten werden. Die anschließende Auswertung des Bogens und die dabei gewonnene Information stellen das Krankheitsbild dar und sind für die Suche der richtigen homöopathischen Arznei mit dem passenden Arzneimittelbild von entscheidender Bedeutung. Man betrachtet den genannten Bogen wie einen Situationsbericht, der für die Auswahl eines ersten Mittels sorgen sollte. Es handelt sich in diesem Moment darum, dass man im Laufe der Beschwerden weitere Merkmale feststellen könnte, die auf einen Zusammenhang mit der Krankheit hinweisen könnten. Jede folgende Präzisierung ermöglicht, ein noch mehr passendes Arzneimittel herauszufinden. Die Kombination aller einzelnen Symptome lässt mit der größeren Wahrscheinlichkeit das passende Arzneimittelbild darstellen, das zwischen ähnlichen Medikamenten den kleinen Unterschied zu sehen vermöge.

Obgleich sich die Homöopathie als eine alte medizinische Richtung erweist, sollte man sie zu sehr präzisen Methoden zählen. Sie fordert von dem Sachkundigen, alle möglichen Gesichtspunkte zu berücksichtigen (und nicht allein die „nackte" Symptome in ihrer Eigenart, wie es häufig bei der Schulmedizin der Fall ist). Sie misst immer eine große Bedeutung der psychischen Eigenheiten des Patienten bei. Sie nutzt im vollen Maß alle echten Vorteile des Repertorisationsbogens aus, um die möglichst beste Therapie zu finden. Ihre Auswahl entwickelt sich ganz dynamisch von den Breitbandmedikamenten bis zu einem höchst personenbezogenen Arzneimittel, das schon nach wenigen Gaben zur deutlichen Besserung führen sollte.

Das Doping

Die wichtigste Idee der Pharmakologie, die man schon vor Jahrtausenden mehr oder weniger erfolgreich verfolgte, bestand darin, die krankhaften menschlichen Erscheinungen zu beseitigen, indem man sich wieder völlig gesund empfinden könnte oder in sich sogar neue Kräfte aufzudecken fähig war. Der erfinderische Geist wollte aber auf keinen Fall mit der medizinischen Behandlung Schluss machen. Die Überlegung hörte ziemlich plausibel an: wenn die Medizin dem Patienten neben der Genesung auch physische Kräfte zu steigern ermögliche, könnte man diese Begleiterscheinung auch dafür ausnutzen, die sportliche Leistungen zu verbessern. Dieser Gedanke existierte nicht lange rein theoretisch, er brachte gewisse „Medikamente" zum Einsatz, die man später mit der Bezeichnung „Doping" benannte. Den Überlieferungen zufolge waren schon den alten Griechen bestimmte Nahrungsbestandteile bekannt, die zur Steigerung der körperlichen Leistungen führen könnten. Darüber hinaus gab es eine Gruppe von Mediziner, die im Auftrage des Machthabers besondere tierische und pflanzliche Ergänzungen für die Sportler suchen sollten. Der große Sport, der im Wettkampf mit mehreren anderen den Besten bestimmen sollte, war auch damals eine Prestigesache. Manche von diesen Bestandteilen fanden Anwendung in Form von reinen chemischen Substanzen sogar in unsere Zeit. So wurde bei den griechischen Athleten den Stierhoden hoch abschätzt, der eine hohe Menge an männliches Sexualhormon Testosteron besaß. Diese Kost vergrößerte enorm die Muskelenergie, was zu Superleistungen der Sportler bringen sollte. Es ist bemerkenswert, dass das bereinigte Testosteron als Doping noch im 21. Jh. seine Bedeutung nicht verloren habe. Aus den alten schriftlichen Zeugnissen wurde es bekannt geworden, dass schon während der Olympischen Spiele im 3. Jh. v. Chr. steigerten die Athleten ihre physischen Kräfte mit bestimmten Pilzarten. Vom großen griechischen Sophisten Flavius Philostratos bekamen wir Kenntnisse, dass die Ärzte bei der Vorbereitung der Wettkämpfer für die Spiele sie mit dem eigenartigen Brot ernährten, das deutliche schmerzstillenden Eigenschaften besaß. Da unter schmerzlindernden Substanzen damals der opiumhaltige Saft des Schlafmohnes eine bedeutende Rolle spielte, kann man sicher vorstellen, dass gerade er beim Brotbacken teilhaben konnte. Zwei Jahrhunderte danach tranken griechische Läufer schon einen „zauberen" Kräutertee, um die Beineskraft sowie Ausdauerleistung zu erhöhen. Den alten Gerüchten zufolge sollten die heiligen Priester für den heimlichen Umlauf solcher Wundermittel zuständig sein. Ähnliche rätselhaften Erscheinungen in Doping Angelegenheiten beobachten auch wir heute in einigen autokratischen Ländern. Natürlich spielt die Etymologie des Wortes „Doping" keine große Rolle bei seiner globalen Verbreitung. Gleichzeitig vermuten einige bekannten Sprachwissenschaftler, dass das Wort von den Ureinwohnern des südöstlichen Afrikas stammt, die angeblich das erste primitive alkoholische Getränk aufbereiteten, das während kultischer Zeremonien als ein Reizmittel diente. Wahrscheinlich schloss der Trunk auch Colanuss oder irgendwelche andere Zusätze, deren Wirkungen den Kriegern und Wettkämpfer Erregung und

Muskelstärke verliehen. Weil man in späteren Zeiten im Krieg und Wettkampf auch seine Nutztiere angewendet habe, schien es sinnvoll, auch dem Tier das Mittel zu verabreichen. So fütterten die römischen Streitwagenfahrer ihre Pferde mit unterschiedlichen Mischungen, die die Vierbeinigen furchtlos und kraftvoll machen sollten. Sicher sollten auch die Gladiatoren, deren übermenschliche Kraft eine zuverlässige Gewähr des Überlebens war, das Doping beachten. Allerdings berechnet man den modernen Umgang mit dem Doping vom ersten Fall im Jahre 1865, als bei dem holländischen Schwimmer Kanalevent eine Substanz festgestellt worden war, die die körperliche Leistung erhöhen sollte. Es gab aber keine Kenntnisse über die genaue Zusammensetzung der Verbindung. Zwei Jahre darauf wurde schon der Versuch unternommen, etwas Ungewöhnliches herauszusuchen. So wurden bei den populären 6-Tage-Rennen mehrere Wirkstoffe aufgedeckt, die bestimmt die physischen Kräfte positiv beeinflussen sollten. Unter anderen verwendeten die Sportler Mischungen mit Koffein, Ether oder sogar alkoholische Getränke mit Nitroglyzerin. Der letzte Stoff war später als ein Herzarzneimittel anerkannt. Zweifellos verborgen alle diese Mischungen ein großes Risiko für die Gesundheit der Wettkämpfer, so dass der erste tödliche Fall passierte schon im Jahre 1896 mit dem englischen Radrennfahrer Linton, der eine große Dosis an Ephedrin einnahm. Gleichzeitig ebnete er dieser chemischen Verbindung den Weg in den illegalen Sport, der bis zu 21. Jh. fortgesetzt worden war. Innerlich ahnten sicher mehrere Leistungssportler vor, dass alle solche „Arzneien" Alkohol beinhalten sollten. Es war bestimmt ein falscher Gedanke, vor allem, weil Alkohol allein eine Reihe von unerwünschten Wirkungen im Körper schaffen konnte. So erlitt 1904 der Gewinner des St. Louis Marathons Tom Hicks einen Kollaps. Darauf wurde es herausgefunden, dass er im Voraus das giftige Alkaloid Strychnin eingenommen und dazu Cognac getrunken hatte.
Eine neue Richtung im Umgang mit dem Doping wurde nach der Entwicklung einer synthetischen Substanz namens Amphetamin eröffnet. Dieser Stoff ähnelte in seiner chemischen Struktur gewisse nervenimpulsübertragende körpereigene Substanzen. Es stellte sich heraus, dass das Amphetamin eine Palette der Beschaffenheiten besaß, die es in Medizin und in anderen Bereichen anwenden ließen. Z.B. nutzten es US-Amerikaner im Irakkrieg, um die tagelange Kampfgeist der Flugzeugpiloten zu gewährleisten. Außerdem war es auch als eine volkstümliche Droge und später als ein Doping zum

Einsatz gebracht. Zu großen Nachteilen der Substanz zählen ihre zahlreichen Nebenwirkungen, die mehrere Organe zu schädigen fähig sind, sowie schwere psychische Störungen, die z.b. die obengenannten amerikanischen Piloten im Irakkrieg Jahre danach erleben sollten. Das zweite Beispiel betraf den dänischen Radrennfahrer Jensen, der bei Olympischen Spielen in Rom an Amphetamin verstarb. Das gleiche Schicksal traf 1967 den britischen Radrennfahrer Simpson. In diesem Jahr starb auch der Läufer Howard an Überdosis Heroin, ein Jahr später der deutsche Boxer Elze (wieder am Amphetamin). Die ersten Goldmedaillen wurden bei den Olympischen Spielen in Montreal dem polnischen Gewichtheber Kaczmarek und seinem bulgarische Kollegen Khristov, die mit dem Doping erwischt worden, aberkannt. Bei Olympischen Spielen 1988 in Seoul verlor eine ganze Reihe der Teilnehmer ihre Medaillen. Den größten Skandal machte damals der kanadische Sprinter Ben Johnson, der Inhaber der zweien Goldmedaillen, der darauf positiv auf ein anaboles Steroid, Stanozolol getestet wurde, und seine Olympische Preise waren den zweiten Preisträger übergaben worden. Für eine große Enttäuschung sorgte aber die Tatsache, dass fast alle Finalisten dieses Rennens verbotene Substanzen eingenommen hatten. Das neue Millennium begann auch mit großen Dopingaffären, die unter anderen die bekanntesten Athleten der Welt betrafen. Unsere Zeit machte den Hochleistungssport nicht nur zu einer riesigen Mediensache, sondern zur Quelle des erheblichen Kapitals. Die Chance, in kürze Zeit sehr reich und weltberühmt zu werden, gibt es in keiner anderen Sphäre der Arbeitswelt. Dieser Umstand führt viele junge Leute in Versuchung, weil die verbotenen Substanzen ganz und gar zugänglich sind. Auch einzelne Mediziner sind bereit, die notwendigen Rezepte auszuschreiben. Was kann man aber entgegenstellen? Die Welt Anti-Doping Agentur (WADA) fordert ihre nationalen Zweige, die Kontrolle über die staatlichen Sportorganisationen zu verschärfen. Ob sie in der Tat läuft, ist weit nicht immer der Fall. Die Geschichte des weltberühmten Radrennfahrers Lance Armstrong, der siebenmal Tour de France Gewinner gewesen sei, erinnert sich an eine griechische Tragödie. Ein Jugendlicher aus bescheidenen Verhältnissen erlebte mehrere Schicksalserschütterungen bevor er in großen Sport gelangte. Als alles schließlich in Ordnung gebracht zu werden schien, erkrankte er plötzlich am Hodenkrebs, der schon stark fortgestritten war. Eine schwere chirurgische- und Chemotherapie ließen anscheinend keine Hoffnung auf die Sportkarriere übrig. Er überwand aber alle Hindernisse und wurde schließlich zum Weltstar geworden. Die Dopingkontrolleure stellten bei ihm mehrfach die verbotenen Steroide fest, was er als eine notwendige Krebsbehandlung erklärte. Im Jahre 2012 wurde es bekannt geworden, dass er viele Jahre mit dem verbotenen Stoff EPO (Erythropoetin) gedopt worden war. Dieses Glycoprotein Hormon fördert den Aufbau des Hämoglobins, das die körperlichen Leistungen mehrfach zu steigern vermöge. Infolgedessen wurde Armstrong alle seine Tour de France Siege aberkannt. Seit 2009 verschärfte WADA weiter die Regeln für Spitzensportler weiter. Nun mussten sie drei Monate im Voraus nicht nur ihren Aufenthaltsort anmelden, sondern sich auch jeden Tag eine Stunde an einem vorher festgelegten Ort bereithalten. So soll erreicht werden, dass sie ständig für eine unangemeldete Doping-Probe zur Verfügung stehen. Ist ein Sportler zum zweiten Mal für die Kontrolleure nicht anzutreffen, kommen eventuell Bußgelder und Sperren von bis zu zwei Jahren auf ihn zu. Nicht weniger härtere Maßnahme werden gegen nationale Teams unternehmen, die das System der WADA Kontrolle zu verletzen bereit sind. Strenge Strafsanktionen können sogar das ganze Team, dessen Mitglieder abermalig auf den Dopingdelikten erwischt worden, treffen und von großen Wettbewerben für mehrere Monate sperren. Solche unangenehmen Entscheidungen wurden schon gewisse nationalen Teams getroffen. Diese neue Regelung löste bald kontroverse Diskussionen aus. Vielen Sportlern ist die neue Meldepflicht aber zu aufwendig und nocht mehr kompliziert. Einige haben außerdem datenschutzrechtliche Bedenken und fühlen sich in ihren Persönlichkeitsrechten eingeschränkt. Die Doping-Gegner und die Kontrolleure betonen aber, die strengere Regelung sei die einzige Möglichkeit, wirklich überraschend Doping-Kontrollen durchführen zu können.

    Zum Begriff „Doping" gehören auch bestimmte anabolischen Substanzen. Es gibt eine Art der Eiweiße, Miostatine, die in menschlichen und tierischen Organismen für gewisse Zwecke gebildet werden. Sie hemmen massiv das Muskelwachstum, indem sich die Muskelmenge nicht unbegrenzt vermehren könnte. Es bedeutet: wenn Miostatin deaktiviert wird, z.B. durch die Verbindung mit einem anderen Stoff, bekommt der Körper die Möglichkeit, Muskelvolumen unkontrolliert zu vergrößern. So wurden die Labormäuse, denen man Miostatin vollständig verband, in der Lage sein, ihre Körpergröße durch die Muskelgewebe vierfach zu erhöhen. Das gleiche Ergebnis war mit den Methoden der Gentechnik erreicht, wenn man künstlich Punktmutationen ins Gen hinfügte, dass das Miostatin Molekül kodierte. Selbstverständlich bezog dieses hochintelligente Verfahren auf keinen Fall auf Mäusen allein. Sie war erfolgreich auf Rinden, Schweinen und Pferden erprobt, indem Tierzüchter ein unglaubliches Mittel bekamen, mir einem kleinen Aufwand viel höhere Erträge zu kriegen. Dann war die Reihe an Leistungssportler, die damit neue Weltrekorde zu schlagen träumen. Da die Humangenetik ähnliche Gentechnik, die auch den Namen Gendoping bekam, auf Menschen zu machen verboten ist, konnten die Freiwilligen sich ans genannte Verfahren des Miostatin Bindung wenden. Eine stark vergrößerte Muskelmasse verspricht eine unbeschränkte Leistungssteigerung und neue Siege. Allerdings warnen die Ärzte und Physiologen vor dem erhöhten Risiko der körperfremden Neubildungen sowie vor der Beschleunigung des Wachstums von Tumoren. Es handelt sich dabei ums dauerhafte Verbleib der biologisch aktiven Substanzen im menschlichen Körper, was sogar Jahre danach zu ungünstigen Folgen bringen könnte.

Eine Verschärfung der Dopingbekämpfung durch WADA rief auch einen Widerstand im Milieu der Sportler und Trainer hervor, indem immer neue und unerwischt bleibende leistungssteigernde Substanzen gefragt werden sollten. Es ist kein Geheimnis, dass weltweit große Unternehmen damit beschäftigt sind, solche fabelhaften Stoffe zu entwickeln und erforschen. Für einen heftigen Skandal sorgte letzte Zeit ein Mittel namens Meldonium, das in Harnproben mehrerer Sportler (vor allem russischen) festgestellt worden war. Jahre zuvor wurde es als Medikament gegen Herz-Kreislaufsystem-Erkrankungen zugelassen worden. Es war auch bekannt, dass es die Durchblutung der Gewebe unterstützt. Eigentlich war dieser Wirkstoff schon in den Siebzigerjahren des 20. Jahrhunderts vom lettischen Biochemiker Ivars Kalvins als starker Wachstumsbeschleuniger in der Tierzucht entwickelt. In den 1980ern wurde Meldonium während des Afganistan-Krieges russischen Soldaten zur Steigerung der Ausdauer verabreicht. Bei Sportlern sollte es nicht nur die Ausdauer erhöhen, sondern auch die Stimmung ermuntern und die Erholung nach Trainingsphasen optimieren. Eine physiologische Wirkung des Meldoniums wird auf seiner Beschaffenheit gegründet, den Stoffwechsel des Herzmuskels vom gewöhnlichen aeroben (sauerstoffreichen) auf dem anaeroben (sauerstoffarmen) Regime umzustellen. Unter solchen Umständen werden die beteiligten Herzmuskelzellen trotz Sauerstoffmangels noch mit der notwendigen Energie versorgen. Solche spannende Situation entsteht üblicherweise bei allen großen Wettkämpfern. Nach einer Mundgabe von Meldonium wird der maximale Blutspiegel nach 1-2 Stunden erreicht. Darauf verteilt es sich schnell ins Gewebe. Die Halbwertzeit der Ausscheidung beträgt ca. 4 Stunden.

Der genaue Nachweis des Dopinggebrauchs wird immer zu einer schwierigen Herausforderung für die Fahnder, die schon heute große Forschungseinrichtungen beschäftigen sollten. In deren Auftrag müssen Wissenschaftler möglichst rasch auf jeder neuen Substanz reagieren. Sie nutzen unterschiedliche modernen Methoden und Geräte aus, um eine zuverlässige Verfahren der Aufdeckung zu entwickeln. Nicht selten, z.B. bei den hormonähnlichen Stoffen, zeigen sich wirksam sehr kleine Dosis des Präparats, die sogar bei präzisen analytischen Verfahren kaum nachweisbar scheinen. Das Problem wird noch komplizierter, wenn ein unbekanntes Dopingmittel aus den Forschungslabors zum Einsatz kommt und überhaupt keine Kenntnisse über sich verbreiten lässt. In diesem Falle bleibt den Fahnder die einzelne Chance übrig – geduldig warten bis die Substanz auf den Markt kommt. Eine kaum ermutigende Aussicht. Die sinnvollen Dopingsachkundigen sind der Auffassung, dass solange der analytische Nachweis einer Substanz nicht möglich ist, wird es immer Athleten geben, die diese Grauzone ausnutzen. Aber wenn sogar der Nachweis einer Substanz machbar ist, ist Missbrauch noch lange nicht ausgeschlossen. Selbst unangemeldete Kontrollen und eine hohe Kontrollfrequenz bedeuten nicht, dass dem Doping der Garaus gemacht wird. Eher sieht es so aus, dass das Doping als eine ungünstige Begleiterscheinung des Sports ewig aufrechterhalten wird.

Wie gesagt setzen sich trotz aller Bemühungen WADA und nationalen Antidopingorganisationen zahlreiche Forschungslabor weltweit die intensive Arbeit fort, damit die Leistungssportler neue Dopingstoffe bekommen könnten, die entweder von den Analytik Chemiker nicht erwischt werden oder von WADA als kein Doping zugelassen werden. Im letzten Falle handelt es sich darum, dass auch ein gesetzmäßiges Doping existieren sollte. Auf jeden Fall müsste es sich dabei einerseits die physische Leistung der Sportler stark erhöhen, und andererseits – kaum von den natürlichen Stoffen, die unser eigener Organismus produziert, unterscheiden. Die jüngsten Errungenschaften in diese Richtung wurden so kraftvoll beeindruckend, dass man schon bald solche reellen Substanzen zu probieren vermöge. Natürlich sollten sie auch keine gefährlichen Nebenwirkungen aufweisen. Schon im Jahre 2011 entwickelte ein Team um Biochemieprofessor Kieran Clarke aus Oxford Universität ein Getränk namens Delta G, was sofort eine besonders angespannte Aufmerksamkeit des USA Verteidigungsministerium herangezogen habe. Dort suchte man schon längst nach dem geeigneten Präparat für die Steigerung der Kampffähigkeit des Personals. Darauf stellte es sich heraus, dass diese Nahrungsergänzung auch für die Profisportler sehr erwünscht sein sollte, denn sie erhöht die Leistung, lässt sich aber nicht zum Doping zählen. In der Tat hält die WADA Delta G nicht zu verbotenen Stoffen oder zu Substanzen, die eine ständige Kontrolle brauchen. Eher gehört das Getränk zu sogenannten Energy Drinks, die viele Sportprofi in großer Menge zu konsumieren bevorzugen. Die Ergebnisse mehrerer Studien zeigten, dass viele Beteiligten deren persönliche Höchstleistungen damit zu verbessern fähig waren. Bemerkenswert war der Hauptbestandteil in diesem Getränk schon bekannte uns Ketone, deren Rolle beim Hunger wir in Kapitel über das ZNS und über das Fasten diskutiert haben. Eben diese Ketone, die im menschlichen Organismus während des Hungers aus den Fettsäuren gebildet werden. Dem obengenannten Forscherteam gelang es aber herauszufinden, dass wenn der Organismus Ketone in der Form von Beta-Oxibutirat bekommt, wird er imstande sein, die Energie gleichzeitig aus drei Quellen zu tanken: aus Glucose, Fett und gerade diesen Ketonen. Und da die Letzten von den körpereigenproduzierten Ketonen kaum unterscheiden, ist es praktisch unmöglich, sie analytisch nachzuweisen. Sogar eine große Menge Beta-Oxibutirat im Körper ist kein Beweisstück, weil diese Substanz durch eine fettverbrennende Diät produziert werden kann. Bedeutet es, dass die WADA durch ihren Entschluss, den sie 2011 gefasst habe, Delta G nicht zu verbotenen Substanzen zu zählen, faktisch dem Doping die gesetzliche Kraft zu verleihen versuchte? Oder das sie damit ihre Unfähigkeit zu kontrollieren eingestanden habe? Denn im Falle des Verbots sollte sie die Ernährung jedes Sportlers wochenlang genau beobachten. Aus einem anderen Gesichtspunkt gelang es den

Forscher, deren Überlegenheit der WADA gegenüber zu beweisen. Gleichzeitig wurde die fragwürdige Einstellung WADAs, dass man keine körpereigenen Substanzen verbieten darf, stark geschlagen worden. Tatsächlich hängt alles von der Menge ab. Als ein Beispiel dafür können wir die Angelegenheit mit dem EPO nennen. Dieser obengennanter Stoff ist ein wichtiges körpereigenes Glykoprotein-Hormon, das die Bildung von roten Blutkörperchen, Erythrozyten, fördert. Man bringt es auch bei mehreren Bluterkrankungen zum Einsatz. Trotzdem erklärte die WADA EPO für eine verbotene Substanz, so dass mehrere Olympiasieger ihre Medaille zurückgeben mussten. In diesem Sinne scheint die zugelassene Entscheidung für Delta G etwas seltsam.

Epilog

Das Buch kommt näher zum Ende heran, und es sieht so aus, als ob wir schon mehrere Geheimnisse der Apotheke berühren, wenn nicht aufklären haben. Wir haben ziemlich große Aufmersamkeit der Philosophie der Pharmazie und der Sachkundigen, die sie mit deren Leistungen bestimmen, gewidmet. Was uns noch fehlt, heißt die Philosophie der Patienten, die davon weiterleben können. Der ganze Ozean von Arzneimittel mit ihren feinsinnigen Wirkungen sowie unzähligen Gegenanzeigen, Wechsel- und Nebenwirkungen lässt dem bescheidenen Sterblichen keine Chance übrig, eine günstige oder genaupassende Arznei für sich auszuwählen. Der Kranke kann so viel wie möglich den frühen Zeiten beneiden, wenn die Zahl der Arzneien ganz schön eingeschränkt war, so dass der Arzt sie alle auswendig in seinem Gedächtnis bewahren könnte. Der Gelehrte verschrieb sie so häufig, dass er im Voraus wusste, welche unangenehme Empfindungen der Betroffene nach der Einnahme dieses Mittels bekommen sollte. Diese „fabelhaften" Zeiten sind schon längst vorbei. Der durchschnittliche Patient braucht nicht selten (besonders eine alte Person) dutzend unterschiedlicher Medikamente, deren Wirkung für mehrere Organe und Geweben lebenswichtig sein sollten. Welche gegenseitige Einflusse dieser Arzneisatz haben könnte, wird kein Arzt imstande sein, vorzustellen. Und der Kranke fühlt sich völlig vom Mediziner abhängig zu sein. Dieser Umstand zwingt den Betroffenen, sich ausschließlich auf den Arzt zu verlassen. Solche kaum besonders angenehme Situation, wenn bei der Behandlung vom Hauptinteressenten, dem Patienten, nichts abhängt, geht sicher auf die Nerven. Außerdem werden nicht mehr gesunde Menschen manchmal sehr argwöhnisch. Sie dringen bei der Lekture der Zeitungen und Zeitschriften in den Sinn jedes Artikels über die fahrlässigen und unanständigen Mediziner ein. Sie sehen in Handlungen ihres Arztes etwas Ähnliches und versuchen, alle benötigten Kenntnisse von ihm selbst zu erkündigen. Seinerseit fühlt sich auch der Mediziner etwas gekränkt, denn seine professionelle Qualität scheint in Zweifel gezogen zu sein. Deswegen ärgert er sich über den armen Kranken. Im Grunde ist aber nur das Zusammentreffen der Umstände schuldig. Ein Übermaß an Arzneien mit unbekannten Wechselwirkungen macht jene Vermutung oder Voraussage unwahrscheinlich. Doch der Begriff von Wahrscheinlichkeit ist in diesem Falle keine reinmathematische Angelegenheit. Es handelt sich um die Leben und Tod des Menschen, dessen sichere Rettung das höchste Vorrecht des Gesundheitswesens sein musste. Auch das Wohlbefinden des Atrztes ist nicht nur ein wohltätiger Gedanke, denn ein ruhiger und selbstbewusster Arzt ist in der Lage, den vernünftesten Entschluss dem Kranken gegenüber zu fassen. Es gibt in der Wissenschaft eine Theorie der schrittweisen Verfeinerung, die ein unlösbares Problem auflösen lässt. Ähnlicherweise können wir vielleicht auch aus unserer Verlegenheit herauskommen. Der erste Schritt dabei sollte das Einvernehmen zwischen dem Arzt und Patient werden, indem der Mediziner kurz und klar die Lage dem Kranken erläutern sollte. Dieser Schritt soll auch eine Rolle des Placebos spielen, was dem leidenden Menschen auch einen therapeutischen Effekt mitbringt. Der zweite Schritt sollte den allgemeinen Zustand des Patienten verbessern, damit sein Argwohn herabsinken werden könnte. Und der dritte Schritt sollte darin bestehen, dass der Patient die Grundkenntnisse in Medizin- und Pharmawesen erwirbt. Ein moderner Bewohner der Industriestaaten versucht immer wieder, seine Lebensweise bewusst und sinnvoll zu machen. Er regelt vernünftig seine Ernährung, die mannigfaltig ausgewogen und ohne Übermaß werden könnte. Er verzichtet auf große Mende Alkohol, er raucht nicht und treibt regelmäßig Sport. Gleichermaßen sollte er auch die Medizin und Apotheke aufnehmen, ohne die man keine Chance habe, ein gesundes und langes Leben zu genießen. Solche Einsicht lässt dem Patienten nicht nur, seinen Organismus besser verstehen, sondern dem Arzt bei der Diagnose und Heilung behilflich zu sein. Denn ein gesunder Menschenverstand besagt, dass ein kluger Mensch seinen Körper besser als jemand sonst kennt. Und solches Ziel verfolgt auch das obengegebene Buch, das auf keinen Fall auf ein Lehrbuch oder -mittel beansprucht. Es kann aber den Leser, die ihre Gesundheit ernst beobachten, damit helfen, unterschiedliche Systeme des Leibes wie ein riesiges Netzwerk zu kapieren. Alle Knöten und Verbindungen dieses Netzwerks sind aber vorwiegend ähnlich und eigenartig zugleich. Diese seltsame Begleiterscheinung ist auch für die Arzneimittel eigentümlich, weil sie gezielt auf ein Organ oder eine Gewebeart und verborgen auf den ganzen Körper wirken. Momentan sieht es so aus, dass auch unsere Medikamente der nahen Zukunft mit deren gentechnischen und biotechnologischen Herkunft mit der Vielfalt von Gegenanzeigen und Nebenwirkungen begleitet werden. Das heißt, ein selbstbewusster Patient soll ständig alle Dafür und Dagegen der Arznei gegenüberstellen, bevor er mit deren Einnahme beginnt.

Außerdem wird aus dem Buch klargeworden, dass wir auch unsere Nahrung zu einer Abart der Arzneimittel zählen können, wenn sie natürlich gewisse heilenden Bestandteile einschließen. Und unter bestimmten Umständen (z.B. beim Fasten) kann unser Organismus selbst die Arzneien produzieren, indem er auch sparsame Energiequellen herausfundet. Kann vielleicht die moderne Pharmakologie davon profitieren, wenn sie diese alten Erfahrungen mit dem gegenwärtigen Stand des Wissens in Einklang zu bringen versucht. Gerade so passierte es mit den sogenannten Probiotika, die tausende von Jahren bei den Natürvölker als Nahrung- und Arzneiquelle verwendet worden waren.

Auf diesem Hintergrund sieht kummervoll die weiterdauernde Konfrontation zwischen Schulmedizin und -pharmazie mit der Homöopathie aus. Auch deren Zusammenarbeit könnte einen wertvollen Beitrag der Menschheit im Kampf gegen schwere Krankheiten leisten, der aus eigener Kraft nur mittelmäßig durchgeführt werden kann. Das wertvolle menschliche Leben und die menschliche Gesundheit sind die höchte Schätze unseres Planetten, mit denen man auf keinen Fall riskieren darf, um einen selbstsüchtigen Vorteil zu erlangen.